新世纪全国高等医药院校创新教材

公共营养学

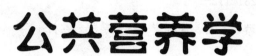

主　编　蔡美琴（上海交通大学医学院）

副主编　高永清（广东药学院公共卫生学院）

U0308165

中国中医药出版社

·北　京·

图书在版编目(CIP)数据

公共营养学 / 蔡美琴主编 . —北京：中国中医药出版社，
2006.10（2019.6 重印）

新世纪全国高等医药院校创新教材

ISBN 978-7-80231-112-1

Ⅰ. 公… Ⅱ. 蔡… Ⅲ. 营养学—中医学院—教材
Ⅳ. R151

中国版本图书馆 CIP 数据核字（2005）第 128918 号

中 国 中 医 药 出 版 社 出 版
北京市朝阳区北三环东路28号易亨大厦16层
邮政编码：100013
传真：64405750
山东百润本色印刷有限公司印刷
各地新华书店经销

*

开本 850×1168 1/16 印张 25.75 字数 603 千字
2005 年 10 月第 1 版 2019 年 6 月第 9 次印刷
书 号 ISBN 978-7-80231-112-1

*

定价：69.00 元
网址 www.cptcm.com

如有质量问题请与本社出版部调换
版权专有 侵权必究
社长热线 010 64405720
读者服务部电话：010 64065415 010 84042153
书店网址：csln.net/qksd/

新世纪全国高等医药院校创新教材

《公共营养学》编委会

主　　编　　蔡美琴　（上海交通大学医学院）

副 主 编　　高永清　（广东药学院公共卫生学院）

编　　委　　（以姓氏笔画为序）

万燕萍　（上海交通大学医学院附属仁济医院）

王李伟　（上海疾病预防控制中心）

毛绚霞　（上海交通大学医学院）

仲伟鉴　（上海疾病预防控制中心）

孙桂菊　（东南大学公共卫生学院）

林文庭　（福建医科大学公共卫生学院）

高永清　（广东药学院公共卫生学院）

黄承钰　（四川大学华西医学中心）

蔡美琴　（上海交通大学医学院）

戴秋萍　（同济大学基础医学院）

编 写 说 明

　　营养关系到每个人的健康和长寿,公共营养是以人群为研究对象,从宏观角度研究和解决合理营养与健康的有关理论、实践和方法学的一门学科。重视公共营养的研究也是为了适应新世纪疾病模式的转化、落实以防病为主治疗思想的需要。公共营养的工作内容包括社会营养监测、组织营养调查、制订膳食营养供给量标准和营养改善政策与措施、营养教育和营养咨询、食物新资源开发及利用和食物强化等,使营养科学在社会实践中造福于民。

　　为了适应营养学科的发展,满足食品营养专业教学、公共营养师培训及社区实习的需要,我们组织专家潜心编写了这本《公共营养学》。本书既是医科、营养与食品学科大学生学习公共营养的教材,也是临床医师、营养师、配膳师以及社区全科医师等从事保健和食品行业工作人员的主要参考书。参编者大多从事本专业多年,具有丰富的教学和实践经验,所编写的部分也是他们各自最熟悉和最有经验的。本书收集的资料力求全面,在内容上及时反映现代营养科学的新动向,并使基础与实际应用紧密结合,便于实践操作。

　　本书内容共分十章,主要介绍公共营养的基本概念,讨论人体对能量和各种营养素的正常需要以及各个年龄段人群的营养需求;介绍营养调查和人体营养状况的综合评价方法,膳食结构和膳食指南;介绍膳食计划与食谱编制,营养监测、营养教育、营养咨询的方法等。书末附有常见的食物成分表及中国居民营养素参考摄入量等。

　　在如此浩瀚的营养学领域中,我们的学术水平和实际体会仍较肤浅,希望使用本书的同行、同学及朋友们将意见、建议反馈给我们,以便今后进一步改进。

　　中国中医药出版社的编辑同志对于本书的审稿、编排和出版给予了大力支持,上海交通大学领导自始至终对本书的出版给予支持和帮助,我们在此表示衷心的感谢。

《公共营养学》编委会

2006.10

目　　录

第一章

绪 论

第一节 公共营养学的概念

一、公共营养学的定义

公共营养学是研究饮食与营养的社会动态的科学，也可称之为营养生态学。公共营养是通过营养监测、营养调查发现人群中存在的营养问题，又运用营养研究的科学理论改善人群中存在的营养问题。也有人定义："公共营养又称社会营养，是研究饮食与营养的社会动态的科学。其主要工作是进行社会营养监测，组织营养调查和食品经济因素调查，制订膳食营养供给量标准，制订和修订以改善营养为目标的营养政策，对消费者和营养部门进行营养宣传和咨询，进行全社会规模的食物资源开发、利用和食物强化等，使营养科学在社会实践中造福于民。"

1997 年 7 月召开了第 16 届国际营养大会，会议为公共营养下的定义是："公共营养是基于人群营养状况，有针对性地提出解决营养问题的措施，它阐述人群或社区的营养问题以及造成和决定这些营养问题的条件。与临床营养相比，其工作重点从个体水平转向群体水平，从微观营养研究转向范围广泛的宏观营养研究，如营养不良的消除策略、政策与措施等。"

二、公共营养学的特点

1. 实践性

公共营养学是一门实践性很强的学问，从事公共营养工作的人员要真正使人民受益，就不能停留在营养状况的分析评价上，而必须在社会实践中寻找改善居民营养状况的措施并分析其效果。

2. 宏观性

公共营养学研究从对总体健康状况的影响上分析营养中存在的问题，以整个国家、省或地区的各种人群为对象，分析营养与经济购买力、食品经济结构、经济发展趋势、国家或地区的营养政策、食品经济政策等的关系。

3. 社会性

公共营养学对人群营养问题的思考、研究都超出了公共卫生领域，涉及政治、经济发展、农业政策、环境、人道援助，以及营养改善法律规章的制订、修订与执行。解决营养问题的方法更是考虑到卫生领域之外（贸易、农业等）与食物相关的公共政策。

4. 多学科性

公共营养学是营养学的一个部分，但它的研究方法不是单一的。公共营养学部分地结合了基因学、医学、心理学以及社会科学中的管理学、人类学、社会学、经济学和政治学等内容。

三、公共营养学的发展历史

1. 世界公共营养学的发展历史

第二次世界大战之后，国际上即开始研究宏观营养，营养工作的社会性不断得到加强；随后在世界卫生组织和世界粮农组织的努力下，加强了全球营养工作的宏观调控性质，于是，公共营养学应运而生，并进一步发展了公共营养事业。

早在 19 世纪中叶，就有不少营养学专家先后用平衡法、生长法、饱和法、试验治疗法等提出了人体对蛋白质、必需氨基酸、矿物质和各种维生素的需要量。第二次世界大战期间，美国政府为了保障士兵不发生营养缺乏病而建立起来的战时食物配给制度、调整食物结构政策，以及战时预防营养缺乏的社会性措施为公共营养的发展奠定了基础。

1943 年，美国首次提出了膳食营养素供给量标准。20 世纪 50 年代，美国基本完成了包括膳食调查、人体测量、临床检查和生化检测人体营养水平的营养调查。战后几十年间，公共营养得到了很大发展，涉及范围有人群营养调查与监测、营养素供给量标准的制订、膳食结构调整、营养性疾病的预防、营养教育与咨询，以及营养立法等。20 世纪 60 年代末，美国营养指导机构倡议以多样化、平衡和适度的膳食结构代替长期以来的高能量、高脂肪、高蛋白的"三高"膳食结构。

近年来，国外改善公共食物营养状况主要是通过开发利用植物蛋白资源、食品的营养强化以及利用遗传工程改造食用动植物来进行的。为了在全社会推行公共营养的保证、监督与管理措施，除了营养科学研究成果的反馈外，许多国家制定了营养指导方针，采取营养立法手段，建立国家监督管理机构，推行农业经济政策、社会食品经济政策等，使公共营养学更富于宏观性和社会实践性。

2. 我国公共营养学的发展历史

在遥远的古代，我国著名的中医论著《黄帝内经·素问》就曾提出"五谷为养，五果为助，五畜为益，五菜为充"的膳食理论。20 世纪初，我国开始建立现代营养学，1913 年前后首次发表我国的营养状况调查报告；1917 年前后，许多医学院校曾开展膳食调查等研究工作。1925～1936 年期间，公共营养的教学与科研有较大发展。在抗日战争的艰难时期，我国老一辈营养科学工作者仍然对当时的一般市民、学生、工人、农民等的营养状况作了调查研究工作，并编著了当时仅有的《实用营养学》一书。

我国公共营养事业的快速发展是从 20 世纪 80 年代开始的。20 年来，中国营养学会通过与全国三十多个省、市、自治区卫生部门的积极合作，组织和开展了多项公共营养工作，在营养调查、营养监测、营养教育、营养改善以及制定我国居民膳食指南等方面开展了全国性的研究，主要研究了社会经济等综合因素对人体健康的影响，进一步发展和拓宽了我国的公共营养事业。

四、公共营养与相关术语的比较

1. 公共营养

公共营养是公共卫生的一个组成部分，但超出了公共卫生领域，还包括经济学研究、人道主义援助等，在一些主要方法上与公共卫生不同。通常公共卫生解决营养问题的方法是医学、疾病预防模型，很少考虑健康以外如经济学、贸易或农业等与食物有关领域的公共政策；而公共营养的方法则可进一步阐明政治、经济和卫生环境对家庭成员及家庭本身功能的影响。

公共营养关注人群的营养状况以及造成或决定各种营养问题的因素。它所关注的农业、食物价格政策或政治等问题并非公共卫生与营养所研究的内容，故公共营养不同于公共卫生与营养。

2. 社区营养

社区营养是指在社区内运用营养科学理论技术及社会性措施，研究和解决社区人群营养问题，包括食物生产、食物供给、营养需要量、膳食结构、饮食文化、社会经济、营养政策、营养教育及营养性疾病预防等方面的研究。目的是通过开展营养调查、营养干预、营养监测、营养教育等社区的营养工作，提高社区人群的营养知识水平，改善膳食结构，增进健康，进一步提高社区人群的生活质量，同时为国家或当地政府制定食物营养政策、经济政策及卫生保健政策提供依据。公共营养的研究范围比社区营养更为广泛。

（蔡美琴）

第二节 公共营养的工作目的、内容和作用

一、公共营养的工作目的

公共营养的工作目的主要在于阐述人群膳食及营养问题，并解释这些问题的程度、影响因素、结果及如何制定政策、采取措施，以解决这些营养问题。

目前，我国城乡食物消费正处于由温饱型向小康型转变的过渡时期，制订合理的营养政策，科学调整膳食结构，不仅能有效地控制慢性病的发生，而且能正确地引导我国的食物生产，促进我国居民尽快形成合理的食物消费习惯，最终促进经济发展和社会进步。可见，发展公共营养的目标是为了更好地改善人群营养状况，尤其是那些正受到营养不良影响的人群，实现这个目标需要有效地运用现有的知识和方法，制定有关营养的政策及措施；另外，它侧重于因地制宜地解决营养问题。作为一门应用性研究，应依据其改善人群营养的有效性来衡量公共营养工作的成功与否。

二、公共营养的工作内容

世界卫生组织曾经用"社会营养监测"概括公共营养的主要工作。根据公共营养当前的

发展，其工作应包含以下九个方面：①了解和提高对社会营养问题性质、原因、结果的认识；②流行病学应用，包括监督、监测和评估；③人群的营养素需要量和膳食指南；④项目与干预的设计、计划、管理和评价；⑤社区营养及以社区为基础实施的项目；⑥公众教育，尤其是改变行为的营养教育；⑦及时预警、干预和减轻危机，如紧急食物援助；⑧倡导与人和环境等方面的联合；⑨多个部门中与营养有关的公共政策，如经济发展、卫生、农业与教育等。

结合中国国情，在新形势下我国公共营养的主要内容包括以下十个方面：①膳食营养素参考摄入量；②膳食结构与膳食指南；③营养调查与评价；④营养监测；⑤营养教育；⑥食物营养规划与营养改善；⑦社区营养；⑧饮食行为与营养；⑨食物安全；⑩食物与营养的政策和法规。

1. 膳食营养素参考摄入量的制订、修订与执行

膳食营养素参考摄入量（DRIs）是公共营养工作的基础。人体要从每天的饮食中获得各种营养素，因而必须科学地安排每日膳食以摄取数量及质量均适宜的营养素。为了帮助个体和群体安全地摄入各种营养素，营养学家根据有关营养素需要量的知识，提出了适用于各年龄、性别及劳动、生理状态人群的膳食营养素参考摄入量，并随着科学知识的积累及社会经济的不断发展而丰富和更新。

多年来，世界各国对营养素需要量与摄入量等相关知识的研究，为制订膳食营养素参考摄入量提供了大量理论依据。膳食营养素参考摄入量是在推荐的营养素供给量基础上发展起来的，与后者相比，它虽然在表达方式和应用范围等方面有了根本性的变化，但二者有一共同原则即都应用于健康人的膳食营养素标准。DRIs 包括四项内容：平均需要量、每天推荐摄入量、每天适宜摄入量和可耐受最高摄入量。

2. 膳食结构与膳食指南

膳食结构是公共营养所关注的问题，它是指膳食中各类食物的数量及其在膳食中所占的比重。膳食结构既反映了人们的饮食习惯及生活水平的高低，也反映出一个国家的经济水平和农业发展状况，是社会经济发展的重要特征。

膳食指南是根据营养学原理制订的指导合理选择与搭配食物通俗易懂的陈述性建议，目的在于指导群众改善膳食结构和营养状况，倡导平衡膳食，减少与膳食有关的疾病，维护健康。

为了指导民众合理选择和搭配食物，世界各国都制订了膳食指南，美国、印度尼西亚、新加坡、日本四国的膳食指南别具一格，中国居民膳食指南也有着自身的发展历史。针对当前我国居民的营养状况和膳食结构中存在的主要缺陷，中国营养学会先后出版第一版和第二版膳食指南，在第二版中对指南量化并设计了"中国居民平衡膳食宝塔"，以简明扼要、通俗易懂的宝塔图形方式提出了每日食物指导方案，以便于群众理解和真正实行，并于 1997 年由中国营养学会常务理事会通过并发布《中国居民膳食指南》。鉴于特定人群对膳食营养的特殊需要，提出了针对婴儿、幼儿及学龄前儿童、学龄儿童、青少年、孕妇、乳母、老年人等特定人群的膳食指南；还提出几种常见慢性病，如心血管疾病、糖尿病等的膳食指南及建议；为苯、铅、高温等作业工人制订特殊职业膳食指南。膳食指南的应用推广有助于人们了解和运用膳食指南指导日常生活，提高自我保护意识和能力，促进健康。

3. 营养调查与评价

营养调查与评价是公共营养的主要工作内容和方法之一，是营养工作者进行科学研究工作的依据，也是农业、食品工业制订发展计划的依据。

国际上许多国家营养调查与评价的发展有多年的历史，其目的在于检验不同地区、不同年龄组人群的膳食结构和营养状况；了解与食物不足和过度消费有关的问题；发现与膳食营养素有关的营养问题，为进一步监测或发现病因提供依据；评价居民膳食结构和营养状况的发展及今后发展趋势预测；为与营养有关的综合性或专题性研究提供基础资料，为国家制定政策和社会发展规划提供信息。我国曾于1959年、1982年、1992年和2002年分别进行了四次全国性的营养调查，2002年开展的"中国居民营养与健康状况调查"将第四次全国营养调查与肥胖、高血压、糖尿病等慢性病调查一起进行，这有助于全面了解我国不同经济发展时期人们的膳食组成变化、营养和健康状况。

4. 营养监测

营养监测侧重于从环境条件与社会经济条件方面调查研究人群的营养状况，探讨从政策上、社会措施上改善人们营养状况的途径。作为公共营养的主要工作内容和方法，营养监测不同于营养调查，它是宏观的营养信息分析和对社会性营养措施的制订与推行情况的了解。

食物营养监测系统是营养监测的一部分，有五个功能：国家及地区规划和政策制定、项目监控与评价、食品短缺的及时告警、问题确定与论证及监测结构调整政策的效应。

开展营养监测首先需要确定监测目的，选取监测人群和监测点，确定监测指标。营养监测的内容包括数据收集、数据分析和资料分析利用。如需建立营养监测系统，原则上应从组织机构、所需资源和人力、监测系统需要的器材、监测系统的工作程序和工作制度、监测人员的资格认定和培训、监测系统的回顾和评价等六个方面着手进行。

5. 营养教育

营养教育是公共营养的主要工作内容，营养教育为提高全民的营养水平起了非常重要的作用。营养领域里的科学知识日新月异，在研究与探索中所发现的知识与实际应用之间有着很大的差距。要将营养研究成果变换成日常实际的工作和知识是一项伟大的事业与挑战。

6. 食物营养规划与营养改善

无论哪一个国家，社会和经济发展的主要目的是为了解决温饱、改善营养状况、提高生命质量，因此都将食物营养计划作为优先发展的目标之一。

食物营养计划有不同分类，计划的管理则有相应的理论，其中管理的四个基本要素为：问题鉴别、评估资源、执行、监测和评价。食物营养计划的原则是参与性、全面性、均衡性、可实施性、可塑性。其范围包括诊断问题、规范目标、设计或选择干预措施、执行和评价项目。食物营养计划和管理的步骤为现状分析、界定问题、目标表述、鉴别及选择项目、选择执行策略或方法；其次才是执行项目、监测与评价项目。食物营养计划的内容应视其是宏观计划还是微观计划而定。

国内外常见的营养改善项目诸如增加食物与农业生产项目，食物贮存、流通和分配项目，特殊项目（食品强化、国家大豆行动计划、学生营养午餐等），保健项目（营养康复中心、妇幼卫生院所等），环境改善项目（提供安全饮水、建造公共卫生厕所等），营养信息和营养教育，创造就业机会和增加收入，一体化发展工程。为达到我国"中国营养改善行动计划"中"提高居民的营养水平"的目标，必须高度重视项目的计划、实施和管理，创建有利于项目实施的相关条件，如符合要求的人员、资金、设备及后勤保障等。

项目评价是衡量项目进度和效率的有效工具，完整的评价应包括：目的是否达到，取得了哪些成绩，经济效益和社会效益如何。项目的质量控制应贯穿于全过程。

7. 社区营养

社区营养是公共营养的重要方面，目的是通过开展营养调查、营养干预、营养监测、营养教育等社区的营养工作，提高社区人群的营养知识水平。

国外许多发达和发展中国家的社区营养工作别具一格，有些方面值得我们借鉴。我国的社区营养工作至今已取得令人瞩目的成果，在营养专家的努力下，专业队伍不断壮大。中国营养学会先后制定了《膳食供给量标准》、《膳食营养素参考摄入量标准》、《中国居民膳食指南》和《中国居民膳食宝塔》；国家组织实施了四次较大规模的全国居民营养状况调查，这些工作为改善膳食结构，增进健康，进一步提高社区人群的生活质量，同时为国家或当地政府制定食物营养政策、经济政策及卫生保健政策提供了依据。

社区营养工作涉及所有人群，工作人员需具备多学科知识。社区营养包括基础的经常性的工作，如人群营养调查，社区营养监测、干预和评价，营养与疾病的流行病学调查，营养教育和宣传咨询。社区营养工作的开展需要与社区的领导和居民建立互动关系。为了实现这一互动过程，社区动员将发挥关键作用。

8. 饮食行为与营养

食物是具有社会性的。人类学家指出，不同文化的人群有关食物的信念和行为差别很大，世界卫生组织倡议各国认识并了解特定社会中食物所扮演的角色、人们对食物的态度以及改变食物行为的态度。

饮食行为是指受有关食物和健康信念支配的人们的摄食活动（食物选择、购买、烹调方法、食用方法等），饮食行为影响人们对营养素的摄入，进而影响营养状况与健康。影响饮食行为的因素有：食物喜好、食物和营养的观念、食物的可获得性（食物供给、文化上的可获得性）、家庭收入决定的食物购买力、大众传播媒介尤其是广告的影响、受到家庭成员或同伴的影响、外界环境因素（就餐时间、进餐环境等）、心理和情绪影响。研究证明，不健康的饮食行为与营养缺乏症、骨质疏松症、结肠癌等有关。如今，频繁在外就餐、不吃早餐等已成为不健康的饮食行为。在儿童青少年时期进行健康饮食行为的培养对人一生的健康具有重要意义。

9. 食品安全

随着社会的进步，人们对食品安全的认识及其概念、范畴的探索也在不断地更新与发展。危害食品安全的因素复杂多样，食品安全的管理也很复杂，目前在我国已涉及农业、轻工、工商、卫生、质量技术、健康教育及新闻媒体等众多部门。食品安全问题会随着国家经济的发展、人民生活水平的提高、卫生条件的改善及计划免疫的持久开展而得到有效控制。当然经济的发展也会带来新的食品安全问题。食品安全是相对的，而非绝对的，在进行食品安全性分析时，应该从食品构成、食品科技、现有检测方法及条件的现实出发，在明确提供营养全面和优质食品的同时，力求将可能存在的任何风险减小到最低限度，以保护公众的利益。在国际贸易中，食品安全还关系到国家经济、信誉和技术成就。

加强对食源性疾病的管理是食品安全的长期任务。常见的食品安全危害因素有：病原物（生物性因素、化学性因素、物理性因素）和公共卫生因素（食品自身携带、食品污染、人工添加、非法生产经营等）。

当前我国居民的膳食营养状况可概括为：营养不足与营养失衡同时并存，即营养缺乏病与非传染性慢性病并存。食品安全问题与人体营养状况和健康的关系不容忽视，食品中的营养成分在加工制作过程中可发生一定变化；化学性污染日益突出；对全球生物性污染（如疯牛病、O157：H7 肠出血性大肠杆菌、单核细胞增生李斯特菌）的认识和研究有待提高；转基因食品是科学发展的必然，其安全性包括环境和食品两方面安全，我们也需要加强对转基因食品安全性的评价和管理。

为加强食品安全管理，我国基本形成了具有中国特色的食品卫生法律体系，由一系列具有不同法律效力的规范性文件构成，如《中华人民共和国食品卫生法》、食品卫生法规、食品卫生规章、食品卫生标准及其他规范性文件，并颁布实施了食品企业卫生规范和良好生产规范，引用和发展 HACCP 方法，以保证食品安全，并正在进一步完善，制订保障食品安全的公共卫生对策和法律法规。

10. 食物与营养的政策和法规

随着营养科学的发展及一些国家采取的营养政策不断取得成就，越来越多的营养学家及政策制订者认识到，不能使营养学的社会实践停留在说明人群营养现状上，必须分析社会人群营养制约因素和营养问题的形成条件，包括环境条件和社会经济条件，并制订改善营养的政策，落实营养措施，改善营养状态，促进人民健康。

国家食物与营养政策、法规可对食物的生产、消费、人群营养与健康、增强综合国力等提供强有力的法律保障。国际法典中就有关于食物与营养的法规及标准，美国、日本、芬兰、泰国等国家也早已制订了相关的政策与法规。

我国有关食物与营养立法从 1964 年开始，先后发布了《食品营养强化剂卫生管理办法》(1986)；《九十年代中国食物结构改革与发展纲要》(1993)；《食品添加剂卫生管理办法》(1993)；《中华人民共和国食品卫生法》(1995)；国家计委牵头成立了公众营养与发展中心(1995)；《关于"实施大豆计划"的通知》(1995)；《保健食品管理办法》(1996)；《学生集体用餐卫生监督办法》(1996)；《中国营养改善行动计划》(1997)；《学生营养午餐营养供给量》(1998)；《学生营养餐生产企业卫生规范》(1999)；《关于实施国家"学生饮用奶计划"的通知》及附件《国家"学生饮用奶计划"实施方案》(2000)；《学生饮用奶定点企业申报认定暂行办法》(2001)；《转基因食品卫生管理办法》(2001)等。这些食物与营养政策、法规为改善我国居民营养状况，保护人民健康提供了有力的法律保障。

三、公共营养的地位与作用

公共营养的重要性无疑是营养学领域所关心的，人群的食品安全和营养是公共卫生、社会福利、社会经济发展的重要目标。

1. 公共营养是事关发展的战略性问题

过去的三十年间，中国在实现社会经济发展、减轻贫困方面迈出了一大步。在人均收入水平、食物供应、降低婴儿及儿童死亡率、提高文化水平和男女平等方面都取得了巨大成就。但目前，就拥有营养不良人口的绝对数量来说，我国在世界上是属于最多的几个国家之一；就结构看，某些营养素摄入不足与某些营养素过剩同时存在，既存在着发展中国家由于贫困造成的问题，也存在着一些发达国家由于富裕而带来的新问题。营养素摄入不足与营养结构失调这两类营养不良问题造成的双重负担，给我们的社会进步和国民经济发展带来了不可低估的影响，对公共营养工作提出了严峻的挑战。

国际经验显示，在过去的二十多年里，营养状况得到改善的大多数国家，确实在相当长一段时期内经历了经济的快速增长。这说明，经济增长确实是营养改善的重要推动力量。可是，若没有政府政策干预，经济发展未必会带来公共营养状况的改善，而且经济发展并不是营养改善的必要条件。

2. 保护社会生产力，提高人口素质

经济学的相关研究认为，营养不良可以导致贫困增加，贫困增加降低经济发展水平；营养不良可以导致生产能力下降，而生产能力的下降必然影响经济发展水平；营养不良还会导致人力资本投资能力不足，进而降低生产能力，甚至影响经济发展水平。营养状况对人口素质的影响是多方面的，而且这些方面相互交织，构成错综复杂的关系，主要体现在以下几个方面：①体力不足，劳动能力降低；②智力受损，受教育的能力低下，创新能力不足；③营养不良与传染病互为因果；④营养不良是许多慢性病的潜在原因；⑤营养不良会世代相传，形成恶性循环；⑥营养不良与贫困互为因果。

中国的营养不良问题表现为营养不足和营养失衡同时并存，尽管社会经济发生了巨大变化，但这种发展给营养带来的收益在国家内部并不平衡，这使我国减轻营养不良，提高整个人口素质的社会发展任务相当繁重。提高民族素质，改善人民营养状况，增强大众体质是一项推动我国社会进步与经济发展的基本国策。目前，公共营养已经达到相当的广度和深度，而且仍在不断发展。不论发达国家或是发展中国家，都有着这样或那样的与营养有关的疾病，这说明人们尚未很好地应用现有的营养学知识。为了解决这个问题，促使人们改变不良的饮食习惯和食物结构，就必须大力开展公共营养工作。

3. 为国家的社会经济发展提出政策建议

学科发展的社会性表现在对社会的有益贡献上。公共营养工作是一项横跨社会发展和经济发展两大领域、综合性强的系统工程。由于营养对经济带来的效益或损失是潜在的、不可见的，统计者和决策者对其效益或损失的程度也难有确切估算。营养不良代表社会资源的慢性流失，带给国民经济与社会发展的影响是巨大的，根据 PROFILES 模型所做的保守估计，中国每年因碘缺乏给国家造成 1.6 亿美元损失，贫血损失约为 1.06 亿美元，因儿童发育迟缓估计损失 0.96 亿美元。此外，每年 32 万婴儿及 5 岁以下儿童的死亡也与营养因素有关。现时的营养不良，将产生无法估算的远期损失。

（蔡美琴）

第三节　公共营养与健康的关系

营养是维持生命与健康的物质基础，是人类生存和发展的基本条件。在从胚胎发育开始直至衰老死亡的全部生命过程中，营养自始至终都起着重要的作用，是决定人体素质和健康的重要因素。公众的营养与健康状况是反映一个国家或地区卫生保健水平、人民生活质量和人口素质的重要指标。公共营养学是实践性、社会性很强的学科，其目的就是改善公众的营养状况，提高人口素质和公众的健康水平，预防疾病，这也是近年来公共营养事业得以发展的原因。

一、营养与人口素质

如何增强全民的身体素质，提高社会的整体综合能力已成为国家经济建设和民族兴衰的大事。

营养不仅可影响固有遗传基因的表达，同时还可以改变遗传性状。营养状况在一定程度上决定了包括智力发展和体力水平在内的人口素质的高低。营养缺乏或过剩都会对整个国家的国民素质产生威胁。

充足营养是优生优育的必要条件，孕妇营养不良不仅可引起新生儿营养不良、智力低下、出生体重过低，进而导致新生儿死亡增加，还可引起出生缺陷（如孕期叶酸缺乏可引起新生儿神经管畸形）及孕产妇贫血、死亡。营养不良不仅会影响患者本人的健康，还会殃及几代人。如营养不良的女童长大后会变成身材矮小的妇女，矮小妇女比一般妇女更易生下低体重婴儿，如果婴儿是女婴，这个恶性循环还将继续下去。

长期营养摄入不足会降低机体的抵抗力，增加患感染性疾病的机会。维生素 A 的缺乏可以影响人体免疫力，甚至危及儿童的生命安全。据亚洲开发银行提供的资料显示，在亚洲，有大约 1/3 的学龄前儿童及其母亲存在维生素 A 缺乏的亚临床表现，从而导致许多死亡和残疾情况的发生（如失明、夜盲等）。缺铁性贫血影响着 60％的育龄期妇女及 40％～50％的学龄前和学龄儿童。世界上有 3/4 的微量营养素缺乏者生活在亚太地区。

肥胖儿童的肺活量、运动速度、爆发力、耐力及运动的协调性均显著低于正常儿童。中国 1985～2000 年中小学生体质状况的比较研究结果表明，全国青少年学生身体形态中身高、体重、胸围呈正增长，而身体机能发育水平呈下降趋势，爆发力、耐力和柔韧性等素质明显下降。中国学生体质健康监测网络 2002 年监测报告也显示，2002 年与 2000 年相比，我国青少年学生的速度、爆发力、力量等部分身体素质的指标继续呈下降的趋势，除反映速度素质的 50 米跑成绩下降幅度较小外，其余各方面素质下降幅度明显。

大量的研究表明，肥胖、高血压和糖尿病等营养相关性疾病严重影响着人们的生活质量。肥胖儿童的形态、功能和智力发育均受到不利的影响。研究发现，一些老年性疾病如动脉粥样硬化、冠心病、高血压、糖尿病等是儿童少年时期隐患的暴露或疾病的继续，是从儿童时代发展起来的。

二、营养与形态发育

人体主要由蛋白质和脂肪构成，体格的生长发育需要营养作为物质基础，青春发育期生长发育的加速需要更多的营养物质。

近百年来，西方国家发现，凡是生活在营养条件好的阶层中的儿童，其生长发育就比较好；反之，生长发育就不正常。蛋白质、能量、钙、某些维生素和微量元素摄入不足可使儿童少年出现生长发育迟缓、身材矮小。一旦营养条件得到改善，便会出现追赶生长（catch-up growth），表现出加速生长，并恢复正常。有人综合了美国、英国、瑞典的资料发现，从1880年到1970年，儿童的身高每10年增长1.5cm，并称这种现象为生长发育的长期趋势（secular growth trend）或生长长期变化（secular growth change）。在1991年世界卫生组织召开的主题为"健康与经济发展"的"公共卫生高峰会议"上，日本学者报告，第二次世界大战对日本的经济产生了冲击，对儿童少年营养和健康状况的影响也明显地表现出来：婴儿死亡率超过100‰，结核病的死亡率约为200/10万，痢疾、猩红热、白喉、沙眼、蛔虫病和钩虫病流行。儿童少年的生长发育状况也受到了明显干扰，这从体格发育指标，特别是身高的变化上明显地反映出来。1948年，女性的身高、男性的身高和体重都不如1939年。战后，随着日本经济的腾飞，日本人的饮食发生了较大的变化，主要是动物蛋白和脂肪摄入量的增加，前者从1946年的10.7g上升到1989年的42.4g，后者从14.7g上升到58.9g，儿童少年的体格发育指标也有了明显的变化，以17岁少年为例，1989年与20世纪初相比，身高增加10cm以上，且主要发生在40年代以后，体重也显示了相似的趋势，传染病减少，成为世界上婴儿死亡率最低、平均期望寿命最长的国家。另一资料显示：第二次世界大战后，日本政府采取了一系列改善儿童营养的措施，6～11岁的学龄儿童的身高、体重、胸围和坐高等体格发育指标均有一定幅度的增长，而且越接近青春发育期，增长的幅度越大。

在新中国成立后的几十年里，中国政府下大力气解决营养不良的问题，并取得了一定的成绩。中国学生体质健康监测网络报告，从1995～2002年，7～22岁青少年学生的形态发育水平仍在持续提高。但到本世纪初，我国儿童青少年的形态发育指标仍不理想。儿童营养不良在农村地区仍然比较严重，5岁以下儿童生长迟缓率和低体重率分别为17.3%和9.3%，贫困农村分别高达29.3%和14.4%。生长迟缓率以1岁组最高，农村平均为20.9%，贫困农村则高达34.6%，说明农村地区婴儿辅食添加不合理的问题十分突出。

另一方面，超重和肥胖的患病率增加很快，2002年全国营养与健康调查资料显示儿童肥胖率已达8.1%。

同时值得注意的是，我国巨大儿（出生体重≥4000g）和特大儿（出生体重超过≥5000g）的发生率及婴儿平均出生体重呈逐年升高的趋势，巨大儿的发生率在北京已达10.0%。2002年的第四次全国营养与健康调查结果显示，我国婴儿的平均出生体重已达到3309g，北京为3392g，浙江省为3327g，嘉兴市为3463g。巨大儿经阴道分娩时对母婴均有较大的伤害。

三、营养与智力发育

智力是指大脑接受外界信息后将其加工、储存，并进行提取、利用的能力，是指人的观察力、记忆力、思维能力、想象力与创造力。保证智力发育健全首先需要保证脑神经系统发育正常给并给予适当的教育与训练。虽然决定脑功能优劣的因素较多，如遗传、环境、智力训练等，但 80% 以上还是与营养有关。一般来说，生活在贫穷国家的人不如生活在富裕国家的人聪明。

大脑的发育主要是在妊娠末期和出生后的第一年，其中最关键的时期是妊娠的最后 3 个月至出生后的 6 个月。孕期营养不良对胎儿脑及神经系统发育影响的程度与脑组织所处的发育阶段有密切的关系。在脑组织的细胞分裂、增殖阶段，营养不良可使细胞分裂减慢，使细胞的数量减少而细胞的体积不变；而在脑组织体积增大阶段，营养不良主要使增大的脑组织细胞成熟减慢，表现为细胞的平均体积减小而细胞的数量不变。细胞体积在营养不良纠正后可恢复，而脑细胞数量的减少则不可恢复，为永久性的损害。孕妇严重营养不良时，新生儿脑细胞的数目可减少到正常的 80%，如产前、产后孕妇和新生儿的营养都严重缺乏，则婴儿脑细胞数目可减少到正常的 40%。通过测定脑中 DNA 数量可以计算脑细胞数目。在人脑的发育过程中，DNA 合成有两个高峰，第一个高峰是在妊娠期的第 26 周，第二个高峰是接近分娩期，这两个高峰相当于神经元分化和神经胶质分化速度的最快时期。

神经元的增殖、迁移、分化和髓鞘化，特别是树突、树突棘、突触及神经联系的建立需要甲状腺素的参与，孕期严重缺碘可损害子代智力的发育，影响其甲状腺的发育和功能，严重者可引起智力严重低下的克汀病。这种脑发育障碍即使是在临界期以后再补充碘或甲状腺素也不可逆转。在格鲁吉亚共和国发现的大范围缺碘估计使该国在 1996 年出生的 5 万名儿童丧失了 50 万个智商点。

严重的妊娠反应和妊娠期过度的节食会出现酮症。酮体还会进入羊水，胎儿如缺乏葡萄糖而以酮体作为能量来源，可因酮体对脑和神经的损伤而引起智力发育不良。胎儿利用酮体后，可对大脑的发育产生不良影响，到出生后 4 岁，智商仍低于正常。孕妇过多服用钙片及维生素 D 会导致新生儿患高钙血症，严重者将影响智力的发育。锌缺乏地区先天性神经系统畸形发生较多，与妊娠期缺锌有关。

胎儿期营养不良直至学龄期中仍有 30% 表现出智力异常，如反应迟钝、记忆力差等。

营养不良使幼儿缺乏进取精神和好奇心，并减少玩耍和探索活动。由于这些儿童与外界环境的交流减少，反过来损害了他们的智力和认知能力的发展。研究发现，蛋白质-能量营养不良可使儿童的智商降低。在婴幼儿期，缺铁性贫血可能延缓运动神经发育，损害认知能力的发展。铁、碘、维生素 A 等营养素的缺乏可导致儿童时期的心理、智力发育不良及学习能力下降。缺铁儿童的协调和平衡能力较差，使其行动更加畏缩和犹豫，这可能妨碍儿童与环境进行交流，影响儿童的学习能力，导致智力低下。研究发现，消除碘、维生素 A 和铁缺乏能使人群的平均智商提高。

不吃早餐或早餐质量不好不仅影响儿童营养素的摄入，还会影响他们的认知能力和学习成绩。研究发现，吃早餐的儿童短期记忆力、数学测试成绩好于不吃早餐的儿童；早餐能量摄入充足的小学生身体的耐力、创造力、加法运算和数字核对的逻辑判断能力均优于早餐能量摄入不足的小学生；早餐吃得好的学生明显比不吃早餐和早餐质量不好的学生精力充沛、思考问题积极。

四、营养与心理和行为的发育

营养不良会对心理和行为的发育产生不良影响，而且是不可逆的。营养不良的儿童常有性格、社会交往、适应能力的障碍，语言的发育延迟。长期随访的研究表明，营养不良儿童的行为异常主要表现为烦躁、多动、易分心、不善于处理人际关系、情绪不稳定。营养过剩的儿童，如肥胖也对儿童的心理和行为的发育产生不良影响，肥胖可以导致社会适应性降低、性格缺陷。

五、营养与畸形

妊娠早期是胚胎各种主要器官发育形成的阶段。人类的大脑发育很早，在妊娠早期，大脑及神经系统的胚芽-神经管已经开始发育。孕期某些营养素的缺乏或过多，有导致婴儿先天性畸形的危险。神经管闭合在胚胎发育的 3~4 周，在此时如果叶酸摄入不足，神经管就不能闭合，导致以脊柱裂、无脑畸形为主的神经管畸形（neural tube defects，NTDs），轻者会导致无法康复的终身残废，重者会导致死亡。孕前和妊娠早期适当补充叶酸和多种维生素，可以预防神经管畸形的发生。调查表明，体重 80~90kg 的妇女比体重 50~60kg 的妇女更易生下患神经管畸形的婴儿。母体在妊娠期缺锌，其所生的子代就会出现畸形，并出现神经系统功能的异常。孕妇缺锌会影响胎儿在宫内的发育，会波及胎儿的脑、心脏、胰腺、甲状腺等重要器官，使之发育不良。锌缺乏对新生儿畸形的作用不仅仅是因妊娠后期缺锌，而是胚胎形成的早期就受到影响，孕妇在妊娠 20 天左右血清锌浓度即开始下降，并在 20~60 天内大幅度下降，随后降低的速度减慢，而胚胎发育、分化过程中对致畸原最为敏感的器官形成期也是在妊娠 20~60 天。孕期缺乏维生素 D 则可能造成胎儿骨骼生长不良，如果同时维生素 D 的供给不足，将会增加婴儿先天性佝偻病的发生率。

六、营养与营养相关性疾病

胎儿的发育离不开母体，母体的营养状况可改变胎儿基因组的表达，进而产生终身的影响，这种现象被称为"fetal programming"，形成了"fetal origins of adult disease"理论，即胎儿期营养和内分泌状况的改变将永久性地导致结构、生理和代谢的变化，使成年期发生代谢、内分泌和心血管疾病。低出生体重，尤其是低体质指数（BMI）与成人后的高血压、高总胆固醇血症、冠心病、肥胖症的发生也有很大的关系。研究发现，营养不良的胎儿及婴儿成年后患高血压、糖尿病的风险大，冠心病死亡率高，并提出假设：儿童期的营养不良会增加成年后慢性病的患病率和死亡率。后来的许多研究都支持这个假设。婴儿期体重不足以及幼年早期发育迟缓也是导致后来肥胖症的风险因素。低出生体重和出生时消瘦与儿童期葡萄糖不耐受以及中老年时的非胰岛素依赖性糖尿病有很大的关系。生长迟缓的儿童在进入青春期可能会出现追赶增长（catch-up），已有的代谢平衡可能被打破而出现营养过度的状况，导致糖代谢和脂肪代谢异常，最终发展成糖尿病和肥胖症。而儿童期的营养摄入过度除了导致儿童肥胖症的出现外，同样会引起成年人的心血管病、脂肪肝、糖尿病等非传染性疾病的发生。

解放初期，影响我国人民健康和死亡的主要原因是各种传染性疾病，疾病谱的明显转移和改变发生在 70 年代中期。中国卫生年鉴汇总的各地疾病统计资料表明，我国居民近年来的疾病谱和死因顺位发生了改变，传染病的发病率明显下降，慢性非传染性疾病的发病率逐渐上升，心脑血管疾病和恶性肿瘤的发病率和死亡率呈上升趋势，成为威胁我国居民健康的主要问题。当前我国城市居民传染病死亡率已由 1957 年的 128/10 万下降到 5/10 万，而肿瘤、心脏病和脑血管病死亡率分别由 37/10 万、48/10 万和 39/10 万上升到 147/10 万、115/10 万和 150/10 万。当前肿瘤和慢性阻塞性肺部疾患（COPD）分别列为我国城乡居民死因的第一位，脑血管病位列第二。我国心脑血管病死亡率已高于日本、法国、比利时等发达国家。2001 年肿瘤、脑血管病、心脏病、COPD 和意外伤害死亡分别占我国城乡居民总死亡率的 82％和 83％。国外学者认为，80％的人类疾病和 40％的癌症与膳食有关，女性肿瘤的 60％、男性肿瘤的 30％～40％与膳食有关。由于这些位居死亡原因前列的慢性非传染性疾病与生活方式密切相关，营养和膳食在疾病的发生、发展和预后方面起重要的作用，所以这些疾病被称为"营养相关性疾病"。

尤其是国内一部分高收入阶层、城市以及农村先富裕起来的农民，均已成为非传染性疾病的高发人群。有资料统计，目前国内心血管疾病已经成为各类疾病的头号杀手，严重威胁着人们的身心健康和正常生活。脂肪肝、糖尿病等疾病也已成为各种并发症的诱因。

七、营养与期望寿命

营养不良和营养性疾病使死亡率增加，期望寿命降低。美国农业部的调查发现，采取正确的营养教育和营养措施能使许多疾病的发病率和死亡率大幅度降低。

最易受到营养不良伤害的群体是发育中的胎儿、3 岁以下的儿童和孕前、孕期以及哺乳期的妇女。营养不良特别容易袭击那些缺乏足够的营养食品、经常患病和得不到适宜保健的儿童。

与营养良好儿童相比，营养不良儿童更有可能死于儿童常见病。营养不良可增加死亡的危险，轻、中、重度营养不良者的死亡危险度分别为营养良好儿童的 2、3 和 11 倍。全世界有一半以上的儿童死亡与营养不良有关，因营养不良而死亡的儿童有 3/4 属于轻中度营养不良。一项研究发现，体重严重偏低的儿童在未来一年内死亡的可能性要比那些年龄与体重之比正常的儿童大 2～8 倍。就整个世界范围而言，每年 32 万婴儿及 5 岁以下儿童的死亡与营养因素有关。在发展中国家，5 岁以下儿童死亡中的 55％与营养不良有关，在非洲、南亚等不发达国家，这个比例更高。

疾病常由营养不良引起，而营养不良通常也是疾病的结果。疟疾是世界许多地区儿童死亡的主要原因，也给儿童的发育和成长造成了严重危害。在疟疾比较普遍的非洲一些地区，1/3 的儿童营养不良是由疟疾引发的。这种疾病还威胁孕妇的营养状况。除此之外，孕妇更容易患上疟疾，而且患疟疾的母亲所生婴儿的低体重和患贫血病的可能性更大。许多研究提示，缺乏维生素 A 的母亲如果感染了艾滋病，她将这种病毒传播给婴儿的风险也随之增加。在艾滋病病毒传播和维生素 A 缺乏都较普遍的人群中改善维生素 A 状况可能有助于减少这种病毒的传播。

全球有 1 亿少年儿童患有维生素 A 缺乏。即使轻度的维生素 A 缺乏也会损害免疫系统，降低儿童对腹泻、麻疹、痢疾和疟疾的抵抗能力。贫血儿童患腹泻的时间比那些不缺铁的同龄儿童要长，而且腹泻程度要严重。腹泻每年导致 220 万儿童死亡，而蛋白质-能量营养不良通常使腹泻更加恶化，麻疹每年则可夺走近 100 万儿童的生命。大多数研究结果都显示，摄入添加了维生素 A 的辅助食品或强化食品后，儿童死亡率大幅度下降。维生素 A 缺乏也是孕妇死亡的原因之一，在贫困地区更是如此。

在孟加拉国、印度和印度尼西亚的试验表明，补充锌能使儿童患腹泻的时间和严重程度以及肺炎的发病率降低。补充锌对那些严重营养不良的儿童作用最大。

就世界范围而言，营养不良也是数以千计的孕产妇死亡的原因之一。贫血是妊娠和分娩并发症的原因之一，有可能导致大出血，增加了死亡的危险性，每年有 58.5 万名妇女丧生。而她们的新生儿也面临生长发育不良的危险。

合理的营养与膳食是延缓衰老过程和保证健康长寿的重要因素。营养状况的改善促进了人民健康水平的提高，目前我国人均预期寿命已达 71 岁。但人类的寿命还远未达到享尽天年，老年人的营养与膳食不尽合理是主要原因。

我国城市居民的死亡率呈稳步上升的态势，本世纪初的死亡率甚至高于上世纪 70 年代初期。原因主要是营养相关性疾病如心脑血管疾病、糖尿病、肿瘤等死亡率的增加。农村居民的死亡率虽然呈下降的趋势，且随着医疗条件的改善在一定时期内还将继续下降，但是，如果不加干预的话，在不久的将来农村居民的死亡率也会和城市居民一样上升。富裕了的农民的生活方式和饮食行为逐渐向城市居民靠近，劳动强度和体力活动也在继续下降，导致了心脏病、脑血管病和肿瘤的死亡率持续增加。目前这三类疾病的死亡率分别占城市和农村死亡的 60% 和 49%。慢性病引起的早死率占潜在寿命损失的 63%。假设一个人的寿命是 85 岁，我国因慢性病造成的寿命损失城市男性为 45 年，城市女性为 37 年。

在癌症引起的死亡中，大约 35% 与膳食有关。均衡的膳食，加上适当的体力活动和维持适当的体重可使癌症的发生率减低 30%～40%。

八、当前我国公众营养的现状

在过去的 30 年间，尽管伴随着经济的持续发展，我国的人均收入水平和食物供应量有了很大的提高，我国的营养工作取得了一定的成就，但是，由于我国人口多，营养不良的人口数量较大，弱势群体营养问题突出，是世界上营养不良人口绝对数量最多的国家之一。营养不良既是一个全国性的普遍问题，也存在着地区差异。低体重发生率在北京、上海、辽宁和天津不到 10%，而海南和广西超过 30%；总体上看，东北、华北地区的发生率最低，西南、西北和一些东南省份的发生率最高。农村地区特别是中西部贫困地区与全国平均收入水平的差距较大，食物保障低于正常水平。社会保障制度还不完善，经济生活中的不确定因素较多，低收入人群不得不压缩即期消费，增加储蓄以应对可能出现的风险，其营养摄入水平会受到较大的影响。

值得注意的是，西方国家营养不良出现在社会底层，而中国营养不良出现在社会的中坚阶层。公司白领、政府工作人员、高学历以及高收入群体等最有条件获得充足营养的群体已经成为中国营养不良的"高危人群"。越是高收入、高学历、高层次人群，其营养不良的比重反而越大，甚至出现营养不良和高血压、高血脂、高血糖、超重及肥胖等同时存在，这已经成为中国社会独有的现代病。与20年前相比，超重及肥胖增加了3倍，高血压及糖尿病的患病率增加了5倍，肿瘤的死亡率增加了1/3。膳食结构不合理、体力活动减少、缺乏营养知识是营养过剩快速上升的主要原因，人们往往过分注重食物的感官性状特别是味道而不是营养，富裕了的人们往往花很多钱去买补品和保健食品，而不是首先改善自己的膳食质量。

2004年10月12日，国务院新闻发布会公布了2002年8～12月在卫生部、科技部和国家统计局的共同领导下，由卫生部具体组织各省、自治区、直辖市相关部门在全国范围内开展的"中国居民营养与健康状况调查"（第四次全国营养调查）的结果。这个结果是对上述情况的高度概括。

这次调查表明，随着国民经济的持续快速发展，在1992～2002年的十年间，我国城乡居民的膳食、营养状况有了明显改善，营养不良和营养缺乏的患病率继续下降，但同时我国也面临着营养缺乏与营养结构失衡的双重挑战。

（一）居民营养与健康状况明显改善

1. 居民膳食质量明显提高

我国居民膳食质量明显提高，城乡居民能量及蛋白质摄入基本得到满足，肉、蛋、禽等动物性食物的消费量明显增加，优质蛋白比例上升。城乡居民动物性食物分别由1992年的人均每日消费210g和69g上升到248g和126g。与1992年相比，农村居民膳食结构趋向合理，优质蛋白质占蛋白质总量的比例从17％增加到31％、脂肪供能比由19％增加到28％，碳水化合物供能比由70％下降到61％。

2. 儿童青少年生长发育水平稳步提高

婴儿平均出生体重达到3309g，低出生体重率为3.6％，已达到发达国家水平。与1992年相比，全国3～18岁儿童青少年各年龄组身高平均增加3.3cm。但与城市相比，农村男性平均低4.9cm，女性平均低4.2cm。

3. 儿童营养不良患病率显著下降

5岁以下儿童的生长迟缓率为14.3％，比1992年下降55％，其中城市下降74％，农村下降51％；儿童低体重率为7.8％，比1992年下降57％，其中城市下降70％，农村下降53％。

4. 居民贫血患病率有所下降

居民贫血患病率城市男性由1992年的13.4％下降到10.6％；城市女性由23.3％下降到17.0％；农村男性由15.4％下降至12.9％；农村女性由20.8％下降至18.8％。

（二）居民的营养与健康问题不容忽视

1. 城市居民膳食结构不尽合理

畜肉类及油脂消费过多，谷类食物消费偏低。2002 年我国城市居民每人每日油脂消费量由 1992 年的 37g 增加到 44g，脂肪供能比达到 35%，超过世界卫生组织推荐的 30% 的上限。城市居民谷类食物供能比仅为 47%，明显低于 55%～65% 的合理范围。此外，奶类、豆类制品摄入过低仍是普遍存在的问题。

2. 一些营养缺乏病依然存在

儿童营养不良在农村地区仍然比较严重，5 岁以下儿童生长迟缓率和低体重率分别为 17.3% 和 9.3%，贫困农村分别高达 29.3% 和 14.4%。生长迟缓率以 1 岁组最高，农村平均为 20.9%，贫困农村则高达 34.6%，说明农村地区婴儿辅食添加不合理的问题十分突出。

铁、维生素 A 等微量营养素缺乏是我国城乡居民普遍存在的问题。我国居民贫血患病率平均为 15.2%；2 岁以内婴幼儿、60 岁以上老人、育龄妇女贫血患病率分别为 24.2%、21.5% 和 20.6%。3～12 岁儿童维生素 A 缺乏率为 9.3%，其中城市为 3.0%，农村为 11.2%；维生素 A 边缘缺乏率为 45.1%，其中城市为 29.0%，农村为 49.6%。全国城乡钙摄入量仅为 391mg，相当于每天推荐摄入量的 41%。

3. 慢性非传染性疾病患病率上升迅速

（1）高血压患病率有较大幅度升高：我国 18 岁及以上居民高血压患病率为 18.8%，估计全国患病人数超过 1.6 亿。与 1991 年相比，患病率上升 31%，患病人数增加约 7 000 多万人。农村患病率上升迅速，城乡差距已不明显。大城市、中小城市、一至四类农村高血压患病率依次为 20.4%、18.8%、21.0%、19.0%、20.2% 和 12.6%。

而我国人群高血压知晓率为 30.2%、治疗率为 24.7%，控制率为 6.1%；与 1991 年的 26.6%、12.2% 和 2.9% 相比虽有所提高，但仍处于较差水平。

（2）糖尿病患病率增加：我国 18 岁及以上成人的糖尿病患病率为 2.6%，空腹血糖受损率为 1.9%。估计全国糖尿病现患人数为 2 000 多万，另有近 2 000 万人空腹血糖受损。城市患病率明显高于农村，一类农村明显高于四类农村。与 1996 年糖尿病抽样调查资料相比，大城市 20 岁以上人群的糖尿病患病率由 4.6% 上升到 6.4%，中小城市由 3.4% 上升到 3.9%。

（3）超重和肥胖患病率呈明显上升的趋势：我国成人超重率为 22.8%，肥胖率为 7.1%，估计人数分别为 2.0 亿和 6 000 多万。大城市成人超重率与肥胖现患率分别高达 30.0% 和 12.3%，儿童肥胖率已达 8.1%，应引起高度重视。与 1992 年全国营养调查资料相比，成人超重率上升 39%，肥胖率上升 97%，预计今后肥胖患病率将会有较大幅度增长。

（4）血脂异常值得关注：我国成人血脂异常率为 18.6%，估计全国血脂异常现患人数为 1.6 亿。不同类型的血脂异常现患率分别为：高胆固醇血症 2.9%，高甘油三酯血症 11.9%，低高密度脂蛋白血症 7.4%。另有 3.9% 的血胆固醇边缘升高。值得注意的是，中年人与老年人患病率相近，城乡差别不大。

（5）膳食营养和体力活动与相关慢性病关系密切：这次的调查结果表明，膳食高能量、高脂肪和体力活动少与超重、肥胖、糖尿病和血脂异常的发生密切相关；高盐饮食与高血压的患病风险密切相关；饮酒与高血压和血脂异常的患病危险密切相关。特别指出的是，脂肪摄入量多而体力活动少的人，患上述各种慢性病的机会较多。

（高永清）

第四节 公共营养与社会经济发展

营养状况是经济和社会发展的重要内容，营养健康指标反映了社会与经济的发展水平。国民的营养状况作为国民整体素质的重要组成部分，是民族昌盛、国家富强的具体体现。良好的营养和健康状况既是社会经济发展的基础，也是社会经济发展的主要动力，同时也是社会经济发展的重要目标。

世界上许多国家，尤其是发达国家均定期开展国民营养与健康状况调查，及时颁布调查结果，并据此制定和评价相应的社会发展政策，以改善国民营养和健康状况，促进社会经济的协调发展。营养对社会经济发展的推动作用表现在以下几个方面：

一、营养与人类的发展

现代发展经济学认为，社会发展的本质既不是物质财富的增长，也不是经济结构的全面改善，而是人类自身的全面发展。营养与健康是人类自身全面发展最基本的要求。合理营养是使人的社会、智力和体力得以充分发挥的先决条件。营养不良危及儿童、妇女、家庭乃至整个社会的生存能力，它抑制了人的全面发展。在相当多的发展中国家，人们将更多的注意力集中在物质财富的创造与积累上，而不是放在人的自身发展上，更未注意到营养不良对发展的巨大破坏力。

在推进社会主义现代化建设的过程中，既要着眼于人民物质文化生活的需要，同时又要着眼于提高人口素质，努力促进人的全面发展。现代发展经济学越来越多地认识到，物质财富的增长不是人类社会发展的目的，只是发展的手段，发展的最终目的是实现人的全面发展。联合国大会通过的《世界人权宣言》第 25 条指出"每个人均有权利享有足以保证其本人及其家庭的健康与安乐的生活水平"，其中包括食物、衣物、住房和医疗保健。根据 1979年的《消除对妇女一切形式歧视公约》，签约国必须保证妇女全部平等地享受卫生保健，包括在怀孕和哺乳期间的充足营养。1986 年通过的《发展权宣言》第一条更是明确指出"发展权是一项不可剥夺的人权"。要求所有国家在保障其他权力之外，还要保证所有人拥有享受医疗保健服务和获取食物的同等机会。世界卫生组织制定的全球卫生战略的第一项工作就是"增进必要的营养，供应足够的安全饮用水"。可见，良好的营养是一项基本的人权。人的生存权没有得到很好满足，本身就意味着发展的质量不高。

新中国成立以来，我国政府采取积极的措施，解决了人民的温饱问题，用世界 7% 的耕地，养活了世界 1/5 的人口。改革开放以来，我国的国内生产总值（GDP）年均增长率在8% 以上，居民的人均收入比 20 年前提高了 20 倍，贫困人口的比例由 1978 年的 20% 以上降到了 1999 年的 5%以下,人均收入不足每天 1 美元的比例也由 80%降到了 12%,为人民在身心、智力和体力等方面的全面发展创造了条件。但营养不均衡、饮食行为不合理等问题在一定程度上影响了青少年的身心健康和全面发展。我国西部贫困地区 5 岁以下儿童营养不良的发病率仍居高不下。虽然我国青少年的形态发育水平呈现继续增长的趋势,营养状况继续改善,但身体素质指标继续呈下降的趋势。因此,我们必须从提高中华民族素质、促进人的全面发展的高度来充分认识提高青少年学生体质健康水平的重要意义。

二、营养与经济的发展

国民的营养与体质状况不仅是社会进步的重要指标,也是影响和制约社会经济发展的重要因素。营养与体质状况和经济的发展既相互制约、相互影响;又相互促进。

在经济理论中,人力资源被看做是经济增长的动力。营养状况是社会经济发展的主要物质基础和动力,食物营养直接影响社会人力资源的发展。营养不良和慢性病都会降低劳动生产力,阻碍经济的发展。营养不良通过多种途径阻碍社会经济的发展,经济发展的滞后又通过多种途径进一步造成营养不良。

营养缺乏和营养结构失衡会直接造成人口整体素质的下降和生产力的降低,影响国际竞争力,给整个社会经济的发展带来巨大的影响,现时的营养不良,将产生无法估算的远期损失,尤其是儿童营养不良,会给未来社会的经济发展带来潜在的影响。

据粗略估计,几个亚洲国家由于营养不良造成劳动生产力损失为国内生产总值(GDP)的 2%～3%;中国国家营养与发展课题组的研究表明,我国因碘缺乏、缺铁性贫血、儿童发育迟缓、儿童营养不良而致夭折等造成每年直接经济损失达 300 多亿元,相当于国内生产总值的3%～4%。按照世界银行的统计,发展中国家由于营养不良导致的智力低下、劳动能力丧失(部分丧失)、免疫力下降等造成的直接经济损失,占国民生产总值(GNP)的3%～5%。按我国的 GDP 11 万亿元人民币估算,我国每年为此损失 3 000 亿～5 000 亿元。这个测算还不包括间接经济损失及患者、家庭、社会等为此所付出的其他代价。

慢性病患者不仅影响本人的劳动生产力,还会影响家人的劳动时间,从多方面影响经济的发展。而营养状况的改善可提高人口的素质,提高人的生产、生活能力和创造力,从而推动社会和经济的发展,因而改善营养是取得直接或间接高额回报的一种很经济的投资。营养与体质状况的改善还有助于巩固扶贫的成果,以低投入获得倍增的产出,为未来经济的发展准备素质好的人力资源,为经济的持续发展打下基础,提供保障。消除碘、维生素 A 和铁缺乏能使工作能力增加约 50%。健壮的儿童长大后更具劳动能力。历史证明,能够满足妇女儿童营养需要的社会,同时也取得了更大地社会与经济进步。英国和西欧将近 200 年的经济发展所取得的成就,一半应归功于营养和体质的改善;北欧工业革命极盛时期的长期经济增长也有一半以上归功于人群体格发育的增长。中美洲营养研究所在危地马拉的一个 27 年营养干预研究证明,只在儿童 3 岁以内进行营养干预,补充能量及微量营养素,即使不再继续补充也可使少年时期学习能力提高,其在计数、词汇、阅读成绩、知识水平等方面均高于不补充者。这些儿童成年以后的劳动能力也高于早期未补充者。

21 世纪的经济、技术竞争实质上是人才的竞争,是人的整体素质的较量。要提高人的整体素质，适应加入 WTO 的需要，加强中华民族参与国际竞争的能力，就必须下大力气，不断改善全民族的营养健康状况。

营养改善工作本身也会促进社会经济的发展。学生营养午餐的推广可以解决广大中小学生中午吃饭难的问题，解决他们家庭的后顾之忧，使他们的家长有精力投入到社会经济发展之中。"优质蛋白质开发工程"、"大豆行动计划"、"学生饮用奶计划"等的实施可以促进农业产业结构的调整。

同时，经济的发展为营养改善创造了条件。随着国民经济的快速发展，我国居民的人均收入显著提高，恩格尔系数下降，公众的营养水平得到显著改善和提高。

三、营养与国家、社会和个人的经济负担

营养不良会导致儿童夭折、孕产妇死亡，造成直接的经济损失。营养不良不仅影响到患者本人的工作和生活能力，而且使家庭因病致贫、因病返贫，给家庭和社会带来沉重的负担。营养不良导致患病率提高，增加医疗支出。根据 1998 年全国营养监测现场调查资料分析发现，患有呼吸系统与腹泻的婴幼儿平均身高与体重都显著低于正常儿童。采用成本效益方法，对 1998 年 400 例 6 岁以下儿童按其 2 周呼吸系统与腹泻患病率估算的经济损失为城市 11 793 元、农村 5 458 元。因营养缺乏导致的残疾所带来的费用除了治疗性的医疗保健费用外，还包括针对失明、智力迟滞和失聪进行的补救性教育费用，对痴呆患者和失学儿童的监护性照料费用等隐性费用。这些费用的大幅度增加又会间接增加国家、社会和个人的经济负担，阻碍社会经济的发展。由于疾病等给个人或者家人带来的精神损失和给后代带来的直接或间接影响是无法用经济效益估计的。而我国儿童营养监测与改善的研究发现，消灭儿童营养不良每年可节省 2 500 亿元，投资效益比为 1：6。

慢性非传染性疾病通常为终身性疾病，病痛和伤残不仅影响劳动能力和生活质量，而且医疗费用极其昂贵，社会和家庭负担不堪重负。以高血压为例，在我国幸存脑卒中病人中，75％的患者出现不同程度地劳动力丧失，其中 40％重度致残。每年仅脑卒中造成的各种经济损失和医疗费用就达 100 多亿元。据卫生经济学家估计，1994 年我国治疗慢性病的费用为 419 亿元，每年并以 17.7％的速度递增，2000 年达到 1 261 亿元。慢性非传染性疾病医疗费用的增加直接拉动了我国医疗费用的迅速攀升。1998 年卫生费用占 GDP 的比例，已由 1990 年的 4.01％上升到 4.75％，人均卫生总费用由 65.69 元上升到 302.60 元，其上升速度已经超过国民经济和居民收入的增长。

实践证明，加大对营养改善的投资，采取相应的干预措施，会带来显著的经济效益和社会效益。在美国，政府经过努力使全国的脂肪供能比减少了 1％～3％，据估计 10 年间减少了 41 亿～127 亿美元的医疗成本和生产力损失。1990 年美国农业部一项对孕妇营养投资成本效益的研究表明，产前在营养上每投入 1 美元，可在婴儿出生后两个月内的医疗支出方面节省 3 美元。加纳的一项研究也发现，补充维生素 A 的儿童比未补充维生素 A 的儿童上门诊部的次数少，住院的比例也低。在那里，定期发放维生素 A 使当地就诊人数减少了 12％、住院病人减少了 38％。

（高永清）

第五节　公共营养的现状与发展趋势

一、国外的公共营养现状

公共营养工作涉及国家经济体制、国民经济收入和国际经济政策。在不同国家、不同社会制度、不同经济发展水平下，公共营养的工作重点、工作方式都有明显差别。美国、日本等国根据国情制定、实施了公共营养计划和措施，并取得显著的成绩，其经验值得我们参考和借鉴。

（一）美国的公共营养

美国是世界上经济发达的国家之一，尽管营养不良问题不是那么严重，但政府对这个问题仍然非常重视，并采取了切实有效的措施。主要包括以下几个方面：

1. 营养保健机构

美国农业部下设人类营养情报学院、营养研究所等部门，负责全国膳食调查，进行国民营养的宣传教育及营养人才的培养，并向国民提供营养补助物资。卫生部下设健康统计中心、疾病控制中心等部门，管理与营养有关的疾病资料、生长发育资料，负责营养调查及营养补助食品的发放等。各州以州立农学院为中心开展国民营养宣传教育及培训工作，州政府中设有营养部门，开展营养监测工作及从事国民营养状况的工作。

合理的机构设置方便了管理工作的开展。美国各级卫生部门主要是通过项目对营养问题进行指导和管理，比如全国性贫困妇女、婴儿、儿童营养干预项目，就是由议会立项，农业部和卫生部联合执行的。

2. 营养保健制度

20 世纪 40 年代、50 年代由农业部主管的国民营养调查，现由国会决定进行。全国营养监测体系由中央疾病控制中心制定统一规划，有一套完整的工作制度，营养监测网进行经常性、连续性的营养监测工作。

美国营养工作的重点是青少年、孕妇和 5 岁以下儿童，尤其是贫困人群中的妇女和儿童。对低收入孕妇、乳母和 5 周岁以内的儿童采取营养补助措施；美国基层保健中心还为低收入营养不良者发放领取食物的票证。设立和实施的干预项目中影响较大的是综合儿童保健项目和妇女、婴儿、儿童营养干预项目：①综合儿童保健项目。由联邦政府授权卫生部于 1974 年开始实施，最初是为 3～5 岁儿童提供融保健、营养、教育为一体的综合性保健项目，近几年来已扩展到 5 岁以下儿童的母亲和孕妇。②妇女、婴儿、儿童营养干预项目。这是一个由农业部拨款、卫生部门实施的对孕产妇和 5 岁以下儿童进行营养干预的项目，至今已经 20 多年，其目标人群也由原来的只为孕妇和 5 岁以下儿童提供免费食品发展到给幼儿园和学校的儿童提供科学的营养午餐。美国所有的营养项目，都得到卫生、财政、农业、食品销售部门以及社会各方面力量的积极参与和配合。

3. 营养教育

美国十分重视营养教育，既有基础雄厚的大专院校培养专业人才，也广泛开展群众性的普及营养知识教育。州立农学院设有营养与食品科学专业，其他如公共卫生学院、师范学院及一些综合大学也设有营养系。美国各级政府对妇幼卫生教育投入大量资金，还设立青少年联合会吸引青少年参加各类营养知识活动。学校是青少年教育的重要场所，教育的内容根据年龄不同而异。学龄前儿童和小学1～2年级学生主要以养成健康习惯教育为主，小学3～4年级开始进行基本卫生知识教育，5年级以上学生的教育重点则是生理、心理健康及计划生育指导和咨询。

4. 立法及政策

美国先后出台若干有关公共营养的立法，包括《美国学校午餐法》、《美国学校早餐法》、《儿童营养法》、《学生奶行动计划》等。

美国采取成效显著的社会性措施就是国家制定营养政策和与营养有关的食品经济政策。美国从20世纪30年代以来陆续实行了以下几个方面改善营养的政策：

（1）食品补贴政策：最早从20世纪30年代配给剩余物资开始，50年代开始实行学校补贴午餐，并部分补贴早餐，到1981年政府为食品补贴政策支出170亿美元。最初的指导思想是政府从预算中拨出经费去买农副业剩余物资，后来逐步转向补助低收入阶层人群，改善其营养状况。

（2）食品券政策：20世纪80年代食品券政策的开支占所有各项食品补贴总额的2/3，用于补贴给属于贫困的居民，以食品券的形式补足其食物的基本保障。

（3）特殊人群补贴：贫困儿童补贴包括早餐和更广泛的补贴。妇女享受包括妊娠、抚养儿童期的特殊补贴。

（二）日本的公共营养

1. 营养保健机构

中央一级的国民营养工作由厚生省及文部省负责。厚生省负责一年一度的国民营养调查并编写调查报告书。各地方的卫生部门，如都、道、府、县都有国家任命的营养调查员。基层的保健所直接负责居民的保健和营养调查，保健所设有营养士，每个营养士负责20户居民。

文部省系统在都、道、府、县各级地方政府机构中都设有供餐科，指导学校供餐事宜，向中小学生下达标准食谱等。政府为每10万人设立一个保健所，有专职的营养指导员和非专职的营养调查员。这些机构和人员按照法律规定的职责和义务常年地进行国民营养管理工作，再加上法律规定的各公共饮食企业中的营养师，就构成了一个庞大的国民营养工作网。

2. 营养保健制度

自1946年以来，日本每年进行营养调查。1952年厚生省颁布的营养法规定，每年于11月份进行营养调查（膳食调查）。将近40年来坚持不断，积累了完整的资料，对观察和改善国民健康起了重大作用。全国每5年进行一次人体的营养生理状况调查，根据人体营养状况的变化修订一次营养需要量的标准。在膳食调查的同时，每 10 年进行一次营养性疾病的调查，监测 30 岁以上成年人的营养状况。

3. 营养保健的具体措施

(1) 学校供餐制：日本部分地区从 1946 年开始对小学生提供午餐，1947 年扩展到全国，1949 年扩大到初中学生。1954 年颁布了学校午餐法，于是这一制度稳定下来。现在由"学校午餐协会"为小学生和初中生提供营养午餐。学校午餐按照县级供餐科下达的标准食谱，要求每个学生每天能吃到 30 种食品，午餐保证供给学生一天所需维生素和矿物质的 2/3 量，能量和蛋白质的 1/2 量。学生午餐由文部省主管。每建一个学生食堂，配备一定比例的营养士和调理士（炊事员）。每餐家长付 40％原料费，其余由教育部门负担。

(2) 强化营养食品：日本的强化食品有 200 多种，如用维生素 B 族强化的大米、小麦粉；用维生素 A 和 B 族强化的黄豆酱、黄豆酱油，以及低能量食品、高蛋白食品、婴儿配方奶等。每种强化食品都经过由严格的审批程序以保证强化食品的质量。

4. 营养教育

日本重视营养专业人才的培养，设高级营养管理专业的大学达 31 所。据 1983 年统计，在日本具有全国二年制大专以上资历的营养师总数将近 40 万人，管理营养士 24 000 人，相当于全国各科医师总数的 2.4 倍。日本还在大学设立营养系，以及全国营养师培训机构。由于营养士必须经厚生省考试合格后才被录用，因而他们的工作被认为是神圣的、受人尊敬的。

日本很重视营养普及教育，学生从小学五年级到高中阶段都要学习营养知识。

5. 立法及政策

日本的《营养调查六法》是厚生省公共卫生局 1952 年制订并颁布的。这是世界上第一部完备的《营养法》。二战前后颁布了《学校给食奖励规定》、《学校给食法》，在学校午餐中全面推广牛奶，以保障本国儿童及青少年健康。日本《学校给食法》规定，凡是学校食堂或为学校送餐的公司，管理者不仅要有实际料理业务经验，还必须取得营养师执照。同时，颁布公共营养工作机构组织法，如厚生省《设置法》、《保健所法》；改善营养的实体法，如《营养改善法》，规定营养工作的主要工作任务及承担营养任务并负有法律义务的工作机构的权利、义务和责任；营养专业职员职责与资格方面的法律如《营养师法》、《厨师法》，其中包括这些人员培训机构的条件、义务、资格考试等有关法律。

除了对群众进行营养宣传教育之外，还制定与营养有关的营养政策，如学校午餐补贴，这对儿童青少年发育有很重要的作用。

（三）澳大利亚的公共营养

澳大利亚的营养问题作为卫生事业的重要组成部分，是国家卫生工作和投入的重点领域，无论是从机构配置、战略定位，还是教育内容，都向营养工作倾斜，这是澳大利亚消除营养不良取得实效的原因所在。

1. 卫生管理体系

澳大利亚的卫生管理体系为联邦政府、州政府、地区卫生主管部门和社区卫生服务部门四级管理的构架，这种自上而下功能齐全的卫生管理网络，保证了国家卫生事业高效、有序、规范地运行。

2. 发展战略

澳大利亚卫生发展的总体战略是：预防为主，妇女儿童优先，土著民族优先，多发重大疾病优先；地域上以农村为重点，人群以妇女儿童为重点，在方法上则以健康教育为先导。

3. 健康教育

澳大利亚对健康教育非常重视，健康教育对提高妇女儿童及全民族的身体素质具有潜移默化的作用。

（四）其他国家的公共营养

1. 菲律宾

（1）健全的各级营养委员会：1947 年，菲律宾营养协会筹建了菲律宾营养研究所。1951 年，成立食品委员会，负责制定食物生产、进口和营养一体化的五年规划。1974 年，菲律宾颁布的题为"1974 年营养行动"总统令中确立了营养优先发展的地位，并在总统办公室下设立国家营养委员会（NNC），作为国家级政策制定部门，它负责全面制定食物和营养项目的目标、发展方向，领导和协调与食物营养政策和规划相关的所有部门，是菲律宾营养工作的中央级协调机构，执行四种功能：协调开展全国范围内营养改善工作及相关项目的实施；协调开展全国食物和营养政策的制定及实施；协调营养改善基金的使用；监测和评估食物和营养项目的实施。国家营养委员会的领导小组成员分别来自农业部、卫生部、社会福利与发展部、地方政府部、教育文化与体育部、科学技术部、预算与管理部、劳动与就业部、贸易与工业部的部长和国家经济与发展局局长，主席由农业部长担任。菲律宾食物与营养政策和规划是通过国家级、地区、省、市、城镇、乡村/社区各级营养委员会贯彻实施的，各级委员会都要制定出当地的营养规划并组织协调实施，同时定期对项目进行监测和评估，委员会成员应来自各个部门及私立机构。

（2）菲律宾食物与营养规划（PFNP）：菲律宾食物与营养规划旨在提高居民食物消费水平，降低营养不良患病率，改善居民的生活质量。它有五项主要措施：营养干预措施、营养交流措施、营养开发措施、营养监测措施和营养支持措施。

（3）改善营养状况的途径：菲律宾卫生部门尝试过改善人民营养状况的多种途径：个体水平——通过治疗改善是卫生部门的传统做法，但是，营养得不到应有的重视；社区水平——通过干预来改善，是初级卫生保健的重要组成部分；国家水平——通过政策来改善，只有通过国家食物与营养政策的制订和实施才能从根本上改善人民的营养状况。

（4）营养政策：为了促进食物生产、消费以及营养素利用，营养改善需要有能够改变食物生产和消费的政策和项目。菲律宾采取的与营养改善相关的重要政策和项目有：增加食物与农业生产（如水稻生产、混合作物生产、家畜和禽肉生产）；食物贮存、流通和分配项目（如国家储备、价格调节、紧急救济及喂养项目、婴幼儿喂养及食物补充项目、食物补贴、家庭食物生产、食物强化和营养素补充、提高就业和增加收入项目等等）。

2. 泰国

泰国政府组织的泰国国家食物与营养委员会由 10 个部门的代表组成，即农业合作部、卫生部、工业部、商业部、教育部、内务部、国家经济与社会发展局、预算局、高等院校及非政府组织。该委员会的执行机构是办公室，由来自农业合作部、卫生部、工业部、商业部、教育部、内务部等六个部门代表构成。技术委员会和卫生部下属的营养处是国家食物与营养委员会及其办公室的技术支持部门。各省、地区都设有相应的省级和地区级食物与营养委员会，分别由省长和地区专员担任领导。

二、中国的公共营养现状

1. 公共营养的管理机构、人员队伍

中国的公共营养机构正在逐步完善。卫生部是国家营养工作的行政管理机构，对公共营养工作实施统一管理。中国疾病控制中心营养与食品安全所（原中国预防医学科学院营养与食品卫生研究所）为我国的营养学术研究、技术指导和管理机构，全国各省、市、县（区）疾病控制中心或卫生防疫站是开展公共营养工作的主要执行单位。

国家统计局、农业部、教育部、国务院妇女儿童工作委员会等部门也下设食物监测、食物消费及有关公共营养等的管理和指导部门。国家计委宏观经济研究院牵头组建了"公众营养与发展中心"；成立了"国家食物与营养咨询委员会（SFNCC）"。中国营养学会公共营养委员会自成立以来，共组织了五届全国性学术会议，广泛开展学术交流活动，进一步推动了公共营养事业的发展。

中国营养学会公共营养委员会、中国疾病预防控制中心营养与食品安全所还重视开展相关人力资源的培训工作，在全国大部分省、市全面开展规范化的营养师培训及考核工作，大大提高了我国各级工作人员开展工作的能力。不同层次的人员队伍、自上而下的工作网络为全国公共营养工作的持续发展奠定了牢固的基础。

2. 公共营养的成就

多年来，我国的公共营养工作收到了显著的社会效果。1959 年的第一次全国营养调查开创了我国全国营养调查的先河，随后的营养调查都获得了我国人民基本营养状况的基本数据。2002 年，将营养调查、肥胖、高血压及糖尿病作为一项国家级综合调查项目，统称为"中国居民营养与健康状况调查"，未来计划每 5 年进行一次。中国八省居民膳食模式的动态研究已完成第四轮的调查。中国食物与营养监测系统的实施、科学的食物计划与营养改善、中国居民营养与体质数据库的建立都为改善居民的膳食结构、提高国民身体素质提供了切实可靠的科学基础和政策依据。为保证食品安全、改善居民营养，我国还制订了一系列相关法规和政策。

公共营养研究成果已达到了国际上本研究领域的同等水平，与国际同行及有关机构的联系也日益加强。通过开展全国性的营养教育、营养干预工作，人群营养不良率、贫血患病率明显下降。随着《中国居民膳食指南》的颁布与普及，中国居民的营养知识水平明显提高，生活质量得以改善，讲究健康的生活方式已逐渐成为人们追求的目标。

近几年来，我国公共营养还广泛深入地研究营养与行为、精神发育；营养与社会经济发

展的关系，包括公共营养改进计划与社会费用、收益的关系；国家发展政策规划对公共营养的影响；公共营养对社会生产力的影响；营养指导方针在社会发展的地位与应用等等。

3. 当前发展的主要特点

中国公共营养及其社会实践，经过过去的发展建设，特别是近年来的突破性进展，已经取得了显著成就。在这一过程中的主要特点：一是密切结合我国国情，公共营养发展具有中国特色；二是注重并借鉴本学科在世界的发展动态，取其所长为我所用，这对本学科发展建设是有重要启示作用的。

4. 取得成就的原因

（1）政府高度重视：中国政府极为强调提高全民族体质的重要性，始终把温饱解决以后的营养改善与膳食结构调整作为一项长期且重要的工作，尤其是将提高儿童营养水平作为一项推动社会进步和促进经济发展的重要工作来抓。

1991 年 3 月，中国政府签署了 1990 年召开的在世界儿童问题首脑会议上通过的《儿童生存、保护和发展世界宣言》及《执行九十年代儿童生存、保护和发展世界宣言行动计划》。1992 年我国在意大利罗马对《世界营养宣言》和《世界营养行动计划》做出了承诺。1996 年 3 月第八届全国人民代表大会第四次会议批准了《中华人民共和国国民经济和社会发展"九五"计划和 2010 年远景目标纲要》。同时，政府和有关部门先后采取了必要的行动来展示加强营养、改善营养膳食结构、减轻儿童营养不良的决心，其中包括：成立国家食物与营养咨询委员会（SFNCC）；制订《九十年代中国食物结构与发展纲要》；《2001—2010 年中国食物与营养发展纲要》；颁布并实施了《九十年代中国儿童发展规划纲要》；1997 年国务院颁布了《中国营养改善行动计划》等。并开展中、小学生营养午餐工作；实施"大豆行动计划"。以上这些都说明了中国政府对公共营养的高度重视，是加强和促进营养、食物与膳食结构改革的重要步骤。

（2）部门积极配合：公共营养的目标是改善营养，而营养改善需要各方面的协同努力，需要经过许多环节才能实现。营养不仅仅是卫生部门的事情，它与国民经济、农业生产、食品加工、商业流通、扶贫、食品安全和疾病预防等密切相关，需要各部门合作和社会各界的关心、重视和共同努力。因此，公共营养工作需要各方面的配合。我国目前开展的营养干预项目大多是一些全方位的综合项目，体现了对卫生、教育、经济、就业等诸多因素影响公众营养与健康的认识和重视。

我国有关的科学研究机构、政府统计部门正在密切合作，配合政府跟踪、了解、分析中国人民营养动态变化，并就改善营养、提高小康社会生活质量和健康水平提出符合中国国情的对策建议，为有关部委制定国民经济和社会发展计划提供依据，以保证全体人民能够享有和经济发展水平相适应的营养水平。

（3）全民普遍动员：在温饱基本解决的基础上，我国通过宣传媒介来传播营养科学知识，引导人民实现科学合理的消费行为，讲究科学合理的营养，建立符合实际收入水平的膳食结构。

尽管我国营养健康工作取得了巨大成就，但还必须清醒地认识到，我国是世界上拥有营养不良人群最多的国家之一，食物保障低于正常水平，社会保障制度还不完善，经济生活中的不确定因素较多。因而，依然存在营养结构不合理、营养改善面临双重负担、弱势群体营养不良突出等问题。同时，社会主义市场经济的发展和人民生活水平的提高也对公共营养工作提出了新的要求和挑战。

5. 改善公共营养的社会性措施

事实证明，一个国家的营养状况在很大程度上取决于政府的政策，如农产品价格政策、工资政策、关税政策、民用计划（道路及信贷）政策等，这些政策直接或间接地同食品供应有关。有些发达国家取得青少年发育加速、平均寿命延长、患病率下降、国民体质增强等社会效益的一个重要因素在于改善营养，而改善营养的社会实践既不能仅由科学研究机构以研究工作的形式来完成，也不能单靠热心的社会活动家对人们进行营养宣传教育来实现，必须由国家全盘考虑、多部门参与来解决。

（1）建立公共营养管理机构。

（2）制订营养政策：我国的营养补贴政策已实行多年，补贴额与国民收入对比，我国处于较高水平。

（3）参与制订食品经济政策：营养工作者在经济政策上的态度应该是从营养学理论上提出根据，同时对经济体制、经济政策与营养的关系上进行调查研究，促进社会主义商品经济的健康发展。

（4）营养立法：当前，食品安全问题比较严重，食品市场秩序有待规范。随着社会的发展，与膳食营养相关的慢性疾病逐渐上升，各种营养条例和法制化的条文应重新修订、完善，许多公共营养问题亟待纳入法制化管理。

三、公共营养的发展趋势

展望未来，随着社会各学科领域的不断发展，在人们物质、文化生活将有更高需求的形势下，公共营养的发展趋势有以下几个方面。

1. 学科理论的研究

公共营养需扩大其科学理论基础和方法。当前被接受的只有生物学、流行病学、管理学等基础，行为科学还没被认可。社会人类学方法可以帮助营养学专业人员认识和理解人们的实践和行为，还可以提高有关食物体系的知识以及人群潜在的社会机制与表现，进而有助于理解在营养问题的解决时经常被忽略的方面。因此，社会人类学方法正被引入公共营养研究中；另外，营养政策和经济学将成为必要的工具。

2. 发展必要的社会性措施

如公共营养的国家管理体制、机构、立法和工作程序方式等。各种保障措施，如建立营养指导消费、消费带动生产的机制；利用市场机制引导和鼓励居民增加各种优质食物消费；通过价格机制，引导居民平衡膳食；加强食物与营养法规建设，完善食物营养标准体系；建立中国营养改善法；积极推广学生营养餐；实施国家营养改善行动计划、国家大豆行动计划、国家学生饮用奶计划等；在经济落后、严重营养不良地区，如西部地区的营养干预行动与扶贫工作相结合；加强城乡食物协调发展和不同地区居民营养水平的均衡改善；加强食物营养监测，建立食物安全防御系统。

3. 开展各项必需的基础性工作

（1）主要的基础性工作：目前在我国的公共营养领域，还有很多基础工作需要建立和完善，如完善食物成分表，补充反映我国传统食品和地方特色食品，以及逐步出版各地区的食物成分表；研究并定期修订营养素供给量标准；研究特殊人群和特殊劳动条件下人群的合理营养；制订评价不同人群营养状况的标准。中国营养学会提出的《中国居民膳食指南》和《平衡膳食宝塔》为改善中国居民膳食营养状况提出了科学依据，但有待推广，使其家喻户晓。

（2）健全营养工作人员队伍，尤其是加强高、中级营养专业人员的培训。

（3）急需加快营养师立法，以及尽早把国民营养改善工作纳入法制化轨道，形成一个全民重视营养的氛围。

4. 营养知识宣传教育

公共营养研究应与解决具体问题的措施相结合，宏观上把握国家营养问题的动向，采取有效的综合措施，实现中国居民营养的改善。将科学知识转变为针对群众能接受的宣传教育和战略干预，大力开展营养宣传教育，普及科学知识，通过国家各种宣传媒介、中小学课本、卫生部门的咨询服务等多种渠道，提高全民营养知识水平。

5. 中国膳食的特色、内容和饮食方式等的研究

中国居民的膳食应扬长避短，向着提高营养、讲究卫生、方便快速、发扬特色等方面进行整理与改革。

21世纪是我国人民的生活将由小康水平逐步向中等发达国家水平过渡的时期，公共营养工作显得任重而道远。

（蔡美琴）

第二章

营养学基础

营养（nutrition）是指人体摄入、消化、吸收和利用食物中营养成分，维持生长发育、组织更新和良好健康状态的动态过程。食物中具有营养功能的物质称为营养素（nutrients），它通过食物获取并能在人体内被利用，这些物质具有供给能量、构成组织及调节生理的功能。营养学主张合理营养，平衡膳食，即保证供给符合机体生理状况、劳动条件及生活环境需要的各种营养素的膳食。

第一节 能 量

新陈代谢是生命活动的基本特征。人体在生命活动过程中不断从外界环境中摄取食物，从中获得人体必需的营养物质。人体从食物中获得的供能物质是碳水化合物、脂类、蛋白质，这三大营养素经消化转变成可吸收的小分子营养物质而被吸收入血。这三类营养素在体内分解代谢后每克分别可为人体提供 4、9、4 kcal 的能量，所以这三类营养素又称为产能营养素。

产能营养素在生物氧化中释放能量，其中一部用于维持体温，另一部分则以高能磷酸键化合物（ATP、GTP 等）、高能硫酯键化合物（乙酰辅酶 A）等形式储存。高能磷酸键也可转移给肌酸，形成磷酸肌酸储存备用。机体活动消耗的能量大部分取自 ATP，每摩尔 ATP 的高能磷酸键水解可释放 7.3kcal 能量。由于能量是人体生命的基本条件，能量的摄入与消耗是否平衡又直接影响其他营养素的代谢与身体健康，所以，能量代谢是营养学研究的重要内容：

一、能量常用单位及换算

常用的能量单位为卡（calorie），指 1g 水的温度从 15℃上升到 16℃所需要的能量。在实际应用中常以千卡（kilocalorie, kcal）为单位。1984 年改用国际单位制以焦耳（Joule, J）为能量单位。在实际应用中也增大千倍，即千焦（kJ）。1kcal 相当于 4.184kJ。目前千卡与千焦常被同时应用，并逐步转向以后者为主。

二、人体能量的来源

能量的来源主要是食物中的碳水化合物、脂类和蛋白质，三者统称为"产能营养素"。

碳水化合物是机体的重要能量来源，机体所需能量约 60% 由食物中的碳水化合物提供。食物中的碳水化合物经消化产生的葡萄糖等被吸收后，有一部分以糖原的形式贮存在肝脏和肌肉中。肌糖原是骨骼肌中随时可动用的贮备能源，用来满足骨骼肌在紧急情况下的需要。肝糖原也是一种贮备能源，贮存量不大，主要用于维持血糖水平的相对稳定。肝脏还能利用乳酸、丙酮酸、甘油和某些氨基酸等非糖物质合成糖原。机体利用非糖物质合成葡萄糖或糖原，称为糖异生作用。肝糖原异生作用对保持肝脏肝糖原贮备有重要意义。

机体内的脂质分为组织脂质和贮存脂质两部分。组织脂质主要包括胆固醇、磷脂等，是组织、细胞的组成成分，在人体饥饿时也不减少，但不能成为能源。贮存脂质主要是脂肪，也称甘油三酯或中性脂肪。在全部贮存脂肪中，脂肪约占 98%。其中一部分是来自食物的外源性脂肪；另一部分是来自体内碳水化合物和氨基酸转化成的内源性脂肪。脂肪是体内各种能源物质的主要贮存形式。脂肪通常贮存在皮下组织、内脏器官周围、胃肠系膜及肌间等处，贮存量较大，成年男子一般为体重的 10%～20%，女子则更多一些。

贮存的脂肪，在需要时可迅速分解成甘油和脂肪酸，经血液输送到各组织、细胞以供利用。一般情况下，机体摄入、吸收过多的能源物质，而又缺少活动时，体内脂肪贮存增多，体重随之增加；反之，能源物质供给不足，而活动量过大时，体内贮存脂肪减少，体重随之减轻。脂肪作为能源物质的另一特点是在体内氧化时释放的能量多，1g 脂肪在体内氧化所释放的能量是碳水化合物或蛋白质的两倍。在正常情况下，人体所消耗的能源物质中 40%～50% 来自体内的脂肪，其中包括从食物中摄取的碳水化合物所转化成的脂肪；在短期饥饿的情况下，则主要由体内的脂肪供给能量。脂肪酸可直接供给很多组织利用，也可在肝脏转化成丙酮酸再供给其他组织利用。不但骨骼肌、心肌等可利用脂肪酸和酮体，在饥饿时，脑组织也可利用酮体。所以，脂肪也是重要的能源物质，但它不能在机体缺氧条件下供给能量。

蛋白质是由氨基酸构成的，在机体蛋白质代谢中，也主要是利用氨基酸进行合成和分解代谢。体内氨基酸有两个来源，一是来自食物蛋白质消化所产生的氨基酸，由小肠吸收入血；二是机体新陈代谢过程中，组织、细胞蛋白质分解所产生的氨基酸。氨基酸主要作用是合成细胞成分及酶、激素等生物活性物质。氨基酸也可以作为能源物质，但这是它的次要功能。人体在一般情况下主要利用碳水化合物和脂肪供能，但在某些特殊情况下，机体所需能源物质供能不足，如长期不能进食或消耗量过大时，体内的糖原和贮存脂肪大量消耗之后，将依靠组织蛋白质分解产生氨基酸来获得能量，以维持必要的生理功能。

三、人体能量的消耗

人体能量的消耗主要有以下四个方面。

1. 基础代谢（basal metabolism）

基础代谢是指维持机体最基本生命活动所消耗的能量。一般指清晨睡醒静卧、未进餐、心理安静的状态，此时，只有呼吸、心跳等最基本的生命活动，没有食物的消化吸收和体力、脑力活动的能量消耗。

基础代谢以基础代谢率（basal metabolism rate，BMR），"kJ/（m² · h）"表示。正常情况下，人体的基础代谢率比较稳定；在相同年龄、性别、体重的正常成年人中，85％的基础代谢率在正常平均值±10％以内。中国人基础代谢率平均值见表 2-1。

表 2-1　　　　　　　　　　　人体每小时基础代谢率

年龄（岁）	男		女		年龄（岁）	男		女	
	kJ/m²	kcal/m²	kJ/m²	kcal/m²		kJ/m²	kcal/m²	kJ/m²	kcal/m²
1～	221.8	53.0	221.8	53.0	30～	154.0	36.8	146.9	35.1
3～	214.6	51.3	214.2	51.2	35～	152.7	36.5	146.4	35.0
5～	206.3	49.3	202.5	48.4	40～	151.9	36.3	146.0	34.9
7～	197.9	47.3	200.0	45.4	45～	151.5	36.2	144.3	34.5
9～	189.1	45.2	179.1	42.8	50～	149.8	35.8	139.7	33.9
11～	179.9	43.0	175.7	42.0	55～	148.1	35.4	139.3	33.3
13～	177.0	42.3	168.6	40.3	60～	146.0	34.9	136.8	32.7
15～	147.9	41.8	158.8	37.9	65～	143.9	34.4	134.7	32.2
17～	170.7	40.8	151.9	36.3	70～	141.4	33.8	132.6	31.7
19～	164.0	39.2	148.5	35.5	75～	138.9	33.2	131.0	31.3
20～	161.5	38.6	147.7	35.3	80～	138.1	33.0	129.3	30.9
25～	156.9	37.5	147.3	35.2					

影响基础代谢的因素有：

（1）体表面积：体表面积越大，散热面积越大。儿童年龄越小相对体表面积越大，基础代谢率也越高。瘦高体型的人由于所含代谢活性高的瘦体重较多和体表面积大，其基础代谢率高于矮胖的人。

（2）年龄：婴幼儿时期是一生中代谢最旺盛的阶段，与身体组织迅速生长有关。青春期是又一个代谢率较高的时期，但成年后随年龄增长代谢率又缓慢地降低。其中内分泌的影响可能是重要因素，也与体内活性组织相对量的变动有密切关系。

（3）性别：即使年龄与体表面积都相同，女性的基础代谢耗能低于男性。因女性体内的脂肪组织比例大于男性，活性组织（瘦体重）比例小于男性。育龄妇女在排卵期前后有基础体温波动，表明此时基础代谢也有变化。

（4）内分泌：内分泌系统分泌的激素中，对基础代谢影响最大的是甲状腺激素。它可增强各种细胞的物质代谢速率，分泌过多或过少可导致基础代谢率的增加或降低。甲状腺功能亢进者，基础代谢率可比正常平均值增加 40％～80％。

（5）其他因素：如气温，在高温环境下因散热需要出汗，呼吸、心跳加快；温度过低可使机体散热增加并颤抖，因此不论高温环境或低温环境都可引起基础代谢率增高。能引起交感神经兴奋的因素通常使基础代谢率增高。

2. 体力活动

体力活动包括劳动与体育活动，是机体能量消耗的主要部分。常见的中等强度劳动如学生的日常活动、机动车驾驶等，其耗氧量是基础代谢的 4～5 倍。体力活动不仅消耗大量机械能，而且还要消耗用于修整组织及合成细胞内物质的能量。能量消耗的多少除了与劳动强度及持续时间长短相关外，还与劳动熟练程度有关。

目前应用 BMR 乘以体力活动水平（physical activity level，PAL）来计算人体的能量消耗量或需要量。中国营养学会建议将成人的活动强度分为 3 级，活动水平划分等级的标准见表 2-2。

表 2-2   **建议中国成人活动水平分级**

活动强度	职业工作时间分配	工作内容举例	PAL	
			男	女
轻	75%时间坐或站立 25%时间站着活动	办公室工作、修理电器钟表、售货员、酒店服务员、化学实验操作、讲课等	1.55	1.56
中	25%时间坐或站立 75%时间特殊职业活动	学生日常活动、机动车驾驶、电工安装、车床操作、金工切割等	1.78	1.64
重	40%时间坐或站立 60%时间特殊职业活动	非机械化农业劳动、炼钢、舞蹈、体育运动、装卸、采矿等	2.10	1.82

注：体力活动水平（PAL）＝ $\dfrac{一项活动每分钟能量消耗量}{每分钟基础代谢的能量消耗量}$

3. 食物特殊动力作用

食物特殊动力作用也称食物的热效应（thermic effect of food，TEF），是指因摄入食物引起的能量消耗增加的现象。这是摄食后一系列消化、吸收、合成活动以及营养素及营养素代谢产物之间相互转化过程中所消耗的能量。摄食不同的食物增加的能量消耗不同，其中蛋白质的食物特殊动力作用最大，相当于增加其能量的 30%，碳水化合物为 5%～6%，脂肪为 4%～5%。一般成人摄入混合膳食，每日由于食物特殊动力作用而额外增加的能量消耗，相当于基础代谢的 10%。

例如，某人 24 小时消耗的基础代谢的能量为 1 800kcal，则食物特殊动力作用额外消耗的能量为 180kcal。

4. 生长发育

婴幼儿、儿童、青少年的生长发育需要能量。新生儿按千克体重与成人比较，其能量消耗比成人多 2～3 倍。3～6 个月的婴儿，每天用于生长发育的能量占摄入能量的 15%～23%。据 Waterlowd 的测定结果，体内每增加 1g 新组织约需 4.78kcal 能量。孕妇除供给胎儿生长发育所需的能量外，还有自身生殖系统发育的特殊需要及体脂储备的需要。乳母合成和分泌乳汁也需要额外补充能量，每天约 200kcal。

四、能量的供给

健康成人摄入的能量应与消耗的能量经常保持平衡，能量摄入过少导致体重减轻；摄入过多引起体重过重或肥胖。我国营养学会推荐膳食能量摄入量见表 2-3。

表 2-3　　　　中国居民膳食能量和蛋白质的每天推荐摄入量（RNI）及脂肪供能比

年龄（岁）	能量 *				蛋白质		脂肪占能量百分比（%）
	RNI（MJ）		RNI（kcal）		RNI（g）		
	男	女	男	女	男	女	
0～	0.4MJ/kg * *		95kcal/kg * *		1.5～3g/（kg·d）		45～50
0.5～							35～40
1～	4.60	4.40	1100	1050	35	35	
2～	5.02	4.81	1200	1150	40	40	30～35
3～	5.64	5.43	1350	1300	45	45	
4～	6.06	5.83	1450	1400	50	50	
5～	6.70	6.27	1600	1500	55	55	
6～	7.10	6.67	1700	1600	55	55	
7～	7.53	7.10	1800	1700	60	60	25～30
8～	7.94	7.53	1900	1800	65	65	
9～	8.36	7.94	2000	1900	65	65	
10～	8.80	8.36	2100	2000	70	65	
11～	10.04	9.20	2400	2200	75	75	
14～	12.00	9.62	2900	2400	85	80	25～30
18～							20～30
轻体力活动	10.03	8.80	2400	2100	75	65	
中体力活动	11.29	9.62	2700	2300	80	70	
重体力活动	13.38	11.30	3200	2700	90	80	
孕妇	+0.84		+200		+5 孕早期 +15 孕中期 +20 孕晚期		
乳母	+2.09		+500		+20		
50～							20～30
轻体力活动	9.62	8.00	2300	1900			
中体力活动	10.87	8.36	2600	2000			

续表

年龄 （岁）	能量 *				蛋白质		脂肪占能量百分比（%）
	RNI（MJ）		RNI（kcal）		RNI（g）		
	男	女	男	女	男	女	
重体力活动	13.00	9.20	3100	2200			
60～					75	65	20～30
轻体力活动	7.94	7.53	1900	1800			
中体力活动	9.20	8.36	2200	2000			
70～					75	65	20～30
轻体力活动	7.94	7.10	1900	1700			
中体力活动	8.80	8.00	2100	1900			
80～	7.74	7.10	1900	1700	75	65	20～30

注：＊各年龄组的能量的 RNI 与其 EAR 相同。＊＊为 AI，非母乳喂养应增加 20%。凡表中数字缺如之处表示未制订该参考值。

根据我国的饮食习惯及生产情况，热能的主要来源是粮食，其余来自食用油脂、动物性食品及蔬菜。各种食物可供给热能的多少，主要取决于其中蛋白质、脂肪和碳水化合物含量的多少。

五、能量代谢状况的评价

能量代谢状况的评价可分量与质两方面。

1. 量的方面

主要是评价摄入与消耗是否平衡，以平衡为佳。如果摄取小于消耗，可致人体重低于正常、消瘦、生理功能紊乱及抵抗力降低，可严重影响未成年人的生长发育。体重为能量平衡的常用观察指标。

$$标准体重（kg）＝身高（cm）－100$$
$$身高不满 150cm 者，标准体重（kg）＝身高（cm）－105$$

低于理想体重 10%，为轻度能量缺乏；低于理想体重 10%～20% 为中度缺乏；低于理想体重 30% 以上为严重缺乏；低于 40% 以上则将危及生命。反之，摄入大于消耗呈正平衡，则体内脂肪沉积发生超重（超过理想体重 10%）、肥胖（超过理想体重 20%），则称营养性肥胖。由于肥胖加重心脏负担，可引起严重后果，肥胖还可诱发糖尿病、胆道疾病等。

称量体重需注意条件的标准化，应排除衣物、进食、粪便排空等的影响。此外，应长期定时称量以便了解变化的趋势，必要时采取相应措施。

体质指数（body mass index，BMI）是目前评价营养状况的最普遍和最重要的方法。

$$BMI＝体重（kg）/身高（m）^2$$

体质指数的分类见表 2-4。

表 2-4   **体质指数（BMI）的分类**

分类	中国成人的 BMI	欧洲成人的 BMI
体重过低	<18.5	<18.5
正常范围	18.5～23.9	18.5～24.9
超重	24.0～27.9	≥25.0
肥胖	≥28.0	≥30.0

2. 质的方面

主要是评价三种供能营养素的分配百分率是否合理。因为三大营养素除了供能，各自还有其他生理作用，故机体对蛋白质、碳水化合物、脂肪都有一定的需要量，合理供给才能保障健康。对于婴幼儿、少年、孕妇、乳母、卧床病人及病后恢复者更为重要。能量代谢与氮平衡关系非常密切，即使蛋白质摄取量充足，如果能量的摄入低于消耗，蛋白质供能所占的百分率过高，此时机体仍可能处于负氮平衡。

能量供给按营养素来源要有适当的比例。中国营养学会根据中国经济现实状况、饮食习惯以及膳食与健康调查的资料，提出了以下建议：脂肪供能占总能量的 20％～30％，碳水化合物占总能量的 55％～65％，蛋白质占总能量的 10％～14％。

第二节 蛋 白 质

蛋白质是生命的基础。它不仅是构成人体组织的基本材料，而且是机体合成多种具有特殊生理功能物质的原料，同时也是一种产能营养素。由于蛋白质与人体的生长发育及健康有着非常密切的关系，因此，蛋白质的营养状况受到高度重视。

一、蛋白质的生理功能及代谢

蛋白质的生理功能包括以下 4 点：

1. 组织细胞的结构成分

人体的蛋白质含量仅次于水，约占体重的 1/5。除脂肪与骨骼以外，其他组织的蛋白质含量，比糖类和脂类都多，蛋白质不仅是构成各种组织的主要有机成分，而且这些蛋白质还有更为重要的生理意义，绝非糖类与脂类所能替代。

2. 具有特殊生理功能

如酶蛋白、激素蛋白、载脂蛋白、受体蛋白、组蛋白与非组蛋白、癌蛋白与抑癌蛋白等，还有许多直接调节细胞成熟与分裂，作用于生物大分子代谢的因子等等，正不断被发现与被研究。

3. 供给能量

每克蛋白质彻底分解可释放 4kcal 能量。体内的蛋白质代谢非常活跃，一个 70kg 的成人每天约有 400g 蛋白质更新，而各种蛋白质更新时间则长短不一。

4. 体内其他含氮物质的合成原料

嘧啶、嘌呤、肌酸、胆碱、肉碱、牛磺酸等体内重要的含氮化合物，都需要氨基酸做原料。

蛋白质的代谢更新：蛋白质的基本单位是氨基酸，氨基酸代谢可归纳为 3 条基本途径：① 一部分存在于组织内的氨基酸，可能再次被利用于合成新的蛋白质；② 一部分氨基酸进行分解代谢；③ 一部分氨基酸用于合成新的含氮化合物，包括非必需氨基酸。上述 3 条途径的主次关系，受到多种因素的影响，如年龄、营养状况等，尤其是营养状况往往起决定作用，例如膳食中必需氨基酸供给不足、热能供给不足，都可使第 2 条途径增强。

二、氨基酸的分类

1. 必需氨基酸

营养学上将人体不能合成或合成速度远不能适应机体需要，必须从膳食中获取的氨基酸称为必需氨基酸。它们是赖氨酸、亮氨酸、异亮氨酸、蛋氨酸、苯丙氨酸、苏氨酸、色氨酸、缬氨酸等 8 种，婴幼儿尚需加上组氨酸。近来发现精氨酸氧化脱氨与 NO 合成有密切关系，NO 参与体内多种生理生化功能的调节。因此，精氨酸与牛磺酸被称为条件必需氨基酸。

2. 芳香氨基酸与支链氨基酸

色氨酸、苯丙氨酸及酪氨酸 3 种芳香氨基酸（AAA）主要在肝中分解代谢。亮氨酸、异亮氨酸及缬氨酸 3 种支链氨基酸（BCAA），则主要在肝外如肌肉组织中分解代谢。肝功能障碍时，由于芳香氨基酸分解减少，血中的含量增高；高胰岛素血症使骨骼肌摄入支链氨基酸增加，故血中 BCAA/AAA 比值变小。高胰岛素血症还使 5-羟色胺生成增加。结果进入脑组织的 AAA 与 5-羟色胺都增加，这可能是肝昏迷发生、加重的因素之一。临床上为肝性脑病患者选用产氨较少、含 AAA 低的蛋白质以及富含支链氨基酸的膳食或输液，有较好的治疗效果。

三、食物蛋白质的营养评价

食物蛋白质由于氨基酸组成的差别，营养价值不完全相同，一般来说动物蛋白质的营养价值优于植物蛋白质。对于食物蛋白质营养价值，主要从食物的蛋白质含量、被消化吸收程度以及被人体利用程度三方面来全面评价。

1. 蛋白质含量

这是评价食物蛋白质营养价值的基础。一般都以凯氏定氮法测定食物中的含氮量再乘以 6.25 得出食物粗蛋白含量。食物中粗蛋白的含量以大豆最高为 30%～40%，其次为鲜肉类 10%～20%，粮谷类含量低于 10%。

2. 蛋白质消化率

是指蛋白质可被消化酶分解的程度。消化率高表明该蛋白质被吸收利用的可能程度大。蛋白质消化率可分真消化率（net digestibility）和表观消化率（apparent digestibility）。

$$蛋白质真消化率=\frac{摄入氧-(粪氮-粪内源氮)}{摄入氮}\times100\%$$

$$蛋白质表观消化率=\frac{摄入氮-粪氮}{摄入氮}\times100\%$$

动物蛋白质的消化率一般高于植物蛋白质。因为植物性食品蛋白质被纤维所包围，不易与消化酶接触。若将食品加工烹调软化或去除纤维，亦可提高蛋白质的消化率。

如乳类蛋白质消化率为 97%～98%、肉类为 92%～94%、蛋类为 98%、馒头为 79%、米饭为 82%、马铃薯为 74%、玉米窝窝头为 66%、大豆为 60%、豆腐为 90%。

3. 蛋白质利用率

衡量蛋白质利用率的指标有很多，最常用的是生物学价值（biological value，BV）又称生物价。生物学价值是指蛋白质经消化吸收后，进入机体可以储留和利用的部分，可用氮储留法测得：

$$蛋白质的生物学价值=\frac{储留氮}{吸收氮}\times100\%$$

$$吸收氮=摄入氮-(粪氮-粪内源氮)$$

$$储留氮=吸收氮-(尿氮-尿内源氮)$$

各种食物蛋白质生物学价值均不一致，常用食物蛋白质的生物学价值见表 2-5。

表 2-5　　　　　　　　　　常用食物蛋白质的生物学价值

蛋白质	生物学价值	蛋白质	生物学价值	蛋白质	生物学价值
鸡蛋黄	96	牛肉	76	玉米	60
全鸡蛋	94	白菜	76	花生	59
牛奶	90	猪肉	74	绿豆	58
鸡蛋白	83	小麦	67	小米	57
鱼	83	豆腐	65	生黄豆	57
大米	77	熟黄豆	64	高粱	56

一般动物性蛋白质的生物学价值比植物性蛋白质为高，蛋白质生物学价值的高低主要取决于必需氨基酸的含量和比值。

4. 氨基酸评分（amino acid score，AAS）或称化学评分（chemical score）

一种膳食蛋白质所含的必需氨基酸量不足或缺少，则人体用以合成体内含氮物质的效率就低。因此，可以按照人体所需要的必需氨基酸比例模式来衡量待评价的膳食蛋白质的质量。

2002 年美国食物营养委员会（food and nutrition board，FBN）和国家科学院医学研究所（institute of medicine of the national academies，IOM）根据 1～3 岁儿童必需氨基酸需要量提出了新的模式，见表 2-6。

表 2-6 FBN/IOM 氨基酸评分模式

氨基酸	氨基酸评分模式（mg/g 蛋白）	氨基酸	氨基酸评分模式（mg/g 蛋白）
异亮氨酸	25	苏氨酸	27
亮氨酸	55	色氨酸	7
赖氨酸	51	缬氨酸	32
蛋氨酸＋胱氨酸	25	组氨酸	18
苯丙氨酸＋酪氨酸	47		

$$AAS = \frac{待评蛋白每克蛋白质（或氮）的某种氨基酸含量（mg）}{参考蛋白每克蛋白质（或氮）的某种氨基酸含量（mg）} \times 100\%$$

首先分析待评蛋白的各种必需氨基酸含量，然后分别与参考蛋白的同一种氨基酸的含量作比较，求出比值。比值最低的为第一限制氨基酸，该比值即为待评蛋白质的氨基酸评分。

在人体合成蛋白质的过程中，各种氨基酸要有适宜的比例。一般膳食蛋白的 AAS 越高，其营养价值也越高。如果某一氨基酸过少，就要影响其他氨基酸的利用，营养学上称这种氨基酸为限制氨基酸。若两种以上都不足，以不足程度称为第一、第二限制氨基酸。例如谷类缺少赖氨酸、豆类缺少蛋氨酸，谷豆混合食用可补充不足。由于各种蛋白质中必需氨基酸的含量和比值不同，故可将富含某种必需氨基酸的食物与缺乏该种必需氨基酸的食物互相搭配而混合食用，使混合蛋白质的必需氨基酸成分更接近合适比值，称之为蛋白质的互补作用。

表 2-7 列出各种膳食蛋白的氨基酸评分，经一定比例的混合后，虽然仍有限制氨基酸，但混合蛋白的氨基酸评分有了明显提高。

表 2-7 几种膳食蛋白的氨基酸评分

蛋白质来源	每克蛋白质氨基酸含量（mg）				氨基酸评分（限制氨基酸）
	赖氨酸	含硫氨基酸	苏氨酸	色氨酸	
WHO/FAO 标准	55	35	40	10	100
稻谷	24	38	30	11	44（赖氨酸）
豆类	72	24	42	14	68（含硫氨基酸）
奶粉	80	29	37	13	83（含硫氨基酸）
混合蛋白	51	32	35	12	88（苏氨酸）

注：混合蛋白表示含谷类 77%、豆类 22%、奶类 11%。

上述理想模式是根据学龄前儿童的最低需要量制定的，因此适用于儿童对膳食蛋白利用率的评价。

氨基酸评分的方法比较简单，缺点是没有考虑食物蛋白质的消化率。为此，最近美国食品药品管理局（FDA）通过了一种新的方法，即经消化率修正的氨基酸评分。这种方法可替代蛋白质功效比值 PER，对除孕妇和一岁以下的所有人群的食物蛋白质进行评价。

经消化率修正的氨基酸评分＝氨基酸评分×真消化率

四、人体蛋白质营养不良的临床表现

1. 人体蛋白质营养状况评价

主要通过以下三个方面。

（1）膳食蛋白质摄入量：是评价机体蛋白质营养状况的参考材料，与机体蛋白质营养状况评价指标结合起来，有助于正确判断机体蛋白质营养状况。

（2）身体测量：是鉴定机体蛋白质营养状况的重要依据，生长发育状况评定所采用的身体测量指标主要包括体重、身高、上臂围、上臂肌围、上臂肌面积、胸围以及生长发育指数等。

（3）生化检验：评价人体蛋白质营养状况的实验室常测血液的指标有血清白蛋白、血清运铁蛋白等；尿液的指标有尿肌酐、尿羟脯氨酸等。

2. 蛋白质营养不良

蛋白质营养不良常与热能供给不足同时存在，故称蛋白质热能营养不良（protein energy malnutrition，PEM），实际上还往往伴有其他营养素缺乏。

原发性蛋白质营养不良的主要原因有：食物缺乏如灾荒或战争年代，或摄入不足如偏食、限食、素食，或是需要量增加如妊娠、授乳、生长发育期等。继发性的蛋白质营养不良主要是疾病导致蛋白质丢失过多（如失血、尿蛋白等），或疾病导致食欲差，或消化吸收障碍等。

PEM 在临床上可表现为消瘦型（marasmus）和恶性营养不良（kwashiorkor）。前者在婴幼儿中最常见，是因膳食中长期缺乏蛋白质、热能和其他多种营养素所致，患儿体重降低，皮下脂肪减少或消失，肌肉萎缩，但无浮肿。后者常见于儿童，是因膳食中长期缺乏蛋白质而热能的供给基本足够，其表现为浮肿、体重降低、肝肿大、毛发改变、腹泻、精神系统症状。临床上常见上述两型混合发生，或介于两者之间。

蛋白质营养不良仍是目前中国边远贫困地区应该重视的问题。预防蛋白质营养不良主要通过以下综合措施：①合理营养，保证供应有一定量的优质食物与蛋白质；②提高居民生活水平，大力发展农业和食品加工业；③制定适当的摄入量标准，并大力开展营养教育。

随着我国的经济发展，居民生活水平显著提高，动物性食物消耗量增加。大多数人的蛋白质摄取量可以达到每天推荐摄入量标准。目前应当重视的是，部分儿童与青少年中存在进食动物性食物过多，造成蛋白质、脂肪及能量摄入过多，营养不平衡，以致儿童中超重、肥胖者的比例逐年增高。从营养调查与学生体质调查有关资料分析，当前必须普及营养科学知识，懂得饮食与健康的关系，倡导平衡膳食。

五、蛋白质的食物来源

蛋白质的食物来源可分为植物性蛋白和动物性蛋白两大类。

植物性蛋白质中，谷类含蛋白质量不高，为 10％左右，但因是主食，所以仍然是膳食蛋白质的主要来源。大豆含蛋白质量可高达 36％～40％，氨基酸组成也比较合理，在体内的利用率较高，属于优质蛋白质，是非常好的蛋白质来源。

动物性食物的蛋白质含量高于植物性食物，而且动物蛋白质的利用率也较高。绝大多数动物蛋白质的必需氨基酸的种类齐全，含量及模式与人体蛋白质较接近。通常将这种蛋白质称优质蛋白质，也称完全蛋白质。

为改善膳食蛋白质质量，在膳食中应保证有一定数量的优质蛋白质。一般要求动物性蛋白质和大豆蛋白质应占膳食蛋白质总量的30％～50％。此外，应充分发挥蛋白质的互补作用，以及必要的氨基酸强化来改善膳食蛋白质质量。但是，膳食蛋白质摄入过多也不利于消化吸收，并加重肾脏负担。

第三节 脂 类

一、脂类的分类及功能

脂类（lipids）包括脂肪（fat）和类脂（lipoid）。脂肪是由一分子甘油和三分子脂肪酸结合而成的甘油三酯。组成天然脂肪的脂肪酸种类很多，可分为饱和脂肪酸（saturated fatty acid，SFA）、单不饱和脂肪酸（monounsaturated fatty acid，MUFA）和多不饱和脂肪酸（polyunsaturated fatty acid，PUFA）三种。类脂包括磷脂和固醇类。固醇类为一些类固醇维生素和激素的前体，胆固醇是人体主要的固醇类化合物。

脂肪的主要功能包括供能与储能，1g脂肪在体内彻底氧化可产生大约9kcal（37.7kJ）热能；脂肪能促进脂溶性维生素的消化吸收，增加食物美味，促进食欲，增强饱腹感，延缓胃排空。

胆固醇与磷脂，两者都是脂蛋白与细胞膜的组成成分。脂蛋白是与脂类包括部分脂溶性维生素的吸收、运输、代谢及利用密切相关的物质。胆固醇是增强生物膜坚韧性的有关成分，磷脂则是与膜的流动性相关的成分，且与信息传递功能有关。胆固醇是体内类固醇激素与内源性维生素D的原料。胆固醇的代谢产物胆酸能乳化脂类，帮助膳食脂类吸收。此外，神经组织还有脑苷脂、神经节苷脂（属糖脂）及神经鞘磷脂等，这些都与神经的功能密切相关。

二、必需脂肪酸

必需脂肪酸是指人体不能合成或合成不足的多不饱和脂肪酸。严格地说，是指ω-6系的亚油酸（lenoleate）与ω-3系的α-亚麻酸（linolenate）。它们可由植物合成，但人体不能合成。亚油酸作为其他ω-6系脂肪酸的前体可在体内转变生成γ-亚麻酸、花生四烯酸等ω-6系脂肪酸，α-亚麻酸则作为ω-3系脂肪酸的前体，可转变生成甘碳五烯酸（eicosapentaenoic acid，EPA）、廿二碳六烯酸（docosahexaenoic acid，DHA）等ω-3系脂肪酸。

必需脂肪酸的主要功能包括以下几个方面：①合成活性物质的原料：必需脂肪酸是合成前列腺素（PG）、血栓恶烷（TXA）、白三烯（LT）等体内活性物质的原料。这些活性物质参与炎症发生、平滑肌收缩、血小板凝聚、免疫反应等多种过程。缺乏必需脂肪酸的动物和人所发生的多种症状即与此有关。②合成磷脂与胆固醇酯化的原料：必需脂肪酸是合成磷脂与胆固醇酯化的必需原料，有利于脂质的利用和代谢。③参与生物膜的结构：必需脂肪酸是膜磷脂具有流动特性的物质基础，对膜的生物学功能有重要意义。

EPA 与 DHA 是 20 世纪 70 年代开始受到关注的 ω-3 系脂肪酸。调查发现格陵兰岛上的爱斯基摩人冠心病与心肌梗死的发病率低于丹麦的爱斯基摩人 10 倍，这与岛上居民大量食用海鱼、海豚等海产品，因而摄入较多 EPA、DHA 有关。日本报道心脑血管疾病死亡率与血清 EPA、DHA 水平呈负相关等。临床研究发现 EPA、DHA 有降低血清甘油三酯的作用。有报道人体摄入脂肪酸的 ω-3/ω-6 比值与癌症死亡率呈负相关；动物实验表明 EPA、DHA 对化学致癌剂引起的乳腺、结肠、前列腺、胰腺等癌或移植瘤有延迟发生与减少数目的作用。

已知 DHA 是脑组织中含量最多的脂肪酸，视网膜、睾丸、精子中也较多。DHA 与 EPA 是组成磷脂、胆固醇酯的重要脂肪酸，故 ω-3 系脂肪酸受到营养学界的重视。

三、脂类的需要量及食物来源

营养学家推荐脂肪供能占总能量的比值为成人20％～30％、儿童及青少年 25％～30％，必需脂肪酸宜占总热能的 2％，其中的饱和脂肪酸（SFA）、单不饱和脂肪酸（MUFA）、多不饱和脂肪酸（PUFA）的比例以 1：1：1 为宜。

动物脂肪含有丰富的饱和脂肪酸，植物脂肪含有丰富的高不饱和脂肪酸，两种脂肪中都含有单不饱和脂肪酸。海水鱼是 EPA 和 DHA 的良好来源。ω-3 系的 α-亚麻酸在豆油、麻油、亚麻子油、苏子油以及绿叶蔬菜的叶绿体中含量较多。合理营养建议烹调时采用植物油，从日常动物性食物中获取动物脂肪，经常食用海水鱼，并注意控制膳食中脂肪摄入总量。

食入高胆固醇后，肝内胆固醇含量升高，可反馈抑制关键性酶使肝脏合成胆固醇减少，但不能降低肝外组织的合成。因此，大量进食仍可增高血浆胆固醇水平。所以要防治高脂血症与动脉粥样硬化，仍须控制摄入量，不宜过多进食富含胆固醇的食物如动物内脏、蛋黄等。植物性食物中含有谷固醇、麦角固醇及豆固醇等，能干扰食物胆固醇的吸收，膳食纤维能吸附胆汁酸，从而促进肝中的胆固醇代谢为胆汁酸排出体外，所以有降低血胆固醇作用。卵磷脂、胆碱、蛋氨酸因参与磷脂或脂蛋白合成，与脂肪转运有关，所以称抗脂肪肝因子。

反式脂肪酸不是天然产物，通常是由植物油氢化加工产生，如人造黄油。近年来研究发现反式脂肪酸摄入量多可使血浆低密度脂蛋白胆固醇升高，高密度脂蛋白胆固醇下降，增加患冠心病的危险性。

中国营养学会的"中国居民膳食营养素参考摄入量"标准中关于脂肪的推荐量见表2-8。

表 2-8　　　中国居民膳食脂肪每天适宜摄入量（脂肪产能占总能量百分比％）

年龄 （岁）	脂肪产能比 （％）	饱和脂肪酸 （％）	单不饱和脂肪酸 （％）	多不饱和脂肪酸 （％）	胆固醇量 （mg/d）
0～	45～50				
0.5～	35～40				
2～	30～35				
7～	25～30				

续表

年龄 （岁）	脂肪产能比 （%）	饱和脂肪酸 （%）	单不饱和脂肪酸 （%）	多不饱和脂肪酸 （%）	胆固醇量 （mg/d）
13～	25～30	＜10	8	10	
18～	20～30	＜10	10	10	＜300
60～	20～30	6～8	10	8～10	＜300

第四节　碳水化合物

一、碳水化合物的分类及功能

碳水化合物可分为两类：一类是可以被人体消化吸收与利用的糖类，即可利用的碳水化合物；另一类是人体不能消化吸收，但对人体有益的膳食纤维，即不可利用的碳水化合物。前者是人体的必需营养素，后者是人体的膳食必需成分，两者对人体健康都具有重要意义。

可利用的碳水化合物有淀粉、双糖、单糖，通过消化吸收进入体内的则主要是葡萄糖，在体内葡萄糖可合成糖原。

可利用碳水化合物的生理功能包括以下几个方面。

1. 贮存和供给能量

糖是人体主要的供能营养素，我国的膳食结构，糖类供能约占总能量的60%。每克糖彻底氧化可供能4kcal。大脑、血细胞、皮肤、睾丸等组织都以葡萄糖为能源。大脑活动需有相对恒定的血糖供能，如果摄入不足，则需由氨基酸进行糖异生，故供糖充足可节约蛋白质。

2. 抗生酮作用

脂肪在体内彻底被代谢分解需要葡萄糖的协同作用。脂肪酸被分解所产生的乙酰基需与草酰乙酸结合进入三羧酸循环而最终被彻底氧化，产生能量。如脂肪酸不能被彻底氧化就产生酮体。过多的酮体可引起酮血症，影响机体的酸碱平衡。

3. 参与构成重要的生命物质

如RNA中的核糖、DNA中的脱氧核糖，多种酶、多种血清蛋白等属于糖蛋白，滑液、玻璃体、结缔组织、皮肤、血管等组织中含有丰富的蛋白多糖，脑苷脂是一类存在于神经组织中的糖脂。此外，糖还参与受体结构、细胞间信息传递、解毒反应等。

4. 参与肝脏的解毒功能

肝中的葡萄糖醛酸可结合毒性物质及其代谢物排出体外。

二、食物的血糖指数（glycemic index，GI）

GI表示人体食用含50g碳水化合物的某一食物后所引起的人体对此食物的血糖反应，

在测定时是以食用同样含 50g 碳水化合物的葡萄糖或白面包引起的血糖反应为 100％，然后两者作比较而得出的比值。由于食物的 GI 值是通过人体试验得出，其大小反映了进食不同的食物后对人体餐后血糖影响的大小。低 GI 的食物，由于在胃肠道停留时间长，吸收率低，葡萄糖释放缓慢，进入血液后对血糖变化的影响较小，即餐后血糖的波动较小；而高 GI 的食物消化快，吸收率高，葡萄糖进入血液后峰值高，使餐后血糖波动较大。

食用低 GI 食物对餐后血糖的影响较小，所以世界卫生组织和联合国粮农组织都推荐人们，尤其是糖尿病患者，参照食物血糖生成指数表，合理选择食物、控制饮食。此外，低 GI 食物还可以较长时间地维持机体的饱腹感，减少饥饿感，并改善肠道运动，促进粪便和肠道代谢物的排出，控制肥胖、降低血脂、减少便秘。

常见食物的 GI 值见表 2-9。

表 2-9 常见食物的 GI 值

高 GI（GI＞75）		中等（GI＝55～75）		低 GI（GI＜55）	
食物种类	GI 值	食物种类	GI 值	食物种类	GI 值
馒头	88	油条	74	山芋（生）	54
大米饭	83	西瓜	72	猕猴桃	52
米饼	82	苏打饼干	72	山药	51
小麦面条	81	胡萝卜	71	芋艿	48
玉米片	79	全麦粉面包	69	通心粉	45
山芋（煮）	77	菠萝	66	葡萄	43
华夫饼干	76	小米粥	62	李子	42
		马铃薯	62	扁豆	38
		冰激凌	61	苹果	36
		油炸土豆片	60	豆腐（炖）	32
		荞麦面条	59	藕粉	32
		芒果	55	饺子（三鲜）	28
		玉米	55	柚子	25
		燕麦麸	55	豆腐干	24
		甜玉米（煮）	55	四季豆	27
		爆米花	55	樱桃	22
				黄豆（煮）	18
				魔芋	17

三、碳水化合物的需要量及食物来源

人体对碳水化合物的需要量，以能量的百分比来表示。由于体内其他营养素可转变为碳水化合物，因此其适宜需要量尚难确定。研究证明膳食碳水化合物所占总能量的比例大于80％或小于40％都是不利于健康的两个极端。根据目前中国居民膳食实际情况和FAO/WHO的建议，推荐碳水化合物的供给量在55％～65％较为适宜。

膳食中淀粉的来源主要是粮谷类和薯类食物，粮谷类含碳水化合物为60％～80％，薯类为15％～29％，豆类为40％～60％。

单糖和双糖的来源主要是蔗糖、糖果、甜食、糕点、水果、含糖饮料和蜂蜜等。常见的食物碳水化合物含量见表2-10。

表2-10　　　　常见食物碳水化合物含量（g/100g可食部）

食物名称	含量	食物名称	含量	食物名称	含量
粳米（标二）	77.4	绿豆	62.0	牛奶	3.4
籼米（标一）	77.9	黄豆	34.2	鸡蛋（白皮）	1.5
挂面（精制龙须面）	74.7	马铃薯	17.2	猪肉（瘦）	1.5
小麦粉（标准粉）	73.6	甘薯（红心）	24.7	带鱼	3.1
玉米（鲜）	22.8	鲜枣	30.5	芹菜	3.9
方便面	60.9	木耳（干）	65.6	黄瓜	2.9

＊数据来自2002年版中国食物成分表

对碳水化合物的来源也有一定的要求，即应包括复合碳水化合物如淀粉、不消化的抗性淀粉、非淀粉多糖和低聚糖等碳水化合物。限制纯能量食物如糖的摄入量，提倡摄入营养素或能量密度高的食物，以保障人体能量和营养素的需要以及改善胃肠道环境和预防龋齿的需要。

四、膳食纤维与健康的关系

膳食纤维是指食物中不能被人体利用的多糖，即不能被人类胃肠道中消化酶所消化的，且不被人体吸收利用的多糖。这类多糖主要来自植物细胞壁的复合碳水化合物。

1. 膳食纤维的主要成分

非淀粉多糖为膳食纤维的主要成分，它包括纤维素、半纤维素、木质素、果胶及亲水胶体物质如树胶及海藻多糖等成分。纤维素是由许多个葡萄糖以β1→4苷键呈线性聚合而成的。还有β葡聚糖，其中的葡萄糖除了β1→4苷键外，尚有β1→3苷键，故不呈线状，而是有分支的。燕麦、全豆中含量多。半纤维素是由许多戊糖和己糖聚合而成的杂多糖。木质素是非多糖结构，是酚核结构物质的高分子聚合物，草食动物也不能消化。果胶主要由半乳糖醛酸经α1→4苷键聚合的多糖，水果中含量较多。藻胶是几种多糖的混合物，主要由半乳糖通过α1→3和α1→4苷键聚合而成，海带等水生植物中含量较多。

近年来又将抗性淀粉，包括改性淀粉和经过加热与冷却处理的淀粉，抗性低聚糖、氨基多糖（甲壳素）等也列入膳食纤维的组成成分中。

介绍几种常见食物的膳食纤维含量见表2-11。

表2-11　　　　　几种食物膳食纤维的含量（g/100g可食部）

食物	不可溶纤维（IDF）	总膳食纤维（TDF）
籼米	0.5	0.7
玉米	5.6	7.6
标准粉	2.1	2.8
菠菜	1.7	3.0
芹菜	1.2	2.1
蘑菇	2.1	3.7
胡萝卜	1.3	2.3
黄豆	15.5	28.2
红小豆	7.7	14.0
苹果	1.2	1.8

2. 膳食纤维的生理作用

（1）通便防癌：膳食纤维对肠壁有刺激作用，能促进肠蠕动，还具有很强的吸水性以增大粪便体积，因此利于排便，及时清除肠道内有害物质。膳食纤维能吸附由细菌分解胆酸等生成的致癌、促癌物质。植酸可结合过多的 Fe^{2+}，防止羟自由基的生成，避免氧自由基对黏膜的损伤。此外，肠道中的膳食纤维被微生物降解产生的短链脂肪酸如丁酸，实验发现有防止大肠黏膜细胞癌变的作用。

（2）降低血清胆固醇：膳食纤维可吸附胆酸，减少其重吸收，从而促进肝内胆固醇代谢转变为胆酸排出。

（3）降低餐后血糖及防止能量摄入过多：膳食纤维增加食糜的黏度使胃排空速度减慢，并使消化酶与食糜的接触减少，所以使餐后血糖升高较平稳，同时也影响其他营养物质的消化吸收。

（4）吸附某些化学物质：能吸附某些食品添加剂、农药、洗涤剂等化学物质，对健康有利。

3. 膳食纤维与健康

（1）辅助防治糖尿病：已有资料表明，膳食纤维对预防和辅助治疗糖尿病均有良好的保健作用。如每日进食膳食纤维20g对2型糖尿病患者的餐后血糖、胰岛素曲线等明显好于进食10g的患者。分析马铃薯等食物的血糖指数与膳食纤维含量的关系，发现两者成负相关。水溶性纤维提高糖尿病动物对胰岛素的敏感性的作用比不溶性纤维显著。有临床研究资料报道，含有可溶性膳食纤维22.8%的麸皮面包对2型糖尿病患者有良好的降低血胆固醇作用。

（2）心脑血管保健：一些临床观察和动物实验研究结果表明，摄入膳食纤维量与血浆胆固醇水平呈负相关。大量资料还证明不溶性纤维的作用不明显，而果胶、燕麦、豆类、水果、蔬菜则有降低血浆胆固醇的作用，故对于心脑血管疾病与胆石症的防治均有帮助。

（3）预防结、直肠癌：流行病学和实验说明高纤维膳食有降低大肠癌危险性的作用。有报道每天摄入 11g 以上麦麸可减少直肠息肉的发生。

（4）预防便秘：缺少运动、老年人及经常便秘的人，特别是患有高血压、肝脏疾病者，应注意经常摄入富含膳食纤维的食物，必要时也可服用纤维素保健品以防便秘。增加膳食纤维的摄入对于肠憩室病患者可减轻症状，对肛门疾病的防治也有利。

（5）减少龋齿和牙周病的发生。

4. 膳食纤维的推荐参考摄入量

美国 FDA 推荐的总膳食纤维的摄入量为成人每日 20～35g，此数值是基于保持通便和有助于预防某些慢性病而提出的。中国营养学会根据平衡膳食宝塔建议不同能量膳食纤维的每天推荐参考摄入量：低能量组（1 800kcal）24.9g（13.8g/1 000kcal），中能量组（2 400kcal）30.2g（12.6g/1 000kcal），高能量组（2 800kcal）35.4g（12.6g/1 000kcal）。摄入过量的膳食纤维可以影响其他营养物质的消化和吸收，还会增加肠道蠕动和产气量而导致腹胀不适。

第五节 矿 物 质

一、矿物质的概述

体内各种元素，除碳、氢、氧、氮主要以有机化合物形式存在外，其余元素无论含量多少，统称为矿物质（mineral），亦称无机盐或灰分。

占人体重量 0.01% 以上，每人每日需要量在 100mg 以上的元素称为常量元素，有钙、磷、镁、钾、钠、氯、硫等 7 种。常量元素在体内的生理功能主要有：① 构成人体组织的重要成分，如骨骼和牙齿等硬组织，大部分是由钙、磷和镁组成，而软组织含钾较多；② 在细胞内外液中与蛋白质一起调节细胞膜的通透性，控制水分，维持正常的渗透压和酸碱平衡（磷、氯为酸性元素，钠、钾、镁为碱性元素），维持神经肌肉兴奋性；③ 构成酶的成分或激活酶的活性，参加物质代谢。由于各种常量元素在人体新陈代谢过程中，每日都有一定量随各种途径，如粪、尿、汗、头发、指甲、皮肤及黏膜的脱落排出体外，因此必须通过膳食补充。

占人体重量 0.01% 以下的元素称微量元素，含量小于体重十亿分之一的元素又称为超微量元素，泛称微量元素。微量元素含量虽微，但与生长、发育、营养、健康、疾病、衰老等生理过程关系密切，是重要的营养素。在微量元素中，有一部分必须通过食物摄入，称之为必需微量元素。人体必需微量元素的生理功能主要为：① 酶和维生素必需的活性因子。许多金属酶均含有微量元素，如碳酸酐酶含有锌、呼吸酶含铁和铜、精氨酸酶含有锰、谷胱甘肽过氧化酶含有硒等；② 构成某些激素或参与激素的作用，如甲状腺素含碘、胰岛素含锌，铬是葡萄糖耐量因子的重要组成成分；③ 参与核酸代谢，核酸是遗传信息的携带者，含有多种适量的微量元素，并需要铬、锰、钴、铜、锌等维持核酸的正常功能；④ 协助常量元素和宏量营养素发挥作用，常量元素要借助微量元素起化学反应，如含铁血红蛋白可携带并输送氧到各个组织，不同微量元素参与蛋白质、脂肪、碳水化合物的代谢。

必需微量元素主要来源于食物和水，缺乏或过量都会对人体产生有害影响，并可成为某些疾病的重要病因。微量元素还能影响人体生长、发育和寿命，在保健和防病方面有重要作用。

1995 年 FAO/WHO 重新界定必需微量元素的定义，并按其生物学的作用将之分为三类：①人体必需微量元素，共 10 种，包括碘、锌、硒、铜、钼、铬、钴、铁、氟及锰；②人体可能必需的微量元素，共 4 种，包括硅、硼、钒及镍；③具有潜在的毒性，但低剂量可能具有功能作用的微量元素共 6 种，包括铅、镉、汞、砷、铝及锡。

二、常见的无机盐

（一）钙（calcium）

成人体内含钙量占体重的 1.5%～2.0%，是人体的常量元素。其中约 99% 集中在骨骼和牙齿中，是构成骨骼和牙齿的主要成分；1% 的钙是维持正常生理状态所必需。例如心脏搏动、神经和肌肉兴奋性的正常传导和正常感应性的维持，都必须有一定量钙的存在。若血清钙降低，可使神经、肌肉兴奋性增高引起抽搐；反之过高会抑制神经、肌肉的兴奋性。钙参与凝血过程，使凝血酶原变成凝血酶；参与维持体内酸碱平衡及毛细血管渗透压。此外，钙还是各种生物膜的组成成分，对维持生物膜正常通透性有重要作用。

钙缺乏主要影响骨骼的发育和结构，表现为婴儿的佝偻病和成年人的骨质软化症及老年人骨质疏松症。

1. 钙的吸收利用

钙的吸收主要在十二指肠与空肠上段，是一个需要能量的主动吸收过程。活性维生素 D[1，25-(OH)$_2$D$_3$] 能通过促进钙结合蛋白（Ca-binding protein）合成而对钙吸收起重要作用。机体根据需要调节对钙的主动吸收。在小肠的其他部位，钙还可能通过被动的离子扩散吸收，这一过程不依赖维生素 D 作用。

钙的吸收随年龄增长而下降。婴儿钙的吸收率＞50%，约 75% 左右，儿童约为 40%，成年人只有 20% 左右。一般在 40 岁以后，钙的吸收率逐渐下降，所以老年人易罹患骨质疏松症。

钙在消化道的吸收，受很多因素影响：钙离子与草酸、植酸、脂肪酸、过量的磷酸盐均可形成不溶性钙盐而影响吸收；一些碱性药物如抗酸药、肝素等可使胃肠道 pH 升高，使钙吸收降低；蛋白质含量不足亦可妨碍钙的吸收。维生素 D、乳糖、某些氨基酸（赖氨酸、色氨酸、精氨酸等）则有利于钙的吸收利用。低磷膳食可升高钙的吸收率。

人体是根据生理需要与膳食中钙的摄入量，通过甲状旁腺素、降钙素和维生素 D 调节钙的吸收、排出及储存，以保持正常的体内分布与平衡的。骨骼是体内含钙最多的组织，也是钙的主要储存部位。当人体短时期处于钙的负平衡时，机体经骨钙动员，可维持正常血钙，不致影响正常代谢，如果长期处于负平衡，则可影响骨骼的正常发育与健康。

2. 钙的来源与参考摄入量

我国食物中钙的良好来源是奶和奶制品，其次为豆及豆制品，某些蔬菜、海带、虾皮、芝麻酱中含钙量亦很丰富，儿童可用食用骨粉或鱼粉补充钙。成年人（不分性别）钙的每天适宜摄入量为 800mg；孕妇、乳母及儿童需要量增加，见附表 2-2。

3. 钙缺乏与过量

（1）钙缺乏：是较常见的营养性疾病。小儿缺钙时常伴随蛋白质和维生素 D 缺乏，可引起生长迟缓，新骨结构异常，骨钙化不良，骨骼变形，引发佝偻病；牙齿发育不良，易患龋齿。成年人膳食缺钙时，骨骼逐渐脱钙，可发生骨质软化，特别是随年龄增加而钙质丢失现象普遍存在，女性 40 岁以后，男性 60 岁以后都会发生。

老年人及绝经后期妇女较易发生骨质疏松症，它与下列因素有关：① 相对雌激素分泌不足，使骨吸收大于骨形成；② 骨质疏松病人骨质转换率往往增高，使骨吸收与骨形成之间关系异常；③ 钙吸收障碍，主要原因是由 25-（OH）D_3 转变为 1，25-（OH)$_2D_3$ 比正常同龄者减少；④ 摄入钙量少，不能通过减低尿钙的排泄来保留身体钙；⑤ 过低的体力活动量。

目前还没有一个办法使丧失的骨质回复。但以雌激素治疗同时又增加钙摄入量可使骨钙丢失减缓。

（2）钙过量：增加肾结石的危险性，高钙尿是肾结石的危险因素，草酸、蛋白质、植物纤维摄入量过高，是肾结石的相关因素。钙过量影响必需微量元素的生物利用率，如高钙抑制铁吸收，也可降低对锌的利用率。

（二）铁（iron）

铁是人体必需微量元素。成人体内有 3～5g 铁，60％～70％存在于血红蛋白中，在体内主要参与氧的运输、组织呼吸、促进生物氧化还原反应，其余 26％～30％为储备铁。

1. 铁的吸收利用

膳食铁在机体中以血红素铁（见于血红蛋白和肌红蛋白）和非血红素铁两种形式存在。铁的吸收主要在小肠。铁的吸收与机体营养状况、膳食铁的含量及存在形式以及膳食中影响铁吸收的食物成分及含量有关。血红素铁以完整的卟啉复合物方式被吸收进黏膜细胞，吸收受膳食成分和胃肠道分泌物影响很小，它仅占膳食铁来源的 5％～10％，但吸收率达 25％；而非血红素铁占膳食铁的比例＞85％，吸收率仅 5％。

膳食中非血红素铁的吸收受很多因素的影响。它被酸性胃液离子化，还原为二价铁状态，并与溶解性物质、抗坏血酸、糖和含硫氨基酸等螯合。

影响铁吸收的因素：铁吸收率在某种程度上取决于所构成的食物。这些食物含有提高吸收的物质，如抗坏血酸和肉、鱼、禽（meat、fish、poultry，MFP）因子，或含有复合因子如抑制吸收的植酸。抗坏血酸是效力最大的铁吸收提高剂，它与铁形成螯合物，在小肠 pH 值较高的状况下依旧溶解。这一作用已广被认可，以致在校正总铁摄入量时应考虑抗坏血酸的存在以及来自肉、鱼、禽的血红素铁的摄入量。含有维生素 C 的橘汁和其他饮料会增加非血红素铁的吸收。

植酸是 6-磷酸肌醇，能螯合铁，降低铁的吸收，主要存在于小麦、大米、玉米、核桃、花生的糠皮和木质素中。茶中的鞣酸和咖啡也能大幅度地降低非血红素铁的吸收，茶可降低约 60％，咖啡约 40％。锌和铁盐同时服用能降低人对铁的吸收；植酸、磷酸和草酸都能与铁结合，抑制铁的吸收，足量的钙则有助于去除这些物质，增强铁的吸收。

胃内的酸度大可提高铁的溶解性，因而提高了食物中铁利用的可能性。胃内盐酸缺乏或服用碱性物质，如抗酸药会干扰铁吸收。胃分泌物中还包含内因子，因其结构类似于血红素和维生素 B_{12}，因而也增加了血红素铁的吸收。

当同时考虑膳食中两种形式的铁时，总膳食铁的吸收率男子为 6%，育龄期女子为 13%。女子的铁吸收率较高是因为她们体内的储存较低，有助于补偿月经的铁损失。婴儿期人奶中铁结合蛋白即乳运铁蛋白丰富，其小肠黏膜上又存在乳运铁蛋白受体，因而铁能被很好地吸收。

生理状态，如妊娠期和生长期都要求增加血液形成，也刺激了铁吸收。人体约有 200～1 500mg 的铁以铁蛋白和含铁血黄素的形式储存于体内，约 30% 在肝中，30% 在骨髓内，其余部分则在脾和肌肉中。相当于每天约 50mg 的铁可从储存铁中动员，其中 20mg 是用于血红蛋白合成。

铁从体内丢失仅通过出血，经粪便、汗液以及正常毛发、皮肤脱落所排出的量非常小。大多数从粪便丢失的铁系食物摄入中未被吸收的铁，其余则来自胆汁和胃肠上皮的脱落细胞。尿中几乎无铁排出。

2. 铁的来源与膳食参考摄入量（DRIs）

含铁丰富的食物主要有动物血和肝，其次是动物的肾、心、瘦肉、家禽和鱼等。黑木耳、芝麻酱和豆类含铁量较多。膳食中铁的生物利用不仅受膳食中多种因子影响，同时与机体的铁营养状态也密切相关。由于缺乏充足依据，特别是缺乏中国膳食中铁吸收利用情况，中国营养学会建议确定每天适宜摄入量（AI），而不是每天推荐摄入量（RNI）。AI 建议值成年男子为 15mg，成年女子为 20mg，孕妇中期和乳母为 25mg，孕妇后期为 35mg，见附表 2-2。

考虑铁的膳食来源时，食物中铁的利用率是重要的因素，例如全谷食品和一些绿叶蔬菜在可利用的形式下仅一半甚至更少能被利用。谷物、面粉和面包的铁强化，可使总铁摄入量明显增加，故建议婴儿选用铁强化谷类食品作为辅食。

3. 铁的缺乏与过量

（1）铁缺乏与缺铁性贫血：缺铁性贫血是一个世界范围的营养问题，婴幼儿、青少年、育龄妇女，尤其是孕妇、乳母和一些老年人均是缺铁性贫血的好发人群。

铁耗竭从理论上讲分为三个阶段：第一阶段，铁储存减少，血清铁蛋白减少，但无血红蛋白、肌红蛋白等必需铁化合物减少，此阶段并不伴有不良的生理后果，但却表示了一种脆弱状态；第二阶段，为无贫血的铁缺乏，生化变化反映出铁不足以满足合成血红蛋白，和其他必需化合物的正常需要，并有运铁蛋白饱和度降低和红细胞原卟啉增加，血红蛋白浓度尚未降到贫血标准以下；第三阶段，为缺铁性贫血，血红蛋白和红细胞比容（压积）低于同一年龄、性别的正常值参考范围。区分贫血和缺铁性贫血是很重要的。如果贫血伴有其他实验室检查指标异常，如有低血清铁蛋白，或用铁治疗可纠正贫血即可作出缺铁性贫血的诊断。

（2）铁过量：长期的高水平摄入铁或经常性输血能引起肝中铁的异常蓄积。脱铁蛋白供给饱和，继之以出现含铁血黄素，它类似于铁蛋白，但含铁更多，且极不易溶解。含铁血黄素沉着症是一种铁储存状况，它发生在大量异常摄取铁的人或有基因缺陷者，引起过量铁的吸收。如果含铁血黄素沉着症伴有组织损伤，则称之为血色素沉着症。

（三）硒（selinium）

硒是人体必需微量元素，硒半胱氨酸和硒蛋氨酸是膳食硒的主要形式，也是生物体内存在的主要形式。硒是代谢过氧化氢的酶——谷胱甘肽过氧化物酶（GSH-Px）中抗氧化酶的必需成分，它通过消除脂质氢过氧化物，阻断活性氧和自由基的致病作用，从而起到提高机体的抗氧化能力。硒几乎存在于所有免疫细胞中，补充硒可以明显提高机体免疫力而起到防病效果。它是通过脱碘酶调节甲状腺激素来影响机体全身代谢。硒化物拮抗重金属毒性，如硒能防止汞、镉和锡的毒性。

1. 硒的吸收利用

进入体内的硒绝大部分与蛋白质结合，称之为"含硒蛋白"。硒蛋氨酸来自植物性食物，而硒半胱氨酸则来自动物性食物。

硒主要在十二指肠、空肠和回肠中吸收。硒在体内的吸收、转运、排出、储存和分布受许多外界因素的影响，其中主要因素是膳食中硒的化学形式和量。另外，性别、年龄、健康状况以及食物中是否存在如硫、重金属、维生素等化合物也会对硒的吸收有影响。当硒以硒蛋氨酸形式供给时，可完全吸收，其他形式的硒一般吸收良好。然而无机形式的硒因为受到肠内因素的影响而使其吸收变化较大。因此，硒吸收率通常在 $50\%\sim100\%$ 的范围内。

2. 硒的来源与膳食参考摄入量（DRIs）

食物和饮水是机体硒的主要来源，动物内脏和海产品富含硒。中国营养学会充分应用了中国和国外的有关研究成果，建议成人膳食硒参考摄入量为 $50\mu g$，孕妇为 $50\mu g$，乳母为 $65\mu g$。可耐受最高摄入量均为 $400\mu g$，见附表 2-2。

3. 硒的缺乏与过量

20 世纪 70 年代初，中国的科学工作者发现克山病与人群硒含量有关。该病在本质上属于一种地球生物化学疾病，主要易感人群是 $2\sim6$ 岁儿童和育龄妇女，大多发生在农村半山区，从中国东北到西南包括 15 个省、自治区，形成了带状分布。其主要症状有心脏扩大、心功能代偿减弱、发生心源性休克或心力衰竭、心电图异常、X 线检查可见心搏减弱、心脏扩大呈球型。分析病区和非病区人群血、头发及粮食样品中的含硒量，显示克山病区人群内外环境均处于贫硒状态，病区人群血 GSH-Px 活力也明显低于非病区人群。现用亚硒酸钠预防克山病取得了可喜的成果。

其他与缺硒有关的疾病还有地方性大骨节病，其主要病变是骨端软骨细胞变性坏死、肌肉萎缩、发育障碍，多发生在青春前期和青春期的青少年。

硒中毒：引起动物慢性硒毒性的膳食硒水平是 $4\sim5\mu g/g$。美国曾有报道由于消费"保健食品"硒补充剂而发生 13 人中毒事件，受害人所摄入的硒总量估计在 $27\sim2\,387mg$ 之间。硒中毒最常见的症状是恶心、呕吐、脱发、指甲变形、烦躁、疲劳和周围神经炎。

（四）锌（zinc）

锌主要存在于肌肉、骨骼、视网膜、前列腺、精子等组织器官中。锌是许多金属酶的结构成分或激活剂，蛋白质、核酸的合成和代谢、骨骼的正常骨化、生殖器官的发育和功能维持都需要锌。锌能维护正常的味觉功能和皮肤的健康，对维持正常视觉、听觉、嗅觉的功能也是必需的。

1. 锌的吸收

食物中的锌主要在小肠内吸收。锌浓度低时，通过与肽形成复合物的机制主动吸收，高浓度时则以被动扩散为主。食物中的半胱氨酸、组氨酸等有机酸有利于锌吸收，植酸、鞣酸、纤维素等对其吸收不利。铁可竞争黏膜细胞的锌结合受体，故可抑制锌吸收。

2. 锌的来源与膳食参考摄入量

动物性食品是锌的主要来源。牡蛎、鱼贝类、肝、肉、蛋等含锌量丰富；干豆、粮食含有较多的锌，但吸收率低。锌的生物利用率：动物性食物为 35%～40%，植物性食物为 1%～20%，一般混合食物锌吸收率为 20%～30%。

2000 年中国营养学会推荐锌的膳食参考摄入量：成人男性 15mg，女性 11.5mg，孕早期 11.5mg，孕中、晚期 16.5mg，乳母 21.5mg，见附表 2-2。

3. 锌的缺乏与过量

（1）锌缺乏：轻度的慢性锌缺乏，可发生于任何年龄。表现为生长发育滞后、性器官发育不良、性功能障碍、情绪冷漠、味觉异常、异食癖及厌食、夜盲、皮肤易感染、伤口愈合延缓及胎儿畸形等。

常见锌缺乏的原因：

①摄入量不足：常因动物性蛋白质摄入少而伴有锌摄入量不足。偏食习惯及经济条件限制导致动物性食物摄入不足；或疾病、年老以致食欲不振，导致各种营养素摄入减少；也可因生理需要增高，如小儿迅速生长、妊娠、授乳等，发生相对摄入不足。长期以缺锌或低锌代乳品喂养的小儿，以及全肠外营养的病人未及时补充锌，易发生锌缺乏。

②吸收不良：食物中过多的膳食纤维、植酸及其他两价金属离子干扰锌的吸收；遗传性的吸收障碍性疾病及肠病性肢端皮炎而致的锌吸收率降低。

③丢失增加：肠道疾病如严重寄生虫病、腹泻、节段性回肠炎等致肠道排出增多；肾病综合征、糖尿病以及严重烧伤、急性感染等分解代谢增强，以及使用青霉胺、氢氯、噻嗪（双氢克尿噻）等药物均可使尿锌排出增加；脱屑性皮肤病也有使锌丢失增加。针对缺锌原因采取措施，锌缺乏是可以预防与纠正的。

急性锌缺乏多因采用静脉营养或应用青霉胺、利尿剂等药物，而又未及时补锌引起。患者有味觉异常、厌食、精神欣快或嗜睡、共济失调以及皮肤痤疮，常有急性感染、明显的神经精神症状与免疫功能损害等表现。

（2）锌过量：用镀锌罐头装的食物或饮料可有锌污染，摄入这类食品过多可发生锌中毒。典型表现为上腹部疼痛、腹泻及恶心呕吐。职业接触吸入金属锌烟气，可出现呼吸增强、出汗及虚脱。每天补充锌 25mg，可继发铜缺乏。长期摄入锌每天 150mg，可发生血清高密度脂蛋白（HDL）降低、胃损伤及免疫功能抑制。

（五）碘（iodine）

碘是甲状腺激素的合成原料，碘的生理功能通过甲状腺激素的作用显示。它可促进机体基础代谢、生长发育以及脂类代谢，增强脂肪组织对肾上腺素及胰升糖素的敏感性，促进脂肪水解。

1. 碘的吸收利用

食物中的碘在肠道中经还原成碘离子（Ⅰ⁻）后迅速被吸收。血液中的碘主要与球蛋白结合运输，由甲状腺组织摄取，生成甲状腺素。

体内的碘主要经尿排出，少量经胆汁自粪便排出。

2. 碘的来源与膳食参考摄入量

碘的食物来源主要是海盐和海产品。沿海地区食物含碘量高，内陆地区食物含碘量较低，故内陆地区缺碘性甲状腺肿的发病率也高。

中国营养学会 2000 年提出的每人每天碘的推荐摄入量（RNI）：儿童 90～150μg，成人 150μg，孕妇和乳母 200μg，见附表 2-2。

3. 碘的缺乏与过量

（1）碘缺乏：碘缺乏多由于膳食中摄入的碘不足或长期食用含致甲状腺肿因子的食物，如包菜、油菜含丰富的硫氰酸盐干扰了甲状腺摄碘功能；有些药物如硫脲、磺胺及咪唑可干扰酪氨酸的碘化过程。如果碘缺乏发生在胚胎脑发育的关键时期（怀孕 6 个月至出生后 1 年），则主要影响智力发育，并有身体发育及性发育障碍等，即为呆小症，也称克汀病；如果碘缺乏发生于儿童及成人，即可发生甲状腺肿；发病有地域特点的称地方性甲状腺肿。此病以甲状腺肿大为特征，这是因为碘摄入不足，使甲状腺激素的合成释放量不足，对垂体负反馈抑制减弱，垂体分泌促甲状腺激素（TSH）过多而导致甲状腺组织增生、腺体肿大。轻度的甲状腺肿无明显临床症状，严重的可有甲减及颈部紧压感等症状。

防治碘缺乏的地区，应经常进食含碘量较高的食物如海产品等。内陆地区可食用加碘的食盐或食用油。目前国家有关部门已向居民普遍供应加碘食盐，加上各地食品的广泛交流，居民食物种类丰富，故缺碘问题正在解决中。

（2）碘过量：由于长期摄入含碘量高的饮食，或医疗用碘引起。每日摄入碘＞0.5mg 则有可能发生碘过量。中国某些近海地区居民食用海带，其含碘量可高出普通食盐约 1 500 倍；近海地区的浅井水也含有丰富的碘。因此，近海地区居民可能发生高碘性甲状腺肿。

缺碘地区在采用食盐加碘后 1～3 年内，碘性甲状腺亢进症发病率先升高而后逐渐下降至食盐加碘前水平。碘性甲亢多见于严重缺碘地区 45 岁以上人群，尤以女性及患有结节性甲状腺肿者居多，故对这些居民补碘不宜过快、过多。患有甲状腺疾病者应在医生指导下使用不加碘食盐。

第六节　维　生　素

一、维生素（vitamin）概述

维生素是维持人体正常生命活动所必需的一类有机化合物。以本体或可被人体利用的前体形式存在于天然食品中。在体内维生素既不供给热能，也不构成人体组织。人体每日需要量很少，但体内不能合成或合成数量不能满足生理需要，必须由食物供给。

维生素参与机体重要的生理过程，是许多辅酶的组成成分或是酶的前身物质。膳食长期缺乏某种维生素时，机体首先消耗组织储备，进而出现生化或生理功能改变，最后出现营养缺乏病的症状和体征。维生素缺乏病有原发性和继发性两种，前者为摄入不足，后者为吸收障碍或需要量增加。按维生素缺乏病的程度可分为临床缺乏和亚临床缺乏，前者指出现临床症状的维生素缺乏，后者又称边缘缺乏。所谓边缘缺乏是指长期轻度缺乏导致体内维生素营养水平及其有关生理功能处于低下状态，使机体工作效率和生活质量降低，出现不适症状，但不明显，也不特异。

维生素的种类很多，根据其溶解性分为脂溶性维生素和水溶性维生素两大类。脂溶性维生素有维生素 A、D、E 和 K。水溶性维生素有维生素 B 族和维生素 C 两大类。维生素的种类繁多又都有各自的独特功能，脂溶性和水溶性两类维生素的特性见表 2-12。

表 2-12　　　　　　　　　　　脂溶性和水溶性维生素的特性比较

脂溶性维生素	水溶性维生素
分子中含碳、氢、氧三种元素，均为异戊二烯衍生物	除含碳、氢、氧外，有时还含有钴、硫等其他元素
溶于脂肪和脂溶剂，疏水	溶于水，亲水
有前体和前维生素	一般无前体
需在脂溶性环境和胆盐帮助下才易吸收	易吸收
吸收入淋巴系统	吸收入血液
体内可大量储存，过量积蓄可引起中毒	体内有一定周转存留量，但不储存，多余随尿排出，一般不会蓄积中毒
不是每日供给也不会马上出现缺乏症	宜每日供给
缺乏时症状发展缓慢	缺乏时症状发展较明显

二、脂溶性维生素

（一）维生素 A 及 β-胡萝卜素

维生素 A（vitamin A）又称视黄醇（retinol）。天然存在的维生素 A 有两种类型：维生素 A_1（视黄醇）与 A_2（3-脱氢视黄醇）。前者主要存在于海产鱼肝脏中，后者主要存在于淡水鱼中，但其生物活性仅为前者的 40%。植物中的胡萝卜素具有与维生素 A 相似的化学结构，能在体内转化为维生素 A。已知至少有 10 种以上胡萝卜素类异构体可转化为维生素 A，故又称之为维生素 A 原（pro-vitamin A），其中主要有 α-胡萝卜素、β-胡萝卜素、γ-胡萝卜素和隐黄素 4 种，以 β-胡萝卜素的活性最高。

1. 生化代谢

维生素 A 和胡萝卜素摄入人体后，即在小肠中与胆汁和脂肪消化的产物一起被乳化，由肠黏膜吸收。因此，小肠中有足够的胆汁和脂肪量是其吸收良好的重要条件。

维生素 A 为主动吸收，需要能量，速率比胡萝卜素快 7~30 倍，摄取维生素 A 后 3~5 小时，吸收达到高峰。维生素 A 渗入乳糜微粒由淋巴细胞输送到肝脏，由肝实质细胞摄取。一部分维生素 A 由实质细胞转入脂肪细胞储存。这种细胞中有许多脂肪滴，如维生素 A 摄取量大，这些脂肪滴即大而多；维生素 A 摄入速度很快，可与脂蛋白的结合达到饱和，也以酯的形式进入血浆中。高蛋白膳食可以增加维生素 A 利用，肾脏也能储存维生素 A，但其储存量仅为肝脏的 1%。影响肝脏储存维生素 A 的因素很多，主要包括摄入量、机体的储存效率以及被储存的维生素 A 释放的效率。此外，它也受膳食构成与内分泌的影响。当靶组织需要维生素 A 时，维生素 A 从肝中释放出来，运输至靶组织。这个过程首先是将肝内储存的维生素 A 酯经酯酶水解为醇式，即与视黄醇结合蛋白（retinol binding protein，RBP）结合，再与前白蛋白（prealbumin，PA）结合，形成维生素 A-RBP-PA 复合体后离开肝脏，经血流入靶组织。靶组织的细胞膜上有 RBP 的特殊受体，可与 RBP 结合，并将维生素 A 释放出来，维生素 A 即进入细胞内。游离的 RBP 由肾皮质细胞的溶酶体分解为氨基酸。

维生素 A 的分解代谢，可能先由视黄醇氧化转变为维生素 A 酸，再进一步环氧化或羟基化。

肝内储存及摄入的维生素 A 都可补充到需要维生素 A 的靶组织中去。因此，肝内维生素 A 储存量能影响维生素 A 的代谢率，储存量高，代谢率就高；摄入量高，代谢率也高。

2. 生理功能

维生素 A 具有维持正常生长、生殖、视觉及抗感染的功能，但其作用机制迄今尚未完全清楚。

（1）与正常视觉有密切关系：眼的光感受器是视网膜的杆状细胞和锥状细胞。在这两种细胞中都存在着对光敏感的色素，这些色素的形成和生理功能的维持均有赖于适量维生素 A。如杆状细胞中的视紫红质（rhodopsin）就是一种由成为视蛋白（opsin）的糖蛋白与红色 11 顺式视黄醛所组成的复合蛋白质。这种在视网膜内对光敏感的色素如果合成不足，则可产生夜盲症以至最终全盲。另一方面，由于维生素 A 的缺乏还可引起角膜不透明。在人类，夜盲（即在暗处不能看到物体）是维生素 A 缺乏的早期症状之一。轻度缺乏可能只表现为暗适应时间延长。

何谓暗适应，即人体进入暗处，因对光敏感的视紫红质消失，故不能见物，但若有充足的全反式视黄醛，则可被存在于色素上皮细胞中的视黄醇异构酶（retinol isomerase）异构化为 11-顺式视黄醛，并再与视蛋白结合使视紫红质再生，恢复对光的敏感性，从而能在一定照度的暗处见物。暗适应的快慢决定于进入暗处前照射波的波长、强度和照射的时间，同时也决定于机体内维生素 A 的充足程度。故检查人群的暗适应时间，可大致了解维生素 A 的营养状况。

（2）与上皮细胞的正常形成有关：维生素 A 可能影响黏膜细胞中糖蛋白的生物合成，

从而影响黏膜的正常结构。机体的上皮组织广泛分布在各处，其中包括表皮及呼吸、消化、泌尿系统及腺体等组织。在维生素 A 缺乏时，可以引起上皮组织的改变，如腺体分泌减少、上皮干燥、角化以及增生，最终导致相应组织器官功能障碍。

（3）促进生长及骨骼发育：维生素 A 可以促进动物生长及骨骼发育，其机制可能是促进蛋白质的生物合成及骨细胞的分化。维生素 A 缺乏对骨生长影响的主要表现是骨骼中的骨质向外增生，而不是正常地生长，从而干扰邻近器官尤其是神经组织。正常骨的生长需要成骨细胞和破骨细胞之间的平衡，当维生素 A 缺乏时这种平衡被破坏，成骨活动过盛而出现上述病变。

（4）影响动物生殖功能：维生素 A 缺乏也可影响动物的生殖功能，其机制可能是引起多种酶活性下降，其中有些是合成类固醇所必需的。另外，也有人认为维生素 A 与生殖的关系是与其对生殖器官上皮组织的影响有关。缺乏时可以影响雄性动物的精索上皮产生精母细胞和雌性动物的胎盘上皮以至影响胎儿的形成。

近年来的研究证明维生素 A 及其衍生物有防癌作用，目前正在深入研究维生素 A 对机体活性分子的作用及对 RNA 和蛋白质合成的影响等。

3. 需要量与供给量

维生素 A 过去以国际单位"IU"表示，现在以视黄醇当量（RE）表示：1μg 视黄醇当量（RE）＝1μg 维生素 A，1 000IU 的维生素 A 相当于 300μg 的视黄醇当量。

人体对维生素 A 的需要量取决于人的体重和生理状况。儿童生长发育时期及乳母的特殊生理状况，均需要较高的维生素 A。中国营养学会提出的中国居民维生素 A 每天推荐摄入量（RNI）：乳母 1 200μgRE，孕早期 800μgRE，中、晚期 900μgRE，18 岁以上成人男性800μgRE，女性 700μgRE，见附表 2-3。

建议儿童及成人膳食维生素 A 有 1/3～1/2 以上来自动物性食物；但孕妇膳食维生素 A来源应以植物性食物为主。

值得注意的是：维生素 A 的正常供给量与中毒量之间的差距是很小的。如果每天摄入维生素 A 6 500～12 000μgRE 达一个月以上时，有可能引起中毒症状的出现。因此，为了确保绝大多数人维生素 A 的摄入量不会产生毒副作用，中国营养学会初步推荐维生素 A（不包括胡萝卜素）的 UL 值（可耐受最高摄入量）：成人 3 000μgRE，孕妇 2 400μgRE，儿童2 000μgRE，见附表 2-4。

4. 食物来源

维生素 A 一是来源于动物性食物，尤以动物肝、未脱脂乳和乳品以及蛋类的含量较高；二是植物性食物中的胡萝卜素，以绿色、黄色蔬菜的含量为最多，如菠菜、草头、豌豆苗、韭菜、红心甘薯、胡萝卜、青椒和南瓜等。β-胡萝卜素在人体内平均吸收率为摄入量的1/3，在体内转化为维生素 A 的转换率为吸收量的 1/2。因此，胡萝卜素在体内的生物活性系数为 1/6。所以由公式算出：

$$1μgβ\text{-胡萝卜素}＝0.167μgRE 维生素 A$$

考虑到胡萝卜素的利用率不很稳定，因此建议供给量中至少应有 1/3 来自视黄醇，其余2/3 来自胡萝卜素。

5. 营养状况的评价

个体维生素 A 的营养状况可分为五个等级：①缺乏；②临界状态；③适当；④过量；⑤中毒。除了缺乏和中毒以外，其余三种均无临床症状。在临界状态，机体不显示缺乏体征，但可能有一些下降的生理反应，如免疫反应。膳食中维生素 A 长期缺乏或不足，临床上首先出现暗适应能力降低及夜盲症。然后出现一系列上皮组织异常的症状，如皮肤干燥，形成鳞片，皮肤出现棘状丘疹、异常粗糙等，总称为毛囊角化过度症。这些症状多出现在上下肢的伸肌表面、肩部、背部、下腹部及臀部的皮肤。上皮细胞的角化不仅出现在皮肤，还发生在呼吸道、消化道、泌尿生殖器官的黏膜，以及眼的角膜和结膜上。其中最显著的是眼部，因角膜和结膜上皮组织的退变，泪液分泌减少而引起干眼病。此病进一步发展，则可成为角膜软化及角膜溃疡，还可出现角膜皱褶和毕脱氏（Bitor's）斑。

常用的评价维生素 A 营养状况的指标有以下三个：

（1）血清维生素 A 含量测定：成人血清维生素 A 参考值含量为 $30\sim90\mu g/100ml$。若 < $12\mu g/100ml$，即可出现维生素 A 缺乏的临床症状。但有时膳食中长期缺乏维生素 A，其营养水平已极差，肝脏中维生素 A 储存量已大为下降，而血清维生素 A 含量仍可维持正常水平一年以上。肝脏储存维生素 A 能力的个体差异很大，可反映在血清维生素 A 的水平以及缺乏后该水平的持续时间上。血清维生素 A 含量极低，可以确定为维生素 A 营养不良，但如血清维生素 A 含量在参考值范围时，并不能肯定维生素 A 营养状况一定良好。

（2）视觉暗适应功能测定：现场调查时可采用，但要注意其他因素也能降低暗适应能力，如视神经萎缩、色素性视网膜炎、近视性视网膜脉络膜病变、血糖过低和睡眠不足等。

（3）血浆中视黄醇结合蛋白测定：近年来有人认为血浆中视黄醇结合蛋白含量可反映人体维生素 A 的营养水平。但研究中发现，健康儿童和蛋白质热能营养不良儿童血浆中视黄醇结合蛋白含量与血浆维生素 A 含量呈正相关趋势。

（二）维生素 D

维生素 D 是一类环戊烷多氢菲类化合物的总称，目前已知的维生素 D 至少有 10 种，但最重要的是维生素 D_2（麦角骨化醇）及维生素 D_3（胆钙化醇），维生素 D_2 是由紫外线照射植物中的麦角固醇产生。维生素 D_3 则由大多数动物的表皮和真皮内含有的 7-脱氢胆固醇经日光中紫外线照射转变而成。

维生素 D 溶于脂肪与脂溶剂，不溶于水，对热、碱较稳定，光及酸可促进其异构。故通常的烹调加工不会引起维生素 D 的损失，脂肪酸败可引起维生素 D 的破坏。

1. 生化代谢

人体可从两个途径获得维生素 D，即经口摄取和经皮肤内转化形成。膳食中的维生素 D_3 在胆汁的协助下，在小肠中乳化形成乳糜微粒被吸收入血浆，与内源性维生素 D_3 一起与 α-球蛋白结合并运送至肝脏。维生素 D_3 在肝内经 25-羟化酶（25-hydroxylase）催化氧化成 25-羟基 D_3 [25-(OH)D_3]，后者又被转运至肾脏，在 1-羟化酶（1-hydroxylase）催化下，进一步被氧化成 1，25-二羟 D_3 [1，25-(OH)$_2$D$_3$]，最后由血循环输送到有关的组织器官中发挥生理作用。肾脏还可羟化 25-(OH)D$_3$ 为 24，25-(OH)$_2$D$_3$，但两者的作用恰好相反。

1，25-$(OH)_2D_3$ 是受低血钙引起的甲状旁腺激素上升刺激而产生的，而 24，25-$(OH)_2D_3$ 则是受高血钙引起的甲状旁腺激素下降的刺激而产生的。前者的形成有利于纠正血钙过低，而后者的形成有利于纠正血钙过高，两者在调节钙的代谢上都有重要的作用。

转运至小肠组织的 1，25-$(OH)_2D_3$ 先进入黏膜上皮细胞，与胞质中的特异受体形成复合物，作用于核内染色质，诱发一种特异的钙结合蛋白的合成。这种蛋白质的作用是使钙从肠腔面的刷状缘处透过黏膜细胞进入血液循环，引起血钙增高，促进骨中钙的沉积。1，25-$(OH)_2D_3$ 对肾脏也具有直接作用，能促进肾小管对磷酸盐的重吸收以减少磷的损失。

维生素 D_3 主要储存于脂肪组织，其次为肝脏，储存量比维生素 A 少。在肝中首先转化成为活性较强的代谢产物，再与葡萄糖醛酸结合形成葡萄糖醛酸苷（glucuronide）后，随同胆汁排入肠中，通过粪便排出体外。仅占摄入量的 2%～4% 的维生素 D 由尿道排出。

2. 生理功能

维生素 D_3 对骨骼形成极为重要，可促使骨、软骨的骨化和正常生长，与甲状旁腺激素一起防止低钙性手足抽搐症和骨质疏松症，维持血钙正常水平。当维生素 D 在体内通过肝脏、肾脏转化为活性形式，并被运输至肠、骨、肾脏时，可通过不同的作用机制，增加钙、磷在肠内的吸收和肾脏对钙的重吸收，增加骨中钙、磷向血液的释放，从而维持血钙的正常水平。维生素 D 还可防止氨基酸在通过肾脏时的丢失，缺少维生素 D 时尿中的氨基酸排泄量增加。

3. 需要量与供给量

由于日光照射皮肤可激活维生素 D 原产生维生素 D，故维生素 D 的供给量受日光照射的影响。同时，维生素 D 的供给量还与钙、磷的供给量有关。在钙、磷供给充足的条件下，成人每日获得 300～400IU 的维生素 D 即可使钙的潴留达到很高的程度。一般成人如果不是生活或工作在不易接触日光的地方，则以上维生素 D 的数量很易通过紫外光的照射而获得，不必考虑由膳食供给。孕妇或乳母，由于对钙、磷的需要量增加，必须通过膳食补充维生素 D。

世界卫生组织建议 6 岁以下儿童、孕妇和乳母每人每天摄入维生素 D 400IU，相当于 $10\mu g$（$100IU = 2.5\mu g$）。中国营养学会推荐量也是不论成人或儿童一律为 $10\mu g$。但摄入 $20\mu g$ 时，对佝偻病并没有明显的预防作用；当摄入量 $> 45\mu g$ 时，对人体可能有毒害作用。2000 年公布的中国居民维生素 D 推荐膳食摄入量（RNI），见附表 2-3。

婴儿最易发生维生素 D 中毒，已有报道每天摄入 $50\mu g$ 维生素 D 可引起高维生素 D 血症。由于过量摄入维生素 D 有潜在的毒性，中国营养学会建议维生素 D 的 UL 值为每天 $20\mu g$。

4. 食物来源

经常接受日照，是维生素 D_3 最好的来源。含维生素 D 较丰富的食物有动物肝脏、鱼肝油、禽蛋类等。奶类也含有少量的维生素 D（$< 1\mu g/100g$），故以奶为主食的 6 岁以下儿童，应补充适量鱼肝油，对其生长发育有利。

5. 营养状况评价

（1）维生素 D 缺乏可使早期血清碱性磷酸酶升高：血清中碱性磷酸酶增加比维生素 D

缺乏的临床症状出现要早一些，它的增加幅度也与维生素 D 缺乏的程度有关，故以往常用测定血清碱性磷酸酶活性的方法来鉴定维生素 D 的含量水平，但因血清碱性磷酸酶是非特异性指标，影响因素多，准确性差，现已废用。

（2）血浆中 1，25-（OH）$_2$D$_3$ 的浓度：近来发现 25-（OH）D$_3$ 是维生素 D$_3$ 在血液循环中的主要运输形式，它的浓度高低可特异性地反映出机体的维生素 D$_3$ 的储存情况，从而可用作直接鉴定维生素 D$_3$ 营养状况的指标。目前多用高效液相色谱法测定血浆中 25-（OH）D$_3$，结果准确可靠。

（三）维生素 E

维生素 E 是所有具有 α-生育酚活性的生育酚和生育三烯酚及其衍生物的总称，又名生育酚。已知有四种生育酚（tocopherol），即 α-生育酚、β-生育酚、γ-生育酚、δ-生育酚；四种生育三烯酚（tocotrienol），即 α-生育三烯酚、β-生育三烯酚、γ-生育三烯酚、δ-生育三烯酚，它们具有维生素 E 的生物活性。四种生育酚之间的不同之处是环状结构上的甲基的数目和位置不同；生育酚与生育三烯酚的不同之处是后者侧链上有三个双键而前者没有。如以 α-生育酚的生理活性为 100，则 β-生育酚、γ-生育酚和 δ-生育三烯酚的活性分别为 40、8、20；其他形式的活性更小。通常以 α-生育酚作为维生素 E 的代表进行研究。

各种生育酚都可被氧化成为氧化生育酚、生育酚氢醌及生育醌。这种氧化可因光的照射、热、碱，以及一些微量元素如铁及铜的存在而加速。但各种生育酚在酸性环境中比在碱性环境中稳定。在无氧的条件下，它们在热、光，以及在碱性环境下都相对较为稳定。在有氧条件下，游离酚羟基的酯是稳定的，故市场上的生育酚常以其醋酸酯的形式提供。

1. 生化代谢

维生素 E 及其酯的体内吸收率仅占摄入量的 20％～40％。酯在消化道内一部分水解为游离形式，一部分仍为酯式。当维生素 E 摄入量大时（以"mg"计），机体对其吸收率降低。生育酚酯被吸收之前在肠道中先被水解释出维生素 E 及其同类物，与脂类一起被消化吸收。甘油三酯，尤以中链的甘油三酯能帮助吸收；相反，亚油酸却降低维生素 E 的吸收。

维生素 E 在血浆内的运载主要由 β-脂蛋白携带，组织对维生素 E 的摄取量与食入量的对数成比例。在各种组织中，以肾上腺、脑下垂体、睾丸及血小板等的维生素 E 浓度最高。脂肪组织、肝脏以及肌肉为维生素 E 最大的储存场所。在细胞内，线粒体则是含量最高的细胞器。当膳食中维生素 E 缺乏时，机体首先动用血浆及肝脏中的维生素 E，其次为骨骼肌与心肌，而脂肪组织中的维生素 E 消耗最慢。

由于每日膳食的构成不同，故摄入的维生素 E 的数量和种类亦不同。以植物性食物及植物油类为主的膳食，往往以 α-生育酚为其摄入的主要来源。

维生素 E 以非酯化的形式存在于组织内。它主要通过粪便排出，少量由尿道排出体外。当人体大量摄入时，则先转变成生育醌的内酯，并以葡萄糖醛酸苷的形式从尿中排出。

2. 生理功能

在体外实验中早已发现维生素 E 有抗氧化作用。此作用的意义在于：① 防止不饱和脂肪酸受到过氧化作用的损伤，从而维持含不饱和脂肪酸较多的细胞膜的完整和正常功能；②

由于预防了脂质过氧化，就消除了体内其他成分受到脂质过氧化物（氢过氧化物、各种有机自由基）的伤害。维生素 E 也能防止维生素 A、维生素 C 的氧化，保证它们在体内的营养功能。以下提到的很多维生素 E 的功能和缺乏病症状都可用上述机制解释。

（1）维生素 E 能保持红细胞的完整性：低维生素 E 膳食可引起红细胞数量减少以及缩短红细胞的生存时间，可发生大细胞性溶血性贫血，病人血液的维生素 E 含量很低。临床上维生素 E 可用于治疗溶血性贫血。

（2）维生素 E 可以调节体内一些物质的合成：维生素 E 通过调节嘧啶碱基而参与 DNA 的生物合成过程。维生素 E 是辅酶 Q 合成的辅助因子，也与血红蛋白的合成有关。

（3）维生素 E 与精子的生成和繁殖能力有关：维生素 E 与精子生成和繁殖能力有关，但与性激素分泌无关。根据对大鼠的试验，当维生素 E 缺乏时雄鼠睾丸不能生成精子，雌鼠的卵不能植入子宫内，胎儿被吸收。人的生殖功能是否也需要维生素 E，目前尚无可信的证据，但临床上常用于治疗不育症、习惯性流产及早产婴儿的异常情况，但其治疗效果有待观察。

（4）维生素 E 与衰老的关系：人的衰老与组织中脂褐质的堆积呈直接的比例关系，缺乏维生素 E 的动物，这种色素的堆积也比正常者高。有人认为这种色素是自由基作用的产物。一些学者认为，衰老过程是伴随着自由基对 DNA，以及蛋白质破坏的积累所致。因此，维生素 E 等抗氧化剂，可能使衰老过程减慢，但尚未有确切的证据证明维生素 E 可以延长寿命。例如有的间歇性跛行可以用大剂量维生素 E 使之缓解，提示维生素 E 对老年人的健康有利。

（5）维生素 E 的一些其他功能：维生素 E 的抗癌作用在动物试验中尚未确定。但维生素 E 可破坏亚硝基离子，在胃中阻断亚硝胺生成比维生素 C 更有效。

对实验动物而言，维生素 E 也是维持骨骼肌、心肌、平滑肌及外周血管系统的结构和功能所必需的，缺乏时将导致肌肉营养不良，同时伴有肌肉的耗氧量增高，尿肌酸排出量增高，后一现象是由于营养不良的骨骼肌不能正常利用肌酸所致。

维生素 E 还可抑制含硒蛋白、含铁蛋白等的氧化，保护脱氢酶中的巯基不被氧化，或不与重金属离子发生化学反应而失去作用。许多环境因素可产生自由基，维生素 E 可减少其毒性。城市空气中二氧化氮及臭氧易使肺损伤，若补充维生素 E 者，肺组织中的维生素 E 水平上升；而缺乏维生素 E 者，则无多余维生素 E 输送至肺，必须依靠其他清除自由基的酶系统。维生素 E 对半乳糖胺或 CCl_4 所导致肝损伤的脂质过氧化也有一定的抑制作用，对甲基汞及铅中毒有一定解毒作用。大剂量维生素 E 可以减少高压氧对机体的损害，减轻眼晶体纤维化。早产儿因呼吸困难给氧时，可产生晶体后纤维组织形成，而用维生素 E 可以预防。

3. 需要量与供给量

人体对维生素 E 的需要量受膳食中其他成分影响，影响因素一般可概括如下几方面。

（1）多不饱和脂肪酸（PUFA）增多：多不饱和脂肪酸因含有较多易被氧化的双键，故膳食中多不饱和脂肪酸摄入增多，作为抗氧化剂的维生素 E 的需要量就增加。膳食中维生素 E 与 PUFA 的比值应为 0.4～0.5。

（2）维生素 C 与维生素 E 的关系：维生素 C 与维生素 E 都有抗氧化作用，但维生素 E 为脂溶性，其防止生物膜的脂类过氧化作用更有效。两者有协同作用，给缺维生素 E 者补充维生素 C 可使血浆维生素 E 水平升高，但不能减少脂类过氧化及红细胞溶血及其 GSSG 水平。维生素 C 可以节约维生素 E，但大剂量维生素 C 作用与之相反，可以降低维生素 E 抗氧化能力，相应提高维生素 E 需要量。

（3）其他：硒与蛋氨酸可以节约维生素 E；女性服用避孕药及长期口服阿司匹林都需增加维生素 E 的需要量。

人乳的维生素 E 含量为 2～5IU/kg。新生儿经母乳喂养 2～3 周后，体内维生素 E 含量达到成人水平。早产儿出生时维生素 E 水平低，由于通过胎盘到达胎儿的维生素 E 量有限，再加上早产儿消化系统不健全，维生素 E 不易被吸收，因缺乏维生素 E 而致贫血。这种贫血单纯使用铁剂反而加重，必须同时补充维生素 E 和铁剂才有效。早产儿从第 10 天开始补充维生素 E，可给予口服乳状剂或通过注射补充。

一般认为 1 岁以下婴儿的需要量为 2～3mg，牛乳中的含量仅为母乳的 1/10～1/2，因此人工喂养儿必须注意另行补充。此外，婴儿食品中常添加富含多不饱和脂肪酸的植物油，也需适量增加维生素 E。老年人可以适量增加维生素 E 的供给量，但每日总摄入量宜在 300mg 以下。中国营养学会推荐每天适宜摄入量：成人、孕妇、乳母、老人均为 14mg。见附表 2-3。

4. 食物来源

维生素 E 主要存在于各种油料种子及植物油中，某些谷类、坚果类和绿叶菜中含有一定数量；肉、奶油、乳、蛋及鱼肝油中也存在。

许多因素可影响食物中的维生素 E 含量，因而每一种食物都有相当大的含量变化或差异。例如奶中的 α-生育酚的含量上下波动达到 5 倍，且随着季节的变动而改变。天然的维生素 E 是不稳定的，在储存与烹调加工中可明显被破坏，植物油中的维生素 E 含量可因加热而明显降低。

5. 营养状况的评价

维生素 E 的营养状况评价主要通过血浆或血清含量的生化分析。红细胞中维生素 E 的参考平均值为（230±13）$\mu g/100ml$，血浆中为（784±91）$\mu g/100ml$。若血浆维生素 E＜500$\mu g/100ml$ 时则为缺乏。这是直接反映机体中维生素 E 储存量是否充足的一个指标。但维生素 E 血浆值与总脂类相关，血脂低时，血浆维生素 E 也低，维生素 E 可能并不缺乏。最合理的方法是采用血中维生素 E 与脂类比例来表示维生素 E 的营养情况，即每克脂类维生素 E 的含量不得＜0.8mg。

三、水溶性维生素

（一）维生素 C

维生素 C 又名抗坏血酸（ascorbic acid）。在组织中以两种形式存在，即还原型抗坏血酸与脱氢型抗坏血酸。这两种形式可以通过氧化还原互变，因而都具有生理活性。当脱氢型抗坏血酸继续氧化或加水分解变成二酮古乐糖酸或其他氧化产物时，其维生素活性丧失。故一般所测的总维生素C只是指还原型抗坏血酸及脱氢型抗坏血酸。

维生素C极易溶于水，稍溶于丙酮与低级醇类，水溶液易氧化，遇空气、热、光、碱性物质，特别是在有氧化酶及微量铜、铁等重金属离子存在的情况下，可促进其氧化破坏进程。蒸煮蔬菜，尤其是在碱性条件下蒸煮时，维生素C可被明显破坏。采取酸性处理、冷藏、隔氧等措施，则可延缓食品中维生素C的破坏。

1. 生化代谢

从食物中进入人体的维生素C在小肠内被吸收，吸收量与其摄入量有关。摄入<100mg时，全部被吸收；而增加至180mg时，仅吸收其中的70%；剂量大至1 500mg时，吸收量只有一半。维生素C主要经泌尿系统排出，汗及粪便中也有少量排出。尿中排出量常受摄入量、体内储存量以及肾功能的制约。草酸也是维生素C的代谢产物，摄入的维生素C到底有多少能转变成草酸而排出是一个有争论的问题。一般认为，大量进食维生素C是没有必要的。

2. 生理功能

维生素C作为还原剂，在体内可使亚铁保持还原状态，增进其吸收、转移以及在体内的储存，同时，还可使钙在肠道中难以形成不溶性化合物，从而改善其吸收率。维生素C还参与四氢叶酸的一碳单位转移和防止维生素A、E及不饱和脂肪酸的氧化。维生素C有清除氧自由基的作用。某些化学物质对机体的损害，都涉及自由基的作用，如氧、臭氧、二氧化氮、酒精、四氯化碳及抗癌药阿拉霉素对心脏的损伤。维生素C作为体内水溶性的抗氧化剂，可与脂溶性抗氧化剂协同作用，防止脂质过氧化。

维生素C缺乏可使肝微粒体酶的活力下降，其中以细胞色素还原酶的减少为最多，从而影响一些脂溶性药物经羟基化及去甲基化代谢后排出体外。维生素C影响组胺的分解代谢，有去组胺的作用。组胺有一定扩张血管作用，可增加血管的通透性。维生素C可以防止联苯胺、萘胺及亚硝酸盐的致癌作用。维生素C的营养状况与芳香族氨基酸代谢有关。此外，维生素C还可使环磷腺苷（cAMP）的量增高。

人体严重缺乏维生素C可引起坏血病，主要临床表现为毛细血管脆性增强、牙龈和毛囊及其外周出血，重者出现皮下、肌肉和关节出血及血肿形成，黏膜部位也有出血现象，常有鼻衄、月经过多以及便血等。婴幼儿往往由于人工喂养而又未注意维生素C的供给，而造成缺乏，其症状比成人严重，有时可致胸腔及骨膜下出血。

维生素C在体内常作为酶激活剂、物质还原剂，或参与激素合成等而发挥作用。维生素C是活化脯氨酸羟化酶和赖氨酸羟化酶的重要成分。羟脯氨酸与羟赖氨酸是胶原蛋白的重要成分，因此维生素C不足将影响胶原合成，造成创伤愈合延缓，微血管壁脆弱而产生不同程度出血。此外，牙龈肿胀，然后萎缩而引起牙根暴露甚至脱落，以及骨钙化不正常等临床症状都与维生素C缺乏，影响胶原的正常形成有关。

维生素C可促进肝内胆固醇转变为能溶于水的胆酸盐而增加排出，降低血胆固醇的含量。肾上腺皮质激素的合成与释放也需要维生素C的参与。

3. 需要量与供给量

人体每天究竟需要多少维生素 C，有不同的认识，各个国家供给标准的差异也很大，每日 20～200mg 不等。据研究，人体每日摄入 10mg 维生素 C 可预防坏血病，这是最低需要量。对于成人，一些国家提出的供给量为每天 60mg，主要是因为这一水平的摄入量，可使血浆的维生素 C 浓度达到 0.75mg/100ml 的水平，并能维持机体维生素 C 池的总量为 1 500mg，还可促进膳食中铁的吸收。

中国营养学会提出的每天推荐摄入量为 14 岁以上 100mg，1～3 岁 60mg，孕早期 100mg，孕中晚期和乳母 130mg，见附表 2-3。此外，一些特殊人群，维生素 C 的供给量也需要增加，如吸烟者，维生素 C 的需要量比正常量增加约 50%；在寒冷条件与高温、急性应激状态下，维生素 C 的需要量增加；服用避孕药会使血浆维生素 C 的浓度下降；采用高营养浓度的全静脉营养也需增加维生素 C 的供给量，因为在这种情况下尿中的损失增加；老年人血浆的维生素 C 水平往往低于正常，也需要适当增加。

不适当地大量服用维生素 C 可造成维生素 C 依赖症。如骤然停服大剂量的维生素 C，体内代谢仍停留在高水平，便会较快地将储存量用尽。所以若停服维生素 C 或降低剂量时，应当逐渐地减少，使机体有一适应过程。大剂量服用维生素 C，如每日剂量达 2～8g 以上时，将会危害健康，如恶心、腹部不适，甚至出现痉挛、腹泻、铁吸收过度、削弱粒细胞杀菌能力、破坏红细胞，以及形成肾、膀胱结石等。

4. 食物来源

维生素 C 的主要来源为新鲜蔬菜与水果。气候、日照量、植物的成熟程度、部位、储藏条件和储存时间等因素，均可影响食物中维生素 C 的含量。植物中存在的氧化物可加速维生素 C 的破坏，如菠菜储存 2 天后，维生素 C 约损失 2/3。烹调加工也可增加维生素 C 的损失，我国的烹调方法使维生素 C 的保存率在 50%～70%。青菜、韭菜、塌棵菜、菠菜、柿子椒等深色蔬菜和花椰菜，以及柑橘、红果、柚子和枣等的维生素 C 含量较高。野生的苋菜、刺梨、沙棘、猕猴桃、酸枣等维生素 C 含量尤其丰富。

5. 营养状况的评价

（1）尿负荷试验：是评价维生素 C 营养状况最常用的指标。口服 500mg 维生素 C 后收集 4 小时尿液，尿中排出维生素 C>3mg，即认为体内维生素 C 有相当储存量，1～3mg 为不足，1mg 以下为缺乏。在大规模人群调查中，也有人主张用任意一次尿样中维生素 C 排出量肌酐的比值作为评价标准。

（2）测定血浆中维生素 C 含量：人体维生素 C 饱和状况下，血浆维生素 C 浓度可达 1.0～1.4mg/100ml，此指标只能显示近期摄入情况，但不能反映机体储备水平。较好的评价指标为粒细胞维生素 C 含量，它能反映组织中维生素 C 的储备水平，而不受维生素 C 暂时摄入量的影响。一般以每 10 亿个粒细胞含维生素 C>20μg 以上，为维生素 C 营养充足的指征。

（二）维生素 B_1

维生素 B_1 是由一个含氨基嘧啶环和一个含硫噻唑环组成的化合物，分子中含有硫和胺，称为"硫胺素",又名抗神经炎因子或抗脚气病因子。硫胺素溶于水,不溶于脂肪和有机溶剂。维生素 B_1 固态形式比较稳定,在 $100℃$ 时也很少被破坏。水溶液呈酸性时稳定,在 pH <5 时,加热至 $120℃$ 仍可保持其生理活性;在 pH<3 时,即使高压蒸煮至 $140℃$ 达 1 小时被破坏的也很少。碱性环境中易于被氧化失活,不耐热;在 pH>7 的情况下煮沸,可使其大部分或全部被破坏,甚至在室温下贮存,亦可逐渐被破坏,故在煮粥、煮豆或蒸馒头时,若加入过量的碱,则会造成硫胺素的大量损失。亚硫酸盐在中性及碱性介质中能加速硫胺素的破坏,故在保存含硫胺素较多的谷物、豆类时,不宜用亚硫酸盐作为防腐剂或以二氧化硫熏蒸谷仓。

1. 生化代谢

硫胺素在小肠上部可被迅速吸收,但若有酒精存在且缺乏叶酸盐时,吸收将受影响。硫胺素在高浓度时小肠的吸收为被动扩散,而在低浓度时则为一种主动的吸收方式。吸收后的硫胺素经血液运送至肝脏及其他细胞,经焦磷酸激酶催化成为硫胺素焦磷酸酯(thiamine pyrophosphate,简称 TPP),这是它转化为具有生理功能的活性形式。

硫胺素从尿中排出,不能被肾小管再吸收。通常情况下,从汗中排出的量极少,但在热环境中,每天汗中排出量可高达 $90\sim150\mu g$。如果每天摄入硫胺素 0.6mg 以上,则随着摄入量的增加,尿中排出量也随之升高。因硫胺素不能在组织中大量储存,所以必须不断补充。

2. 生理功能

TPP 是羧化酶(carboxylase)和转酮醇酶(trans ketolase)的辅酶。在前一酶系统中催化 α-酮酸的氧化脱羧反应,从而使来自糖酵解和氨基酸代谢产生的 α-酮酸进入三羧酸循环;在后一酶系统中起着转运二碳单位的作用。以上都属糖类代谢,是机体内整个物质代谢和能量代谢很关键的步骤。若机体硫胺素不足,不仅丙酮酸不能继续代谢,而且还影响氨基酸、核酸和脂肪酸的合成代谢。此外,硫胺素尚可抑制胆碱酯酶,因此对于促进食欲、胃肠道的正常蠕动和消化液的分泌等也有重要作用。

3. 需要量与供给量

硫胺素与整个物质和能量代谢关系密切,故需要量与机体能量的摄入成正比。一般都主张硫胺素的供给量应以 4.18MJ(1 000kcal)热能供给多少来表示。世界卫生组织的资料表明,膳食中硫胺素含量每 1 000kcal<0.3mg 即可出现脚气病。以 0.5mg 较为安全,可使组织硫胺素达到饱和。故目前多数国家,包括中国在内,硫胺素的供给量标准按每日能量消耗的多少定为 0.5mg/1000kcal。2000 年公布的中国居民膳食维生素 B_1 每天推荐摄入量:18 岁以上男性 1.4mg、女性 1.3mg,见附表 2-3。硫胺素摄入过量引起毒性未见报道,根据国内外治疗硫胺素缺乏的经验,中国营养学会将硫胺素的 UL 值定为 50mg。

4. 食物来源

硫胺素广泛存在于天然食物中,但其含量随食物种类而异,且受收获、储藏、烹调等条件的影响。含量较丰富的有动物内脏(肝、心、肾)、瘦肉类、豆类、酵母、干果及硬果,以及不过度碾磨的粮谷类。蔬菜较水果含有较多的硫胺素,但都不是膳食硫胺素的主要来源。有些调味品及干菜中虽然含硫胺素也很高,但在膳食中使用量少。谷类食物中,全粒谷物富含硫胺素,杂粮的硫胺素也较多。碾成精度很高的谷类,可使其中的硫胺素损失 80%

以上，现在已在主食为面粉的地区进行面粉维生素 B_1 强化处理。

一些食物中存在有抗硫胺素因子，如某些生鱼或海产品（鲤鱼、鲱鱼、青蛤和虾）含有硫胺素酶，能分解硫胺素，但这种酶在烹调加热时会被破坏，故人们不要生食鱼类和软体动物。茶叶中含有一种对热稳定的硫胺素分解酶，故大量饮茶或咀嚼茶叶时，会影响硫胺素的利用率。

5. 营养状况的评价

评价人体硫胺素营养状况的方法有以下两种。

（1）尿中硫胺素的排出量测定：常用的有负荷试验，即口服 5mg（儿童减半）维生素 B_1 后，以 4 小时内排出维生素 $B_1 > 200\mu g$ 者为正常，$< 100\mu g$ 者为缺乏。也可测定空腹一次尿中硫胺素与肌酐含量，计算出硫胺素（μg）/肌酐（g）之比值，并用它来评定维生素 B_1 的营养状况。一般大规模调查时可以采用此法。

（2）红细胞转酮酶活力及 TPP 活化试验：血液中的维生素 B_1 大多存在于红细胞内，部分以转酮醇酶的辅酶形式存在。因此，可借该酶的活力，早期测知硫胺素的营养状况。硫胺素缺乏时，该酶活力降低，TPP 活力系数（activity coefficient）增高。一般认为 TPP 活力系数 < 1.15 为正常，> 1.25 为缺乏。

（三）维生素 B_2

维生素 B_2 又称核黄素（riboflavin）。维生素 B_2 是 7，8-二甲基异咯嗪与核醇的缩合物，呈黄棕色针状结晶，熔点为 $275℃ \sim 282℃$，在酸性溶液中稳定，碱性中不稳定，在日光或紫外光照射下降解生成光黄素、光色素等，这些降解产物失去核黄素性质并可促进脂质过氧化，故储存核黄素必须避光。在烹调肉类和各类食物时不宜加碱。

核黄素分子中的异咯嗪环上 5 位与 1 位两个氮原子可氧化还原，是体内发挥作用的结构基础。环上 3 位为亚氨基，具荧光，常用于核黄素定量测定。

1. 生化代谢

大多数食物中的维生素 B_2 主要以辅酶形式与蛋白质形成复合物而存在，在消化酶作用下水解释出核黄素，由小肠近端吸收，以主动吸收为主，酒精、咖啡因、铜、锌、铁离子可干扰其吸收，未吸收的则被肠道细菌分解。

核黄素在小肠黏膜、肝等组织细胞内，在核黄素激酶作用下其核醇 5 位磷酸化成核黄素 $5'$ 磷酸（FMP），也称黄素单核苷酸（FMN）。后者可在核黄素腺嘌呤二核苷酸合成酶催化下与三磷酸腺苷（ATP）作用生成黄素腺嘌呤二核苷酸（FAD）。FMP 与 FAD 经共价或非共价键与酶蛋白结合，发挥辅酶作用。

体内的核黄素主要以 FAD 的形式存在于组织细胞内，如肝组织中 FAD 约占 74%，骨骼肌中 FAD 约占 85%，游离核黄素只占 3%，其余为 FMP。血液中核黄素含量低，而且主要是游离核黄素。组织中的核黄素辅酶几乎全部与酶蛋白结合。游离的 FMP 与 FAD 可迅速被焦磷酸核苷酶和磷酸酶催化水解释出游离核黄素。组织中的核黄素含量主要取决于依赖核黄素的酶类（统称黄素酶）的合成与分解。甲状腺功能低下患者，黄素酶活力降低；在动物可见组织中的核黄素含量减少。

核黄素及其代谢产物主要经尿排出。尿中约 25％为原形及其糖苷衍生物，其他还有黄素-8-α-组氨酸（或半胱氨酸），它是与酶蛋白共价结合的辅酶代谢产物，以及肠道细菌分解产物、光照分解产物。

2. 生理功能

核黄素以黄素辅酶参与体内多种物质的氧化还原反应，是转移电子和氢的载体，也是组成线粒体呼吸链的重要成分。脂肪酰辅酶 A 脱氢酶、L-氨基酸氧化酶、琥珀酸脱氢酶、黄嘌呤氧化酶、谷胱甘肽还原酶、NADH 脱氢酶、硫氧蛋白还原酶等均属黄素酶。此外，黄素腺嘌呤二核苷酸是谷胱甘肽还原酶的辅酶，因此也是体内抗氧化防御系统的成员。核黄素辅酶涉及物质代谢与能量代谢，功能广泛，是一种重要的营养素。

3. 需要量与供给量

中国营养学会制定的膳食核黄素每天推荐摄入量（RNI）：成年男性 1.4mg，女性 1.2mg，孕妇和乳母 1.7mg，11 岁儿童（不分男女）1.2mg，14 岁男童 1.5mg，女童 1.2mg，<7 岁的儿童自 0.4mg 渐增至 1.0mg，见附表 2-3。

4. 食物来源

蛋、瘦肉、乳类是核黄素的主要食物来源。如果膳食结构中这些食物的比例过低，则以谷类、豆类为重要来源。谷类食物的核黄素含量随加工与烹调方法而异。精白米中核黄素的留存量仅为糙米的 59％，小麦标准粉的核黄素仅留下原有量的 39％，精白粉中则更少。麦面制品加工中用碱可使其中所含的核黄素在加热时破坏。此外，淘米、煮面去汤均可使食物中的核黄素丢失。

5. 营养状况的评价

一般核黄素缺乏的早期表现为全身疲倦、乏力、眼睛瘙痒，继而口腔、阴囊出现病变。口角炎、舌炎、眼睑炎、角膜血管增生、鼻侧脂溢性皮炎等也认为是核黄素缺乏的表现，给予核黄素治疗可以得到缓解。近年来的营养调查发现中国居民核黄素营养状况处于低水平，缺乏较普遍，已引起重视。

核黄素的营养状况评价目前常用的实验室指标有：

（1）尿负荷试验：口服核黄素 5mg，当 4 小时尿中排出<400μg 时表示缺乏，800～1 300μg 为正常，400～800μg 为不足，>1 300μg 为充裕。

（2）尿核黄素排出量：合理膳食条件下，24 小时核黄素排出量>120μg（0.32μmol）或≥80μg/g 肌酐，如<27μg/g 肌酐时表示缺乏。负氮平衡或服用抗生素及某些治疗精神病的药物等可见尿核黄素排出量增高。

（3）红细胞核黄素含量：红细胞核黄素含量>400μmol/L 或 150μg/L 为正常，<270μmol/L 或 100μg/L 为缺乏。

（4）红细胞 FAD 依赖的 GSH 还原酶活力系数：测定加入与未加入 FAD 的红细胞 GSH 还原酶活力，求出活力系数（activity coefficient，AC）。AC<1.2 属正常，1.2～1.4 为低水平，>1.4 示缺乏。此指标不宜用于 6-磷酸葡萄糖脱氢酶（G6PD）缺陷患者，因该病患者酶活力高于正常人。

（四）烟酸

烟酸又名尼克酸（niacin，nicotinic acid）、抗癞皮病因子（preventive pellagra，维生素 PP）。烟酸的基本结构是吡啶-3-羧酸，对酸、碱和热均较稳定，为白色结晶。羧基易酰胺化而成为尼克酰胺，在水、醇中的溶解度显著增大。吡啶环中第 $4\sim5$ 碳原子间的双键可被还原，故有氧化型和还原型。在体内，尼克酰胺与磷酸核糖焦磷酸结合成为尼克酰胺-腺嘌呤二核苷酸（nicotinamide dinucleotide，NAD），并可再被 ATP 磷酸化成为尼克酰胺-腺嘌呤二核苷酸磷酸（NADP）。NAD 及 NADP 均为体内脱氢酶辅酶。色氨酸在体内可代谢转变为尼克酸，是尼克酸的体内来源。

1. 生化代谢

食物中的尼克酸主要以辅酶形式存在，经消化酶作用释出尼克酰胺，由小肠黏膜主动吸收。口服尼克酸或尼克酰胺可以原形吸收。血浆中的尼克酰胺能迅速被肝与红细胞摄取。进入细胞的尼克酰胺、尼克酸均可转变成辅酶形式，部分与酶蛋白结合，部分以游离形式储存。心、肝、肾、肌肉中尼克酰胺辅酶含量较高，肝还是储存 NAD 的主要器官。

哺乳动物的肝、肾等组织存在由色氨酸代谢生成尼克酰胺的酶系，体内必需的尼克酸部分来源于此。色氨酸转变成尼克酸的效率个体差异较大，平均为 60mg 色氨酸生成 1mg 尼克酸。由此途径供给尼克酸的量受色氨酸摄入量影响，也受到转变过程中辅助因子如核黄素、维生素 B_6 的营养状况影响。妊娠末期转变效率增高三倍，可能由于雌激素对关键酶色氨酸氧化酶的作用所致。

体内过多的尼克酸在肝内经 N-甲基转移酶催化转变成 N'-甲基尼克酰胺自肾脏排出，此为尼克酸尿中排出的主要代谢产物。

2. 生理功能

（1）以辅酶形式参与物质代谢：已知 200 多种酶需要 NAD 和 NADP 作辅酶，依赖其分子中的尼克酰胺作为电子或氢的受体或供体。大多数酶需要 NAD 催化分解代谢中的氧化脱氢反应，而 NADP 则大多数以还原型（$NADPH+H^+$）在合成反应中供氢。尼克酰胺辅酶的作用广泛，涉及糖、脂类和氨基酸等的合成代谢与分解代谢，并涉及某些激素的代谢。

（2）NAD 经水解生成腺嘌呤二磷酸核苷：NAD 作为糖水解酶的底物，可水解释出尼克酰胺生成腺嘌呤二磷酸核苷。真核细胞核中腺嘌呤二磷酸核苷（ADPR）聚合酶，可催化多个 ADPR 转移至受体蛋白，如组蛋白。这种 ADP 核苷化的蛋白质在 DNA 修复、复制及细胞分化中起重要作用。

非辅酶形式的尼克酸是糖耐量因子（GTF）的组成成分。

3. 需要量与供给量

人体研究发现采用缺尼克酸膳食 $50\sim60$ 天后，会出现癞皮病的临床征象。因体内所需的尼克酸部分由色氨酸转变生成，因此膳食中尼克酸供给量多以尼克酸当量（mgNE）表示。

$$尼克酸当量（mgNE）=尼克酸（mgNE）+1/60 色氨酸（mg）$$

尼克酸需要量与热能消耗量相关。中国营养学会制订的中国居民膳食尼克酸参考摄入量

(DRIs)，其中每天推荐摄入量：成年男性 14mgNE，女性 13mgNE，孕妇 15mgNE，乳母 18mgNE，可耐受最大摄入量 35mgNE。婴幼儿及少年儿童的每天推荐摄入量按体重计算，相对高于成人，见附表 2-3。

4. 食物来源

肉类、鱼类、乳类及蔬菜中的尼克酸含量较多。谷类含量居中，加工越精细丢失越多。动物性蛋白含色氨酸较多，尼克酸当量值较高，如鸡肉的尼克酸当量为 48.85mgNE/1 000kcal；植物性蛋白则较低，黄豆的尼克酸当量为 23.73mg/1 000kcal。谷类中存在有人体难以利用的结合型尼克酸，用碱处理后尼克酸测定值增高。玉米中色氨酸含量低，而且结合型尼克酸占 69%～73%，因此，以玉米为主食又缺少其他副食地区的居民易缺乏尼克酸。近来通过科学处理玉米以及培育出高色氨酸品种玉米后，这一情况已得到根本改善。

5. 营养状况的评价

临床上典型的单一尼克酸缺乏症——癞皮病已少见。膳食原因引起的尼克酸缺乏多伴有其他水溶性维生素或蛋白质摄入不足。缺乏的早期症状为疲劳、记忆力减退和失眠等。典型的缺乏症状为皮炎、腹泻和抑郁，尤以对称肢体、暴露部位的皮炎为多见。

实验室检查有：①测定尿中尼克酸代谢产物 N'-甲基尼克酰胺（$N'MN$），24 小时尿中排出量 $<5.8\mu mol$ 为缺乏，$5.8\sim17.5\mu mol$ 为低水平。也可用负荷实验，负荷剂量尼克酰胺为 50mg，测定 4 小时尿中排出的 N'-甲基尼克酰胺量，排出量 $<2.0mg$ 为缺乏，$2.0\sim2.9mg$ 为不足；$3.0\sim3.9mg$ 为正常。②尿 2-吡啶酮/$N'MN$ 比值测定：正常 $1.3\sim4.0$；不足 <1.3。③红细胞 NAD 及红细胞 NAD/NADP 比值测定。

第七节　水

水是人类机体赖以生存、维持生命的最基本物质，是需要量最多的宏量营养素。身体内适当的液体平衡，对于体温调节，将营养素或激素输送到各个细胞，将废物由细胞中带出，以及润滑和催化许多生理化学反应都很重要。水不含任何热量，但水的存在是维持人类生命的必要条件。

水是机体的重要组成物质，占人体组成的 50%～80%，但依性别、年龄和组织的不同，水分含量不同：

（1）性别：男性体内含水分较女性多。一个女性即使不肥胖，其体内脂肪量也较男性多。女性体重平均 50% 是水的重量，男性则为 60%。

（2）年龄：年轻人体内所含水分较年长的人多。新生婴儿体内含水量为体重的 70%～75%，而后，随着年龄增加而减少。

（3）组织部分：肌肉组织含 70% 水分，脂肪组织含 20%～35% 水分，而骨骼及软骨部分，仅含 10% 水分。换言之，肥胖的人其体内所含水分的量较平均标准体重者少。

体内液体的进出交换，远大于任何营养素。对一个婴儿而言，每天平均 15% 的水在做交换。而成人平均每天有 6% 的水在进出。由于水参与所有的生理反应，维持水分平衡是必须的。水分的平衡，由代谢、心跳以及来自脑的神经活动和激素所控制。

一、体液分布

为了方便讨论，可将人体内的液体划分成三大区域：

1. 超越细胞区域

大约有 1L，包括脊髓和脑的外围液体（脑脊液）、润滑眼睛和关节的液体、呼吸道及胃肠道和生殖泌尿道等组织表面的液体，这一区域的液体只占总体液的一小部分，通常不参与体内液体交换。

2. 细胞外区域

包括两部分：①细胞和细胞之间、血管以外环绕在组织细胞外的液体，大约有 11.5L，又称之为血管外液体或细胞间液。②血液，即血管内液体，有 3～4.5L，为总体液的7.5%。

3. 细胞内区域

这些液体占总体液的 2/3，体重的 40%，大约是 30L。它们被压缩在每一个细胞内，与细胞膜结合，被用在合成肝糖原（人体内储存糖的形式）、脂肪沉积和当作许多细胞内生理化学反应的媒介，同时用于营养和代谢废物的传递、运送。

二、体液交换

人体内的液体，除了超越细胞的区域所含的液体外，体内液体可以透过细胞半透膜自由交换。每日如此通过细胞膜，做动力交换的液体大约 47.5L。液体自某一区域流动到另一区域，是由几个因子所调节的，其中最主要的因子是细胞外电解质浓度，或细胞膜内外蛋白质浓度。

电解质来自矿物质，如钠、钾和氯等溶解在体液内。而这些电解质让体液产生渗透压。换言之，含电解质浓度愈高，渗透压愈高。当细胞内水分渗透压上升，则细胞间（细胞外区域）的水分会透过细胞膜，被吸收进细胞内，以稀释细胞内电解质浓度，使得细胞内外压力达到平衡。

在血管内和细胞间液（即细胞外区域）的水分体积，较细胞内区域稳定得多，以维持血液体积的恒定。换言之，细胞内液的角色，介于血管内和细胞间液之间，有如一个储存或缓冲区。

三、体液功能

1. 维持血液总量的恒定

一个体重约 70kg 的男性，其体内循环的血液约 5.7L，其中 80% 是水分。血液将氧气和人体所需的营养素运送至身体的每个部位；同时可运送激素和其他调节细胞功能的因子，协助调节体温；并运送一氧化碳和其他废物到肺部、皮肤、肾脏，以便排出体外。

循环系统中的调节机构，要确保有适量的血流经过微血管，尤其是心脏和脑。因此，维持适当的血液量非常重要，而其机理就是自动调节不同区域之间水分的互相转移。当有过度水分流失，例如激烈运动之后，经汗液流失水分，会使得血液变稠和浓缩。当血浆容积降低至 5%~10%时，心脏必须做较多的功，将血液注入肌肉。在这种情况下，细胞内的液体伴随一些钾移转进入血管内，稀释血液，以维持适度的血液总量。

2．维持体温的恒定

体内水分是一个能很好帮助热均匀分布在全身的传递物质。食物在体内分解代谢的整个过程会产生能量。一部分能量被用来维持体温在 37℃，37℃是最适合体内酶发挥功能的温度。而皮下脂肪会阻碍散热，由代谢过程产生的大部分的热量必须很快地释放到体外，将体温冷却下来，最主要的途径是经皮肤以出汗的方式使热散发出去，尤其是激烈运动之后。

汗水的蒸发，可以降低皮肤温度，因蒸发过程的本身就需消耗热量。

3．消化

食物被分解成能够被运送和利用的小分子营养素，必须经过以水为介质的水解作用。每天胃肠道在进行消化的过程中，需要 7.5~9.8L 的水，而其所需的水分，一部分来自食物本身、饮料和饮水，但主要是来自胃肠道的分泌液。

4．润滑

身体某些活动部位的润滑（如眼球和关节）需要水分，口腔、食管分泌的液体可以帮助食物进入胃部。

四、维持体液平衡

体液平衡即水分的摄取量等于水分的流失量。

1．水分的摄取

主要来自饮食中食物本身、饮料和饮水。许多食物虽然呈固体状态，但仍含有许多水分，例如蔬菜、水果，即使肉类也含有相当量的水分。生菜和芦笋含水约 90%，鸡肉含水 60%，橘子、马铃薯也含 80%以上的水。若是一份具有 2 000kcal 热量的饮食，其中至少含有 500~700ml 的水。代谢过程中，食物被转换成热量，同时也会产生水。若机体摄入含 2 000kcal 热量的饮食（50%来自糖类，15%来自蛋白质，35%来自脂类），在代谢之后，可以产生 264ml 的代谢水。

摄取液体的总量，个体差异很大，水分流失较多的人其摄取量亦大。当水分流失时，刺激丘脑下部，产生口渴的感觉，进而发出想喝水的信息。除此之外，影响喝水的因素尚有：

（1）年龄：每单位体重的需要量依年龄而异，婴儿较成年人需要更多水分，婴儿每千克体重约需 110ml 水。

（2）运动：激烈运动，会增加体内热的生成。因此，增加流汗量，可达到降低体内温度的效果，这时需要补充一定量的水分。

（3）体型大小：体型大的人，其暴露在空气中的身体表面积较大，水分的蒸发也相对较多。因此，所需摄取的水分也相对较多。

（4）气候：所处环境的温度愈高，需要摄取的水分就愈多，当温度由 22℃升到 38℃时，一个成年人所需的水分则要加倍。

2．水分的流失

水分的流失，可经多种途径，如尿液、呼吸、汗液、粪便、血液和眼泪。其中最主要的是由尿液流失，其次是经皮肤出汗，以及随着肺部呼吸蒸发。一个成年人平均一天流失水分2～3L，最多可达 3.8L 左右。

(1) 尿液流失：在调节体内水分平衡上，肾脏起着非常重要的作用。平均一分钟可以过滤 120ml（或一天 190L）的水，其中只有 5%～7% 用来制造尿液溶解代谢废物，将并其排出体外。因此，肾脏的主要功能是将水分再吸收回体内，以维持血液总量的恒定。当水分摄取量过多，尿液量就会增加，其尿液浓度相对稀释。反之，当水分摄取太少，肾脏会制造较少尿液量，以保存适量水分在体内。此种情况下，尿液含代谢废物的浓度会相对提高。

人体每天至少需要 300～480ml 的液体，以溶解代谢废物。事实上，这个量有很大的差异，完全依代谢废物的多少而异。饮食中含高量的蛋白质和盐，则代谢负担增加。若没有足够水分制造尿液，则某些代谢废物如酮体，会积留在组织内，甚至会累积到造成伤害的程度。若是饮食中含较少蛋白质和盐分，而含较多糖时，则产生的代谢废物会较少，将代谢废物排出体外所需的水分相对减少。

(2) 蒸发流失：体液蒸发，包括出汗及肺的呼吸作用。在正常的温度和湿度下，由皮肤流失的水分为 0.3～0.6L。若在一个湿度低、温度高的环境下，出汗会增加，每小时约 0.5L，在激烈运动下，一小时内可能达 1L 左右。每天由呼吸所流失的水分，大约 0.3L，当湿度低、温度高时，其流失量明显增加。

(3) 消化液：每天需要 7.5～10L 的水来制造消化液，包括唾液、胃液、胆汁、小肠液、胰液及淋巴液。

这些消化液和饮入的水分，可帮助吞咽食物和刺激消化酶。一个正常成年人在一天中平均会制造 1.4L 唾液、6L 胃液、0.5L 胆汁、0.4L 胰汁和 3L 以上的小肠液。其中 2L 水，在消化过程中被消耗。因此，这全部过程需 9.3L 以上的水。事实上，水分经过小肠时，大部分被再吸收，只有非常小的一部分随着粪便排出。因此，一个正常成人由于一天当中平均水分流失约 2 000ml，所以需要从食物、饮料和饮水中至少摄取 2 000ml 的水，以维持人体内的液体平衡。

3. 体液不平衡的影响

虽然在体内运转的水分量很大，但由于维持体内恒定状态的机理，通常身体会有0.15kg 体重的变动（1L 水在体内相当 0.9kg 体重）。肾脏的主要功能之一是调节体内的水分平衡，通过水分再吸收来维持血液总量的恒定。

细胞外液必须恒定。因为，细胞依赖这些水分使营养素维持在一定的浓度，进行正常的代谢活动。任何的体液不平衡——水分太多或水分流失，都会造成严重影响。

严重水分流失（脱水）通常发生在腹泻、发热、呕吐、出血和运动时的大量流汗。当体液开始流失，即使是轻微流失，血液总量也会减少，使血液中的钠浓度上升，这会引发体内代偿机制，由脑分泌抗利尿激素，使肾脏回收较多水分，限制及减少用来制造尿液的水分排出。在丘脑下部的口渴机制被刺激，促使身体摄取适当水分。水分不平衡，同时也会造成其他电解质不平衡，例如，钾会被由某一区域的体液吸入血管内。

脱水是指体内水分流失量达到体重的 1%。脱水对人体所造成的影响，曾用运动员进行过测试。当水分流失为体重的 2% 时，其运动表现会受到严重影响。当脱水现象发生而没有立即补充水分，且任其继续流失时，体内为了保留水分，就会自动关闭出汗的机制。然而，热量的散发主要靠出汗，此时体内的热若无法散出，则体温快速上升，从而造成体温过高或热伤害，即所谓中暑。其症状有：肌肉痉挛、疲惫、头晕、意识不清及肌肉无法适度协调。体温过高，甚至会致死。

出汗使水分流失的同时，也流失钠和氯及少量钾。每流失 1L 的汗水，其中就有 1g 钠。在某些特殊情况下（有些人长时间在高热的环境下让肌肉做功），如铸造工人、矿工、马拉松和田径选手，明显大量水分流失（3L 或更多），使血浆内钠浓度下降，出现肌肉痉挛、腹泻、疲惫和其他不适。所以，有关人员在补充所流失水分的同时，须服用盐片。

反之，当细胞吸收过多水分，会导致过量的水分滞留、小肠吸收不良或改变水分在体内不同区域的分布、稀释细胞内物质浓度等，若发生在脑部会导致惊厥、昏迷和死亡。

事实上，人体内水分自我调节的变动范围并不大。当体内水分流失为体重的 10％，即为严重脱水。反之，若水分积留过多，超过体重的 10％，即为水肿。

五、来源和需要量

水的需要量受年龄、体力活动、环境温度、膳食、疾病和损伤等多方面的影响。人体所需的水主要来源于三个方面：饮用水及各类饮料、固体食物中的水分和代谢水。

一般情况下人体最低需水量是每天 1 500ml；水供给量按能量计是每天 $0.24\sim0.36$ml/kJ（即 $1\sim1.5$ml/kcal）。随年龄增长，水的相对需要量（即每千克体重的需水量）下降。

（蔡美琴）

第三章

食物营养学价值

食物是人类获取能量和营养素的基本载体，不仅可提供各种营养以素满足人类生长发育的需要，还可提供丰富的色香味以满足人类的食欲和感官需求。

人类的食物来源广泛，种类繁多。食物按其来源和性质可分为三类：①动物性食物：如畜禽肉类、奶类、蛋类、水产品等；②植物性食物：如粮谷类、薯类、豆类、蔬菜、水果等；③食物的制品（食品）：以天然的动物性食物、植物性食物及其他可食性材料为原料，通过加工制作而成的食品，如油脂、酒、罐头、糕点、饮料等。

凡是食物一定含有营养素，但一种天然食物难以满足人体的全部营养需求。不同食物所含的营养素不同，能满足人体需求的程度也不同。食物营养价值（nutritional value）是指食物所含营养素和能量满足人体营养需要的程度。食物营养价值的高低，取决于食物中营养素的种类是否齐全、数量多少、相互之间的比例是否协调，以及是否容易被人体消化吸收等。

食物的营养价值主要与食物的种类有关，同时也受食物的贮藏、加工和烹调的影响，而且即使是同一种食物，因品种、部位、产地、成熟度和收获期等不同，营养价值也会存在一定的差异。

要了解食物的营养价值，首先应清楚其所含营养素的种类和含量，在实际工作中可通过查阅食物成分表，也可采用理化和生物的分析方法来测定食物中营养素种类和含量。其次，可通过动物试验及人体试验，根据其生长、代谢、生化等指标进行评价。

了解食物营养价值的目的，一是可以科学指导人们选择食物和合理配制营养平衡膳食，以达到合理营养的目的；二是根据食物在加工烹调过程中营养素的变化和损失特点，改进加工工艺和烹调方法，在考虑食物的安全性、方便性、耐保存性和色香味的同时，最大限度地保护食物中营养素，以提高食物的营养价值；三是通过了解现有食物的营养特点，针对其缺陷和不足，科学地进行食品的改造或创新，以充分利用现有的食物资源。

第一节　动物性食物的营养价值

动物性食物主要有畜禽肉类、蛋、奶及水产品等，是人类膳食的重要组成部分。该类食物主要提供优质蛋白质、脂肪、矿物质、维生素 A 和 B 族维生素等。

一、畜肉类

畜肉类食物包括猪、牛、羊、马、犬、兔等牲畜的肌肉、内脏及血等适合人类食用的所有部分，也包括其制品。畜肉类营养素的分布因动物种类、年龄、肥瘦程度及部位的不同而异。肉中蛋白质和脂肪的含量较高，但因肥瘦不同而有较大差异；内脏中脂肪含量较低，蛋白质、维生素、矿物质和胆固醇含量较高。总体来说，畜肉类食物味道鲜美、饱腹感较强，而且易于消化吸收。

1. 蛋白质

畜肉类蛋白质含量一般在 10%～20% 之间，瘦肉中含蛋白质约 20%。肌肉蛋白质按照其在肌肉组织中存在部位或溶解性不同，可分为：肌浆蛋白质，为盐溶性蛋白质，占总蛋白质的 20%～30%；肌原纤维蛋白质，为水溶性蛋白质，占总蛋白质的 40%～60%；结缔组织蛋白质，为不溶性蛋白质，占总蛋白质的 10%～20%。

一般说来，畜肉类蛋白质含有丰富的人体必需氨基酸，其必需氨基酸构成比例接近人体需要的模式，为优质蛋白质，而且易消化吸收。但存在于结缔组织中蛋白质，如皮肤和筋腱中的蛋白质，主要由胶原蛋白和弹性蛋白组成，所含必需氨基酸的种类不全，如色氨酸、酪氨酸、蛋氨酸等含量很少，为不完全蛋白质，其营养价值低。

此外，畜肉中含有可溶于水的非蛋白含氮浸出物，包括核苷酸、肌酸、肌酐、嘌呤、尿素和游离氨基酸等，约占总含氮物的 11%，是肉汤鲜美的主要成分。

2. 脂肪

畜肉中脂肪含量因牲畜的种类、肥瘦程度及部位不同而有较大差异，一般瘦肉和内脏中的脂肪含量较低；脑和骨髓中的脂肪含量较高，如骨中的脂肪含量为 15%～21%；而肥肉中脂肪含量可达 80% 以上。在不同的牲畜之间，猪肉中脂肪含量最高，羊肉次之，牛肉最低。肉类脂肪富含软脂酸、硬脂酸及油酸等饱和脂肪酸和单不饱和脂肪酸，熔点较高。内脏脂肪含量大多在 6% 以下，其中亚油酸和花生四烯酸等必需脂肪酸的含量高于肉类脂肪。畜肉类的脂类中还含有少量的卵磷脂、胆固醇和游离脂肪酸，其中胆固醇在内脏和脑中含量较高。畜肉中脂类含量见表 3-1。

表 3-1　　　　　　　　常见畜肉类中脂类含量（每 100g 可食部）

	猪肥肉	猪瘦肉	羊瘦肉	牛瘦肉	猪脑	牛脑	猪肝	牛肝	猪肾
脂肪（g）	88.6	6.2	3.9	2.3	9.8	11.0	3.5	3.9	3.2
胆固醇（mg）	109	81	60	58	2571	2447	288	297	354

3. 碳水化合物

畜肉中的碳水化合物含量极少，主要以糖原形式存在于肌肉和肝脏中。动物宰杀后，由于酶的作用使糖原逐渐分解成葡萄糖，并经糖酵解作用转化成乳酸，使畜肉中酸度逐渐增加。

4. 矿物质

畜肉矿物质含量为 1%～2%，其中钾含量位居第一，其次是磷，而钙含量低。畜肉是铁的重要来源，其中铁主要以血红素铁形式存在，生物利用率高，是膳食铁的良好来源。畜肉中锌、铜、硒等微量元素较为丰富，且其吸收利用率比植物性食品高。

畜内脏富含磷和铁，并且铁含量明显高于畜肉。肝脏是铁的贮藏器官，含铁量位于各内脏之首。此外，畜内脏也是锌、铜、硒等微量元素的良好来源。畜血含有多种矿物质，吸收利用率高，尤其是膳食铁的优质来源。

5. 维生素

畜肉中脂溶性维生素很少，水溶性维生素较多，但维生素 C 含量很低。一般来说，畜肉是 B 族维生素的极好来源，尤其是核黄素。不同畜类之间，猪肉中硫胺素含量较高，牛肉中烟酸含量较高。此外，肉类含泛酸丰富，是泛酸的最佳来源。

畜内脏中核黄素、生物素、叶酸、硫胺素、维生素 A、维生素 D 及维生素 E 一般都高于畜肉，其中肝脏中含量较高，特别是维生素 A、维生素 D、叶酸和硫胺素的含量明显高于畜肉。畜肉中矿物质和维生素含量见表 3-2。

表 3-2　　　　　　　**常见畜肉中矿物质和维生素含量（每100g可食部）**

	猪肉	羊肉	牛肉	猪血	猪肝	猪肾	猪心	羊肝	牛肝
铁（mg）	1.6	2.3	3.3	8.7	22.6	6.1	4.3	7.5	6.6
锌（mg）	2.06	3.22	4.73	0.28	5.78	2.56	1.90	3.45	5.01
铜（mg）	0.06	0.75	0.18	0.10	0.65	0.58	0.37	4.51	1.34
维生素 A（μgRE）	18	22	7	—	4972	41	13	20972	20220
硫胺素（mg）	0.22	0.05	0.04	0.03	0.21	0.31	0.19	0.21	0.16
核黄素（mg）	0.16	0.14	0.14	0.04	2.08	1.14	0.48	1.75	1.30
烟酸（mg）	3.5	4.5	5.6	0.3	15.0	8.0	6.8	22.1	11.9
叶酸（μg）	4.3	3.7	3.6	15.4	335.5	49.6	1.7	226.5	

二、禽肉类

禽肉包括鸡、鸭、鹅、鸽、火鸡、鹌鹑等的肌肉、内脏等适合人类食用的部分。

禽肉的营养价值与畜肉相似。禽肉蛋白质的含量及氨基酸组成与畜肉相近，但质地较畜肉细嫩且含氮浸出物较多，故禽肉炖汤的味道较畜肉更鲜美；禽肉类脂肪含量因种类不同差异较大，水禽类含脂肪量较高，如火鸡和鹌鹑在 3% 以下，鸡和鸽为 14%～17%，而鸭和鹅约为 20%。禽肉脂肪中含有较多的必需脂肪酸，约含 20% 的亚油酸，熔点较低，易于消化吸收；禽肉中矿物质和维生素的种类及含量与畜肉相似，但禽肉中硒的含量较高，烟酸含量特别丰富，如鸡胸脯肉含烟酸 10.8mg/100g，高于一般肉类。

三、水产品

水产动物种类繁多，作为膳食的水产动物主要有鱼类、甲壳类和软体类等，可提供丰富的优质蛋白质、脂肪和脂溶性维生素。

1. 鱼类

（1）蛋白质：鱼肉蛋白质含量一般在 15%～25% 之间，其中肌浆蛋白质占总蛋白质的 16%～22%，肌原纤维蛋白质约占 75%，结缔组织蛋白质约占 3%。鱼肉蛋白质的氨基酸组成优于牛肉，且鱼肉肌纤维细短，结缔组织蛋白含量少，组织软而细嫩，较畜、禽肉更易消化。存在于鱼类结缔组织和软骨中的含氮浸出物主要为胶原蛋白和黏蛋白，是鱼汤冷却后形成凝胶的主要物质。鱼类中非蛋白氮占总氮的 9％～38％，主要由游离氨基酸、氧化胺类、胍类、季铵类、嘌呤类及脲等组成。如深色鱼含组氨酸 600～1 300mg/100g，鱼肉含牛磺酸 50 mg/100g、胍类 60～70mg/100g、嘌呤类 30mg/100g 等。

（2）脂肪：鱼类中脂肪含量变化很大，与种类、环境条件和生理条件等关系密切，如鳗鱼含脂肪 10.4％，鳕鱼仅 0.5％。一般鱼类含脂肪量较低，仅为 1％～3％。鱼类脂肪在肌肉组织中分布很少，主要集中在皮下和内脏周围。

鱼类脂肪富含二十碳五烯酸（EPA）和二十二碳六烯酸（DHA）等长链多不饱和脂肪酸，具有降低血脂、防止动脉粥样硬化等作用。鱼类脂肪熔点低，常温下为液态，消化吸收率高达 95％。一些鱼肉中 EPA 和 DHA 含量见表 3-3。

表 3-3　　　　　　　　　　鱼肉中 EPA 和 DHA 含量（g/100g 鱼肉片）

鱼类	EPA (20：5)	DHA (22：6)
鲐鱼	0.65	1.10
鲑鱼（大西洋）	0.18	0.61
鲑鱼（红）	1.30	1.70
鳟鱼	0.22	0.62
金枪鱼	0.63	1.70
鳕鱼	0.08	0.15
鲽鱼	0.11	0.11
鲈鱼	0.17	0.47

鱼类中的胆固醇含量一般为 100mg/100g，但鱼子含量较高，如鲷鱼子胆固醇含量为 1 070mg/100g。

（3）矿物质：鱼类矿物质含量为 1％～2％，其中磷的含量占总灰分的 40％，钙、钠、氯、钾、镁等含量丰富。钙的含量较畜肉高，为钙的良好来源。此外，海产鱼类含碘丰富。

（4）维生素：海鱼鱼油和鱼肝油是维生素 A、维生素 D 的重要来源，也是维生素 E 的一般来源。多脂鱼肉也含有一定量的维生素 A 和维生素 D。鱼类是核黄素的良好来源，如黄鳝含核黄素 2.08mg/100g。此外，硫胺素、尼克酸等含量也较高。一些生鱼中含有硫胺素酶，可降解硫胺素。因此，在生鱼存放或生吃时可破坏硫胺素，但加热可破坏此酶。

2. 甲壳类

甲壳类动物主要有虾类和蟹类。虾、蟹肉含蛋白质在 15％～20％之间，蛋白质的氨基酸种类齐全，必需氨基酸含量较高。蟹黄（膏）蛋白质含量高于蟹肉，如河蟹黄蛋白质含量为 24.80％，河蟹肉的蛋白质含量为 16.12％。

虾、蟹肉脂肪含量较低，为 1％～4％。但蟹黄脂肪含量较高，如河蟹黄脂肪含量为 15.66％。虾、蟹脂肪中不饱和脂肪酸含量较高，EPA、DHA 含量丰富。虾、蟹肉一般含胆固醇在 100～200mg/100g 之间，但蟹黄含胆固醇较高，如锯缘青蟹的蟹黄含胆固醇 766.16mg/100g。

虾、蟹类矿物质含量丰富，钙、磷、铁、锌、硒等含量较高。虾、蟹类富含维生素 A、硫胺素、核黄素及烟酸等维生素，虾、蟹体内可同时存在维生素 A 和胡萝卜素。虾、蟹类甲壳质含量丰富，甲壳质是唯一的动物性膳食纤维，具有多种生理活性，如降低胆固醇、调节肠内代谢、调节血压、排除体内重金属等。

3. 软体类

软体类水产品主要有蛤类、牡蛎、贻贝、扇贝及章鱼、乌贼等。

鲜贝类含蛋白质 5%～10%，必需氨基酸含量丰富而且平衡，其中酪氨酸和色氨酸含量比牛肉和鱼肉高；贝类中碘、铜、锌、锰、镍等含量非常丰富，但贝类具有富集重金属的能力，在污染水域所产贝类的安全性需要加以高度重视；贝类含有丰富的具有保健作用的非蛋白氨基酸——牛磺酸，其牛磺酸含量普遍高于鱼类，而其中尤以海螺、毛蚶和杂色蛤中为最高，每 100g 新鲜可食部含牛磺酸达 500～900mg。

四、牛奶及其制品

奶是哺乳动物乳腺分泌的液体，含有初生幼子所需的全部营养成分，是一种营养成分齐全、组成比例适宜、易消化吸收的天然优质食物。奶类食品中以牛奶类最为普遍，牛奶不但适合于母乳不足的婴儿、病人和老年人食用，也适合于普通人群食用。对于现在的中国居民膳食结构而言，牛奶类食品的主要作用是提供优质蛋白质、维生素 A、核黄素及钙。尤其是钙，含量高、易吸收，对儿童、少年及老年人具有特殊意义。

（一）牛奶

牛奶是由水、乳糖、脂肪、蛋白质、矿物质、维生素等组成的乳状液，含水分 85%～88%。

1. 蛋白质

牛奶中蛋白质含量比较恒定，平均为 3.0%，由约 80% 的酪蛋白和约 15% 的乳清蛋白组成。酪蛋白属于结合蛋白，与钙、磷等结合形成酪蛋白胶粒分散于牛乳中。在 pH 值为 4.6 时，酪蛋白形成沉淀。牛奶中的乳清蛋白主要由 β-乳球蛋白和 α-乳清蛋白等组成，属热敏性蛋白，受热时发生凝固。乳球蛋白与机体免疫有关。牛奶蛋白真消化率为 92%～98%，生物学价值为 90，属优质蛋白。牛奶含氮物中还含约 5% 的非蛋白氮。牛奶和人奶中含氮物的分布见表 3-4。

表 3-4　　　　　　　　　　　牛奶和人奶中含氮物的分布

	牛　　奶		人　　奶	
	含量 mg/100ml	占总氮%	含量 mg/100ml	占总氮%
总氮	540	100	162	100
酪蛋白	430	79.6	49	30
乳清蛋白	80	14.8	77	48
非蛋白氮	30	5.6	36	22

2. 脂肪

牛奶中脂肪含量为 2.8%～4.0%，以微小的脂肪球分散在乳汁中，人体吸收率达 97%。牛奶脂肪中脂肪酸组成复杂，中短链脂肪酸（4～10 碳，如丁酸、己酸、辛酸等）含量较高，14 碳以下的脂肪酸含量达 14%，挥发性、水溶性脂肪酸达 8%；油酸占 30%，亚油酸和亚麻酸分别占 5.3%和 2.1%。这些组成特点是乳脂风味独特和易消化的原因。牛奶中还含有磷脂 20～50mg/100ml、胆固醇 13mg/100ml。

3. 碳水化合物

牛奶中碳水化合物的 99.8%为乳糖，牛奶含乳糖约 4.6%。乳糖的甜度为蔗糖的 1/6。乳糖能促进钙的吸收，有调节胃酸、促进胃肠蠕动和促进消化液分泌的作用。乳糖还为婴儿肠道双歧乳酸杆菌生长所必需，对婴儿生长发育有特殊意义。但对一些不经常饮奶的成人来说，由于体内乳糖酶活性过低，大量食用牛奶或乳制品可能引起乳糖不耐症。

4. 矿物质

牛奶中矿物质含量为 0.7%～0.75%，富含钙、磷、镁、钠、钾等，其中钙的含量特别丰富，100g 牛奶中平均含钙 104mg，且其吸收率高，是膳食钙的良好来源。牛奶含铁量低，且吸收率低，用牛奶喂养婴儿时应注意铁的营养状况。

5. 维生素

牛奶中含有人体所需的各种维生素，其中维生素 A 和核黄素含量较高，分别为 $24\mu g/100g$ 和 $140\mu g/100g$，维生素 D、硫胺素及维生素 C 含量较低。牛奶中维生素含量与奶牛的饲养方式及季节有关，如放牧期牛奶中维生素 A、维生素 D、胡萝卜素和维生素 C 含量较非放牧期在棚内饲养的明显增加。

（二）牛奶制品

牛奶制品包括巴氏杀菌奶（消毒牛奶）、灭菌奶、奶粉、炼乳、酸奶、奶油、奶酪等。

1. 巴氏杀菌奶（pasteurized milk）

亦称消毒牛奶。通常是将新鲜纯牛奶或脱脂奶，也有采用还原奶，经巴氏杀菌或巴氏高温短时杀菌（HTST）后，采用塑料袋分装而成。本类产品大多要求在 0℃～8℃的条件下保存，保质期限一般少于 5 天。全脂产品主要成分为脂肪含量不低于 3.1%、蛋白质不低于 2.9%、非脂乳固形物不低于 8.1%。营养成分与原料奶最为接近，仅有硫胺素、维生素 B_{12}、叶酸及维生素 C 损失 10%～25%。

2. 灭菌奶

包括超高温瞬时灭菌（ultra high temperature，UHT）奶和高温灭菌奶两类。产品可在室温下保质 6 个月以上，产品的主要成分与消毒奶相同。UHT 奶通过特殊设备，采用 135℃以上的超高温，杀菌 1～4 秒钟（UHT），结合无菌分装技术生产，通常采用利乐包包装，由于其受热时间极短，较好地保护牛奶中的营养成分，且消费方便，故生产量大，已成为纯奶的主要品种。本产品在生产中仅有硫胺素、维生素 B_6、维生素 B_{12}、叶酸等分别损失约 10%，维生素 C 损失约 25%，而其他成分几乎与原料奶相同。

高温灭菌奶，也叫罐装奶。由于热作用程度高，维生素和蛋白质的营养价值下降较严重。

3. 酸奶 （cultured milk）

酸奶是一种发酵奶制品，以鲜奶或还原奶为主料，添加或不添加辅料，使用含有保加利亚乳杆菌、嗜热链球菌的菌种发酵制成的产品。产品包括纯酸牛奶、调味酸牛奶及果料酸牛奶等三类，产品呈均匀的凝块状，并含有活性乳酸菌。纯酸牛奶的乳固形物与纯奶相同，而另两类产品的乳固形物约为纯奶的 80%。此外，酸奶还有脱脂和部分脱脂产品。酸牛奶经过发酵，蛋白质的生物价有所提高；乳糖转化为乳酸，使成人原发性乳糖不耐受症状减轻；酸奶中含有活性乳酸杆菌和双歧杆菌，对调整肠道菌相，促进人体健康有一定意义。酸奶的营养素含量还与所采用的原料有关。

4. 乳饮料 （milk beverage）

目前市场上销售的能在常温条件下保质的花色奶产品大部分属于乳饮料，含乳固形物约为纯牛奶的三分之一，而非牛奶。主要品种有利乐包包装的酸奶饮料、果味酸奶饮料、巧克力奶饮料、可可奶饮料及塑料瓶装的果奶饮料等。生产原料大多为奶粉，并添加较多的添加剂，营养价值因选用原料及加工方法不同而异。

5. 炼乳 （condensed milk）

炼乳为鲜牛奶（或脱脂牛奶）加蔗糖（或不加蔗糖）经真空浓缩而制成的一种奶制品，炼乳的有效浓度为纯奶的 2.5～3.3 倍。炼乳种类较多，目前市场上炼乳的主要品种是甜炼乳和淡炼乳。

（1）甜炼乳 （sweetened condensed milk）：是在牛奶中加入约 16% 的蔗糖，并经真空浓缩到原体积 40% 的一种乳制品。甜炼乳的主要成分为脂肪不小于 8%、蔗糖不大于 45.5%、乳固形物不小于 28%。甜炼乳因蔗糖含量过高在食用前需加大量水分冲淡，造成蛋白质等营养成分相对较低，故不宜直接用于喂养婴儿。

（2）淡炼乳 （evaporated milk）：又称无糖炼乳，将牛奶浓缩到原体积的三分之一后装罐密封，经加热灭菌后制成可长期保存的乳制品。其与甜炼乳的差别在于一是不加糖；二是进行均质处理，即为防止乳脂肪分离上浮而使用较高的压力，使脂肪球变小，表面积变大，并增加脂肪球与酪蛋白的乳化作用；三是装罐密封后再经过一次高温灭菌。淡炼乳的主要成分为脂肪不小于 8%、乳固形物不小于 28%。

6. 奶粉 （milk powder）

奶粉为牛奶脱水干燥而成，其方法主要是喷雾干燥。在鲜奶生产为奶粉的过程中，通常对脂肪、脂溶性维生素、糖类和矿物质均无影响，而水溶维生素则受到一定影响。

根据产品成分组成，奶粉又分为全脂奶粉、脱脂奶粉和调制奶粉等。

（1）全脂奶粉 （whole milk powder）：以纯牛奶为原料，经脱水干燥而成。主要的营养成分为蛋白质 24%～27%、脂肪 26%～30%、乳糖 35%～37%、矿物质约 5.7%。

（2）脱脂奶粉 （skimmed milk powder）：生产工艺同全脂奶粉，但原料奶需经过脱脂处理。主要营养成分为蛋白质约 32%、脂肪不大于 2%、乳糖约 52%、矿物质约 8.0%。由于脱脂使奶粉中脂溶性维生素含量下降，故脱脂奶粉适合于腹泻的婴儿及要求低脂膳食的人群。

（3）调制奶粉（formula milk powder）：是根据不同消费人群的需求特点，在纯奶的基础上，对各营养素加以调整，配制而成。如婴幼儿配方奶粉、老年人奶粉等。具体营养成分因品种不同而异。

7. 乳脂类（milk fat）

从牛奶中分离出来的乳脂经杀菌、发酵或不发酵等加工而成的牛奶脂肪制品。按产品的脂肪含量不同分为三类，即稀奶油、奶油（含盐或不含盐）及无水奶油。稀奶油，含脂肪为25％～45％。奶油也叫黄油（butter），含水<16％、脂肪>80％。此外，这两种奶油还含有一定量的维生素 A 和维生素 D，而无水奶油仅含有大于 98％的脂肪。

8. 干酪（cheese）

也称奶酪，以全脂奶、部分脱脂奶或脱脂奶为原料，采用凝乳酶或乳酸菌发酵剂，使蛋白质凝结后，沥去乳清而制成干酪，这是保存牛奶某些营养素的重要途径之一。干酪根据产品的硬软程度可分为硬质干酪、次硬质干酪、半软质干酪、软质干酪等四类。干酪保存了几乎全部的乳脂肪和脂溶性维生素、75％的蛋白质、某些水溶性维生素。

五、蛋类

蛋类主要有鸡蛋、鸭蛋、鹅蛋、鹌鹑蛋、火鸡蛋等。各种蛋的营养价值基本相似，其中食用较多的是鸡蛋和鸭蛋。蛋类在我国居民膳食结构中是优质蛋白质、B 族维生素的良好来源，也是脂肪、维生素 A、维生素 D 和一些微量元素的较好来源。蛋制品主要有皮蛋、咸蛋等。

1. 蛋的结构

各种蛋类的结构相同，主要由蛋壳、蛋清和蛋黄三部分构成。以鸡蛋为例，蛋壳占全蛋重的 11％～13％，蛋清和蛋黄的比例因蛋的大小而有所差异，大蛋的蛋黄比例较小，一般全蛋中蛋黄与蛋清的重量比约为 35∶65。蛋壳一般由 96％的碳酸钙、2％的碳酸镁、2％的蛋白质组成，厚度为 300～340μm，壳上布满直径为 15～65μm 的细孔。新鲜蛋壳在壳外有一层厚约 10μm 的胶质薄膜，壳内紧贴一层厚约 70μm 的间质膜。在蛋的钝端间质膜分离成一气室。蛋的营养价值一般与蛋壳的颜色无相关性。

蛋清由三部分组成，即外层的稀蛋清、中层的浓蛋清和包裹在蛋黄周围的稀蛋清。蛋黄表面包有蛋黄膜，并由两条韧带将蛋黄固定在蛋的中央。

2. 蛋的营养价值

（1）蛋白质：蛋类含蛋白质一般在 11.1％～14.4％之间。蛋清中蛋白质主要由卵白蛋白、卵胶黏蛋白、卵球蛋白等组成；蛋黄中蛋白质主要是与脂类结合的脂蛋白和磷蛋白，其中低密度脂蛋白占 65％，卵黄磷蛋白占 4％，卵黄球蛋白占 10％，高密度脂蛋白占 16％。鸡蛋蛋白质含有人体所需的各种氨基酸，而且氨基酸组成与人体蛋白质的氨基酸模式相近，且易消化吸收，其真消化率为 94％～100％，生物学价值达 94，是理想的优质蛋白质。在评价食物蛋白质营养价值时，常以鸡蛋蛋白质作为参考蛋白。

（2）脂类：脂类在蛋清中含量极少，主要集中在蛋黄内，约占 98％。蛋黄中脂类几乎全部与蛋白质结合，形成良好的乳化状态，因而易消化吸收。蛋黄脂类中，中性脂肪含 62%～65%，磷脂 30%～33%，胆固醇 4%～5%。蛋黄脂肪中，油酸约占 50%，亚油酸约占 10%，其余主要是饱和脂肪酸。每个鸡蛋含胆固醇约 290mg，是含胆固醇较高的食品。

（3）碳水化合物：蛋类含碳水化合物较少，蛋清中主要含甘露糖和半乳糖；蛋黄中主要含葡萄糖，多以与蛋白质结合的形式存在。

（4）矿物质和维生素：磷、钙、铁等矿物质和维生素 A、维生素 D 及硫胺素等多集中在蛋黄内，蛋黄中的铁因与磷蛋白结合而吸收率不高。常见禽蛋主要营养成分见表 3-5。

表 3-5 常见禽蛋主要营养素含量（每 100g 可食部）

	水分 （g）	蛋白质 （g）	脂肪 （g）	胆固醇 （mg）	钙 （mg）	铁 （mg）	视黄醇当量 （μgRE）	硫胺素 （mg）	核黄素 （mg）
全鸡蛋	74.1	13.3	8.8	585	56	2.0	234	0.11	0.27
鸡蛋清	84.4	11.6	0.1	—	9	1.6	—	0.04	0.31
鸡蛋黄	51.5	15.2	28.2	1510	112	6.5	438	0.33	0.29
全鸭蛋	70.3	12.6	13.0	565	62	2.9	261	0.17	0.35
鸭蛋清	87.7	9.9	—		18	0.1	23	0.01	0.07
鸭蛋黄	44.9	14.5	33.8	1576	123	4.9	1980	0.28	0.62
皮蛋	68.4	14.2	10.7	608	63	3.3	215	0.06	0.18
鹅蛋	69.3	11.1	15.6	704	34	4.1	192	0.08	0.30

第二节 植物性食物的营养价值

一、谷类

谷类食物是我国居民作为主食的主要组成部分，在我国膳食结构中占有重要地位。我国居民膳食中的能量（占 57.9%）、蛋白质（占 52%）、B 族维生素及部分矿物质主要来源于谷类食物。谷类食物主要有稻米、小麦、玉米、小米、高粱、荞麦及燕麦等，以稻米和小麦为主。

1. 谷类的结构和营养素分布

谷类为禾本科植物的种子，各种谷类种子（谷粒）虽然形态及大小不尽相同，但其基本结构相似，都是由谷皮、胚乳、胚芽等三个主要部分组成。

谷皮（bran）为谷粒的外壳，主要由纤维素、半纤维素等组成，占谷粒重量的 13%～15%，含较高灰分和脂肪。谷皮包含果皮、种皮等部分，谷皮的最内层由薄壁细胞的残余所组成，由于其缺乏连续的细胞结构，形成一个分割的自然面，故果皮易脱去。糊粉层（aelurone layer）为谷皮紧接的一层，主要由厚壁方形细胞构成，占谷粒重量的 6％～7％、含有较多的磷和丰富的 B 族维生素及其他矿物质，有重要营养意义，但在谷物加工时，易与谷皮一同脱落而混入糠麸中。

胚乳（endosperm）位于糊粉层的内侧，是谷粒的主要部分，约占谷粒重量的 83％，含有大量淀粉和一定量的蛋白质，其他营养素如维生素、矿物质和脂肪等含量很低。蛋白质靠近胚乳外周部分含量较高，越靠近胚乳中心，含量越低。胚乳细胞的内含物和细胞壁构成面粉。

胚芽（embryo）位于谷粒的一端，占谷粒重量的 2％～3％，富含脂肪、蛋白质、矿物质、B 族维生素（特别是硫胺素）和维生素 E。胚芽质地较软而有韧性，不易破碎，但在加工时易与胚乳分离。

2. 谷类的营养成分

谷类营养成分的含量因谷物种类、品种、气候及加工方法等的不同而有一定的差异。

（1）蛋白质：谷类的蛋白质含量在 7％～16％之间。主要由谷蛋白（glutelin）、白蛋白（albumin）、醇溶蛋白（prolamin）和球蛋白（globulin）组成，其中醇溶蛋白和谷蛋白占极大比例。

谷物中的白蛋白和球蛋白主要集中在糊粉层、糠层和胚芽中，胚乳中含量较低。白蛋白和球蛋白的氨基酸组成平衡，赖氨酸、色氨酸、精氨酸含量较高，这三种氨基酸在谷物中的含量都较低。醇溶蛋白和谷蛋白是谷物中的贮藏蛋白质，用于幼苗生长，这些蛋白质基本上局限于谷物的胚乳中，果皮和胚芽中缺乏。谷物的醇溶蛋白中，具有重要营养意义的赖氨酸、色氨酸和蛋氨酸的含量都低，谷蛋白的氨基酸组成与醇溶谷蛋白有一定的相似性，但玉米谷蛋白中赖氨酸的含量比醇溶谷蛋白中赖氨酸的含量高得多。谷类的种类不同，各种蛋白质的组成比例不同，见表 3-6。

表 3-6　　　　　　　　　　　　　几种谷类的蛋白质组成（％）

谷物	白蛋白	球蛋白	醇溶蛋白	谷蛋白
大米	5	10	5	80
小麦	3～5	6～10	40～50	30～40
大麦	3～4	10～20	35～45	35～45
玉米	4	2	50～55	30～45
高粱	1～8	1～8	50～60	32

一般谷类蛋白质的必需氨基酸组成较不平衡，赖氨酸为第一限制氨基酸，苏氨酸为第二限制氨基酸（玉米为色氨酸）。谷类食物蛋白质的营养价值总体低于动物性食品，但相对而言，稻米蛋白质的营养价值较高，其赖氨酸含量较高，约占总蛋白的 3.5％，氨基酸组成较合理，且蛋白质利用率高。谷类蛋白质的营养价值见表 3-7。

表 3-7　　　　　　　　　　　　几种谷类蛋白质的生物价和功效比值

蛋白质	生物价	功效比值
大米	77	1.36～2.56
小麦	67	1.0
玉米	60	1.2
鸡蛋	100	4.0

由于谷类食物在我国膳食中占较大比例，是膳食蛋白质的重要来源，因此提高其蛋白质的营养价值很有意义。日常中可采用赖氨酸强化和蛋白质互补的方法来提高谷类蛋白质的营养价值。此外，也可通过改良品种，来改善谷类的营养价值，如高赖氨酸玉米等。

（2）碳水化合物：碳水化合物是谷类主要成分，以淀粉为主，主要集中在胚乳的淀粉细胞内，谷物含淀粉量在 40％～70％。同时也含有少量的糊精、蔗糖、棉子糖、葡萄糖及果糖等。此外，还含有膳食纤维，如纤维素、半纤维素及戊聚糖等。淀粉经烹调后容易消化吸收，是人类最理想、最经济的能量来源。在我国居民膳食中，约 50％的能量来自谷类的碳水化合物。

淀粉是由 D-葡萄糖以 α-苷键连接而成的高分子化合物，根据葡萄糖分子的连接方式不同，可分为直链淀粉和支链淀粉。谷物中直链淀粉和支链淀粉的比例相对稳定，一般含直链淀粉 20％～26％，但糯米中几乎全为支链淀粉。

一些研究结果说明，直链淀粉和支链淀粉对血糖的生成作用不同，富含支链淀粉的大米，由于其结构容易被消化酶接触和降解，吸收率和血糖生成较高，而含直链淀粉比例高的大米则相反，如糯米饭的 GI（血糖生成指数）为 87.0，含直链淀粉低的米饭 GI 为 88.0，而含直链淀粉高的米饭 GI 为 50.0。

（3）脂肪：谷类脂肪含量较低，大米、小麦含 1％～2％，玉米、小米可高于 4％。主要集中在胚芽和谷皮部分。从米糠中提取的米糠油以及从玉米和小麦的胚芽中提取的胚芽油，约 80％为不饱和脂肪酸，其中亚油酸含量丰富，具有降血脂、防止动脉粥样硬化的作用。

（4）矿物质：谷类一般含矿物质为 1.5％～3％，其组成因谷物种类、品种、种植区域、气候条件及施肥状况等的不同有很大差异。其在谷粒中分布和纤维素常是平行的，主要存在于谷皮和糊粉层中。谷类含矿物质的种类大于 30 种，其中主要是磷和钙，分别含有 290～470mg/100g 和 40～80mg/100g，由于多以植酸盐形式存在，消化吸收较差。

（5）维生素：谷类是膳食中 B 族维生素的重要来源，如硫胺素、核黄素、尼克酸、泛酸和吡哆醇等，其主要分布在糊粉层和胚芽部分。谷类胚芽中富含维生素 E，以小麦胚芽中的含量最高，达 30～50 mg/100g。谷类加工的精度越高，保留的胚芽和糊粉层越少，维生素损失就越多。玉米和小米含有少量的胡萝卜素。玉米中的尼克酸为结合型，不易被人体利用，须经过适当加工使其转变成游离型后才能被吸收利用。

二、豆类及坚果

（一）豆类

豆类包括黄豆、黑豆及青豆等大豆类和豌豆、蚕豆、绿豆、小豆及芸豆等其他豆类。豆类是高蛋白、中低脂肪、中等碳水化合物含量的食物，同时还含有丰富的矿物质和维生素，营养价值较高。但是豆类中含有胰蛋白酶抑制剂（protease inhibitor，PI）、植物红细胞凝集素（phytohematoagglutinin，PHA）等抗营养物质，在加工不当时食用，人体易出现不良生理反应。

1. 豆类的营养成分

（1）蛋白质：豆类蛋白质含量 20%～40%，显著高于谷类食物，见表 3-8。

表 3-8　　　　　　　　　　　　常见豆类的蛋白质含量（%）

豆类	大豆	蚕豆	豌豆	豇豆	绿豆	菜豆	稻米
含量	39.0	27.9	24.5	24.2	23.8	23.2	7.4

豆类蛋白质中含有人体所需的各种必需氨基酸，特别是谷类蛋白质中缺乏的赖氨酸，在豆类蛋白质中含量丰富。豆类蛋白质是与谷类蛋白质互补的天然理想食品，故大豆蛋白为优质蛋白。豆类蛋白质中含硫氨基酸是限制氨基酸。豆类及坚果的氨基酸组成见表 3-9。

表 3-9　　　　　　　　　　豆类及坚果的氨基酸组成（g/100g 蛋白质）

必需氨基酸	WHO 建议氨基酸模式	大豆	绿豆	花生	核桃
异亮氨酸	4.0	5.3	4.5	3.3	3.9
亮氨酸	7.0	8.0	8.2	6.5	7.1
赖氨酸	5.5	6.4	7.5	3.5	3.0
蛋氨酸＋胱氨酸	3.5	2.6	2.3	2.4	1.5
苯丙氨酸＋酪氨酸	3.0	8.6	9.7	8.4	7.8
苏氨酸	4.0	4.1	3.6	2.5	3.6
色氨酸	1.0	1.3	1.1	0.9	1.2
缬氨酸	5.0	4.9	5.5	3.9	4.7

（2）脂肪：大豆含脂肪量为 15%～20%。大豆脂肪中不饱和脂肪酸占 85%，亚油酸占 50%。此外，大豆中还含有 1.1%～3.2% 的大豆磷脂。除大豆之外，其他豆类脂肪含量均较低，一般为 0.5%～2%，以不饱和脂肪酸为主。

（3）碳水化合物：大豆中碳水化合物含量为 25%～35%，其主要成分为蔗糖、棉籽糖、水苏糖等低聚糖类和半乳聚糖、纤维素、半纤维素、果胶质等多糖类，含淀粉很少，仅为

0.4%～0.9%。其中除蔗糖及淀粉外，其余均不能被人体消化吸收，因此认为大豆中的碳水化合物不能成为人体需要的主要能量物质。其他豆类中的碳水化合物含量为60%～65%，淀粉占碳水化合物总量的75%～80%。

此外，豆类中还含有丰富的矿物质和维生素，见表3-10。

表 3-10　　　　　　　　　　　　干豆类中矿物质和维生素的含量（mg/100g）

	矿物质				维生素				
	钙	磷	铁	锌	胡萝卜素	维生素 E	硫胺素	核黄素	烟酸
大豆	191	465	8.2	3.34	0.22	19.90	0.41	0.20	2.1
豌豆	97	259	4.9	2.35	0.25	8.47	0.49	0.14	2.4
蚕豆	49	339	2.9	4.76	0.05	4.90	0.13	0.23	2.2
绿豆	81	337	6.5	2.18	0.13	10.95	0.25	0.11	2.0
豇豆	40	344	7.1	3.04	0.06	8.61	0.16	0.08	1.9

2. 豆类中的生物活性成分

大豆中含有多种对人体具有生物活性的成分，对人类健康有一定的促进作用，如大豆低聚糖、大豆皂苷、大豆异黄酮等。

（1）大豆低聚糖：大豆低聚糖是大豆中含有的低分子可溶性糖类，在大豆中约含10%，主要成分为水苏糖、棉籽糖和蔗糖等。长期以来，由于人们把食用大豆食品引起的胀气现象归咎于大豆中所含的低聚糖，所以常被称作胀气因子（flatus-producing factor），从而忽视了大豆低聚糖的利用价值。最新研究表明，大豆低聚糖是促进肠道内双歧杆菌和乳杆菌生长的最好增殖物质，从而能够抑制病原菌，改善肠胃功能，防止腹泻、便秘，并能起到保护肝脏、降低血清胆固醇、增强免疫功能等作用。

（2）大豆异黄酮：是黄酮类化合物，在大豆中，含量为0.1%～0.2%，其主要成分为黄豆苷原（7，4′-二羟基异黄酮）和染料木苷（5，7，4′-三羟基异黄酮 genistin），其在人体内可转化成具有雌激素活性的成分，活性为雌二醇的1/1000，因此也被称为植物雌激素。其对人体具有降血脂、抗动脉硬化、抗肿瘤、抗骨质疏松等作用。

（3）大豆皂苷：大豆皂苷是存在于大豆种子中的五环三萜类化合物，其水溶性、醇溶性较强。目前发现其对人体具有抗血脂、抗氧化、抗病毒、提高免疫力等作用。

（4）大豆活性肽：虽然不是大豆中原有的成分，但是许多大豆制品尤其是发酵制品，其中的蛋白质已部分水解为多肽类，这些大豆多肽具有一定的活性。大豆蛋白经过酶解之后，依肽链长短不同，经过特殊处理可分离为不同分子大小的活性肽，具有降低胆固醇、抗过敏、抑制血压、提高机体耐力等作用。

（二）坚果

坚果类常见的有花生、核桃、葵花籽、板栗、芝麻、榛子、松子、杏仁、腰果等。根据其组成特点，可分为油脂类坚果和淀粉类坚果。一般而言，油脂类坚果含脂肪和蛋白质较高，含碳水化合物较少；而淀粉类坚果则相反，含脂肪和蛋白质较少，含碳水化合物较高。

1. 蛋白质

坚果的蛋白质含量及其氨基酸的组成因种类不同而有较大差异。油脂类坚果蛋白质含量大多在12%～22%之间，如花生仁含蛋白质24.8%；淀粉类坚果以栗子含蛋白质最低，为4%～5%。油脂类坚果大多缺乏含硫氨基酸和赖氨酸，生物学效价较低，需要与其他食物蛋白质互补后，才能发挥最佳营养价值。

2. 脂肪

大多数油脂类坚果含脂肪量较高，达40%以上，如花生仁含脂肪44.3%。坚果中的脂肪酸以不饱和脂肪酸为主，富含必需脂肪酸，是优质植物性脂肪的良好来源。葵花籽、核桃和西瓜子的脂肪酸中富含亚油酸，约占三分之二；核桃和松子的脂肪酸中含 α-亚麻酸达10%以上，对改善膳食中的 n-3 和 n-6 脂肪酸比例有一定作用。花生、芝麻、松子和南瓜子的脂肪酸中，约有40%为单不饱和脂肪酸，对预防心血管疾病有一定益处。

3. 碳水化合物

油脂类坚果中含可消化的碳水化合物较少，多在15%以下，如花生为5.2%、榛子为4.9%。但淀粉类坚果则含碳水化合物丰富，如银杏含淀粉为72.6%、干栗子为77.2%、莲子为64.2%。坚果类中膳食纤维含量较高，如花生膳食纤维含量达5.5%、榛子为9.6%、中国杏仁更高达19.2%。

4. 矿物质

坚果类矿物质含量丰富，富含钾、镁、磷、钙、铁、锌、铜等。

5. 维生素

坚果类是维生素 E 和 B 族维生素的良好来源。油脂类坚果含有大量的维生素 E，杏仁中的核黄素含量特别突出，是核黄素的极好来源。常见的坚果中矿物质和维生素含量见表 3-11。

表 3-11 　　　　　　　　常见的坚果中矿物质和维生素含量（mg/100g）

	钙	钾	铁	锌	维生素 E	硫胺素	核黄素	烟酸	叶酸
花生	39	587	2.1	2.50	18.09	0.72	0.13	17.9	0.108
核桃	56	385	2.7	2.17	43.21	0.15	0.14	0.9	0.103
杏仁	97	106	2.2	4.30	18.53	0.08	0.56	—	0.033
芝麻	620	266	14.1	4.21	38.28	0.36	0.26	3.8	0.066
板栗	—	—	1.2	1.32	11.45	0.06	0.15	0.8	0.004

三、薯类

薯类包括甘薯、马铃薯、木薯等，在世界上广为种植。薯类是我国传统膳食的重要组成部分，除了含有丰富的碳水化合物外，还含有较多的矿物质和 B 族维生素，同时兼有粮食和蔬菜的双重作用。

1. 甘薯

甘薯又名红薯、红苕、白薯、番薯、甜薯、地瓜等，为旋花科的一年生草本植物的块根，是我国人民喜爱的粮、菜兼用的食品。

甘薯营养成分的含量因其生长的土壤、品种、生长期、收获季节及气候条件等的不同而有很大的差异。一般甘薯中含水分60%～80%、淀粉10%～30%、可溶性糖约5%，同时还含少量的蛋白质、脂肪、膳食纤维、矿物质及维生素等。甘薯中蛋白质的氨基酸组成较合理，必需氨基酸含量较高，特别是赖氨酸含量丰富。甘薯中的胡萝卜素、维生素C及一些矿物质达到或超过一般蔬菜和水果的含量。

甘薯的嫩叶（包括叶柄）中含有丰富的蛋白质和胡萝卜素、B族维生素、维生素C及铁、钙等，主要营养素的含量明显高于普通蔬菜，见表3-12。

2. 马铃薯

马铃薯又称土豆、山芋、山药蛋等，为茄科一年生植物的块茎。马铃薯的水分含量为63.2%～86.9%，淀粉含量为8%～29%，蛋白质含量为0.75%～4.6%，还含有丰富的维生素和矿物质等。马铃薯既可作为蔬菜，也可作为粮食食用，素有"地下苹果"、"第二面包"之称。马铃薯中蛋白质的氨基酸组成合理，赖氨酸含量丰富；维生素C含量高，含钾丰富。薯类的营养价值见表3-12。

表 3-12 薯类的主要营养成分含量（每100g）

	蛋白质（g）	碳水化合物（g）	能量（kcal）	粗纤维（g）	灰分（g）	钙（mg）	磷（mg）
甘薯（红心）	1.1	24.7	99	1.6	0.8	23	39
马铃薯	2.0	17.2	76	0.7	0.6	8	46
甘薯叶	4.8	8	57.5	1.7	1.5	170	47
甘薯（红心）	0.5	0.75	0.04	0.04	0.6	26	0.34
马铃薯	0.8	0.03	0.08	0.04	1.1	27	0.28
甘薯叶	3.9	6.7	0.13	0.28	4.3	11～58	—

四、蔬菜、水果类

蔬菜、水果是日常膳食的重要组成部分，在我国居民膳食中的食物构成比分别为27.1%和4.3%。蔬菜和水果的种类繁多，成分复杂，但它们对人体主要的营养作用相似，可提供丰富的膳食纤维、维生素A原、维生素C、核黄素、叶酸及矿物质等，富含有各种有机酸、芳香物质、色素及植物化学物等成分。而且具有良好的感官性状，对增进人的食欲、促进消化、增进健康、丰富食品种类等有重要意义。

1. 碳水化合物

蔬菜、水果所含的碳水化合物包括可溶性糖、淀粉、膳食纤维等。一般蔬菜中的可溶性糖主要有葡萄糖和果糖（0.3%～4%）、蔗糖（0.1%～12%），含量较多的蔬菜有胡萝卜、西红柿和南瓜等。水果中蔗糖和还原糖的含量一般为5%～20%，较蔬菜多。水果因种类和品种不同，含糖的种类有较大差异。如苹果和梨以含果糖为主，桃、李、柑橘、菠萝以含蔗糖为主，葡萄、草莓、樱桃则以葡萄糖和果糖为主。根茎类蔬菜含有较多淀粉，如马铃薯、藕等。

蔬菜、水果所含的纤维素、半纤维素、木质素和果胶是人们膳食纤维的主要来源。一般而言，根菜类含膳食纤维0.8%～5.9%，叶菜类含膳食纤维1.0%～2.2%，瓜类含膳食纤维0.2%～1.0%，多数水果含膳食纤维0.5%～1.8%。膳食纤维种类、含量因蔬菜和水果的种类不同而异，蔬菜中膳食纤维以纤维素、半纤维素为主，水果中以果胶为主。

菊芋、牛蒡、婆罗门参等菊科蔬菜的块茎和肉质根中存在菊淀粉，又称菊糖（inulin），是果糖的高聚物，分子量比淀粉小，性质和淀粉类似，是目前发现的少数几种可溶性膳食纤维之一，是体内双歧杆菌及乳酸菌的增殖因子，热值低（1.5kcal/g），溶解性极好。菊粉含量较多的几种蔬菜为：菊苣15%～20%、菊芋16%～20%、大蒜9%～11%、韭葱3%～10%、牛蒡6%～10%、洋葱头2%～6%、芦笋2%～3%。菊淀粉已被世界上40多个国家批准作为食品的营养增补剂。

天南星科蔬菜魔芋中含有较高的葡甘露聚糖（glucomanan），其具有较强的胶凝性、成膜性和黏着力，吸胀率达50～100倍。在人体中不能消化吸收，是一种优质的膳食纤维，对肥胖、心血管疾病、糖尿病、肿瘤等具有良好的预防作用。

2. 维生素

蔬菜、水果是人体维生素C、胡萝卜素、核黄素和叶酸的重要来源。

蔬菜中的维生素C一般在代谢旺盛的叶、花、嫩茎内含量较丰富，叶菜类较瓜菜类含量高。维生素C含量与颜色关系不大，含量一般在10～90mg/100g之间，丰富的可达100mg/100g以上，如辣椒为144mg/100g；叶菜类多在30mg/100g以上；胡萝卜素在绿色、黄色或红色蔬菜中含量较多，尤其是深绿色的蔬菜含量更高，如菠菜含胡萝卜素为2.92mg/100g、胡萝卜含胡萝卜素为4.13mg/100g、南瓜含胡萝卜素为0.9mg/100g、苋菜含胡萝卜素为1.49mg/100g。核黄素一般在绿叶蔬菜及花类蔬菜中含量较高，含量为0.1mg/100g左右。

水果中维生素C含量的差异较大，高的可达200mg/100g以上，如鲜枣为243mg/100g；低的少于5mg/100g，如苹果为4mg/100g。草莓、山楂、鲜枣、猕猴桃、龙眼是维生素C的良好来源，柑橘类是维生素C较好的来源，热带水果多含有较丰富的维生素C，而苹果、梨、桃等温带水果维生素C含量较低，对提供维生素C作用不大。此外，维生素C在果皮中的含量远高于果肉，因此，水果的带皮食用和果皮加工利用值得重视。橙色和黄色的水果可提供较多胡萝卜素，如芒果、柑橘、黄桃、柿子等。半野生水果维生素含量普遍高于普通栽培水果。

3. 矿物质

蔬菜、水果中含有丰富的矿物质，如钙、磷、钾、钠、镁、铁、铜等，是膳食中矿物质的主要来源，对维持体内酸碱平衡起重要作用。蔬菜中钾、钙、铁、磷的含量较为丰富，以钾为最高，占其灰分总量的 50% 左右。大多绿叶蔬菜每 100g 含钙在 100mg 以上，含铁 1～3 mg，如菠菜、雪里红、油菜、苋菜等。但某些蔬菜中含有较多的草酸，不仅影响本身所含钙、铁的吸收，而且还影响其他食物中钙、铁的吸收，如菠菜、牛皮菜、蕹菜等。水果中最为重要的矿物质是钾，而钠含量很低。一些水果中含有较丰富的镁和铁，如草莓、大枣、山楂等，而且因其富含维生素 C 和有机酸，所以其中铁的生物利用率较高。

4. 芳香物质、有机酸和色素

蔬菜、水果中常含有多种芳香物质、有机酸和色素，使蔬菜、水各果具独特的风味和色泽。

蔬菜、水果中的芳香物质一般为油状挥发性有机化合物，俗称精油，主要成分为烃、醇、酯、醛和酮等。有些植物的芳香物质是以糖苷或氨基酸状态存在，必须经酶的分解作用后才能释放出香味。良好的香味可增强人们的愉悦感和食欲，从而间接地促进人体对营养成分的消化吸收。

水果中的有机酸含量为 0.2%～3%，以苹果酸、柠檬酸、酒石酸和抗坏血酸为主，此外还有乳酸、琥珀酸、延胡索酸等。水果的种类、品种和成熟度不同，所含的有机酸也不相同。未成熟的果实中含琥珀酸和延胡索酸较多。仁果、核果、浆果、热带水果及柑橘类中以柠檬酸为主，蔷薇科水果以苹果酸为主。蔬菜中有机酸含量较水果少，有机酸主要种类与水果相似。大多有机酸能提供少量能量；能刺激人体消化腺分泌消化液，增进食欲，有利于食物的消化；使食物保持一定的酸度，提高维生素 C 的稳定性；还可通过螯合和还原作用，促进多种矿物质的吸收。

蔬菜水果中的色素主要有叶绿素、类胡萝卜素和多酚类色素。这些种类繁多、色彩各异的色素，除了能赋予食品多彩的色泽，提高食品的感官性能外，对人体还具有多种营养作用，如类胡萝卜素大多可提供维生素 A 原、多酚类色素大多有抗氧化作用。

此外，蔬菜、水果中还含有许多对人体具有特殊生理活性的植物化学物。如番茄、西瓜及番石榴中含有的番茄红素，大蒜、洋葱中含有的含硫化合物，卷心菜、西兰花、芥菜及花椰菜等十字花科蔬菜中含有的芥子油苷，苹果、洋葱、甘蓝、西红柿等含有的类黄酮化合物。这些植物化学物大多对人体具有多种生理作用，如抗氧化、消除自由基、保护心血管、预防肿瘤、调节血糖、免疫调节、降低血清胆固醇及抗菌消炎等作用。

第三节　食物加工过程中营养素的变化

食物的营养价值不仅决定于食物中营养素的种类、含量，很大程度上还受到食物的加工、贮藏和烹调等影响。食品经过加工、烹调可改善其感官性状，去除或破坏一些抗营养因子，提高消化吸收率，但同时也可使营养成分发生变化，如营养素丢失和破坏等。不当的加工、烹调，甚至可使某些营养素损失百分之百。因此，对食物进行合理地加工烹调，才能有效地保存食物中的营养成分，提高食品的营养价值。

一、食物加工对营养成分的影响

（一）肉类食品加工

畜禽肉类经加工可制成罐头食品、熏制品、干制品、熟肉制品等，较新鲜食品易保藏，且有独特风味。在加工过程中，脂肪和矿物质比较稳定，而 B 族维生素最易损失。

1. 罐头类

肉类罐头因经长时间的高温作用，肉中的硫胺素损失率为 45％～84％，核黄素、烟酸、泛酸及叶酸等也有一定的损失。蛋白质由于美拉德反应，特别是赖氨酸的 ε-氨基同还原糖的醛基或脂肪氧化后生成的羰基发生反应，使赖氨酸失去生物学效用；同时，蛋白质之间的相互反应生成难以酶解的化学键以及含硫氨基酸的氧化或脱硫等损失，使蛋白质营养价值有所降低，如在 121℃杀菌 85 分钟，牛肉蛋白质的消化率从 98％降至 94％，生物价从 86 降至 79。

2. 熏肉制品

熏肉制品由于腌制和烟熏等的作用，使 B 族维生素、赖氨酸等也有所破坏，其中硫胺素损失 10％～20％，赖氨酸（65℃烟熏 10 小时）损失可达 44％。

（二）牛奶加工

牛奶加工成各种牛奶制品，其营养成分发生了相应的变化。

1. 脂肪

牛奶在加工过程中，对乳脂肪可采取部分脱脂、全脱脂及浓缩脂（奶油类）等工艺处理，生产不同含脂量的产品，如全脂奶粉、脱脂奶粉、奶油等，脂肪含量差异明显。

2. 蛋白质

消毒鲜奶、利乐包纯奶及酸奶等产品的蛋白质营养几乎与鲜奶相似，而罐装灭菌奶、炼乳等则由于热作用强度大，蛋白质的变性增加，生物价下降，赖氨酸及蛋氨酸的含量降低。如罐装灭菌奶乳清蛋白 100％变性，蛋白质生物价降低约 6％，赖氨酸和胱氨酸分别损失10％和 13％；甜炼乳赖氨酸损失 5％～12％；淡炼乳赖氨酸损失 15％～25％，蛋白质利用率约下降 10％。

此外，干酪因弃去乳清而失去乳清蛋白，使蛋白质的生物价降低。

3. 碳水化合物

纯奶产品中的碳水化合物几乎全为乳糖；酸奶中乳糖可分解成半乳糖和葡萄糖，并进一步转化成乳酸；含糖奶粉、甜炼乳、酸奶及乳饮料中添加部分蔗糖；奶油及干酪则不含乳糖。

4. 维生素

（1）水溶性维生素：消毒鲜奶、利乐包纯奶等产品的水溶性维生素含量与鲜奶相似，仅有部分 B 族维生素和维生素 C 有少量破坏。而罐装奶、炼乳及奶粉类则由于热处理程度大，破坏较多。其中硫胺素、维生素 B_6、核黄素、维生素 C 及叶酸的破坏率为 $10\%\sim90\%$。但维生素 B_2、烟酸、泛酸及生物素几乎不受影响。

（2）脂溶性维生素：在不同加工中几乎不受破坏，但会随着脱脂处理而转移到脂肪中。因此，在含脂肪低的奶制品中，脂溶性维生素的含量也低。

5. 矿物质

牛奶中的矿物质因加工影响很小，但膜过滤浓缩可引起损失。同时，半软质及软质干酪生产中大部分矿物质会遗留在乳清中，导致其含钙较低。

（三）蛋类食品加工

鲜蛋经加工制成的皮蛋、咸蛋、糟蛋等，其蛋白质的含量变化不大。

1. 咸蛋

咸蛋采用食盐腌制，其中含钠量大幅增加，高达 2706.1mg/100g，约为鲜鸭蛋的 27 倍，需要控制食盐摄入量的人群，如高血压、心血管疾病和肾病患者等不宜经常食用。

2. 皮蛋

皮蛋由于碱的作用，B 族维生素破坏严重，含硫氨基酸含量降低，镁、铁的生物利用率下降，但钠含量增加；传统皮蛋配料中加入氧化铅，使皮蛋含铅量增加。而新型无铅皮蛋通常加入含锌化合物，所以皮蛋中锌含量提高。

3. 糟蛋

糟蛋是将鲜蛋泡在酒糟中糟渍而成，由于乙醇的作用使蛋壳中的钙盐渗透到蛋中，故糟蛋中钙的含量明显增加。

（四）谷类加工

谷类加工的碾米、制粉工艺对其营养成分的影响较大。由于谷粒结构的特点，其所含的营养素分布不均衡，矿物质、维生素、蛋白质、脂肪等在谷粒的外层和胚芽之中分布较多，从外层向胚乳中心逐渐减少。因此，加工精度与谷类营养素的保留程度有着密切关系，见表 3-13、表 3-14。

表 3-13　　　　　　不同加工精度稻米的营养成分（每 100g）

稻米种类	蛋白质 (g)	脂肪 (g)	碳水化合物 (g)	粗纤维 (g)	灰分 (g)	硫胺素 (mg)	核黄素 (mg)	尼克酸 (mg)
灿糙米	8.3	2.5	74.2	0.7	1.3	0.34	0.07	2.5
标准灿米	8.2	1.8	75.5	0.5	1.0	0.22	0.06	1.8
特等灿米	7.6	1.1	77.3	0.3	0.7	0.15	0.05	1.3
粳糙米	7.1	2.4	74.5	0.8	1.2	0.35	0.08	2.3
标准粳米	6.9	1.7	76.0	0.4	1.0	0.24	0.05	1.5
特等粳米	6.7	0.7	77.9	0.2	0.5	0.13	0.05	1.0

表 3-14　　　　　　　　　　　　不同加工精度面粉的营养成分（每 100g）

面粉种类	蛋白质 （g）	脂肪 （g）	碳水化合物 （g）	粗纤维 （g）	灰分 （g）	硫胺素 （mg）	核黄素 （mg）	尼克酸 （mg）
精白粉	7.2	1.3	77.8	0.2	0.5	0.06	0.07	1.1
富强粉	9.4	1.4	75.0	0.4	0.8	0.24	0.07	2.0
标准粉	9.9	1.8	74.6	0.6	1.1	0.46	0.06	2.5
全麦粉	12.1	1.8	73.7	1.5	1.6			

加工精度越高，糊粉层和胚芽损失越多，营养素损失越大，尤以 B 族维生素损失显著。稻米和小麦表现出相同的趋势。

谷类加工粗糙时虽然成品率高、营养素损失少，但感官性状差，且消化吸收率也相应降低。我国传统加工生产的标准米（九五米）和标准粉（八五粉），比精白米、面保留了较多的 B 族维生素、纤维素和矿物质，这在充分利用粮食和预防某些营养素缺乏方面取得良好效果。但近年来由于生活水平提高，人们对精白米、面的需求日益增长，故应采取对精白米、面的营养强化措施及改良谷类加工工艺以克服精白米、面的营养缺陷。同时也应正确引导，防止过分追求感官品质，而忽视内在营养质量的现象。

（五）豆类加工

豆类经过加工可制成多种豆制品，如豆浆、豆腐、香干、腐竹等。大豆经过加工，蛋白质的消化率、利用率均有所提高，如豆腐经浸泡、磨浆等工序后，大豆蛋白质的结构从密集变成疏松状态，使蛋白质更易被蛋白酶分解，从而提高了蛋白质的消化率。整粒大豆的蛋白质消化率为 65％左右，加工成豆腐后蛋白质消化率为 92％～96％，提高了大豆蛋白质的营养价值。但大豆加工成豆浆、豆腐的过程中，除了完全去掉膳食纤维外，蛋白质、脂肪、总糖、矿物质及维生素等也受到一定的损失，见表 3-15。

表 3-15　　　　　　大豆加工过程中三大营养素的损失率（％）

	干物质	蛋白质	脂肪	碳水化合物
豆浆	28.08	16.90	13.60	54.62
豆腐	48.20	46.67	31.15	65.57

大豆经发酵工艺可制成豆腐乳、豆瓣酱、豆豉等，其中蛋白质因酶解作用而易于消化吸收，而且某些营养素含量也会增加，如在发酵过程中，由于微生物作用可合成核黄素，每 100g 豆瓣酱中含核黄素 0.46mg，明显高于原料豆。

（六）蔬菜、水果加工

罐头、饮料、蜜饯及果脯等是蔬菜、水果常见的加工食品。

1. 罐头

蔬菜、水果在加工罐头的过程中最易受损失的营养素是维生素，特别是维生素 C，有部分罐头维生素 C 损失达 100%。损失的主要工艺是热烫和杀菌。加工过程维生素的损失情况见表 3-16。

表 3-16　　　　　　　　　蔬菜罐头生产中维生素的平均损失率（%）

	热烫				杀菌				
	青豆	豌豆	菠菜	芦笋	青豆	豌豆	菠菜	芦笋	番茄
硫胺素	9	27	23	8	29	46	76	33	4
核黄素	5	33	19	10	4	18	24	12	0
尼克酸	7	41	11	6	8	35	22	4	2
维生素 C	26	40	39	5	45	28	48	18	7
胡萝卜素				13		3	0		20

　　蔬菜、水果罐藏加工过程中，矿物质的损失也较严重，如菠菜罐头可损失新鲜菠菜中 40.1% 的锌和 81.7% 的锰，番茄制成罐头后损失 83.8% 的锌。此外，加工中还可加入一些其他成分，如水果罐头通常加入了一定量的蔗糖。

　　2. 饮料

　　加工蔬菜、水果汁（饮料），通常也需要采用热烫和杀菌工艺，同样会造成维生素和矿物质的损失。而且，在榨汁加工的过程中，几乎除去全部的膳食纤维。

　　3. 蜜饯（果脯）

　　蔬菜、水果加工蜜饯，常规有热烫、硫处理、浸糖和干燥等主要工序。硫处理可以增加维生素 C 和胡萝卜素的保存率，但会增加硫胺素和叶酸的损失。长时间的浸糖处理和热作用，易使水溶性营养素流失和热敏营养素的破坏。同时，在加工中加入了大量的蔗糖，使蜜饯成为高糖食品，一般含糖量在 75% 左右，失去了蔬菜、水果原有的营养特性。

二、食物烹调对营养成分的影响

　　食物烹调，最主要的营养损失，是维生素损失，特别是水溶性维生素。不同的食物在不同的烹调中，维生素的损失情况见表 3-17。

表 3-17　　　　　　　不同食物在家庭烹调中的维生素损失情况（%）

	最大损失	肉类一般蒸煮	蔬菜一般烹调	乳不同加热法	肉烤、烘、炸	蔬菜煮、蒸
维生素 A	40	—	—	0	—	—
胡萝卜素	30	—	—	—	—	—
维生素 D	40	—	—	0~20	—	—
维生素 E	55	—	—	—	—	—
维生素 K	5	—	—	—	—	—
硫胺素	80	65~70	15~50	10~30	20~40	5~40
核黄素	75	25~40	10~70	0~10	10~20	5~30
烟酸	70	30~70	30~40	0	10~30	—
泛酸	50	30~50	30	0	20	—

续表

	最大损失	肉类一般蒸煮	蔬菜一般烹调	乳不同加热法	肉烤、烘、炸	蔬菜煮、蒸
维生素 B_6	50	30～60	40	0～50	0～40	—
生物素	60	—	—	0	—	—
叶酸	100	—	20～50	0～50	—	—
维生素 B_{12}	—	—	—	50	—	—
维生素 C	100	—	10～70	10～70	—	20～50

1. 畜、禽、鱼、蛋的烹调

畜、禽、鱼类食品在烹调加热过程中，蛋白质含量的变化不大，而且经烹调后蛋白质更利于消化吸收。矿物质和维生素在炖、煮过程中损失不大，但水溶性营养素，如可溶性含氮物、矿物质及水溶性维生素等会向汤中转移，如果弃汤则可造成损失。高温处理时间过长，B 族维生素损失较多，如油炸处理。

蛋的常用烹调方法有煮、煎、炸、蒸等，除硫胺素少量损失外，对其他营养成分影响不大。烹调过程中的加热不仅具有杀菌作用，而且具有提高其消化吸收率的作用。在生蛋清中含有抗生物素和抗胰蛋白酶成分，加热烹调可破坏其活性，消除其对蛋白质消化吸收和利用的不良影响。

2. 谷物烹调

大米在烹调前淘米的过程中可使米粒外层的水溶性营养素发生流失，主要是 B 族维生素和矿物质。营养素损失的程度与淘洗次数、浸泡时间和用水温度等密切相关。淘米时水温高、搓洗次数多、浸泡时间长，营养素的损失就大。一般淘米，硫胺素损失 30%～60%，维生素 B_2 和尼克酸损失 20%～25%，矿物质损失 70%。

不同的烹调方法引起营养素的损失不同。一般而言，米、面在烹调中采用弃汤方式，如捞饭、捞面等可使 B 族维生素和矿物质因溶解于汤而损失；在烹调中加碱，如在制作面条时加入小苏打会加速硫胺素和核黄素的破坏；高温油炸也可促使 B 族维生素的破坏，如油条制作时，加碱的同时又高温油炸，硫胺素全部损失，核黄素和尼克酸也损失一半。

米饭在电饭煲中保温时，随着时间延长硫胺素的损失增加。

面食在焙烤时，如烤面包，硫胺素有一定的损失；如果再加上碱性物质，如小苏打，可加剧 B 族维生素的破坏。在焙烤时，因还原糖与氨基化合物发生的美拉德反应，使部分赖氨酸失去效能，而影响蛋白质的营养价值。

3. 蔬菜、水果的烹调

根据蔬菜、水果的营养特点，在烹调中应注意水溶性维生素及矿物质的损失和破坏，特别是维生素 C。

烹调对蔬菜维生素的影响与烹调过程中洗涤方式、切碎程度、用水量、pH 值、加热的温度及时间等有关，如蔬菜煮 5～10 分钟，维生素 C 损失达 70%～90%。

蔬菜清洗不合理，如先切后洗或切后泡在水中，维生素 C 等水溶性物质会严重丢失，合理做法是先洗后切或现炒现切。维生素 C 在 80℃以上温度快速烹调损失较少，凉拌加醋可减少维生素 C 的损失。烹调时应尽量避免挤去菜汁和弃除菜汤，烹调后的蔬菜放置时间过长不仅感官性状有所改变，维生素也会有所损失。使用合理加工烹调方法，如旺火急炒、现吃现做是保存蔬菜中维生素的有效措施。

在绿色蔬菜烹调时，适当提高 pH 值，有助于保持叶绿素的稳定，但会加大维生素 C、硫胺素和核黄素的破坏。

4. 常用的烹调方法对食物营养素的影响

不同烹调工艺所采用的温度、受热时间等各不相同，营养素的损失程度也不同。

（1）煮：煮时的汤汁或水既有传热的作用，又有良好的溶解作用。所以，汤液中存在相当多的水溶性营养成分，如 B 族维生素、维生素 C 及矿物质等。蔬菜采用这种方法时，尽管胡萝卜素很少损失，但硫胺素损失约 30%、维生素 C 损失约 60%。此外，煮沸时间的长短，煮沸前食物的处理方法对维生素营养的损失也有影响。延长煮沸时间，维生素 C 损失增加。食物的表面积越大，水溶性维生素损失越大。

（2）蒸：用蒸的方法进行烹调，食物与水的接触比煮少，可溶性营养素损失少。但由于长时间受热，维生素 C 的损失则增加。

（3）炖：炖煮时所发生的变化与煮沸时相似，只是时间更长，是一种慢速的加热方法，会有大量的可溶性营养素进入汤中。在长时间的炖煮中，B 族维生素、维生素 C 等热敏营养素破坏严重，故蔬菜、水果等不适宜采用这种方法烹调。

（4）焖：采用焖煮时，先要将主料经过炸或煎后，再放入辅料等用小火焖煮。由于加热时间较长，蛋白质、维生素等成分有不同程度的损失，特别是 B 族维生素和维生素 C 损失较大。

（5）烤：烤分为明火烤和暗火烤两种工艺。明火烤即把原料放在火上直接烤，因为火力分散，所以加热时间较长，使维生素 A、B 族维生素、维生素 C 以及蛋白质等受到较大损失。暗火烤，即炉内保持高温，原料的四周均匀受热，与明火烤相比加热时间较短，维生素的破坏相对少些。

（6）卤：在卤制过程中，原料经过煮后，各种营养素，如 B 族维生素、维生素 C 和矿物质等可溶解到汤汁中去。然后再放入卤汁中，又进一步使水溶性营养素溶于其中，所以，卤制后的食物，营养素损失较多。如果能有效地利用煮汤和卤汁，则可能会提高食物的营养价值。

（7）熘：虽然所用温度较高，但因操作速度快，故营养素的损失不大。如果食物外面再裹一层糊，使得原料所含的汁液不外流，不仅可以减少维生素等营养损失，而且可以增加风味。

（8）爆：是一种旺火高油温快速加热的烹调方法，维生素的损失不大，是比较好的烹调方法。

（9）炸：油炸时温度较高，各种营养素都有不同程度的损失，如蛋白质变性、脂肪热解、聚合、氧化及维生素破坏等。如油炸时在原料外面裹一层糊来保护，可减少营养素的损失。

（10）炒：高温短时的急火快炒，是较好的烹调方法，可以减少维生素的破坏。炒菜时，过早放盐，不仅影响菜的成熟时间，而且产生较多的菜汁，促进水溶性的维生素和矿物质等的溶出。炒菜时用淀粉勾芡，具有保护维生素 C 的作用。

（11）煎：煎用油少，温度更高，维生素损失较严重。

（12）微波烹调：微波烹调具有加热快，时间短的特点，与传统的烹调方法相比，对热敏性营养素可减少部分损失，但在具体的烹调中，这种差异并不显著。

（林文庭）

第四章

营养素参考摄入量、膳食结构及膳食指南

人类为了维持生存、生产劳动和各种社会生活，必须每天从膳食中获取各种营养素，而不同的个体由于其年龄、性别和生理状况不同对各种营养素的需要量各不相同。成人需要从膳食中获取营养素来维持体重及保证机体各种生理活动；儿童、青少年除了维持生命基本活动所需外，还需要获得更多的营养素来满足生长发育的需要；妊娠和哺乳的妇女还需要获得额外数量的营养素，以保证胎儿的生长发育以及母体相关组织增长和泌乳的需要。

人体所需的各种营养素都需要从每天的饮食中获得，而自然界中的不同食物有各自的营养价值，人类的食物中还没有一种食物能够同时满足各种营养素的需要，因此必须科学安排每日膳食以提供数量及质量均适宜的营养素。任何一种营养素长期摄入不足或摄入过多可能产生相应的营养不足或营养过多的危害。为了帮助个体和群体安全摄入各种营养素，避免可能产生的营养不足或营养过多的危害，各个国家的营养学家根据有关营养素需要量的知识，结合各国的实际情况，提出了适用于各个国家各年龄、性别及劳动、生理状态人群的膳食营养素参考摄入量（dietary reference intakes，DRIs），并对如何使用这些参考值来评价膳食质量提出了建议。

第一节　营养素需要量及膳食摄入量

一、营养素需要量

1. 营养素需要量的定义

个体对某种营养素的需要量是机体为了维持适宜的营养状况在一段时间内平均每天必需"获得的"该营养素的最低量。适宜的营养状况就是指机体处于良好的健康状态并且能够维持这种状态。

这里所用的"获得的"营养素量可能是指由食物中摄入的营养素量，也可能是指机体实际吸收的营养素量。前者称为"膳食需要量"，后者称为"生理需要量"。有些营养素吸收率很低（例如铁），需要由膳食摄入的量远高于机体需要吸收的量，在讨论需要量时就必须明确是需要摄入的量还是需要吸收的量。有些营养素的吸收率很高（例如：维生素 A、维生素 C 等），通常可以吸收膳食摄入量的 80%～90%，所以在实际应用中就没有必要区分是需要

摄入的量还是需要吸收的量而笼统称为"需要量"。

另外，"良好的健康状态"可以有不同的标准，当组织中储存的营养素已经耗空而仍得不到外界的补充，机体就可能出现临床上可察知的功能损害，例如血液生物学指标的改变，若进一步缺乏，就会出现营养缺乏病。因而考虑的健康角度不同，机体对某种营养素的需要量可以不同。因此，联合国粮农组织和世界卫生组织联合专家委员会在80年代后期定义两个不同水平的需要量。

（1）基础需要量（basal requirement）：为预防临床可察知的功能损害所需要的营养素量，满足了这种需要，机体能够正常生长和繁育，但他们的组织内很少或没有此种营养素储存，所以短期的膳食供给不足就可能造成缺乏。

（2）储备需要量（normative requirement）：维持组织中储存一定水平该营养素的需要量，这种储存可以在必要时用来满足机体的基础需要以免造成可察知的功能损害。

一般认为保持适当的储存可以满足身体在某些特殊情况下的需要，但个体究竟需要储备多少营养素却是个未解决的问题。

（3）除了这两种水平的需要量外，为了实用的目的对于某些营养素还可以使用"预防出现临床缺乏症的需要"的概念，如预防机体发生贫血而提出的对铁的需要量，但这是一个比基础需要量更低水平的需要。

2. 人群营养素需要量分布的概率表达

某一人群对某种营养素的需要量是通过测定人群内个体的需要量而获得的。由于生物学方面的差异，任何一组人群的需要量是个体需要量分布状态的表达。

为确定一个人群的营养素需要量，首先必须了解该群体中个体需要量的分布状态。如果资料充足，应尽可能以"平均需要量±标准差"来表示，但由于研究资料不足，对营养素需要量的分布状态了解不够，因此也不可能对各种营养素的需要量都用这样的表示。研究工作需要从有利于阐述和应用的角度继续探讨各种营养素需要量的变异，即各种营养素需要量的分布状态。

二、传统的营养素供给量及其发展

营养素供给量是着眼于膳食而提出的对特定人群的适宜摄取量，它是在生理需要量的基础上考虑了人群的安全率而制定的。所谓安全率一般包括同一人群当中的个体差异、应激等特殊情况下需要量的波动、食物的消化率、烹调损失以及各种食物因素和营养素之间的相互影响等，同时还兼顾社会条件、经济条件等实际问题，从而提出的膳食中实际应该含有热能和各种营养素的量。因而膳食营养供给量略高于营养素生理需要量，但对热能一般不主张再增加。

1. 美国提出的推荐营养素供给量（RDA）

第二次世界大战期间，美国政府为了保障士兵不患营养缺乏病，要求美国国家研究院（NRC）于1941年制订了美国第一个推荐的膳食营养素供给量（RDA），它反映了当时的科学知识水平和社会现实的需要。战后RDA被更广泛地应用于社会，作为判断膳食质量的科学依据和作为膳食供应计划的一种标准。以后在美国国家研究院食物与营养委员会（FNB）

的组织领导下，曾对 RDA 进行了多次修订、再版，1989 年第 10 版 RDA 的发表，已经考虑并表现出了对预防慢性病的营养需要。美国各版的 RDA 得到极为广泛的应用，成为不同时期美国人营养素供给领域中的权威性指导文件，同时对世界上许多国家制定自己的 RDA 也产生了重要的影响。

2. 美国和加拿大合作发展膳食营养素参考摄入量（dietary reference intakes，DRIs）

在第 10 版 RDA 发表后不久，许多学者认为第 10 版 RDA 已经不能适应当前社会的需要，应当进行修改。主要的理由包括以下三个方面：①在 RDA 应用方面需要对各个推荐值进行更具体的说明，并对怎样使用这些数值给予详细指导；②近年来对某些营养素的健康促进作用有了新的认识，传统的 RDA 概念已不能涵盖这些观点；③对某些营养素和人群组的研究已积累了足够的新知识，提示 RDA 需要更新和扩展。1996 年美国确定了分步制定 DRIs 的计划和组织安排，与加拿大卫生和福利部合作，由两国的著名专家组成了 DRIs 科学评价常设委员会，下设七个专题组及两个分委员会，就相关专题进行了系统研究，并出版了许多关于 DRIs 的出版物。

3. 欧洲国家的膳食营养素参考值

欧洲各国有各自的能量和营养素每天推荐摄入量，而且各国间的推荐值存在较大差异，不同的国家和地区所采用的表达方法和使用的术语也都各不相同。英国的膳食参考值（dietary reference values，DRVs）工作组首先于 1979 年建议英国人的营养素摄入量，称为推荐每日量（recommended daily amounts，RDA）。经过实践，20 世纪 80 年代后期 DRVs 工作组认识到原先建议的 RDA 定义不清，造成许多误解，并于 1991 年决定采用三个新的述语来表达不同水平的参考值：平均需要量（estimated average requirement，EAR）表示一个人群平均的需要量；营养素参考摄入量（reference nutrient intake，RNI）表示摄入量在此水平以上几乎可以肯定是适宜的；低营养素参考摄入量（low reference nutrient intake，LRNI）表示摄入量低于此水平几乎可以肯定对大多数个体是不适宜的。这一新的发展在欧洲引起了广泛的兴趣，荷兰采用了与之相似的表述，欧共体使用了和它大体一致的概念，在北欧各国的建议中也可以看到它的影子。欧洲共同体食物科学委员会（EC-SCF）于 1992 年提出了欧共体能量和营养素摄入的建议。他们采用类似英国膳食参考值工作组的途径，从单一的 RDA 转向用三个水平来表达不同的需要。即：平均需要量（average requirement，AR）、人群参考摄入量（population reference intake，PRI）即相当于传统的 RDA、最低域摄入量（lowest threshold intake，LTI）。另外，食物科学委员会的一个分委员会讨论了"安全水平上限"的定义，并于 1998 年建立了"健康危害性评估组"以协调欧共体在危害性评估方面的工作。但是，有些欧共体的成员国未同意采用 EC-SCF 的建议。有的国家自 1993 年起又发表了各自的每日能量和营养素需要量建议，如意大利、西班牙和北欧诸国；有的国家也正在制定或修订本国的建议，如德国、奥地利、法国和荷兰。

北欧诸国于 1996 年发表了一组北欧人营养推荐量（nordic nutrition recommendations，NNR）作为计划膳食的基础。它以满足人们的营养需要，即生长和生理功能的需要为前提，并能帮助降低发生与膳食有关慢性病的危险。NNR 包括四个水平的推荐量："推荐营养素摄入量"、"推荐营养素密度（recommended nutrient density）"、"每日营养素摄入量低限"、"每日营养素摄入量上限"。

4. 中国及亚洲其他国家的推荐营养素供给量（RDA）

我国膳食营养需要量标准的制定可追溯到 1937 年，侯祥川教授任我国第一个营养素供给量《中国民众最低限度之营养需要》制订的主要负责人；1938 年，中华医学会公共卫生委员会正式公布，提出在温带居住的成年人，不作体力劳动者，每人每日最低能量需要 2 400kcal，蛋白质需要为成年人每日每公斤体重 1.5g。1941 年郑集教授发表了"中国民众最低限度营养需要之管见"，建议应当根据中国人生理及营养方面的研究结果，对各年龄组人群的能量和蛋白质需要量进行调整。1952 年，中央卫生研究院营养学系编著出版的《食物成分表》中附录的"营养素需要量表（每天膳食中营养素供给标准）"纳入了钙、铁和 5 种维生素（维生素 A、硫胺素、核黄素、尼克酸和抗坏血酸）的需要量。中国医学科学院营养系修改了 1952 年的建议，定名为"每日膳食中营养素供给量（RDA）"，附录于 1955 年修订再版的《食物成分表》中。1962 年，在中国生理科学会的生物化学、营养学学术讨论会中，对 1955 年制定的 RDA 作了进一步的讨论，并参照国内外有关资料重新作了修订，并附录于第三版《食物成分表》。这次修订对劳动强度分级作了说明，并根据年龄和气候变化提出了能量需要量的方法。1976 年，中国医学科学院卫生研究所再次修订 RDA，但变动不大；1981 年 5 月，在中国生理科学会全国营养学术会议暨成立大会上，再次修订了我国的 RDA，1988 年 10 月中国营养学会对 RDA 作了最近一次修订。

1998 年中国营养学会成立了"中国居民膳食营养素参考摄入量专家委员会"及秘书组，并开始工作。2000 年 10 月出版了《中国居民膳食营养素参考摄入量—Chinese DRIs》。

亚洲各国制订其 RDA 的年代、人群年龄分组及建议的营养素摄入量等方面都有很大差别。菲律宾是制订 RDA 较早的国家，1947 年由菲律宾营养协会发表了第一版，并于 1953 至 1989 间由食物与营养研究所共进行了 6 次修订。日本国卫生福利部于 1969 年首次发布他们的 RDA，嗣后每 5 年修订 1 次。泰国于 1970 年制订了泰国人的 RDA。

5. 各国膳食营养素参考值的差异

世界各国所制订的能量和营养素每天推荐摄入量彼此有很大的差别，造成这些差别的原因是多方面的：

首先是不同国家所采用的"每天推荐摄入量"的概念及其框架不同。在制订"每天推荐摄入量"的过程中，不同国家依据的资料各不相同。有的基于专家委员会复习原始科研资料，有的基于国家或国际专家组的综合报告，也有的把两者结合起来加以判断。所以对于同一营养素、同一类型的群体会有明显不同的推荐量。

其次是对目标设置、指标选择和资料处理等方面的差异。制订每天推荐摄入量要从评估营养素的生理需要量为起点，加上变异性、生物利用率和不确定因素等诸多方面的估算，对其中任何一个方面的处理都有可能引进误差，从而导致结果的不同。在实践过程中最大的差异往往来自判断"适宜"所用的标准不同，例如预防缺乏病、满足代谢需要、保障组织储备、最大的生理作用（如酶活性）和降低慢性病的风险都是"适宜"的，但却不是同一水平的"适宜"。为了满足不同水平的"适宜"而建议的摄入量自然就会不同。而且不同国家在确定建议值时所选择的安全系数也多不相同，在对人群进行分组时采用的年龄段不同等均对结果造成差异。例如荷兰制定 RDA 是为计划食物供应和评估食物消费，他们用的"适宜"指标包括预防临床缺乏病症、维持营养的平衡、维持一定水平的营养素储存。荷兰的科学家认为摄入较高剂量某些营养素有益健康的说法根据不足，还不能作为"适宜"的指标。北欧诸国制订的"北欧人营养推荐量"则包含了考虑"有助于降低与膳食有关慢性病发生的危险"。

第二节　膳食营养素参考摄入量

一、膳食营养素参考摄入量（DRIs）的定义

膳食营养素参考摄入量（Dietary Reference Intakes，DRIs）是一组每日平均膳食营养素摄入量的参考值，如前所述它是在 RDAs 的基础上逐渐发展而来的，包括四项内容：平均需要量（EAR）、每天推荐摄入量（RNI）、每天适宜摄入量（AI）和可耐受最高摄入量（UL）。

1. 平均需要量（estimated average requirement，EAR）

EAR 是某一特定性别、年龄及生理状况群体中对某营养素需要量的平均值。摄入量达到 EAR 水平时可以满足群体中半数个体对该营养素的需要，而不能满足另外半数个体对该营养素的需要。EAR 是制订 RNI 的基础。

2. 每天推荐摄入量（recommended nutrient intake，RNI）

RNI 相当于传统使用的 RDA，是满足某一特定性别、年龄及生理状况群体中绝大多数（97%～98%）个体的需要。长期摄入 RNI 水平，可以维持组织中有适当的储备。

RNI 是在 EAR 的基础上制订的，如果个体摄入量呈常态分布，一个人群的 RNI＝EAR＋2SD。当人群需要量的资料不充分，不能计算 SD 时，可设 EAR 的变异系数为 10%，则 RNI＝1.2×EAR。RNI 是健康个体的膳食营养素摄入量目标，个体摄入量低于 RNI 时并不一定表明该个体未达到适宜营养状态。如果某个体的平均摄入量达到或超过了 RNI，可以认为该个体没有摄入不足的危险。

3. 每天适宜摄入量（adequate intake，AI）

AI 是通过观察或实验获得的健康人群某种营养素的摄入量。例如纯母乳喂养的足月产健康婴儿，从出生到 4～6 个月，他们的营养素全部来自母乳。母乳中供给的各种营养素量就是他们的 AI 值。AI 应能满足目标人群中几乎所有个体的需要，它是当某种营养素的个体需要量研究资料不足，没有办法计算出 EAR，不能求得 RNI 时所采用的每天推荐摄入量水平，其准确性远不如 RNI，可能显著高于 RNI，但也可以用作个体摄入量的目标，能够满足目标人群中几乎所有个体的需要。

4. 可耐受最高摄入量（tolerable upper intake level，UL）

UL 是平均每日可以摄入该营养素的最高量。这个量对一般人群中的几乎所有个体似

不至于损害健康，但并不表示达到这一水平可能是有益的，UL 并不是一个建议的摄入水平。

UL 的主要用途是检查个体摄入量过高的可能，避免发生中毒。当摄入量超过 UL 时，发生毒副作用的危险性会增加。在大多数情况下，UL 包括膳食、强化食物和添加剂等各种来源的营养素之和。对许多营养素来说，当前还没有足够的资料来制定他们的 UL，所以没有 UL 值并不意味着过多摄入这些营养素没有潜在的危险。

5. 营养素参考摄入量与推荐营养素供给量的区别

DRIs 虽然是在 RDAs 的基础上发展起来的，但是它在表达方式和应用范围等方面都已经发生了根本变化。DRIs 和传统的 RDAs 的区别可以概括为以下四点：①DRIs 不仅考虑到防止营养不足的需要，同时还考虑到降低慢性退行性疾病风险的需要；②营养素摄入不足或过多的概率是制定 DRIs 的基础性概念，这一概念贯穿 DRIs 在评价膳食质量和计划膳食中的应用；③当有可靠的资料说明过量摄入某种营养素对健康的不良影响时，就要建立该营养素的"最高可耐受摄入量"；④有些膳食成分可能不符合营养素的传统概念，但是具有一定的健康促进作用，如果已经具备充分的资料也应建立它的参考摄入量。

不管是传统的 RDA 还是当前的 DRIs，一个共同的特征就是他们是应用于健康人的膳食营养标准。它不是一种应用于患有急性或慢性病的人的营养治疗标准，也不是为以前患过营养缺乏病的人设计的营养补充标准。

二、营养素参考摄入量的制定

制定一种营养素的参考摄入量必须依赖充足和可靠的需要量研究资料，并根据资料来源和质量选择适当的方法进行处理。

1. 制定 DRIs 的资料来源

制定 DRIs 的资料来源包括动物实验研究资料、人体代谢研究资料、人群观测研究资料、随机性临床研究资料等四个方面。这些不同来源的资料各有其优缺点，使用时要充分考虑其各自的特点。

如用动物模型进行营养素需要量的研究可以很好地控制营养素摄入水平、环境条件，甚至遗传特性等因素，以获得准确的数据。但其缺点是动物和人体需要的相关性可能不清楚，即难以确定由动物实验得到的数据怎样应用到人体是合理的。

在代谢实验室中进行人体研究可以产生很有价值的资料。预防营养素缺乏病的人体需要量资料多数是通过这种研究获得的。代谢研究可以严格掌握受试者营养素的摄入量和排出量，并且可以重复采取血样等来测定营养素摄入量和有关生物标志间的关系。通常研究者用"营养素平衡实验"探讨该营养素的适宜营养状况，用"耗竭-饱和"实验测定受试对象在膳食营养素缺乏或边缘缺乏时的表现，以及补充已知量的营养素纠正缺乏症的效果。对特定的人群进行流行病学观测研究的结果能够比较直接的反映自由生活的人群情况，可以比较充分地表明营养素摄入量与疾病风险的相关性。但在对人群流行病学研究中，存在有难以控制的各种混杂因素。近年来，实验技术迅速发展，使用暴露、敏感性和疾病有关的生物标志物的研究增多。这一发展在膳食和健康关系研究中有广阔的前景，预期可以更准确地评估不同水平膳食营养素及其他膳食成分对健康的影响。随机性临床研究把受试对象随机分至不同摄入水平组进行临床试验，并可以限制在人群观测研究中遇到的混杂因素的影响。但此类研究也有它的缺陷，一般要使用一定的膳食补充手段，接受试验的对象可能是一个选择性的亚人群，实验结果不一定适用于一般人群；一个试验一般只能研究少数营养素或营养素组合、一两个摄入水平；膳食补充实验费用较高，而且坚持膳食补充也常有困难，一般观察期间相对较短。膳食的影响都是长期的结果，尤其在研究慢性病时，在试验前长时间的膳食营养状况可能对观测的疾病有更大的影响。

2. 特定人群营养素摄入量参考值的制订

（1）制订婴儿每天适宜摄入量：0～6个月婴儿营养素 AI 的制订是根据计算的0～6个月婴儿从母乳中获得的营养素。但在不同的研究中称量所得的婴儿平均摄入奶量不尽相同，而且母乳中所含营养成分也有一定的差异。所以在制订小婴儿各种营养素的 AI 值时，如有可能应尽量使用多个研究报告中比较一致的数字。当前比较公认的0～6个月婴儿平均每日摄入奶量为0.78L。7～12个月的婴儿除了继续吃母乳外，还逐渐接受辅助食品或断奶食品，向固体食物过渡，因为这一阶段的婴儿平均每天摄入0.6L母乳。这一时期的营养素 AI 由0.6L母乳中所含的营养素和辅食或断奶食品中所提供的营养素两部分组成。这种途径符合儿科学及营养学界公认的原则，即婴儿应继续母乳喂养到9～12个月并适当添加固体食物。

（2）由成人资料外推至儿童及青少年：对于部分营养素例如各种B族维生素、硒和维生素E等，资料不足以制订儿童及青少年的 EAR，可以根据他们的参考体重并考虑到其生长的需要，由成人的资料来推算，公式为：

$$EAR_{儿童} = EAR_{成人} \ (F)$$

$$F = (体重_{儿童}/体重_{成人})^{0.75} \ (1 + 生长系数)$$

生长系数：0.5～3岁为0.30，4～8岁为0.15，9～13岁为0.15，14～18岁为男0.15，女0。

（3）由小婴儿的 AI 推算大婴儿的 AI：大婴儿的营养素摄入量由母乳和辅食两部分构成。因为辅食部分难以测定，故大婴儿 AI 可以由小婴儿的 AI 来推导。由0～6个月婴儿的 AI 推导7～12个月婴儿的 AI 同样可以使用代谢体重比例方法。因为都是生长迅速的婴儿，所以计算时不再考虑生长系数。

$$AI_{7～12m} = AI_{0～6m} \ (F)$$

$$F = (体重_{7～12m}/体重_{0～6m})^{0.75}$$

三、营养素摄入不足或摄入过多的危险性

如果人体长期摄入某种营养素不足就有发生该营养素缺乏症的危险；当通过膳食或其他途径长期大量摄入某种营养素时就可能发生一定的毒副作用。下面的图解（图4-1）以蛋白质为例说明摄入水平与随机个体摄入不足或过多的概率。

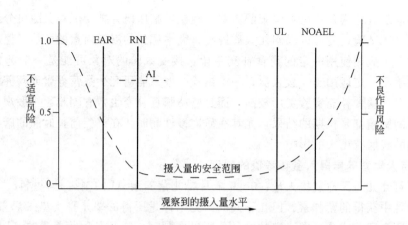

图 4-1 营养素摄入水平与随机个体摄入不足或过多的概率

如图所示，当日常摄入量极低时，随机个体摄入不足的概率为 1.0。就是说如果一个人在一定时间内不摄入该营养素就会发生缺乏病。随着摄入量的增加，摄入不足的概率相应降低，发生缺乏的危险性逐渐减少。当一个随机个体摄入量达到 EAR 水平时，他缺乏该营养素的概率为 0.5，即有 50％的机会缺乏该营养素；一个群体的平均摄入量达到 EAR 水平时，人群中有半数个体的需要量可以得到满足，另外半数个体的需要量得不到满足。摄入量增加，随机个体的摄入量达到 RNI 水平时，摄入不足的概率变得很小，发生缺乏的机会在 3％以下；一个群体的平均摄入量达到 RNI 水平时，人群中有缺乏可能的个体仅占 2％～3％，也就是绝大多数的个体都没有发生缺乏症的危险。所以也把 RNI 称为"安全摄入量"。摄入量若继续增加直到某一点，可能开始有摄入过多的征象出现，这一点就是该营养素的"可耐受最高摄入量（UL）"。RNI 和 UL 之间是一个"安全摄入范围"，日常摄入量保持在这一范围内，发生缺乏和中毒的危险性都很小。为了避免摄入不足和摄入过多的风险，应当努力把营养素的摄入量控制在安全摄入范围之内。

当然机体摄入的食物和营养素量每天都不尽相同，这里使用的"摄入量"是指在一段时间，譬如几周或几个月的期间内的平均摄入水平。

五、中国居民膳食营养素参考摄入量（Chinese DRIs）

1998 年中国营养学会成立了"中国居民膳食营养素参考摄入量专家委员会"及秘书组，2000 年 10 月出版了《中国居民膳食营养素参考摄入量—Chinese DRIs》。该书是一部系统论述营养素参考摄入量的专著。"专家委员会"进一步将一些主要数据集中和简化，制成"中国居民膳食营养素参考摄入量表"。

"参考摄入量表"包括：①能量和蛋白质的参考摄入量及脂肪供能比（附表 2-1）；②常量和微量元素的 RNIs 或 AIs（附表 2-2）；③脂溶性和水溶性维生素的 RNIs 或 AIs（附表 2-3）；④某些微量营养素的 ULs（附表 2-4）；⑤蛋白质及某些微量营养素的 EARs（附表 2-5）。

六、膳食营养素参考摄入量在膳食质量评价方面的应用

（一）应用膳食营养素参考摄入量评价个体和群体摄入量概述

膳食营养素参考摄入量（DRIs）包含多项参考值（EAR、RNI、AI、UL），在实际应用中应根据使用的目的和不同的营养素正确选择适宜的指标。表 4-1 简要列出了各项参考值在膳食评价中的用途。

表 4-1　　　　　　　　　应用膳食营养素参考摄入量评价个体和群体摄入量

	用于个体	用于群体
EAR	用以检查日常摄入量不足的几率	用以估测群体中摄入不足个体所占的比例
RNI	日常摄入量达到或超过此水平则摄入不足的几率很低	不用于评价群体的摄入量
AI	日常摄入量达到或超过此水平则摄入不足的几率很低	平均摄入量达到或超过此水平表明该人群摄入不足的几率很低
UL	日常摄入量超过此水平可能会面临健康风险	用以估测人群中面临过量摄入健康风险的人所占的比例

（二）应用膳食营养素参考摄入量评价个体摄入量

膳食评价是营养状况评价的组成部分，虽然根据膳食这一项内容不足以确定一个人的营养状况，但把一个人的营养素摄入量与其相应的 DRIs 进行比较还是合理的。将收集到的膳食摄入资料，正确选择评价参考值，并且合理解释所得的结果，当然还应结合临床、生化及体格测量资料来综合评价一个人的营养状况。

1. 用平均需要量（EAR）评价个体摄入量

对一个人的膳食进行评价是为了说明该个体的日常营养素摄入量是否充足。要直接比较一个人的摄入量和需要量很困难，因为：①这个特定个体的需要量是不知道的；②几乎不可能测定一个人真正的摄入量。

一个人的膳食是否适宜可以通过比较观测到的摄入量和相应人群需要量均值进行判断。如摄入量远高于需要量均值，则此人的摄入量大概是充足的；反之，如观测到的摄入量远低于需要量均值，则此人的摄入量大概是不充足的。在这两者之间，要确定摄入量是否适宜相当困难。

在实际应用中，观测到的摄入量低于 EAR 时可以认为必须提高，因为摄入不足的几率高达 50%；摄入量在 EAR 和 RNI 之间时也可能需要改善。只有通过很多天的观测，摄入量达到或超过 RNI 值时，或虽为少数几天的观测，但结果远高于 RNI 时才可确认摄入量是充足的。

2. 用每天适宜摄入量（AI）评价个体摄入量

如果一个人的日常摄入量等于或大于 AI，几乎可以肯定其膳食是适宜的；但是，如果

摄入量低于 AI 值，就不能对其是否适宜进行定量或定性估测。要对这种情况进行评估必须由专业人员根据该个体其他方面的情况加以判断。

3. 用最高可耐受摄入量（UL）评价个体摄入量

用 UL 衡量个体摄入量是将观测到的短时间内的摄入量和 UL 值进行比较，推断该个体的日常摄入量是否过高，以致可能危及健康。对于某些营养素，摄入量可以只计算通过补充、强化和药物途径的摄入，而另外一些营养素则应把食物来源也包括在内。

UL 值是一个对一般人群中绝大多数个体，包括敏感个体，似不致危害健康的摄入量上限。如果日常摄入量超过了 UL 值就有可能对某些个体造成危害，有些营养素过量摄入的后果比较严重，甚至是不可逆的。所以摄入量一旦超过了 UL 值一定要认真对待。

总之，在任何情况下一个人的真正需要量和日常摄入量只能是一个估算结果，因此对个体膳食适宜性评价结果都是不够精确的，应当结合该个体其他方面的材料对结果进行谨慎解释。

（三）应用膳食营养素参考摄入量评价群体营养素摄入量

对群体的评价应回答两个方面的问题：一是人群中某种营养素的摄入量低于其需要量的人占多大比例？二是有多大比例的人日常摄入量很高，可能面临健康危害风险？要正确评价人群的营养素摄入量，需要获得准确的膳食资料、选择适当的参考值（DRIs）、调整个体摄入量变异的分布及影响因素，并对结果进行合理的解释。

如果我们知道人群中所有个体的日常摄入量和需要量，就可以直接算出摄入量低于其需要量的人数百分数，看到有多少个体摄入不足。但实际上我们不可能获得此种资料，只能用适当的方法来估测摄入不足的几率。

1. 用平均需要量（EAR）评价群体营养素摄入量

（1）概率法（probability method）：这是把群体内需要量的分布和摄入量的分布结合起来的一种统计学方法。它产生一个估测值，表明有多大比例的个体面临摄入不足的风险。在群体内摄入量和需要量不相关或极少相关的条件下，这种方法的效果良好。本法的概念很简单，即摄入量极低时摄入不足的几率很高，而摄入量很高时摄入不足的几率可以忽略不计。概率法由人群需要量的分布获得每一摄入水平的摄入不足危险度；由日常摄入量的分布获得群体内不同的摄入水平及其频数。为了计算每一摄入水平的摄入不足危险度，需要知道需要量分布的平均值（EAR）或中位需要量、变异度及其分布形态。实际上，有了人群需要量的分布资料以后，对每一摄入水平都可以计算出一个摄入不足危险度；再加权平均求得人群的摄入不足的概率。没有 EAR 就不能用概率法来计算摄入不足的流行。

（2）平均需要量切点法（EAR cut-off method）：EAR 切点法比概率法简单。本法要求：观察营养素的摄入量和需要量之间没有相关；需要量可以认为呈正态分布；摄入量的变异要大于需要量的变异。根据现有的知识，我们可以假定凡已制定了 EAR 和 RNI 的营养素都符合上述条件，都可以用本法进行评价。

EAR 切点法不要求计算每一摄入水平的摄入不足危险度，只需简单的计数在观测人群中有多少个体的日常摄入量低于 EAR。这些个体在人群中的比例就等于该人群摄入不足个体的比例。

（3）对摄入量分布资料的调整：不管采用何种方法来评估群体中营养素摄入不足的概率，日常摄入量的分布资料是必不可少的。这种资料称之为"日常摄入量分布"或"调整的摄入量分布"，因为人群日常摄入量的分布可以用统计学方法调整每一个体观测到的摄入量来求得。为获得此资料必须对观测到的摄入量进行调整以排除个体摄入量的日间差异（个体内差异）。经过调整后的日常摄入量分布应当能够更好地反映个体间的差异。这一方法首先由美国国家研究委员会（NRC）于 1986 年提出，又经 Nusser 等（1996）进一步发展而成，要对摄入量的分布进行调整至少要观测一个有代表性的亚人群，其中每一个体至少有连续三天的膳食资料或者至少有两个独立的日膳食资料。

如果样本人群每人只有一天的膳食资料，也仍然有可能对观察摄入量的分布进行调整，这就需要借助根据别的资料系列估测的摄入量个体内差异。如果摄入量的分布没有得到适当的调整（包括个体内差异调整和调查有关因素如访谈方法、询问顺序等的调整），则不论用上述的哪种方法均难以正确估测摄入不足的比例。

2.　用每天适宜摄入量（AI）评估群体摄入量

当人群的平均摄入量等于或大于适用于该人群的营养素 AI 时，可以认为人群中发生摄入不足的几率很低（以制定 AI 所用营养指标为依据进行判断），当平均摄入量在 AI 以下时不可能判断群体摄入不足的程度。营养素的 AI 和 EAR 之间没有肯定的关系，所以不要试图从 AI 来推测 EAR。

3.　用可耐受最高摄入量（UL）评估群体摄入量

UL 适用于评估摄入营养素过量而危害健康的风险，当摄入量超过 UL 以后，发生中毒的潜在危险增加。可以根据日常摄入量的分布来确定摄入量超过 UL 者所占的比例；日常摄入量超过 UL 的这一部分人可能面临健康风险。进行可耐受最高摄入量的评估时，有的营养素需要准确获得各种来源的摄入总量，有的营养素只需考虑通过强化、补充剂和作为药物的摄入量。

4.　减少应用 DRIs 进行膳食评估的潜在误差

应用 DRIs 进行膳食评价，有若干环节可以影响其准确性，如：参考值的选择是否恰当、膳食资料是否完全、食物成分资料是否准确、取样设计和方法是否适当等等。

（1）不宜用平均摄入量来评估人群摄入水平：平均摄入量或中位摄入量一般不能用于评估人群摄入量是否适宜。过去经常把平均摄入量和 RDA 比较，特别是当平均摄入量等于或大于 RDA 时就得出"本人群的膳食营养素摄入量达到了推荐的标准，因而是适宜的"的结论。这种用法是不恰当的，因为摄入不足的概率取决于日常摄入量的分布形态和变异程度，而不取决于平均摄入量。但是，对于大多数营养素来说，为了要保证摄入不足者的比例很低，的确平均摄入量要超过 RNI；而且，日常摄入量的变异比需要量的变异越大，则平均摄入量超过 RNI 也要越多时，才能保证人群中只有少数个体有摄入不足的危险。如果人群的平均摄入量等于 RNI 则人群中会有相当比例的个体其日常摄入量低于需要量，因为人群对某种营养素摄入量的变异一般总会大于其需要量的变异。如果用平均摄入量和 EAR 比较就需要更加小心，如果平均摄入量等于 EAR，大概有半数的人该营养素的摄入量低于其需要量。

（2）不宜用 RNI 来评估人群摄入不足的流行：根据定义，RNI 是一个超过人群中 97%～98%的个体需要的摄入水平（假定人群的需要量呈正态分布）。如果用 RNI 作为切点来估测摄入不足，结果必然严重高估了摄入不足的比例，所以不能用 RNI 来评估人群摄入营养素不足的流行。

（3）不宜用食物频数问卷资料评价人群摄入量：评估人群的膳食营养素摄入必须有人群日常摄入量的分布资料，因而需要每一个体定量的膳食资料。半定量的食物频数问卷资料一般不宜用于评价人群摄入量是否适宜。

总之，对群体膳食资料进行评价需要调整营养素摄入量的分布和营养素需要量分布，选择适当的参考值来评估摄入不足或摄入过多的危险。对于有 EAR 的营养素，摄入量低于 EAR 者在群体中占的百分数即为摄入不足的比例数。不宜直接比较平均摄入量和 RNI 来评估营养素摄入水平。对于有 AI 的营养素，最多就是比较群体平均摄入量或中位摄入量和 AI 的关系；但当平均摄入量时，没有办法判断摄入不足的比例。日常摄入量超过 UL 者所占的百分数就是人群中有过量摄入风险的比例。

第三节　合理营养的基本要求

合理营养（rational nutrition）是指每天从食物中摄入的能量和各种营养素的量及其相互间的比例都能满足人体在不同生理阶段、不同劳动环境及不同劳动强度下的需要，并使机体处于良好的健康状态。合理营养是通过平衡膳食来实现的。

平衡膳食是指能满足合理营养要求的膳食，从食物中摄入的能量和营养素在一个动态过程中，能提供机体一个合适的量，避免出现某些营养素的缺乏或过多而引起机体对营养素需要和利用的不平衡。

一、合理营养的基本要求

1. 食物本身应无毒害，不含有毒物质及致病微生物

营养价值再高的食物如果含有毒物质和致病微生物则会对人体产生危害或引起食物中毒，所以食物本身无毒害应是合理膳食的基本条件。

2. 能保证用膳者必需的能量和各种营养素

这是从量上要求膳食中各种营养素和能量应能保证满足用膳者的要求，具体参照营养素每天推荐摄入量。

3. 摄取的食物应保持各种营养素之间的平衡

人类食物中的各种营养素相互间应保持一种平衡性才能充分发挥各种营养素的功能，保证人体处在一种良好的健康状态。

（1）能量与维生素间的平衡：各种水溶性维生素在能量代谢中发挥重要作用，所以膳食中能量摄入和维生素间就应保持平衡，当能量摄入较高时，对水溶性维生素的需要量也会增加。如在制定硫胺素、核黄素、尼克酸的膳食推荐量时，要考虑能量的摄入量，硫胺素和核黄素以 0.5mg/1000kcal 能量考虑，而尼克酸以 5mg/1000kcal 能量考虑，实际上各国所制定的 DRIs 大致是符合这个比例的。

（2）三大热能营养素之间的比例：营养学上比较强调的关于三大热能营养素的供热比例问题，也反映了各种营养素间的平衡问题，膳食中蛋白质、脂肪和碳水化合物的供给保持合适比例，相互间保持一种平衡状态，才能保证三者间合适的供热比例。根据我国居民的膳食特点，普通成人三大热能营养素合适的供热比例为脂肪提供能量占总能量的 20%～30%，蛋白质 10%～12%，碳水化合物 55%～65%。

（3）必需氨基酸之间的平衡：我们日常所摄入的混合膳食中必需氨基酸的比例，决定了该混合膳食的氨基酸模式，也就决定了膳食向人体提供的蛋白质在机体内的利用程度，也影响人体的蛋白质营养状况。膳食中必需氨基酸的合适比例，应参照合理的氨基酸模式，并合理安排膳食使混合膳食的比例趋向合理。

（4）无机元素间的平衡：无机元素中锌与铁、铜，钙与铁、镁，钠与钾等之间要保持平衡。在日常的饮食中不能片面摄入或补充某一种无机元素，以避免造成无机元素之间的失衡。

（5）饱和脂肪酸、单不饱和脂肪酸、多不饱和脂肪酸之间的平衡：饱和脂肪酸、单不饱和脂肪酸以及多不饱和脂肪酸在体内都有各自的功能，尤其近年来特别重视单不饱和脂肪酸和多不饱和脂肪酸与心脑血管疾病的关系研究，然而不饱和脂肪酸的摄入并非越多越好，饱和、单不饱和、多不饱和之间应保持平衡。50 年代，有专家建议膳食中不饱和脂肪酸与饱和脂肪酸的比值应大于 1；之后世界卫生组织（WHO）、世界粮农组织（FAO），以及美国心脏病协会（AHA）均建议，在膳食总脂肪供能降低至 30% 的前提下，膳食饱和脂肪酸、单不饱和脂肪酸、多不饱和脂肪酸供能分别为 10%（即 1:1:1）。随后的 30 多年间，先后有不同比值提出，如美国心脏病协会提出，在膳食总脂肪占总能量比值安全的前提下，允许单不饱和脂肪酸摄入占总能量的 15%～16%，即饱和、单不饱和、多不饱和脂肪酸供能比为 10%、15% 和 10%（1:1.5:1）；日本有专家建议膳食中三种脂肪酸的构成比为 1:1.6:1。但迄今为止，膳食总脂肪供能为 30%，其中饱和脂肪酸、单不饱和脂肪酸、多不饱和脂肪酸供能分别为 10%（即 1:1:1），这一比值仍是目前世界上最权威的推荐值。应强调的是，1:1:1 的比例是包括食用油在内的所有膳食脂肪，人除了吃油以外还会吃鱼、肉、蔬菜等，如果把食用油中的饱和脂肪酸配成该比例的话，加上人食用的其他食品，人体中的饱和脂肪酸就可能过量。

（6）无机盐与维生素间的平衡：如众所周知的钙与维生素 D、铁与维生素 C 及核黄素、维生素 A 之间应保持平衡。

（7）维生素之间的平衡：某种维生素在另一种维生素的代谢和应用中发挥重要作用，膳食中也应保持平衡，以同时满足机体的需要。如核黄素参与维生素 B_6 转变为磷酸吡哆醛和色氨酸转变为烟酸的过程、维生素 B_6 参与烟酸的形成等。

4. 合理加工烹调

避免营养素损失，提高消化吸收率，并具有良好的色、香、味、形，食物多样化，促进食欲，满足饱腹感。各种食物中所含营养素的数量，一般是指烹调前的含量，大多数食物由于经过加工、烹调和贮存，会损失一部分营养成分，因此不但要认真选择食物，还要进行科学合理的保存、加工和烹调，以最大限度地保留食物中的营养素。科学烹饪是保证食品色、香、味和营养的重要环节，食品加工过程中会发生一系列的物理、化学变化，有的变化能增进食品的色、香、味，使之容易消化吸收，提高食物中营养素的利用率；而有的变化则会使某些营养素丢失或被破坏。所以在烹调加工时，一方面要利用加工过程的有利因素，达到提高营养，促进消化吸收的目的；另一方面也要尽量控制不利因素，以减少营养素的损失。

5. 合理的膳食制度和良好的饮食习惯

膳食制度是指把全天的食物定时、定质、定量地分配给食用者的一种制度。在人的一天生活中，工作、学习、劳动和休息的安排是不一致的，而不同的时间人体所需的热能和各种营养素也不完全相同。所以针对食用者的生活、工作情况，规定适合食用者生理需要的膳食制度是非常重要的。建立合理的膳食制度，能充分发挥食物对人体的有益作用，促进工作及劳动能力，有益人体健康。如果膳食制度不合理，一日餐次过多或过少，都会造成消化功能紊乱，直接影响劳动效率和健康。合理膳食制度主要包括餐次和食物的分配，每日餐次不能太少也不宜太多。一日进餐几次，各餐的质与量应该如何分配等，可本着以下原则进行确定：①使食用者在吃饭前不发生剧烈的饥饿感，而在吃饭时又有正常的食欲；②使所摄取的营养素能被身体充分吸收和利用；③满足食用者生理和劳动的需要，保证健康的生活和工作；④尽量适应食用者的工作制度，以利于生产和工作。

根据我国人民通常的工作、学习制度和习惯，一日进食三餐，两餐间隔5～6小时是比较合理的。

一日食物的分配应该与工作、休息时间相适应，高蛋白食物应在工作前摄取，不应睡眠前摄取。因为蛋白质能够提高代谢和较难消化，会影响睡眠。三餐热能的合理分配是：早餐占25%～30%，蛋白质、脂肪食物应多一些，以便满足上午工作的需要。我国有些地区的早餐分配偏低，有的仅占全日总热能量的10%～15%，这与上午工作热能消耗是很不适应的；午餐占40%，碳水化合物、蛋白质和脂肪的供给均应增加，因为既补偿饭前的热能消耗，又贮备饭后工作的需要，所以在全天各餐中应占热能最多；晚餐占30%～35%，多供给含碳水化合物多的食物，可多吃些谷类、蔬菜和易于消化的食物，少吃富有蛋白质、脂肪和较难消化的食物。

二、合理营养的特点

从现代营养学的观点来看，合理营养应具有五大特点。一是充分性（adequacy）：食物必须提供足量的各种必需营养素、纤维和能量；二是平衡性（balance）：所选择的食物不因过分强调某一种营养素或某类食物而忽略了其他营养素或食物；三是热量控制（caloric control）：食物应提供维持正常体重所需的能量不多也不少；四是适度性（moderation）：食物中没有过多的脂肪、盐、糖或其他不需要的成分；五是多样性（variety）：每天所选的食物都有所不同。

1. 充分性

每一种营养素都可以用来说明饮食充分性的重要性。以人们熟悉的铁为例，铁是人体必需的营养素，必须不断补充。惟一的方法就是食用含铁的食物。一些食物富含铁，而另一些含铁量很少。肉类、鱼类、家禽和豆类含铁量都很丰富，获取铁的简单方法就是常食用这类食物。

2. 平衡性

不能因为补充某种营养素而补充某类食物，忽略富含其他食物的供给。以钙为例，大多数含铁量丰富的食物含钙量都很少。钙的最佳食物来源是奶和奶制品，而它们却恰恰含铁量极少。如果摄入太多富含钙的食物，可能会把富含铁的食物排挤在外。很少有哪一种食物同时富含钙和铁这两种营养素，要保证从食物中摄取的维持身体健康所需的各种营养素的量不多也不少，是一项相当需要技巧的复杂工作。

在日常膳食安排中，平衡性应包括主食和副食的平衡、酸性食物与碱性食物的平衡、杂粮与精粮的平衡、荤素的平衡、干稀的平衡等，以保证营养合理。

3. 能量均衡性

能量的摄入量不应该超过能量的需求量。俗称的"热量控制"是保证从食物中摄取的能量与活动中所消耗的能量平衡，从而控制身体中脂肪含量和体重。

4. 适度性

为了健康，某些食物成分的摄入，如脂肪、胆固醇、蔗糖和盐，都应该受到控制。我们讲脂肪的摄入不超过总热量摄入的30％，但并不是说永远不能享受一块美味的牛排或是红烧肉，其实这是一种误解，适度才是关键，而并非戒绝。适度也意味着需要限制，即便对有益的食物成分也是如此。比如，食物中一定量的纤维对消化系统有好处，但纤维太多会导致营养素的丢失。

5. 多样性

只有保持食物的多样性，才能保证摄入人体所需的各种营养素。食物多样性还可以增加情趣——尝试新的食物能够给人们带来快乐。

应该指出的是，合理营养、平衡膳食是当今营养界推行的一种人类的理想膳食模式，要想完全达到是很难的，但我们应加大营养学知识的宣传，提高营养学知识的普及，使人们在掌握营养学科普知识的基础上合理安排膳食，使人类的膳食模式向平衡膳食迈进，或逐步缩小两者间的距离。

第四节　膳食结构与膳食指南

一、膳食结构

（一）膳食结构的基本概念及演变

膳食结构是指膳食中各类食物的数量及其在膳食中所占的比例。根据各类食物所能提供能量及各种营养素的数量和比例来衡量膳食结构的组成是否合理。膳食结构的形成与生产力发展水平，文化、科学知识水平以及自然环境条件等多方面的因素有关。不同历史时期、不同国家或地区、不同社会阶层的人们，膳食结构会有很大的差异。膳食结构不仅反映人们的饮食习惯和生活水平高低，同时也反映一个民族的传统文化、一个国家的经济发展和一个地区的环境和资源等多方面的情况。由于影响膳食结构的这些因素是在逐渐变化的，所以膳食结构也会变化；通过宣传教育及政策等方面的干预可以促使居民膳食结构向更利于健康的方向发展，但这种变化一般是比较缓慢的。所以，一个国家、民族或人群的膳食结构在一段时间内具有相对的稳定性，不会迅速发生重大的改变。

膳食结构在人类漫长的历史发展进程中发生了很大变化，可大致划分为三个阶段：

1. 原始社会阶段

生活在旧石器时代的古人是得到什么吃什么，一方面靠采集野生植物性食物和昆虫作为食物，采集的食物在人类初期生活阶段占有相当的比重；另一方面靠狩猎野生的飞禽和走兽作为动物性食物。对古人来说，获得肉食比较困难，狩猎得到的食物大约仅占当时人类食物总量的1/3。大约在农耕开始前的1.5万年左右，人类克服了对水的恐惧开始通过捕捞获取水生动植物作为食物。所以在原始社会条件下，人类就是靠采集、狩猎和捕捞获取食物，这些手段在人类发展的历史长河中具有重要的地位。

2. 原始农业至传统农业阶段

人类在长期的实践中，随着经验的积累和生产力的提高，逐步学会了栽培植物和驯养动物，开始了原始农业。原始农业的出现，使人类由只能以天然产物作为食物的时代跨入进行食物生产的时代，从而为社会转入文明时代奠定了物质基础，在人类历史上具有划时代的意义；同时原始农业的发展又为原始畜牧业的发展提供了基地和饲料，原始畜牧业的发展改善了人类的食物构成和身体素质。中国的原始农业距今约一万年左右。

大约距今三千年前，随着冶炼业的出现及铁制工具在农业中的广泛应用，原始农业转入古代传统农业阶段。金属农具和木制农具代替了原始的石器农具，铁犁、铁锄、风车、水车、石磨等得到广泛应用，畜力成为生产的主要动力。

3. 农业现代化阶段

20世纪60~70年代，随着科技和工业的发展，农业机械、农业化学制品的制造和使用，以及生物学、化学、物理学等科学成果的应用，管理科学和电脑的运用，世界上的发达国家都在工业现代化的基础上，先后实现了农业的现代化。现代农业实现农业的机械化、电气化，甚至自动化，用现代科学方法培育和改良农作物及畜禽品种以提高其生产效能成为现代农业物质生产的主要特征。同时现代农业在现代生态科学的指导下，追求和建立良好的农业生态平衡。

旧石器时代人们饮食中纤维为当今人们饮食的5~10倍，而现代膳食结构中钠盐及饱和脂肪酸含量分别为石器时代的10~20倍和4倍。

（二）目前世界范围内膳食结构的类型及特点

根据膳食中动物性食物及植物性食物所占的比重，以及能量、蛋白质、脂肪和碳水化合物的摄入量作为划分膳食结构的标准，将世界各国的膳食结构分为以下四种类型。

1. 动植物食物平衡的膳食结构（日本模式）

该类型以日本人的膳食结构为代表，膳食中动植物性食物比例比较适当。其特点为谷类的消费量年人均约 94kg，动物性食品消费量年人均约 63kg，其中海产品所占比例达到 50%，动物蛋白占总蛋白的 42.8%；能量和脂肪的摄入量低于以动物性食物为主的欧美发达国家，每天能量摄入保持在 2 000kcal 左右。三大热能营养素供能比例为：碳水化合物 57.7%，脂肪 26.3%，蛋白质 16.0%。该类型的膳食能量能够满足人体需要，又不致过剩。蛋白质、脂肪和碳水化合物的供能比例合理。来自于植物性食物的膳食纤维和来自于动物性食物的营养素如铁、钙等均比较充足，同时动物脂肪又不高，有利于避免营养缺乏病和营养过剩性疾病，有益于健康。此类膳食结构已经成为世界各国调整膳食结构的参考。

2. 以植物性食物为主的膳食结构（发展中国家模式）

大多数发展中国家如印度、巴基斯坦、孟加拉和非洲一些国家等属此类型。其特点是以植物性食物为主，动物性食物为辅，谷物食品消费量大，年人均 200kg；动物性食品消费量小，年人均仅 10～20kg，动物性蛋白质一般占蛋白质总量的 10%～20%，低者不足 10%；植物性食物提供的能量占总能量近 90%。该类型的膳食能量基本可满足人体需要，但蛋白质、脂肪摄入量均低，来自于动物性食物的营养素如铁、钙、维生素 A 摄入不足。营养缺乏病是这些国家人群的主要营养问题，人的体质较弱、健康状况不良、劳动生产率较低；但从另一方面看，以植物性食物为主的膳食结构，膳食纤维充足，动物性脂肪较低，有利于冠心病和高脂血症的预防。

3. 以动物性食物为主的膳食结构（欧美发达国家模式）

以动物性食物为主是多数欧美发达国家如美国、西欧、北欧诸国的典型膳食结构，属于营养过剩型的膳食。其膳食结构以提供高能量、高脂肪、高蛋白质、低纤维为主要特点，人均日摄入蛋白质 100g 以上，脂肪 130～150g，能量高达 3 300～3 500kcal。食物摄入特点是：粮谷类食物消费量小，人均每年 60～75kg；动物性食物及食糖的消费量大，年人均消费肉类 100kg 左右，奶和奶制品 100～150kg，蛋类 15kg，食糖 40～60kg。

营养过剩是此类膳食结构国家人群所面临的主要健康问题。心脏病、脑血管病和恶性肿瘤已成为西方人的三大死亡原因，其中心脏病死亡率明显高于发展中国家。为此美国提出调整膳食构成，主要包括：增加谷类食物的摄入量，使糖的供能比例由原来占总能量的 42% 提高到 55%～60%，其中食糖供能比例不超过 10%；减少脂肪的摄入，使其供能比由原来的 45% 减少到 30%，特别减少饱和脂肪酸使其供能比不超过 10%，增加不饱和脂肪酸的摄入使其供能比不低于 20%；胆固醇摄入量每日限制为 300mg 以下。

4. 地中海膳食结构

该膳食结构是居住在地中海地区的居民所特有的，意大利、希腊可作为该种膳食结构的代表。膳食结构的主要特点包括：膳食富含植物性食物，包括水果、蔬菜、土豆、谷类、豆类、果仁等；食物的加工程度低，新鲜度较高，居民以食用当季和当地产的食物为主；橄榄油是主要的食用油；脂肪提供能量占膳食总能量的 25%～35%，饱和脂肪所占比例较低为 7%～8%；每天食用少量、适量奶酪和酸奶；每周食用适量鱼、禽、蛋；新鲜水果作为典型的每日餐后食品，甜食每周只食用几次；红肉（猪、牛和羊肉及其产品）每月食用几次；大部分成年人有饮用葡萄酒的习惯。

此膳食结构的突出特点是饱和脂肪摄入量低，膳食含大量复合碳水化合物，蔬菜、水果摄入量较高。地中海地区居民心脑血管疾病发生率很低，已引起了西方国家的注意，并纷纷参照这种膳食模式改进自己国家的膳食结构。

（三）中国居民的膳食结构

中国居民传统的膳食以植物性食物为主，谷类、薯类和蔬菜的摄入量较高，肉类的摄入量比较低，豆制品摄入总量不高且因地区而不同，奶类消费在大多地区不多。膳食结构的特点如下：

1. 高碳水化合物

我国南方居民多以大米为主食，北方以小麦粉为主，谷类食物的供能比例占70%以上。

2. 高膳食纤维

谷类食物和蔬菜中所含的膳食纤维丰富，因此我国居民膳食纤维的摄入量也很高。这是我国传统膳食最具备的优势之一。

3. 低动物脂肪

我国居民传统的膳食中动物性食物的摄入量很少，动物脂肪的供能比例一般在10%以下。

中国居民的膳食结构现状是当前城乡居民的膳食仍然以植物性食物为主，动物性食品为辅。但各地区、各民族以及城乡之间的膳食构成存在很大差别，富裕地区与贫困地区差别较大。而且随着社会经济发展，我国居民膳食结构正向"富裕型"膳食结构的方向转变。

4. 食物摄入量

1982年、1992年和2002年三次全国营养调查资料比较后发现中国居民膳食结构有明显的改变，就食物摄入量的变化主要表现如下：

（1）粮谷类食物：我国居民平均每标准人日粮谷类食物摄入量为402.1g，其中大米及其制品238.3g、面及其制品140.2g、其他谷类23.6g。城市居民粮谷类食物摄入量366g，其中大米及其制品217.8g、面及其制品131.9g、其他谷类16.3g。农村粮谷类食物摄入量416.1g，其中大米及其制品246.2g、面及其制品143.5g、其他谷类26.4g。

过去20年，我国居民粮谷类食物的摄入量呈下降趋势，尤其是其他谷类摄入量下降明显。城市、农村居民粮谷类食物的摄入量与1982年全国营养调查结果相比分别下降20%和22%，与1992年相比分别下降10%和14%。其中其他粮谷类摄入量下降更明显，由1982年的103.5g、1992年的34.5g下降到目前的23.6g。农村其他谷类摄入量下降，从1982年的137g和1992年的40.9g下降到26.4g。

（2）蔬菜水果：我国居民平均每标准人每日蔬菜的摄入量为276.2g，城市居民251.9g、农村居民285.6g。城市居民深色蔬菜摄入量88.1g，农村91.8g，浅色蔬菜摄入量城市163.8g、农村193.8g。与1992年相比，中国居民蔬菜摄入量均略有下降。

我国居民水果每标准人日摄入量为45g，城市居民为69.4g、农村为35.6g。与1992年相比，居民水果摄入量变化不大。

（3）畜禽肉类及水产品：我国居民平均每标准人每日畜禽肉类的摄入量为 78.6g，城市 104.5g、农村 68.7g。鱼虾类平均摄入量为 29.6g，城市 44.9g、农村 23.7g。城乡居民畜禽肉类及水产品摄入量差别明显。

过去 20 年间，我国居民畜禽肉类摄入量均有大幅度的增加，比 1982 年增加了 1 倍，比 1992 年增加了 33%；城市居民的摄入量由 1982 年的 62g 增加到 104.5g，农村由 22.5g 增加到 68.7g。虽然农村畜禽类摄入量仍明显低于城市，但增加幅度高于城市。

2002 年我国居民鱼虾类摄入量比 1982 年增加了 1.7 倍，比 1992 年增加了 8%；城市居民的摄入量与 1992 年相比基本相同，农村由 1982 年的 6.6g 和 1992 年的 19.2g 增加到 23.7g。

（4）奶类及豆类：我国居民平均每标准人每日奶类制品的摄入量为 26.5g，城市 65.8g、农村 11.4g，城乡差别较大。过去 20 年间，城市居民奶类摄入量由 1982 年的 9.9g 和 1992 年的 36.18g 增加到 65.8g；而农村在过去 20 年间只增加了 4.1g。

我国居民干豆类摄入量为 4.2g，城市 2.6g、农村 4.8g。豆制品摄入量为 11.8g，城市 12.9g、农村 11.4g。与 1982 年相比，过去 20 年间城乡居民干豆类食物摄入量没有明显变化，而豆制品摄入量略有上升。

（5）食用油：我国居民平均每标准人日食用油摄入量为 41.6g，其中植物油 32.9g、动物油 8.7g。食用油摄入总量城乡差别不大，但农村居民动物油摄入量高于城市。

过去 20 年间，我国居民食用油摄入结构的变化趋势不同，城市植物油摄入量平均每 10 年约增长 10g，2002 年达到 40.2g。农村居民植物油和动物油摄入量均呈上升趋势。植物油摄入量 20 年间增加 20.8g，2002 年达到 30.1g。与 1992 年相比，动物油摄入略有上升。

（6）盐和酱油：我国居民平均每标准人日食盐的摄入量为 12g，城市 10.9g、农村 12.4g。与 1992 年相比，食盐摄入量减少 1.9g，城市居民食盐摄入量较农村低 1.5g。

我国居民平均每标准人每日酱油摄入量为 8.9g，城市 10.6g、农村 8.2g。与 1992 年相比，全国平均下降 3.7g，其中城市由 1992 年的 15.9g 下降到 10.6g。

2. 脂肪摄入量

由于动物性食物摄入量和食用油摄入量的增加，居民膳食中脂肪的摄入量明显增加，2002 年我国居民平均每标准人每日脂肪摄入量为 76.2g，城市 85.5g、农村 72.7g，城市明显高于农村。过去 20 年间，城乡居民脂肪摄入量增加较快，1992 年较 1982 年增加 10.2g、2002 年较 1992 年增加 17.9g。城市每 10 年增加 8～9g；而农村 1992 年较 1982 年增加 8.7g，2002 年较 1992 年增加 24.4g。

3. 膳食结构

2002 年我国不同地区居民的膳食构成主要表现如下：

（1）能量的食物来源：我国居民谷类食物提供的能量占总能量的 57.9%，城市为 48.5%、农村为 61.5%，城市居民明显低于 55%～65% 的合理范围；能量来源于动物性食物的比例为 12.6%，城市为 17.6%、农村 10.7%。与 1992 年相比，谷类食物供能比平均减少 9 个百分点，动物性食物供能比平均增加 3 个百分点。

（2）蛋白质的食物来源：我国居民膳食蛋白质中有 52.1％来源于粮谷类食物（城市 40.7％、农村 56.5％），7.5％来源于豆及豆制品（城市与农村相当），25.1％来源于动物性食物（城市 35.8％、农村 21％），15.3％来源于其他食物（城市 16.3％、农村 15％）。与 1992 年相比，我国居民来源于谷类的蛋白质平均下降 10 个百分点，来源于动物性食物和豆类的蛋白质（优质蛋白质）平均上升 9 个百分点，但城乡差距仍很明显。

（3）脂肪的食物来源：来源于动物性食物的脂肪平均为 39.2％，城市 36.2％、农村 40.3％。与 1992 年相比，城市居民动物性脂肪摄入的比例略有下降，农村居民动物性脂肪摄入的比例则有所上升。

（4）能量的营养素来源：我国居民蛋白质提供能量比例为 11.8％；脂肪提供的能量比例为 29.6％，与 1992 年相比平均增长 8 个百分点，城市居民已经达到 35％，超过了世界卫生组织推荐的 30％的上限。

2002 年"中国居民营养与健康状况调查"结果显示了我国城乡居民生活质量和健康水平伴随国民经济和社会发展得到了较大程度地提高，营养状况有了明显的改善。大量数据说明了我国城乡居民的温饱得到了保证，膳食结构逐步优化合理，人们的营养需要得到了基本满足，一些营养缺乏病大幅度减少。但是，我国居民营养缺乏和营养失衡并存：一方面由于膳食结构和经济发展不均衡，一些地区和人群仍然存在营养缺乏病；另一方面随着经济收入和生活水平不断提高，城乡居民食物消费结构和生活方式发生了变化，已经出现营养失衡或"过度营养"问题，导致肥胖、高血压、糖尿病、血脂异常等慢性疾病患病人数不断增加。

二、膳食指南和膳食宝塔

膳食指南（dietary guideline，DG）是根据营养学原则，结合国情，教育人们采用平衡膳食，以达到合理营养、促进健康为目的的指导性意见。膳食指南的语言一般通俗易懂，便于普及和宣传，指导人们合理选择食物。

（一）中国居民膳食指南

我国的第一个膳食指南是 1989 年由中国营养学会制定的，共有以下八条内容：①食物要多样；②饥饱要适当；③油脂要适量；④粗细要搭配；⑤食盐要限量；⑥甜食要少吃；⑦饮酒要节制；⑧三餐要合理。该指南自发布后，在指导和教育居民采用平衡膳食、增强体质方面发挥了积极作用。

根据 1992 年全国营养调查和有关卫生统计资料结果显示，我国居民因食物单调或不足所造成的营养缺乏病如儿童生长迟缓、缺铁性贫血、佝偻病等虽在逐渐减少，但仍不可忽视；与此同时，与膳食结构不合理有关的慢性病如心血管疾病、脑血管疾病、恶性肿瘤等的患病率明显上升。针对我国经济发展和居民膳食结构的不断变化，1997 年 4 月由中国营养学会常务理事会通过并发布了我国新的《中国居民膳食指南》，包括以下八条内容：

1. 食物多样，谷类为主

人类的食物多种多样，各种食物所含的营养成分不完全相同，除母乳外，任何一种天然食物都不能提供人体所需的全部营养素。平衡膳食必须由多种食物组成，才能满足人体各种营养需要，达到合理营养、促进健康的目的。因而要提倡人们广泛食用多种食物。这也是与不同的经济水平和饮食习惯相适应的。多种食物应包括谷类及薯类、动物性食物、豆类及其制品、蔬菜水果类和纯能量食物。

谷类食物是中国传统膳食的主体，是最好的基础食物，也是最经济的能量来源，但随着社会经济的发展，人民生活水平的提高，人们倾向于吃更多的动物性食物。根据 2002 年全国营养调查的结果显示，城市居民膳食的谷类供能比已低达 48.5％，大城市竟低达 41.4％，明显低于平衡膳食的合理比例 60％～65％，同时城市居民的膳食脂肪供能比达到了 35％，大城市居民的脂肪供能比竟高达 38.4％，均已明显超过了我国居民膳食指南的高限。根据美国疾病控制中心 2004 年公布的"1971～2000 年的美国人膳食营养变化数据"，2000 年美国居民膳食脂肪供能比为 32.8％。我国居民这种超"西方化"的膳食提供的能量和脂肪过高，膳食纤维过低，对一些慢性病的预防不利。提出谷类为主是为了警醒人们保持我国膳食的良好传统，防止发达国家的膳食弊端。另外要注意粗细搭配，经常吃一些粗粮、杂粮等。

2. 多吃蔬菜、水果和薯类

蔬菜和水果含有丰富的维生素、矿物质和膳食纤维。蔬菜的种类繁多，包括植物的叶、茎、花苔、茄果、鲜豆、食用菌藻等，不同品种所含营养成分不尽相同。红、黄、绿等深色蔬菜和多数水果是胡萝卜素、核黄素和叶酸、矿物质（钙、磷、钾、镁、铁）、膳食纤维和天然抗氧化物的主要或重要来源。我国近年来开发的野果如猕猴桃、刺梨、沙棘、黑加仑等，也是维生素 C 和胡萝卜素的丰富来源。

有些水果的维生素及微量元素的含量不如新鲜蔬菜，但水果含有的葡萄糖、果酸、柠檬酸、苹果酸、果胶等物质又比蔬菜丰富。红黄色水果如鲜枣、柑橘、柿子和杏等是维生素 C 和胡萝卜素的丰富来源。

薯类含有丰富的淀粉、膳食纤维，以及多种维生素和矿物质，我国居民近十年来吃薯类较少，应当鼓励多吃些薯类。

多食蔬菜、水果和薯类，对保持心血管健康、增强抗病能力、减少儿童发生干眼病的危险及预防某些癌症等方面，都起着十分重要的作用。

3. 常吃奶类、豆类或其制品

奶类除含丰富的优质蛋白质和维生素外，含钙量较高，且利用率也很高，是天然钙质的极好来源，这是任何食物均不可比拟的。我国居民膳食提供的钙质普遍偏低，平均只达到推荐供给量的一半左右。我国婴幼儿佝偻病的患病率也较高，这和膳食钙不足可能有一定的联系。大量的研究结果表明，给儿童、青少年补钙可以提高其骨密度，从而延缓其发生骨质丢失的速度。因此，应大力发展奶类的生产，促进奶类食物消费。豆类是我国的传统食品，含大量的优质蛋白质、不饱和脂肪酸、钙及硫胺素、核黄素、烟酸等。为提高农村人口的蛋白质摄入量及防止城市中过多消费肉类带来的不利影响，应大力提倡豆类，特别是大豆及其制品的生产和消费。

4. 常吃适量的鱼、禽、蛋、瘦肉，少吃肥肉和荤油

鱼、禽、蛋、瘦肉等动物性食物是优质蛋白质、脂溶性维生素和矿物质的良好来源。动物性蛋白质的氨基酸组成更适合人体需要，且赖氨酸含量较高，有利于补充植物性蛋白质中赖氨酸的不足。肉类中铁的利用较好，鱼类特别是海产鱼所含不饱和脂肪酸有降低血脂和防止血栓形成的作用。动物肝脏含维生素 A 极为丰富，还富含维生素 B$_{12}$、叶酸等。但有些脏器如脑、肾等所含胆固醇很高，对预防心血管疾病不利。我国相当一部分城市和绝大多数农村居民平均吃动物性食物的量还不够，应适当增加摄入量。但部分大城市居民食用动物性食物过多，粮谷类食物不足，这对健康不利。

肥肉和荤油为高能量和高脂肪食物，摄入过多往往会引起肥胖，而且也是某些慢性病的危险因素，应当少吃。目前猪肉仍是我国人民的主要肉食，猪肉脂肪含量高，应适当控制猪肉消费量。鸡、鱼、兔、牛肉等动物性食物含蛋白质较高，脂肪较低，产生的能量远低于猪肉。应大力提倡吃这些食物，特别是水产品。

5. 食量与体力活动要平衡，保持适宜体重

保持正常体重是一个人健康的前提。进食量与体力活动是控制体重的两个主要因素。食物提供人体能量，体力活动消耗能量。如果进食过大而活动量不足，多余的能量就会在体内以脂肪的形式积存即增加体重，久之则会发胖，因此，要避免毫无节制的饮食；相反若食量不足，劳动或运动量过大，可由于能量不足引起消瘦，造成劳动能力下降。所以人们需要保持食量与能量消耗之间的平衡。脑力劳动者和活动量较少者应加强锻炼，进行适宜的运动，如快走、慢跑、游泳等。而消瘦的儿童则应增加食量和油脂的摄入，以维持正常生长发育和适宜体重。体重过高或过低都是不健康的表现，可造成抵抗力下降，易患某些疾病，如老年人的慢性病或儿童的传染病等。经常运动会增强心血管和呼吸系统的功能，保持良好的生理状态、提高工作效率、调节食欲、强壮骨骼、预防骨质疏松。要注意三餐分配合理，一般早、中、晚餐的能量分别占总能量的 30％、40％、30％为宜。

6. 吃清淡少盐膳食

吃清淡少盐的膳食有利于健康，既不太油腻，也不太咸，不要食用过多的动物性食物和油炸、烟熏食物。目前，我国城市居民油脂的摄入量一直呈上升趋势，这不利于健康。我国居民食盐摄入量过多，平均值是世界卫生组织建议值的两倍以上。大量研究表明，钠的摄入量与高血压发病呈正相关，因而食盐不宜过多。世界卫生组织建议每人每日食盐用量以不超过 6g 为宜。膳食钠的来源除食盐外还包括酱油、咸菜、味精等高钠食品及含钠的加工食品等。应从小就培养吃清淡少盐饮食的习惯。

7. 饮酒应限量

我国的酒文化源远流长，在节假日、喜庆和交际的场合人们往往饮一些酒，但要注意适量，特别是白酒。白酒除供给能量外，不含其他营养素。无节制地饮酒，会使食欲下降，食物摄入减少，以致发生多种营养素缺乏，严重时还会造成酒精性肝硬化；过量饮酒也会增加患高血压、脑卒中等疾病的危险。此外，饮酒还可导致事故及暴力的增加。因此，应严禁酗酒，成年人若饮酒可少量饮用低度酒，青少年应不允许饮酒。

8. 吃清洁卫生、不变质的食物

从食物的选择、烹调到就餐等各个过程都要注意卫生，集体用餐要提倡分餐制，以减少疾病传染的机会。

中国居民膳食指南是适用于健康成人及 2 岁以上儿童的，特定人群有其特定的需要，在

中国居民膳食指南的基础上，中国膳食指南专家组针对不同人群的特殊需要制订了"特定人群膳食指南"，包含婴儿、幼儿及学龄前儿童、学龄儿童、青少年、孕妇、乳母、老年人等七个不同人群的膳食指南。

（1）婴幼儿：鼓励母乳喂养；母乳喂养4个月后逐步添加辅助食品。

（2）学龄前儿童：每日饮奶；养成不挑食、不偏食的良好饮食习惯。

（3）学龄儿童：保证吃好早餐；少吃零食，饮用清淡饮料，控制食糖摄入；重视户外活动。

（4）青少年：多吃谷类，供给充足的能量；保证鱼、肉、蛋、奶、豆类和蔬菜的摄入；参加体力活动，避免盲目节食。

（5）孕妇：自妊娠第4个月起，保证充足的能量；妊娠后期保证体重的正常增长；增加鱼、肉、蛋、奶、海产品的摄入。

（6）乳母：保证供给充足的能量；增加鱼、肉、蛋、奶、海产品的摄入。

（7）老年人：食物要粗细搭配，易于消化；积极参加适度体力活动，保持能量平衡。

（二）中国居民平衡膳食宝塔

中国营养学会专家委员会继1997年4月建议《中国居民膳食指南》之后，又研究了中国居民各类食物消费量的有关问题。在学习外国经验及参考我国有关研究工作基础上，提出了中国居民的"平衡膳食宝塔"（图4-2）。宝塔是膳食指南的量化和形象化的表达，也是人们在日常生活中贯彻膳食指南的方便工具。

平衡膳食宝塔提出了一个营养上比较理想的膳食模式。它所建议的食物量，特别是奶类和豆类食物的量可能与大多数人当前的实际膳食还有一定距离，对某些贫困地区来讲可能距离还很远，但为了改善中国居民的膳食营养状况，这是不可缺少的。应把它看作是一个奋斗目标，努力争取，逐步达到。

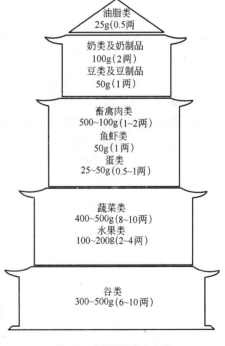

图4-2　中国居民膳食宝塔

1. 平衡膳食宝塔的说明

平衡膳食宝塔共分五层，包含我们每天应吃的主要食物种类。宝塔各层位置和面积不同，这在一定程度上反映出各类食物在膳食中的地位和应占的比重。谷类食物位居底层，每人每天应吃300～500g；蔬菜和水果占据第二层，每天分别应吃400～500g和100～200g；鱼、禽、肉、蛋等动物性食物位于第三层，每天应吃125～200g（鱼、虾50g，畜、禽肉50～100g，蛋类25～50g）；奶类和豆类食物合占第四层，每天应吃奶类及奶制品100g和豆类及豆制品50g；第五层塔尖是油脂类，每天不超过 25g。

宝塔建议的各类食物的摄入量一般是指食物的生重。各类食物的组成是根据全国营养调查中居民膳食的实际情况计算的，所以每一类食物的重量不是指某一种具体食物的重量。

谷类是面粉、大米、玉米粉、小麦、高粱等的总和，加工的谷类食品如面包、烙饼、切面等应折合成相当的面粉量来计算；蔬菜和水果经常放在一起，因为他们有许多共性。但蔬菜和水果终究是两类食物，各有优势不能完全相互替代，一般说来，红、绿、黄色较深的蔬菜和深色水果含营养素比较丰富，所以应多选用深色蔬菜和水果；鱼、肉、蛋归为一类，主要提供动物性蛋白质和一些重要的矿物质和维生素，但他们彼此间也有明显区别，鱼、虾及其他水产品含脂肪很低，有条件可以多吃一些，蛋类含胆固醇高，一般每天不超过一个为好；奶类及奶制品当前主要包含鲜牛奶和奶粉。宝塔建议的 100g 按蛋白质和钙的含量来折合约相当于鲜奶 200g 或奶粉 28g，中国居民膳食中普遍缺钙，奶类应是首选补钙食物，很难用其他类食物代替，豆类及豆制品包括许多品种，宝塔建议的 50g 是个平均值，根据其提供的蛋白质可折合为大豆 40g 或豆腐干 80g 等。

2. 应用平衡膳食宝塔需注意的问题

（1）确定自己的食物需要：宝塔建议的每人各类食物每天适宜摄入量适用于一般健康成人，应用时要根据个人年龄、性别、身高、体重、劳动强度、季节等适当调整。平衡膳食宝塔建议的各类食物摄入量是一个平均值和比例，日常生活无需每天都样样照着"宝塔"推荐量吃。例如鱼，不一定每天都吃 50g 鱼，可以改成每周吃 2~3 次鱼，每次 150~200g。平日爱吃鱼的多吃些鱼、愿吃鸡的多吃些鸡都无妨碍，重要的是要经常遵循宝塔各层各类食物的大体比例。

（2）同类互换，调配丰富多彩的膳食：应用平衡膳食宝塔时，当把营养与美味结合起来，按照同类互换、多种多样的原则调配一日三餐。同类互换就是以粮换粮、以豆换豆、以肉换肉。例如大米可与面粉或杂粮互换；大豆可与相当量的豆制品或杂豆类互换；瘦猪肉可与等量的鸡、鸭、牛、羊、兔肉互换；鱼可与虾、蟹等水产品互换；牛奶可与羊奶、酸奶等互换。多种多样就是选用品种、形态、颜色、口感多样的食物，变换烹调方法。

（3）合理分配三餐食量：我国多数地区居民习惯于一天吃三餐。三餐食物量的分配及间隔时间应与作息时间和劳动状况相匹配。一般早、晚餐各占 30%，午餐占 40% 为宜，特殊情况可适当调整。

（4）因地制宜地充分利用当地资源：我国幅员辽阔，各地的饮食习惯及物产不尽相同，只有因地制宜地充分利用当地资源才能有效地应用平衡膳食宝塔。例如牧区奶类资源丰富，可适当提高奶类摄取量；渔区可适当提高鱼及其他水产品摄取量；农村山区则可利用山羊奶以及花生、瓜子、核桃等资源。在某些情况下，由于地域、经济或物产所限无法采用同类互换时，也可以暂用豆类替代乳类、肉类；或用蛋类替代鱼、肉；不得已也可用花生、瓜子、榛子、核桃等干坚果替代鱼、肉、奶等动物性食品。

（5）长期坚持良好的膳食习惯：膳食对健康的影响是长期的结果。应用平衡膳食宝塔需要自幼养成习惯，并坚持不懈，才能充分体现其对健康的重大促进作用。

（三）其他国家的膳食指南

1. 美国的膳食指南

美国农业部和卫生部于 1980 年发表了《营养与健康：美国人的膳食指南》第一版，以后每 5 年修订 1 次。

美国 1995 年版膳食指南包括 7 条内容：①食物多样化；②进食量要与体力活动平衡，维持或改善体重；③选用含丰富谷类、蔬菜和水果的膳食；④选用低脂肪、低饱和脂肪酸和低胆固醇的膳食；⑤使用含糖量有限的膳食；⑥选用含盐和钠量有限的膳食；⑦如饮酒应节制。

美国 2000 年版膳食指南包括 10 条内容：①保持健康体重；②每日有体力活动；③按"金字塔"选择食物；④每日选择多种谷类，尤其是全谷物；⑤每日选择多种水果与蔬菜；⑥保证食物安全；⑦选择低饱和脂肪酸、低胆固醇而总脂肪适度的膳食；⑧选择使糖摄入量适度的饮料与食物；⑨选择与制备少盐食物；⑩如饮酒精饮料，宜适量。

2005 年 1 月美国新版膳食指南则更加科学系统，在下列 9 条内容下给予多项相应的建议，并特别强调 9 条内容是相互关联的：

（1）不超过热量所需的充足营养：①选择不同营养素密度的食物和饮料，限制饱和脂肪酸、反式脂肪酸、胆固醇、精制糖、盐和酒精的摄入；②不超过美国农业部（USDA）食物指南或膳食控制高血压食物计划规定的能量摄入下满足各种营养素的需要。

（2）体重控制：①控制适宜体重，保持摄入和消耗能量的平衡；②适当少量减少膳食中的能量，增加体力活动，预防体重的逐渐增加。

（3）体育活动：有规律地参加体育锻炼、减少久坐时间有利于促进健康，保持良好心理状态和保持健康体重。在该条下又有四条具体建议：①除日常活动外，每周多数情况下每天参加 30 分钟中等强度的体育锻炼，以降低成年人慢性病的危险性；②对多数人而言，参加体育锻炼的强度愈强，时间愈长，对健康的益处愈大；③在不超过能量每天推荐摄入量的前题下，多数情况下每天参加 60 分钟中等至高强度的体育锻炼，以帮助维持健康体重，预防成年人渐进的不健康的体重增加；④成年人在不超过能量每天推荐摄入量的前题下，每天参加 60～90 分钟中等强度的体育锻炼，以达到减肥的目的。肥胖者在参加体育锻炼前应向保健医生进行咨询。

（4）鼓励摄入的食物：①不超过能量所需条件下摄入足够的蔬菜和水果。在摄入 2 000kcal 左右能量的膳食中推荐每天摄入 2 杯水果和 2.5 杯蔬菜；②每天选择各种不同的水果和蔬菜。尤其每周要多次选择摄入五大类蔬菜（深绿色蔬菜、橘黄色蔬菜、鲜豆类蔬菜、含淀粉类蔬菜和其他蔬菜）；③在选择摄入推荐的强化或全谷类食品，每天摄入 3 盎司以上或相当量的全谷类食品；④每天摄入 3 杯脱脂或低脂牛奶或相当量的奶粉。

（5）脂肪：①饱和脂肪酸的供热比小于 10%，胆固醇的摄入量每天小于 300mg，尽可能少摄取反式脂肪酸；②脂肪的供热比维持在 20%～35%，并以多不饱和脂肪酸和单不饱和脂肪酸为主，如鱼油、坚果油和菜籽油；③在选用肉类、禽类、干豆类、奶类及其制品时，应选用瘦的、低脂肪或脱脂的；④限制饱和脂肪酸和反式脂肪酸含量高的脂肪和油脂的摄入量，选择饱和脂肪酸和反式脂肪酸含量低的脂肪和油脂。

（6）碳水化合物：①经常摄入富含膳食纤维的蔬菜、水果和全谷类食品；②选择和制备精制糖和能量甜味剂含量低的食物和饮料，其量控制在 USDA 膳食指南和 DASH 膳食计划的建议水平；③保持良好的口腔卫生，减少含糖和淀粉类食物和饮料的食用频率，减少龋齿的发病率。

（7）钠和钾：①钠的摄入量每天小于 2 300mg（相当于 1 茶勺的盐）；②选择和制备低盐食物，同时选用富含钾的食物，如蔬菜和水果。

（8）酒精饮料：①如选择和饮用酒精饮料，应小心和适度，女性控制在通常讲的 1 份，男性为 2 份；②下列人员不得选用酒精饮料：饮酒无度的人、准备怀孕的育龄妇女、孕妇、乳母、儿童、青少年、服用与酒精有相互作用的药物者以及其他处于特殊医学状态的人；③从事需特别集中精力、技术和协调活动者，如驾驶和操纵机械者不得饮酒。

（9）食品安全：为避免食源性疾病的发生应做到如下几点：①手在接触食物、蔬菜和水果前要进行清洗；②在购物、制备和储存食物时要做到生熟分开；③食物烹调要达到安全温度以杀灭微生物；④及时冷冻易腐败的食物并用适当的方法解冻；⑤避免食用生的（未经高温消毒的）牛奶或由未经高温消毒的牛奶加工的制品，避免食用生的或半熟的鸡蛋或含有生鸡蛋的食物，避免食用生的或煮得欠熟的畜肉和禽肉。

以上内容是针对健康人的，对于特殊人群在每条中也给予特殊的建议。

2. 日本的膳食指南

日本人以长寿著称于世，这当然是受多种因素影响的结果，但合理饮食是其中的主要因素之一。然而，随着社会经济的发展，日本人的传统饮食习惯也受到了挑战，特别是年轻人，也有西方化的趋势，如喜欢西式快餐、经常在外进食、方便的加工食品消费比例急剧上升等。为了指导国民的饮食生活，日本厚生省提出了健康饮食生活指南。日本的饮食生活指南与其他国家的膳食指导方针不同，它自成体系，针对不同生理状态的人群，很有特色。

（1）适用全体国民的健康饮食生活指南包括五条原则性的条文及具体指导，实用性强。①食物多样化，以保持营养素摄入平衡：每天进食的食物种类目标是 30 种，包含谷物和薯类、鱼、肉、蛋、豆类、乳制品、海藻、带骨小鱼、黄绿色蔬菜，其他蔬菜和水果，食用油脂等基础食品；②加强运动，达到能量平衡；③讲究脂肪的量和质：少吃动物性脂肪，适当摄入植物油和鱼油，保持 3 种来源油脂的均衡，以预防心血管系统的疾病；④注意少用食盐；⑤愉快进餐。

（2）预防成人病的饮食指南除上述五条原则外，还增加了以下内容：①每餐应有蔬菜，特别是黄绿色蔬菜，蔬菜亦可生食；②多吃富含膳食纤维的海藻类食物，预防肠道疾病；③要吃含钙丰富的牛奶、小鱼和海藻，以强壮骨骼；④节制咸食，限制精制糖的摄入量；⑤戒烟，饮酒要适量。

（3）对于婴儿强调两条：①母乳是婴儿最好的食物；②母乳喂养到一岁。

（4）幼儿期规定五条：①不偏食、不挑食；②有充分的牛奶和奶制品；③讲究食物风味，让孩子感到家里吃饭的欢乐和温暖；④养成有规律、良好的饮食习惯；⑤关心孩子在托儿所、幼儿园的饮食。

（5）学龄期儿童规定五条：①形成一日三餐、一次下午点心的进食制度；②要吃牛奶和奶制品；③多吃蔬菜和水果；④不偏食、不过饱；⑤养成户外活动的习惯。

（6）老年期规定六条：①防止营养不良，体重下降是个危险信号，应多加注意；②食物讲究风味，品种多样，以提高食欲；③进餐时应先副食、后主食，副食对老人更重要；④饮食要有规律，进食时要细嚼慢咽；⑤进行合适的运动，充分活动身体；⑥保持良好心情，愉快进食。

（7）对于妇女规定五条：①饮食是健康和美容的源泉，不能过分减肥；②保护胎儿不受酒精损害；③为孩子建立良好饮食习惯做出榜样；④根据家人的健康需要合理安排膳食；⑤培养烧饭做菜的兴趣，创造家庭饮食文化。

3. 新加坡的膳食指南

新加坡于 1996 年制订的膳食指南采用定性和定量相结合的方法，既考虑了营养需要量，又推荐了食物种类和选择食物的模式。①食物多样化；②维持适宜体重，如果肥胖要减肥；③限制脂肪摄入，使其占总能量摄入的 20%～30%；④膳食脂肪 1/3 为多不饱和脂肪酸，1/3 为单不饱和脂肪酸，1/3 为饱和脂肪酸；⑤胆固醇摄入量每日不超过 300mg；⑥谷物碳水化合物产能占总能量的 50%；⑦食盐摄入量每日 5g（200mg 钠）以下；⑧减少腌制及熏制食物的摄入量；⑨精制糖的摄入量低于总能量的 10%；⑩吃水果、蔬菜及全谷类食品，以保证维生素 A、维生素 C 和纤维摄入；⑪如饮酒，限制每日摄入量不超过 2 标准杯（约30g 酒精）；⑫鼓励母乳喂养婴儿至 6 个月。

4. 英国的膳食指南

英国的健康平衡膳食指南是一个选择食物的向导，由健康教育专家组、健康局、农业部、渔业部和食品部联合制定，旨在帮助人们理解并乐于接受健康饮食，它包括八条，内容如下：①愉快进餐；②食物多样化；③多吃富含淀粉和纤维素的食物：摄入此类食物将有助于降低膳食中脂肪的含量，增加膳食纤维的含量，尽量避免在此类食物中加入脂肪，或者将加入脂肪的量控制在最小；④多吃水果和蔬菜：建议每人每天至少吃 5 份（包括马铃薯），因绝大多数水果和蔬菜的脂肪含量低，有助于降低总脂肪摄入，并可增加膳食纤维、维生素和矿物质的摄入；⑤不要吃太多富含脂肪的食物；⑥不要常吃加糖食物，不经常饮酒；⑦如果饮酒，要适量；⑧适量饮食，维持健康体重。

这一指南特别强调没有必要在一餐中达到平衡，在一天甚至一周之内摄入各类的食物达到平衡即可。多种多样的饭菜利于满足食物多样化的要求。健康平衡膳食指南适合于所有人群，包括超重者、素食者，适合于所有种族，但不适合 2 岁以下的孩子。对于 2～5 岁儿童，应在逐渐转向家庭膳食后，才能使用该指南作为膳食指导。接受医疗监护的人群应向医生咨询以决定其是否使用该指南。

5. 希腊的膳食指南

希腊属地中海地区国家，其传统的地中海膳食结构有利于心血管等慢性病的预防。但最近 30 年，随着希腊人膳食模式的西化，传统的膳食模式发生变化，与膳食营养相关的糖尿病、心血管疾病、肿瘤等慢性病的死亡率也随之升高。为此，希腊卫生部于 1994 年以膳食金字塔的形式大力推广地中海膳食结构，并据此制定了膳食指南，内容如下：①不要超重；②在舒适的环境中有规律的饮食，缓慢进餐；③零食选择水果和坚果，不要选择糖果；④多吃全麦面包和意大利面饼；⑤喝水优于喝软饮料；⑥采用平衡膳食后，健康成人（除孕妇）不需要膳食补充剂（维生素、矿物质等）；⑦需要控制体重时，清淡食物不能替代体力活动，而且这些食物的大量摄入会导致肥胖；⑧尽管当前提出的膳食模式是改善居民膳食结构的最终目标，但对一些人来说采取渐进的措施更为现实；⑨喝大量水；⑩避免吃盐，代之以草药（如罗勒、麝香草等）。

（四）膳食指南的宣传效果及发展趋势

从美国 2005 年版的膳食指南不难看出，膳食指南从开始的简单句子型的建议向更加系统和完善发展，因膳食指南最终是要应用于广大民众的宣传教育中，许多道理应清楚地交代给广大民众。另外，随着居民膳食结构的变迁，膳食指南的内容也应不断变化，美国每 5 年修改 1 次膳食指南。2005 年美国膳食指南特别强调在不超过能量供给的前提下，其他营养素的供给应充足的问题。

2002 年全国营养调查的结果显示，我国居民的膳食结构又发生了一些变化，如表现最为突出的是膳食脂肪的摄入量明显增加，在目前我国的膳食指南中尽管有"少吃肥肉和荤油""吃清淡少盐"的内容，但并未强调烹调使用植物油的问题。

根据我国居民目前的食物结构和营养科学的发展，提出更加完善和全面的膳食是营养工作者的任务。

（五）美国的食物金字塔

美国农业部于 1992 年为美国居民设计了一个"食物指导金字塔"，以生动的形象表示出各类食物在每日膳食中的位置，并对各类食物的平均摄入量提出了一个建议值或范围。

美国农业部根据 2005 年 1 月新公布的膳食指南，于 2005 年 4 月又重新设计了新的食物金字塔（图 4-3），新的食物金字塔更加明确，其明确性体现在鲜艳的彩色垂直条纹上，每一种颜色象征了六种食物组的一种：谷物（橙色——最宽的条纹），蔬菜（绿色），水果（红色），油类（黄色——最窄的条纹），牛奶——包括大多数乳制品（蓝色），以及肉类和豆类（紫色）。在相应的网站上，点击不同的条形可以得到相应食物的种类和建议数量。另外，金字塔设有一个梯子，强调不同个体应建立适合自己的食物金字塔。

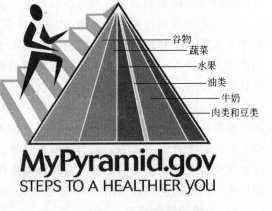

图 4-3　美国膳食金字塔

图中橘黄色代表谷类食物，点击得到关于谷类的建议为：①每天摄入至少 3 盎司的全麦面包、谷类食品、饼干或者比萨；②在食物配料中尽量选择全谷类食品。

图中绿色代表蔬菜，点击得到建议如下：①尽量多吃深色的绿叶菜；②尽量多吃橙色蔬菜；③尽量多吃干豆和豌豆。

点击代表水果的红色条纹得到下列建议：①吃各种水果；②选择新鲜、冷冻、罐装或者脱水的水果；③多喝果汁。

关于黄色条纹的油类建议为：①尽量从鱼类、坚果和植物油中摄取脂肪；②少吃像黄油、人造黄油棒和猪油等固体油脂。

点击代表奶类及其制品的奶类建议：①喝低脂或脱脂奶；②如果你不喜欢或者不能喝奶，选择无乳糖食品或者其他钙源。

关于紫色条纹代表的肉类和豆类建议为：①选择低脂肪的肉类或者瘦肉、家禽；②烘焙或者烧烤肉类；③食物多样，选择鱼肉、豆类、豌豆、坚果和种子类食物。

同时对每一类食物均有更加详细的说明，对食物的营养特点及与健康的关系进行了介绍。

（孙桂菊）

第五章

生命周期中的营养

生命周期是一个连续的过程，不同生理阶段的人群在生理状况及营养代谢方面有其各自的特点，因此对营养的需求存在着差异。为便于认识和理解营养与生命发生发展的规律，常将生命的过程按照生理特点分成不同的阶段，如婴儿、幼儿、学龄前儿童、学龄儿童、青少年、成年和老年人。处于不同特定生理阶段的人群（包括孕妇、乳母、婴幼儿、青少年、老年人）的营养需要有其特殊性，以下作一一介绍。

第一节 孕妇营养

育龄妇女自妊娠开始到生产均处于一个需要加强营养的特定生理时期，在这特殊时期，不仅需要满足母体自身的营养需求，而且需要满足胎儿生长发育和母体为分娩后乳汁分泌所必需的各种营养素，达到预防母体和胎儿营养缺乏以及并发症的目的。与同龄的非孕妇女相比，孕妇需要更多的营养来满足自身及胎儿生长发育的需要。近年来的研究表明，孕期营养对胎儿、婴儿的生长发育，乃至子代成年后的健康状况都有重要影响。因此，孕期营养干预和指导是公共营养工作的重要内容。

一、孕期生理特点

（一）内分泌和代谢的改变

1. 母体卵巢及胎盘激素分泌增加

受精卵在子宫着床后，孕妇的绒毛膜促性腺激素分泌增多，黄体产生的孕酮刺激子宫内膜促使胎盘形成，胎盘随后生成大量雌激素和孕酮，刺激子宫和乳腺发育，而雌二醇可调节碳水化合物和脂类代谢，增加母体骨骼更新速率。有研究发现，钙的吸收、储留与孕期雌激素水平呈正相关。另外，随着胎盘的生长，绒毛膜生长催乳激素（human chorionic somato-mammotropin, HCS）分泌增多，促进胎盘和胎儿的生长以及乳腺的发育和乳汁分泌；同时还可刺激母体脂肪的分解，增加血中游离脂肪酸和甘油的浓度，使更多的葡萄糖通过胎盘转运至胎儿，保证母体营养物质输送到胎儿体内。

2. 甲状腺素水平的改变

孕妇的血浆甲状腺素 T_3、T_4 水平升高，甲状腺功能增强，体内的合成代谢增高，基础代谢水平升高，需要消耗更多的能量和营养素。

3. 妊娠期激素水平的改变对孕妇葡萄糖代谢的影响

绒毛膜生长催乳激素可促进脂肪分解，皮质醇可促进由氨基酸合成葡萄糖的生化过程，二者均具有拮抗胰岛素的作用。孕妇血浆中的皮质醇随妊娠周数的增加而升高，而孕期绒毛膜生长催乳激素在分泌高峰时可达每天 1～2g，远高于其他激素。故孕妇对胰岛素的敏感性普遍下降，促使内源性胰岛素分泌增多以维持正常糖代谢，孕妇血浆胰岛素水平较高，有 2%～7%孕妇可发展为妊娠糖尿病（gestational diabetes mellitus，GDM）。研究表明，正常孕妇对胰岛素的敏感性比孕前降低 44%，而 GDM 孕妇降低 56%。尽管 GDM 患者产后葡萄糖代谢能逐渐恢复正常，但有 GDM 史的妇女在以后发生 2 型糖尿病的危险性增大。

（二）消化系统功能改变

1. 口腔

从孕 8～12 周起孕妇可出现齿龈充血、变软、肿胀，有时出现疼痛，易出血，即为妊娠齿龈炎。另外，牙齿易松动并出现龋齿。上述变化与妊娠期雌激素增加有关。

2. 胃肠道

孕酮水平的升高可引起消化道平滑肌张力降低，肠蠕动减慢，消化液分泌降低，故孕妇容易发生胃肠胀气和便秘；由于贲门括约肌松弛导致胃内酸性内容物反流至食管下部产生"烧心感"，孕早期还常有恶心、呕吐等妊娠反应。但孕妇对钙、铁、维生素 B_{12}、叶酸等营养素的吸收率增加，尤其是在妊娠后期。除体内需要量增加的因素外，也可能与食物在肠道内停留时间增加有关，与孕期对营养素的需要量增加相适应。

（三）血容量与血液成分的改变

孕妇的血容量自孕中期起明显增加，至孕晚期，其血容量可比孕前增加约 40%。其中血浆容量增加 50%，而红细胞只增加 20%，虽然血红蛋白总量增加，但由于血液相对稀释，血液中血红蛋白的含量反而下降，呈现生理性贫血。孕 20～30 周时的生理性贫血现象最为明显。

孕妇血浆白蛋白含量下降，在孕晚期时，其白蛋白和球蛋白的比值有时可出现倒置现象。血中葡萄糖、氨基酸、铁、维生素 C、维生素 B_6、维生素 B_{12}、生物素等的含量降低；而血中甘油三酯和胆固醇含量上升，某些脂溶性维生素，如维生素 E 和类胡萝卜素的含量也较高，维生素 E 的血浆浓度可升高约 50%；但血浆维生素 A 的浓度变化不大。这些变化难以用孕期血容量逐渐增加导致血液稀释来解释，可能与营养素在胎盘的转运机制有关。

（四）肾功能的改变

胎儿的代谢产物需经母体排出，故孕期肾功能出现明显的生理性调节，有效肾血浆流量和肾小球滤过率增高，但肾小管再吸收能力未发生相应增加，排出尿素、尿酸、肌酐的功能明显增强。同时，与孕前相比，尿中葡萄糖、叶酸以及其他水溶性维生素排出量亦增加，氨基酸排出量平均每日约 2g，但尿钙排出量较孕前减少。

（五）循环系统的改变

1. 心排出量

自孕 10 周开始，心排出量增加，到孕 32 周时达到高峰，增加 30%～50%。心排出量的增加主要是因为每次心搏量加大，其次是心率加快，心率平均每分钟增快约 10 次。

2. 血压

孕早期和孕中期血压偏低，到孕晚期时血压轻度升高，舒张压因外周血管扩张、血液稀释及胎盘形成动静脉短路而轻度降低，收缩压没有明显变化，故脉压增大。同时，外周血管扩张可使外周血流量增加，有利于母体代谢以及母体与胎儿在胎盘的物质交换，保证胎儿营养的供给。

（六）肺功能的改变

从孕 12 周起，孕妇休息时的肺通气量有所增加，妊娠 18 周时，孕妇耗氧量增加 10%～20%，而肺通气量可增加 40%。因此，孕妇存在通气过度的现象。原因主要是孕酮和雌激素直接作用于呼吸中枢所引起的。过度通气使孕妇的动脉血的氧分压增高，二氧化碳分压降低，有利于满足孕妇自身和胎儿所需要的氧气的供给和二氧化碳的排出。

（七）体重增长及其成分

1. 孕期体重增加及其构成和增加模式

健康孕妇如不限制饮食，孕期平均增重约 12kg，其中胎儿 3.4kg，胎盘及羊水约 1.5kg，子宫和乳房增加约 1.4kg，血液增加 1.2kg，细胞外液增加 1.5kg，脂肪组织增加约 3kg。其中胎儿、胎盘、羊水、母体血浆容量、子宫和乳腺重量的增加称为必要性体重增加。孕期脂肪储存主要发生在孕 10～30 周，即胎儿快速生长期以前，可能更多是由于孕酮的作用而不是简单地由膳食摄入量增加所致，其生理意义是为孕晚期及哺乳期储备能量。

孕妇体重增长的速度随孕期的进展而不同，孕期一般划分为三期，即孕早期（1～12 周）、孕中期（13～27 周）和孕晚期（28～40 周）。孕早期的体重增加不到 2kg，以后基本呈直线上升趋势，因此，大量的合成代谢主要发生在孕中、晚期。孕期体重增加及构成见表 5-1。

表 5-1　　　　　　　　　　　　　　　孕期体重增加及构成

	体重增加（g）			
	第 10 周	第 20 周	第 30 周	第 40 周
胎儿、胎盘及羊水	55	720	2 530	4 750
子宫、乳房	170	765	1 170	1 300
血液	110	600	1 300	1 250
细胞外液	—	—	—	1 200
脂肪及其他	325	1 915	3 500	4 000
合计	650	4 000	8 500	12 500

2. 孕期适宜增重

（1）按孕前体质指数（BMI）推荐孕期增重：建立孕妇的适宜增重量需考虑多种因素。孕前 BMI 是一个重要的影响因素，据报道，在孕期体重增加相同的条件下，体形偏瘦的母亲分娩的新生儿体重往往小于体形偏胖母亲所分娩的新生儿的体重，故首先应根据孕前BMI 来推荐适宜的孕期增重（表 5-2）。

表 5-2 　　　　　　按孕前体质指数（BMI）推荐体重增长的适宜范围（美国）

	BMI	推荐体重增长范围（kg）
低	<19.8	12.5～18
正常	19.8～26.0	11.5～16
超重	26～29	7～11.5
肥胖	>29	6～6.8

（2）影响孕期适宜增重的其他因素：推荐孕期适宜增重除需要考虑孕前的身高、体重因素外，还应考虑妊娠的年龄（尤其是青春期妊娠）、是否多胎妊娠以及是否哺乳等因素。青春期妊娠孕期体重增加的目标值为 14～15kg，孕 20 周后每周增重 500g；双胎妊娠者孕期体重增加的目标值为 18kg，孕 20 周后每周增重 650g；计划哺乳且孕前体重正常者孕期体重增加的目标值为 12kg，孕 20 周后每周增重 400g；而不计划哺乳且孕前体重正常者孕期体重增加的目标值为 10kg，孕 20 周后每周增重 350g。

二、孕期营养的重要性

孕妇的营养需要不仅要满足自身孕期的生理需要和各类活动的消耗，维持自身的健康，更重要的是要保证胎儿的生长发育、顺利分娩和产后的乳汁分泌。孕期营养不良可对妊娠结局和母体健康产生重要影响。

（一）孕期营养不良对母体健康的影响

1. 孕妇营养缺乏症

为保证胎儿的正常发育，母体可发生代谢改变、生理性代偿，甚至消耗自身营养素的储存，因此孕期需要大大增加营养素的摄入量，若孕妇膳食中营养素摄入不足，将影响母体健康。对母体健康的常见影响有：

（1）营养性贫血：WHO 报道，孕妇贫血患病率为 20%～80% 不等，平均约为 51%。我国各地一些调查表明，孕妇贫血患病率为 20%～50%。2002 年我国居民营养与健康状况调查报告指出，孕妇贫血患病率为 22.5%，城市为 18.4%，农村为 24.5%。营养性贫血主要是由于膳食铁的吸收利用率低或摄入不足，不能满足母体和胎儿对铁的需求而发生的缺铁性贫血（iron deficiency anemia），也有一些孕妇由于缺乏叶酸和维生素 B_{12} 而发生巨幼红细胞性贫血（megaloblastic anemia）。轻度贫血对孕妇影响不大；重度贫血时，可因心肌缺氧导致贫血性心脏病；如胎盘缺氧易发生妊娠高血压综合征及妊娠高血压综合征性心脏病，贫血还可降低孕妇、产妇抵抗力，易并发产褥感染，甚至危及生命。

（2）其他营养缺乏病：①骨质软化症：因缺钙或维生素 D 而引起，为满足胎儿快速生长的需要而动用母体的骨骼钙所致；②营养不良性水肿：主要由于蛋白质严重缺乏而引起，多见于贫困地区或战争状态；③维生素缺乏。

2. 妊娠合并症

包括妊娠高血压综合征（pregnancy-induced hypertension syndrome，PHS）、妊娠糖尿病（gestational diabetes mellitus，GDM）等。营养不良或过剩均会使妊娠并发症的发病率增加。在对妊娠高血压综合征的流行病学研究中发现，营养不良（如贫血、低蛋白血症、缺钙）以及体质指数（BMI）>24，都是妊娠高血压综合征的重要危险因素。妊娠糖尿病的发生也与孕前肥胖、胎儿偏大以及孕期体重增长过快等因素有关。

3. 其他

造成分娩时子宫收缩乏力、难产以及产后出血、感染及母乳不足等问题。

（二）孕期营养不良对胎儿和婴儿健康的影响

1. 早产及新生儿低出生体重发生率增加

低出生体重儿是指新生儿出生体重<2 500g。近年来，低出生体重问题受到特别的关注。国外大量的流行病学研究发现，低出生体重与成年后慢性病的发生率增加有关。①低出生体重与 2 型糖尿病：低出生体重人群成年后发生糖耐量减低、高胰岛素血症和胰岛素抵抗的危险性增高。有文献报道，成年后 2 型糖尿病与低出生体重相关，出生体重≤2.5kg 者成年后 2 型糖尿病和葡萄糖不耐症发病率为 40%，而出生体重≥4.3kg 者仅为 14%。②低出生体重与高血压：血压与出生体重呈负相关关系，且这一相关性贯穿于儿童、青少年和成年期的各个阶段。③低出生体重与冠心病：有文献报道出生体重为 2.5kg 者的冠心病发病率为 18%，而出生体重为 3.0kg 者冠心病发病率为 4%。

低出生体重的影响因素较多，与营养有关的因素主要有：孕期增重低、孕前体重低、孕妇血浆总蛋白和白蛋白低、维生素 A 或叶酸缺乏、孕妇贫血；孕妇大量饮酒、大量饮用咖啡和浓茶也可导致新生儿出生体重低。咖啡因是一种中枢神经兴奋剂，并可通过胎盘进入胎儿体内，影响胎儿的心率和呼吸。人体研究表明，中度咖啡因摄入量可降低胎儿的出生体重。因此，美国 FDA 建议孕期应避免或限制咖啡的摄入，每日咖啡因摄入量小于 300mg，即相当于 2~3 杯咖啡或 4 杯茶或 6 杯可乐。

2. 胎儿先天畸形（congenital malformation）发生率增加

近几十年来的研究发现，约 25% 的婴儿死亡由先天缺陷所引起。孕妇营养素缺乏或过多可导致先天畸形，如碘、锌、叶酸等缺乏，维生素 A 过多或过少。碘缺乏可引起呆小病，叶酸缺乏主要和神经管畸形有关，而维生素 A 过多可致中枢神经系统畸形、心血管畸形和面部异常。另外，孕妇酗酒也可导致先天畸形的发生。据报道，孕妇每周饮酒量折合酒精超过 26g，有娩出酒精综合征婴儿的危险性。胎儿酒精综合征表现为出生前和出生后的生长迟缓，以及中枢神经、心脏和泌尿系统缺陷，面部异常（包括颌骨发育不良、唇裂和腭裂等在内）等出生缺陷。孕期大量饮酒致畸作用的主要机制包括酒精代谢产物乙醛的直接细胞毒性作用，以及过量饮酒影响了营养素的吸收。因此，建议孕妇不要饮酒。

3. 围生期婴儿死亡率增高

孕期或孕期营养不良将影响母亲的体重，有研究发现，孕期体重增加与围生期婴儿死亡率呈反比。也有文献报道，围生期死亡率与长期维生素 C 水平偏低有关。

4. 巨大儿

指新生儿出生体重＞4 000g。我国一些大中城市巨大儿发生率呈逐渐上升趋势，有些地区已达 8% 左右。巨大儿与孕妇营养的关系尚在研究之中，但已发现妊娠后期血糖升高可引起巨大儿。可能因为孕妇血糖升高可使胎儿血糖升高并刺激胰岛素的分泌，而胎儿的高胰岛素水平具有生长因子样的作用。此外，孕妇盲目进食或进补，可能造成能量与某些营养素摄入过多，孕期增重过多，也可导致胎儿生长过度。巨大儿不仅在分娩中易造成产伤，给分娩带来困难，还与成年后慢性病（如肥胖、高血压和糖尿病）的发生密切相关。

5. 对胎儿、婴儿智力发育的影响

妊娠最后 3 个月至出生后 6 个月，不仅是胎儿、婴儿体格生长发育最为迅速的时期，也是大脑发育的关键时期，是大脑细胞增殖的激增期，此时营养不良，如蛋白质摄入不足，可致胎脑发生永久性的解剖及生化方面变化，影响脑的成熟，以后难以弥补。脑细胞的增殖和体积的增大，分为增殖、增殖和体积增大同时进行、细胞体积增大等三个阶段。而脑细胞的增殖，具有"一次性完成"的特点，如果在脑细胞增殖期缺乏营养，影响细胞的增殖，以后再也无法弥补。

三、孕期营养需要

（一）能量

适宜的能量对孕妇机体及正在发育的胎儿都很重要。孕妇除了维持自身所需能量外，还要负担胎儿的生长发育以及胎盘和母体组织增长所需要的能量。孕早期孕妇的基础代谢并无明显变化，到孕中期时逐渐升高，孕晚期基础代谢增高 15%～20%，因此，孕早期的能量摄入量与非孕妇女相同。2000 年中国营养学会制订的《中国居民膳食营养素参考摄入量》中孕妇能量每天推荐摄入量（RNI）为孕中、晚期在非孕妇女能量每天推荐摄入量的基础上每日增加 0.83MJ（200kcal）。由于不同地区、不同民族以及气候、生活习惯、劳动强度等的不同，对能量的供给主要可根据体重增减来调整。

（二）宏量营养素

1. 蛋白质

孕妇必须摄入足够数量的蛋白质以满足自身及胎儿生长发育的需要。足月胎儿体内含蛋白质 400～800g，加上胎盘及孕妇自身有关组织增长的需要，共需蛋白质约 900g，这些蛋白质均需孕妇在妊娠期间不断从食物中获得。2000 年中国营养学会制订的《中国居民膳食营养素参考摄入量》中孕妇蛋白质每天推荐摄入量（RNI）为在非孕妇女蛋白质每天推荐摄入量的基础上，孕早、中、晚三期分别增加 5g、15g 和 20g。孕妇膳食中优质蛋白质宜占蛋白质总量的 1/2 以上。

2. 脂肪

在整个妊娠过程中，孕妇平均需储存 2～4kg 脂肪，胎儿储存的脂肪可为其体重的 5％～15％。脂类是胎儿神经系统的重要组成部分，构成其固体物质的 1/2 以上。在脑细胞增殖、生长过程中需要一定量的必需脂肪酸，脑和视网膜中主要的多不饱和脂肪酸是花生四烯酸和廿二碳六烯酸，它们可由膳食中亚油酸和 α-亚麻酸转化而来。此外，人体脑细胞髓鞘化过程自胎儿期开始，直到出生后一年左右完成。在髓鞘化过程中，饱和脂肪酸和多不饱和脂肪酸对髓鞘和细胞膜的形成都有重要作用。

孕妇膳食中应有适量脂肪，包括饱和脂肪酸、n-3 和 n-6 多不饱和脂肪酸以保证胎儿和自身的需要。但孕妇血脂较平时升高，脂肪摄入总量不宜过多。2000 年中国营养学会制订的《中国居民膳食营养素参考摄入量》中推荐孕妇膳食脂肪的供能百分比为 20％～30％，其中饱和脂肪酸、单不饱和脂肪酸和多不饱和脂肪酸分别为＜10％、10％和 10％。n-6 和 n-3 多不饱和脂肪酸的比值为（4～6）：1。

（三）矿物质

1. 钙

钙是构成骨骼、牙齿的主要成分，胎儿从母体摄取大量的钙以供生长发育的需要。当妊娠期钙摄入量轻度或短暂性不足时，母体血清钙浓度降低，继而甲状旁腺激素的合成和分泌增加，加速母体骨骼和牙齿中钙盐的溶出，维持正常的血钙浓度，满足胎儿对钙的需要量；当缺钙严重或长期缺钙时，血钙浓度下降，母亲可发生小腿抽筋或手足抽搐，严重时导致骨质软化症，胎儿也可发生先天性佝偻病。胎儿约需储钙 30g，以满足骨骼和牙齿生长发育的需要。孕早期胎儿储钙较少，平均每日仅为 7mg。孕中期开始增加至每日 110mg，孕晚期钙储留量大大增加，平均每日可储留 350mg。除胎儿需要外，母体尚需储存部分钙以备泌乳需要，故妊娠期钙的需要量增加，尽管孕期发生一系列复杂的内分泌和生理变化使钙的吸收增加，但我国人民膳食中钙摄入量普遍不足，再加上影响钙吸收的因素较多，故我国孕妇易发生钙缺乏。因此，孕妇应增加含钙丰富的食物，膳食中摄入不足时亦可适当补充一些钙制剂。钙的最好食物来源是奶及奶制品，而虾皮、豆类和豆制品、芝麻、海带等也是钙的良好来源。2000 年中国营养学会制订的《中国居民膳食营养素参考摄入量》中孕妇钙每天适宜摄入量（AI）为：孕早期 800mg、孕中期 1 000mg、孕晚期 1 200mg。

2. 铁

孕期对铁的需要量大大增加：①由于妊娠期母体生理性变化，血红蛋白的增加量远低于血容量的增加，出现妊娠生理性贫血，这时为增加母体自身造血需要，需额外补充铁；②母体还要储备相当数量的铁，以补偿分娩时由于失血所造成铁的损失；③胎儿除制造血液和肌肉组织需一定量的铁外，还必须在肝脏内储存一部分铁，以供婴儿出生后 6 个月之内对铁的需要量。因此，膳食铁摄入量不足，除易导致孕妇的缺铁性贫血外，孕期缺铁还可影响胎儿铁的储备，使婴儿期较早出现缺铁及缺铁性贫血。一些研究认为，孕早期缺铁还与早产及低出生体重有关。2002 年的调查表明，我国孕早期、孕中期和孕晚期妇女的贫血患病率分别为：15.3％、22.5％和 25.1％。

由于我国膳食中相当一部分铁来源于蔬菜、豆类等植物性食物中生物利用率较低的非血红素铁，因此孕期应注意补充一定量健康动物的肝脏、血液、瘦肉等含有生物利用率较高的血红素铁的食物，必要时可在医生指导下加服铁剂。2000 年中国营养学会制订的《中国居民膳食营养素参考摄入量》中孕妇铁的每天适宜摄入量（AI）为：孕早期 15mg、孕中期 25mg、孕晚期 35mg。

3. 锌

孕妇体内锌一般比成年妇女多 400mg，总量达 1 700mg，其中足月胎儿体内可有 60mg。从孕早期起，胎儿锌的需要量就迅速增加，胎盘及胎儿每日平均需要锌量为 0.75～1mg。动物试验发现，母鼠缺锌时，仔鼠骨骼发育不良，并发生畸形。孕后期缺锌仔鼠脑体积小，脑细胞数目少。埃及、伊朗等处于缺锌地区的国家，有性腺功能不足性侏儒症及中枢神经系统畸形发生率高的报道。近年来的流行病学调查表明，胎儿畸形发生率的增加与妊娠期锌营养不良及血清锌浓度降低有关。2000 年中国营养学会制订的《中国居民膳食营养素参考摄入量》中孕妇锌每天推荐摄入量（RNI）：孕早期 11.5mg，孕中、后期 16.5mg。动物性食物为锌的可靠来源，而植物中的锌不易被吸收利用。

4. 碘

碘是甲状腺素 T_3、T_4 的成分，与蛋白质的合成有关，能促进胎儿生长发育。孕期碘需要量增加。孕期缺碘，易发生甲状腺肿大，还可导致胎儿甲状腺功能低下，并影响胎儿的生长发育以及大脑的正常发育和成熟。婴儿出生后易患克汀病，表现为智力低下、生长迟缓、聋哑等。因此，孕妇应增加膳食中碘的摄入量。含碘丰富的食物有海产品，如海带、紫菜、海鱼等。2000 年中国营养学会制订的《中国居民膳食营养素参考摄入量》中孕妇碘的每天推荐摄入量（RNI）为 200μg，比孕前增加 50μg。

（四）维生素

1. 维生素 A

孕妇缺乏维生素 A 与胎儿宫内发育迟缓、低出生体重及早产有关。但孕早期增加维生素 A 摄入应注意不要过量，因为大剂量维生素 A 可能导致自发性流产和胎儿先天畸形。胡萝卜素在人体内可转化成维生素 A，且相同剂量的胡萝卜素却无此不良作用。故中国营养学会及世界卫生组织（WHO）均建议孕妇通过摄取富含类胡萝卜素的食物来补充维生素 A。2000 年中国营养学会制订的《中国居民膳食营养素参考摄入量》中孕早期和孕中、晚期维生素 A 的每天推荐摄入量（RNI）分别为 800μgRE 和 900μgRE，可耐受最高摄入量（UL）值为 2 400μgRE。

2. 维生素 D

维生素 D 可促进钙的吸收和钙在骨骼中的沉积。故孕期对维生素 D 的需要量增加，这一时期缺乏维生素 D 与孕妇骨质软化症、新生儿低钙血症和手足搐搦等有关；但过量也可导致婴儿发生高钙血症。维生素 D 主要来源于紫外光照射下皮肤的合成，而高纬度、缺少日照的北方地区在冬季几乎不能合成维生素 D，导致母体和胎儿血中 25-羟维生素 D_3 浓度降低，因此，维生素 D 的补充尤为重要。天然食物中富含维生素 D 的食物种类较少，故强化维生素 D 的乳制品是维生素 D 的良好来源。2000 年中国营养学会制订的《中国居民膳食营养素参考摄入量》中孕早期维生素 D 的每天推荐摄入量（RNI）为 5μg（1μg＝40IU），与非孕妇女相同；孕中、晚期为 10μg，比孕早期增加一倍，UL 值为 20μg。

3. 维生素 E

动物研究发现，维生素 E 具有维持生殖的作用。近年来随着对维生素 E 抗氧化作用研究的深入，发现维生素 E 可维持细胞结构和功能的完整性。由于维生素 E 具有维护细胞膜（尤其是红细胞膜）中长链多不饱和脂肪酸稳定性的作用，因此孕期给予充足的维生素 E 可能对新生儿红细胞膜产生保护作用，从而减少新生儿溶血和溶血性贫血的发生。孕期母体血浆中维生素 E 水平明显升高，且维生素 E 广泛存在于各种食物之中，尤其是坚果和植物油。2000 年中国营养学会制订的《中国居民膳食营养素参考摄入量》中孕妇维生素 E 的每天适宜摄入量（AI）为 14mgα-TE，与非孕妇女相同。

4. 维生素 K

维生素 K 是与凝血有关的脂溶性维生素，凝血过程中至少有 4 种因子依赖肝脏内维生素 K 的合成，故孕期维生素 K 的营养状况可能对婴儿早期维生素 K 缺乏性出血产生影响。由于维生素 K 的食物来源广泛且可通过肠道内细菌合成，一般人很少出现维生素 K 缺乏性出血症。维生素 K 缺乏的常见原因有：①孕期服用阿司匹林、抗癫痫药等维生素 K 抑制剂；②早产儿，由于维生素 K 不易通过胎盘，故胎儿肝脏中的储存量少，早产儿尤其如此；③新生儿，由于初乳中维生素 K 含量少，且肠道功能未发育成熟，肠道内细菌无法有效合成维生素 K。因此，产前或新生儿期补充维生素 K 均可有效预防维生素 K 缺乏性出血症的发生。

5. B 族维生素

（1）维生素 B_1：维生素 B_1 是脱羧酶和转酮醇酶的辅酶，与能量代谢有关。孕期缺乏或亚临床缺乏维生素 B_1 时可能孕妇并不出现明显的脚气病症状，但新生儿却有脚气病表现。维生素 B_1 缺乏也可影响胃肠道功能，尤其在孕早期由于早孕反应使食物摄入量减少，易引起维生素 B_1 缺乏，从而导致胃肠功能下降，进一步加重早孕反应。2000 年中国营养学会制订的《中国居民膳食营养素参考摄入量》中孕妇维生素 B_1 的每天推荐摄入量（RNI）为 1.5mg。

（2）维生素 B_2：维生素 B_2 参与三羧酸循环及呼吸链中氧化还原反应，与能量代谢有关。维生素 B_2 缺乏的典型症状为"口腔生殖器综合征"。孕期维生素 B_2 缺乏还与胎儿生长发育迟缓、缺铁性贫血有关。2000 年中国营养学会制订的《中国居民膳食营养素参考摄入量》中孕妇维生素 B_2 的每天推荐摄入量（RNI）为 1.7mg。

（3）维生素 B_6：维生素 B_6 参与体内氨基酸、脂肪酸和核酸的代谢。维生素 B_6 缺乏时还常伴有多种 B 族维生素缺乏的表现，对皮肤、神经和造血系统等产生影响。临床上常用维生素 B_6 辅助治疗早孕反应，还可与叶酸、维生素 B_{12} 联用预防妊娠高血压病的发生。2000 年中国营养学会制订的《中国居民膳食营养素参考摄入量》中孕妇维生素 B_6 的每天适宜摄入量（AI）为 1.9mg。

（4）叶酸：叶酸不足与新生儿神经管畸形（无脑儿、脊柱裂等）的关系近年来已受到广泛关注。妊娠前几周是神经管形成和闭合的关键时期，神经管将最终发育成脑和脊髓。一般人要到孕 6 周时才会发现自己怀孕，而此时神经管可能已经闭合，神经管畸形可能已经发生。神经管上端不能闭合时发生无脑儿，无脑儿尽管较为罕见，但却是致命性疾病，无脑儿出生后很快死亡。神经管下端不能闭合时发生脊柱裂，脊柱裂是一种常见的神经管缺损，患儿的脊髓和脊柱都不能正常发育，脊髓膜往往突出呈囊状，有时还有部分脊髓包裹其中。根据神经管损伤程度，脊柱裂还经常伴有不同程度的神经麻痹，病情轻时可能不出现任何症状，但严重时可导致死亡。常见的临床表现包括：足畸形、髋关节脱位、肾异常、脊柱弯曲、肌肉无力、智力障碍和运动及感觉功能丧失。补充叶酸可预防神经管畸形已得到多项研究的证实。一项对中国出生缺陷高危人群的应用性研究表明，妇女在孕前1个月和孕早期每天补充叶酸 $400\mu g$ 可有效地预防大多数神经管畸形的发生。需要注意的是，高剂量（＞1mg）的叶酸可掩盖维生素 B_{12} 缺乏的血液学指征，因此并发维生素 B_{12} 缺乏的人不应高剂量补充叶酸。2000年中国营养学会制订的《中国居民膳食营养素参考摄入量》中孕妇叶酸的每天推荐摄入量（RNI）为 $600\mu g DFE$，UL为 $1000\mu g DFE$。

四、妊娠期的合理膳食

（一）妊娠期合理膳食原则

妊娠期膳食应随着妊娠期妇女的生理变化和胎体生长发育的状况而进行合理调配。妊娠过程中由于消化功能下降，抵抗力减弱，易发生腹泻或便秘，因此应尽量食用新鲜和易消化的食物，为防止孕期便秘，可多选用含膳食纤维丰富的蔬菜、水果及薯类。

中国营养学会1997年版的《中国居民膳食指南》中，对孕妇的膳食特别提出了以下三条，即①自妊娠第4个月起，保证充足的能量；②妊娠后期保持体重的正常增长；③增加鱼、肉、蛋、奶、海产品的摄入。

（二）孕早期的合理膳食

1. 孕早期的膳食要点

在孕早期的三个月内，胎儿生长发育迟缓，每天约增重1g，营养需要与孕前没有太大差别。但由于其处于胚胎组织的分化增殖和主要器官系统的形成阶段，对环境因素（包括营养因素）在内的影响极为敏感，营养不当可导致畸形的发生。另外，此时大多数孕妇又发生恶心、呕吐、食欲下降等妊娠反应，使孕妇的饮食习惯发生改变，并影响营养素的摄入。

孕早期应尤其注意以下几点：①选择清淡、易消化、增食欲的食物，不偏食。②少食多餐，保证正常的进食量。③早孕反应在晨起和饭后最为明显，可在起床前吃些干的碳水化合物；吃饭时少喝汤类，在两餐间喝水或饮料；多数孕妇在午后恶心、呕吐的现象消退。晚餐吃得丰富些，临睡前也可以吃少量食物。④每天摄入150g以上的碳水化合物，以免因饥饿导致血中酮体蓄积。酮体可积聚于羊水中，而羊水中有氧化酮体的酶，故酮体可为胎儿所利用。有研究指出，胎儿利用酮体后，可能对大脑的发育有不良影响，发现这些胎儿从出生至4岁时，其智商低于正常儿童的现象。建议每日服用适量叶酸和维生素 B_{12} 等，预防神经管畸形的发生。

2．孕早期膳食构成和食谱举例

（1）膳食构成：能量与营养素的需要与怀孕前相似，每天谷类 300～400g，豆类制品 50g，鱼、禽、瘦肉交替选用约 150g，鸡蛋 1 个，蔬菜 400～500g（其中绿叶菜 300g），水果 100～200g，牛奶或酸奶 250g。

（2）食谱举例

早餐　牛奶：250g；馒头：标准粉 100g；酱猪肝：10g；芝麻酱：10g。

午餐　米饭：大米 100g；豆腐干炒芹菜：芹菜 100g，豆腐干 50g；

　　　排骨烧白菜：排骨 50g，大白菜 100g；蛋花汤：鸡蛋 50g，紫菜 5g。

午点　草莓：100g；面包：50g。

晚餐　米饭：大米 50g，小米 25g；鲜菇鸡片：鸡胸肉 50g，鲜蘑菇 50g，花菜 50g；

　　　清蒸鳊鱼：鳊鱼 100g；炒菠菜：菠菜 100g。

晚点　酸奶：100g。

（三）孕中期的合理膳食

1．孕中期的膳食要点

孕中期是胎儿生长发育及大脑发育迅速的阶段，对营养素的需要量显著增加，而且孕妇的妊娠反应开始消失或减轻，食欲好转。此期饮食的质与量都必须保证，要做到全面多样，荤素搭配，多吃富含多种营养素的食物，如猪肝、瘦肉、蛋类、海产品、鱼虾、乳制品、豆制品等，以及深色叶菜和水果，保证胎儿的正常生长。这一时期孕妇易发生便秘，应多食富含膳食纤维的食物。

2．孕中期膳食构成和食谱举例

（1）膳食构成：每天谷类 350～450g，大豆制品 50～100g，鱼、禽、瘦肉交替选用约 150g，鸡蛋 1 个，蔬菜 500g（其中绿叶菜 300g），水果 150～200g，牛奶或酸奶 250g；每周进食 1 次海产品，补充碘、锌等微量元素；每周进食 1 次（约 25g）动物肝，补充维生素 A 和铁；每周进食 1 次鸡血或鸭血。

（2）食谱举例

早餐　鸡蛋饼：标准粉 100g，鸡蛋 50g；牛奶：250g。

早点　苹果：100g。

午餐　米饭：大米 150g；炒三丝：瘦猪肉 50g，豆腐丝 50g，冬笋丝 50g；拌海带丝：

　　　海带（水发）100g；鱼汤：鲫鱼 100g，木耳 10g；炒生菜：生菜 100g。

晚餐　玉米面粥：玉米面 50g；烙饼：标准粉 100g；盐水草虾：50g；炒油菜薹：油菜

　　　薹 200g，胡萝卜 30g，辣椒 30g。

晚点　橘子：100g。

（四）孕晚期的合理膳食

1．孕晚期的膳食要点

孕晚期是胎儿生长最快的一个时期，也是胎儿肌肉、骨骼、脂肪及大脑等发育与功能完善时期。这一时期除满足胎儿生长发育所需营养素外，孕妇和胎儿还需储存一些营养素，故这一时期对营养素的需要量增加。在增加摄入食物种类和数量的同时，应注意蛋白质、矿物质和维生素的摄入，如牛奶、鸡蛋、动物肝脏、鱼类、豆制品、新鲜蔬菜和水果等，并适当限制高能量食物的摄入，以免造成孕妇过重、胎儿过大，给分娩带来困难。其中奶类的摄入量最好达到 500ml，至少应达到 250ml，以保证充足的钙摄入量。为保证大脑的正常发育，应补充长链多不饱和脂肪酸的摄入量，出现水肿的孕妇要控制食盐摄入量。

2. 孕晚期膳食构成和食谱举例

（1）膳食构成：每天谷类 400～500g，牛奶 250～500ml，鸡蛋 1 个，鱼、禽、瘦肉合计 200g，豆类及豆制品 50g，蔬菜、水果 500～750g，植物油 20～30g；每周 1～2 次动物内脏 50～100g，每周至少 3 次鱼类（其中 1 次海产鱼类）。

（2）食谱举例

早餐　牛奶：250g；麻酱烧饼：标准粉 100g；芝麻酱：10g。

早点　鸡蛋羹：鸡蛋 50g。

午餐　米饭：大米 150g；芹菜肉丝：瘦猪肉 70g，芹菜 100g，豆干 20g；素炒油菜：油菜 150g；鱼汤：鲫鱼 100g，香菜 10g。

午点　酸奶：150g；苹果：150g。

晚餐　米饭：大米 150g；炒鳝鱼丝：黄鳝 100g，柿子椒 50g；素炒菜花：绿菜花 150g，香菇 50g，黑木耳 20g；紫菜汤：紫菜 10g，虾皮 10g。

晚点　橘子：100g。

五、妊娠期常见营养问题

（一）妊娠性呕吐

1. 妊娠性呕吐

约半数的妊娠期妇女停经六周后出现畏寒、食欲不振、胃纳减退、恶心呕吐等。大部分妇女只限于晨间起床后空腹状态及饭后发生呕吐，但也有部分妇女呕吐反复发作，进食即吐，甚至不能进食，导致体液平衡及新陈代谢紊乱，严重影响营养素的摄入，这种情况称妊娠性呕吐。孕早期是胎儿器官形成和分化期，如果不及时纠正，就会导致胎儿营养缺乏而发生胎儿畸形，如心脏畸形、无脑儿及脊柱裂等。妊娠性呕吐的原因至今还不清楚，一般认为与妊娠引起的内分泌失调以及自主神经失调有关，如平日就有情绪不稳定及胃部疾病的患者，容易发生呕吐且情况严重。

2. 减轻妊娠性呕吐的营养和膳食措施

应鼓励孕妇积极预防和治疗妊娠性呕吐，以保证营养素的摄入。以下是针对妊娠性呕吐提出的营养和膳食措施：①膳食应清淡、易消化，避免油腻食物、甜品，少食多餐；②多吃蔬菜、水果、牛奶等碱性食物；③早晨可进食干性食品如馒头、面包干、饼干、鸡蛋等；

④适当补充维生素 B_1、B_2、B_6、C 等以减轻呕吐症状；⑤忌食不消化的煎炸食品、酒类和刺激性的辛辣食物；⑥呕吐严重不能进食或饮水者，应及时前往医院治疗；⑦可在中医师的指导下，试食一些食疗方，如生姜红糖茶、姜汁米汤、山药饮等，以减轻呕吐症状。

（二）妊娠高血压综合征

妊娠高血压综合征又称妊高征，通常发生在妊娠 24 周后，孕末期最常见。好发于年轻初产妇及高龄初产妇、体型肥胖者、双胎以及有妊高征家族史者，发病率约 10%。主要表现为高血压、蛋白尿、浮肿，严重时出现抽搐、昏迷，甚至是母婴死亡。迄今为止，妊高征仍然是孕产妇及围产儿死亡的重要原因。

1. 妊娠高血压综合征对母体和胎儿的影响

妊娠期并发妊高征的产妇，死亡率高，是围产期死亡的首要因素。妊高征的孕妇发生胎盘早剥的几率约为正常孕妇的 10 倍。胎盘早剥可引起弥漫性血管内凝血，产后出血率明显高于正常孕妇，导致产妇大出血和休克，也可发展至肾衰竭，导致死亡。此外，妊高征孕妇还可并发心脏病和脑血管疾病，伴心力衰竭，这是产妇死亡的常见原因。

妊娠高血压使胎儿的死亡率增加。妊高征影响胎儿的程度主要取决于胎盘病变及功能异常的程度。重度妊高征对胎儿的影响主要是以早产、胎儿宫内窘迫及死亡、新生儿窒息等为主。据统计，妊高征围产儿的死亡率为 13%～30%，因此，积极防治妊高征是保证母婴平安的必要措施，膳食防治妊高症是重要的治疗手段之一。

2. 妊娠高血压综合征的营养和膳食

妊娠高血压综合征与营养密切相关。膳食调查发现，妊高征患者的能量、蛋白质、碳水化合物摄入量与正常孕妇相似，但是总脂肪及饱和脂肪酸摄入量较正常孕妇多，钙、铁、维生素 A、维生素 B_2 的摄入量较少，妊高征与钙的摄入量呈负相关。此外，妊高征患者血锌水平低，且存在低蛋白血症，这可能与尿中蛋白质排除量有关。调整患者的膳食结构是营养防治的重点，需要以下几方面的调整：

（1）控制总能量的摄入：孕期要适当控制食物的量，不是"能吃就好"地无节制饮食，应以妊娠期正常体重增加为标准调整进食。

（2）减少脂肪摄入量：脂肪应占总能量比例的 30%，且饱和脂肪酸少，相应增加不饱和脂肪酸的摄入。减少高脂肪含量的肉类，如肥肉、烧腊肉及动物皮的摄入。

（3）减少盐的摄入：因钠盐摄入过多可致水钠潴留而使血压升高。一般建议患者每天的食盐摄入量少于 5g，少用酱油，少吃用盐腌渍食品，严重者避免食用含钠高的食品，如挂面、菠菜、干枣、豆腐干、紫菜等。

（4）增加优质蛋白：因患者尿中排出大量蛋白质导致血清蛋白偏低，从而影响胎儿发育，故应增加优质蛋白的摄入。

（5）补充足够的钙、镁和锌：膳食中钙、镁和锌的摄入能满足孕妇的需要，降低妊高征的发病率以及维持血压稳定。奶及奶制品含钙丰富且易吸收，是钙的良好来源。豆类、绿叶蔬菜含丰富的镁，海产品含丰富的锌，如鱼、牡蛎是锌的良好来源，但贝壳类食物进食要适量。

（三）妊娠糖尿病

妊娠期发生或发现的糖尿病称为妊娠期糖尿病（gestation diabetes mellitus，GDM）。有专家定义为孕期对糖的不耐受性。孕期母体由于性激素、生长激素、甲状腺激素及肾上腺皮质激素等分泌增加，拮抗胰岛素并导致胰岛素敏感性下降。为维持糖代谢的正常，孕妇必须增加胰岛素的分泌量，如孕妇胰岛素的分泌不能相应增加，就可能出现糖尿病症状或糖耐量异常。

1. 妊娠糖尿病对母体和胎儿的影响

妊娠期糖尿病对母子影响的程度与糖尿病病情程度及血糖控制等因素密切相关。患糖尿病的孕妇自然流产率会增加 15%～30%，高血压综合征的发生率也会上升。此外，孕妇的抵抗力下降，易合并细菌或真菌性的泌尿系感染，引起肾盂肾炎，严重的引起感染性休克，而糖尿病一旦并发感染易导致胰岛素抵抗，迅速引起酮症酸中毒。妊娠糖尿病患者易发生手术产伤及自然产伤；发生酮症酸中毒时对母体和胎儿产生严重的影响，可引起死胎、早产率增加，如血糖控制不理想可发生胎儿宫内发育迟缓。

妊娠期糖尿病患者围产儿易发生宫内缺氧而致死亡率增加，并发酮症酸中毒时死亡率达到 30%～90%。而血糖控制不理想者，畸形胎儿的发生率增加至 6%～15%。人体胚胎发生畸形危险最大的时期是受孕 7 周前，此期母体高血糖症危害最大。妊娠合并糖尿病可伴有胎儿生长加速或延缓，母体血糖控制和血管病变是主要的影响因素，以孕中、期后的影响最为明显，巨大胎儿的发生率为 15%～50%，占妊娠糖尿病的 25%。严重糖尿病伴有微血管病变，子宫、胎盘血流量减少，引起胎儿宫内发育迟缓，出现低体重。此外，妊娠合并糖尿病还可导致新生儿合并症增加，死亡率增高。

2. 妊娠期糖尿病的营养和膳食

饮食控制是糖尿病的基础，尤其是妊娠期糖尿病。美国妇产科医师协会推荐，患妊娠糖尿病的超重、肥胖妇女，应降低能量摄入、自我检测血糖和尿酮，并适当增加运动。但过分能量限制可加速脂肪分解，发生酮症酸中毒，从而对胎儿的神经发育产生影响。以下是针对妊娠糖尿病提出的营养防治原则：

（1）调整能量摄入至合理需要量：妊娠糖尿病患者虽然血糖高，但是糖的利用率低，机体需要较多的能量以满足母体及胎儿的需要。能量的需要量按照标准体重计算，一般每公斤标准体重每天供给 30～40kcal，另外加上不同的孕期胎儿生长发育所需的能量。孕早期一般不需增加能量，妊娠中、晚期则每天增加 200kcal 的能量，肥胖孕妇不应过分控制饮食，体重不足的孕妇可相应摄入较高的能量，但需保持必要的体重增长，还需根据血糖的情况随时调整膳食的能量。

（2）饮食均衡，使三大产能营养素的比例适宜：碳水化合物的摄入占总能量的 50%～60%，即每日 200～300g；增加蛋白质，占总能量的 15%～20%，每日 80～100g；减少脂肪的摄入，占总能量的 25%～30%，每日 50～70g。

（3）限制单、双糖的摄入量，选择血糖生成指数（GI）较低的食物，增加膳食纤维素摄入量：膳食纤维尤其是可溶性膳食纤维可降低食物的 GI 值，具有降血糖的作用。荞麦、黑米、黑麦、大麦、全麦及其制品及樱桃、李子、桃、柚、苹果等都是含可溶性膳食纤维较高的食物，而精大米、糯米、精白面制品、柑、猕猴桃、葡萄、菠萝和香瓜等 GI 值相对较高，尤其是糯米饭、去筋的白小麦面包、白小麦馒头、大米粥、熟香蕉、西瓜等 GI 值很高，对控制血糖不利。此外，根茎类食物如土豆的 GI 值较高，要小心选用。所以，妊娠糖尿病孕妇应多选用粗杂粮食为主食，多吃新鲜的蔬菜和适量的水果。

（4）选用低脂肪的瘦肉类食品：如鱼类、瘦猪、牛肉、鸡肉、兔肉及大豆类、低脂牛奶类作为优质蛋白质的来源，减少动物性脂肪的摄入量，烹调油选用植物油。饮食清淡少盐，进餐有规律。

（5）供给充足的维生素、矿物质：维生素 B_1、B_2 和烟酸对糖代谢有重要的作用，微量元素中的锌、铬、镁是体内多种酶的组成部分，锌参与蛋白质的合成，铬是胰岛素因子，能提高组织对胰岛素的敏感性，促进糖代谢和蛋白质的合成。动物性食物中含维生素和微量元素丰富，特别是牡蛎等海产品含锌高，蛋黄、啤酒、酵母中含铬丰富。

（四）营养性贫血

妊娠期母体的生理变化之一是血容量和血红蛋白的增加，由于血红蛋白的增加远低于血容量的增加，出现血红蛋白的相对性稀释，发生生理性贫血。因此，孕期贫血的判断标准是血红蛋白<110g/L。此外，孕妇对铁的需要因血红蛋白合成以及孕期为婴儿储备铁的需要而大大增加。尽管孕期机体通过调节增加对铁的吸收，但孕妇仍然是缺铁性贫血的高危人群，这是因为铁的吸收还受食物中铁的化学形式以及膳食中多种相关因素的影响。

1. 营养性贫血对母体和胎儿的影响

轻度贫血对怀孕、分娩没有很大影响，但严重贫血则会使体质虚弱而引起临产时子宫收缩无力、滞产。如贫血较重，即使生产过程中失血并不多，也易引起虚脱甚至休克。若伴有贫血性心脏病，则在增加腹压时，可激发心力衰竭。由于母体贫血，对胎儿及胎盘供氧不足，常引起胎儿宫内发育迟缓，而且贫血孕妇的胎儿也容易发生早产或死产，所以应该重视贫血的早期预防和发生贫血后的营养治疗和纠正。

2. 孕期缺铁性贫血的营养和膳食

预防和纠正缺铁性贫血是可能的，只要孕妇能重新调整和改善不合理的膳食结构，即可有效地预防和纠正贫血，措施如下：

（1）增加膳食铁特别是血红素铁的摄入量：血红素铁主要存在于动物性食物如瘦肉类、动物内脏如肝脏以及动物血等。因此，增加畜禽鱼肉、肝脏、动物血等的摄入可以增加血红素铁的摄入，血红素铁不受植物性食物中草酸、植酸等的影响，吸收率较高。此外，动物性食物中富含蛋白质和核黄素也可以促进铁的吸收。值得注意的是，有些食品，如牛奶、蛋类并不是铁的良好来源。

（2）增加维生素 C 的摄入量：维生素 C 与铁形成螯合物，促进铁的溶解，利于铁的吸收，所以孕妇要注意多进食富含维生素 C 的新鲜蔬菜和水果，如菜心、西兰花、青椒、西红柿、橙子、草莓、猕猴桃、鲜枣等。

（3）增加维生素 B_{12} 和叶酸的摄入：维生素 B_{12} 和叶酸是合成血红蛋白必需的物质，摄入量充足可保证红细胞的正常生长。维生素 B_{12} 主要存在于肝脏、肉类、海产品等动物性食物中。而叶酸则广泛存在于各种食品中，以肝脏、酵母、蛋类、豆类及绿叶蔬菜中含量丰富。

（4）保证每天摄入适宜数量的动物性食物：肉类可提供优质的蛋白质，以合成血红蛋白；肉类中还存在"肉类因子"，能促进铁的吸收。鱼、禽、瘦肉等的摄入量每天宜 $200\sim$ $300g$，每周可适量进食 $1\sim2$ 次的猪肝（每次 $50g$）或动物血（每次 $100g$）。

（五）骨质软化症

维生素 D 及钙、磷缺乏会引起手足抽搐和痉挛等症状，严重缺乏可推迟钙、磷在骨骼中的储存，导致骨质软化。骨质软化症是一种全身性病变，骨盆变形狭窄尤为显著，常引起难产，影响母子健康。骨质软化症多发生于经产妇，可有腰腿酸痛或手足麻木及抽搐，严重者行走不便，终日卧床，必要时可作 X 线摄片以确诊。目前，孕妇发生骨软化症者不常见，但仍需引起我们足够的重视。

1. 骨质软化症对母体和胎儿的影响

孕期的骨质软化症会影响胎儿骨骼和牙齿的发育，使得胎儿畸形发病率上升，同时，婴儿维生素 D 缺乏病发病率也会增加。另一方面，为了满足胎儿生长的需要不得不动用母体骨钙，致使母体骨质钙不足，对于孕妇来说，其骨头的纵向生长已经停止，骨中矿物质的缺乏不至于导致骨畸形，但是会引起骨折，特别是那些承受体重的骨骼，如：骨盆、尾骨和足部的骨。有些患者可能不出现骨折，但会出现腰痛，甚至脊柱、骨盆变形，造成难产。

2. 孕期骨质软化症的营养和膳食

钙和维生素 D 缺乏是引起骨质软化症的主要原因，积极预防骨软化症非常重要，具体措施如下：

（1）增加钙的摄入量：为了使胎儿的骨骼和牙齿正常的发育，孕期需增加钙摄入以保证母亲骨骼的钙不至于被耗竭，中国营养学会建议每天的钙摄入量：孕中期 $1\,000mg$，孕末期 $1\,500mg$。富含钙质的食物有奶及奶制品、小虾皮，其次是海带、豆及豆制品等。

（2）补充维生素 D：孕期维生素 D 缺乏较少见，主要发生在北方日照不足的地区，而且常常伴有钙的摄入不足。此外，患胃肠道疾病的患者，如胃切除术、肠道吸收不良综合征、小肠切除术等，其体内维生素 D 的含量不会很高，因为这些疾病会降低食物中维生素 D 的吸收。但过量摄入维生素 D 可引起中毒，故孕期补充维生素 D 亦需慎重。中国营养学会推荐的孕妇每天膳食维生素 D 摄入量为 $10\mu g$。

（3）适量磷的摄入：孕妇体内磷缺乏也会导致软骨病。一般情况下，磷缺乏不是很常见，但是某些疾病会降低体内磷的含量。如影响病人肾脏快速储存磷功能的疾病和影响磷在肾小管重吸收的疾病。此外，那些肾小管酸分泌存在缺陷的患者以及治疗过程中某些药物（大剂量干扰磷的吸收和骨骼矿物质化过程的药物，如含氢氧化铝抗酸剂的药物）的使用也会引起磷缺乏，这些人群应注意磷的补充。

（毛绚霞、蔡美琴）

第二节　乳母营养

一、泌乳生理

泌乳过程是一种复杂的神经反射，受神经内分泌因素的影响。乳腺在孕晚期开始进一步发育和增大，主要受雌激素和孕酮的影响，前者作用于乳腺的导管系统。而后者促使腺囊泡的增生。另外，垂体的生长激素、肾上腺皮质激素、甲状腺激素也有一定的作用。分娩后母体的内分泌开始出现明显的改变，孕酮消退，催乳激素升高，导致乳汁的分泌。乳汁的分泌受两个反射的控制，其一是产奶反射，婴儿吸吮乳头可刺激乳母垂体产生催乳素，引起乳腺腺泡分泌乳汁，并存集在乳腺导管内；其二是下奶反射，婴儿吸吮乳头时，可反射性地引起乳母垂体后叶释放催产素，后者引起乳腺周围肌肉收缩而出现排乳。

二、乳母营养的重要性

（一）乳母营养状况对泌乳量及乳汁中营养成分的影响

1. 乳母营养状况对泌乳量的影响

乳母对营养的需求除为满足母体恢复健康的需要外，更重要的是为泌乳提供物质基础。产后第一天的泌乳量约为 50ml，第二天约分泌 100ml，到第二周增加到 500ml 左右，正常乳汁分泌量为 750～850ml。泌乳量少是母亲营养不良的一个指征。通常根据婴儿体重增长率作为奶量是否足够的指标。

2. 乳母营养状况对乳汁中营养成分的影响

乳母膳食蛋白质质量差且摄入量严重不足时将会影响乳汁中蛋白质的含量和组成。母乳中脂肪酸、磷脂和脂溶性维生素含量也受乳母膳食营养素摄入量的影响。乳母微量营养素缺乏和补充对母乳和婴儿微量营养素状况的影响见表 5-3。总体而言，乳母营养状况的好坏将直接影响乳汁的营养素含量，从而影响婴儿的健康状况。

表 5-3　　　　乳母微量营养素缺乏和补充对母乳和婴儿微量营养素状况的影响

营养素	正常母乳浓度	乳母缺乏后对乳汁中含量的影响	乳母缺乏后对婴儿的影响	乳母补充后对乳汁中含量的影响	乳母补充后对婴儿的影响
维生素 A（μgRE/L）	500	↓至 170	低血清视黄醇，耗竭	↑	大剂量补充后血清视黄醇和肝脏储备用于 2～3 个月
维生素 D（μg/L）	0.55	↓至 0.25	佝偻病危险性↑，依赖于 UV 暴露	↑	如剂量＞2 000IU/d，血清 25（OH）D↑

续表

营养素	正常母乳浓度	乳母缺乏后对乳汁中含量的影响	乳母缺乏后对婴儿的影响	乳母补充后对乳汁中含量的影响	乳母补充后对婴儿的影响
维生素 B_1 (mg/L)	0.21	↓至0.11	脚气病	↑至正常	婴儿脚气病 ↓
维生素 B_2 (mg/L)	0.35	↓至0.2	EGRAC↑	↑	母亲和婴儿的 EGRAC↓
维生素 B_6 (mg/L)	0.93	↓至0.9	神经异常	↑	神经异常↓
叶酸 (mg/L)	85	无变化	未知	↑	无，但母体营养状况 ↑
维生素 B_{12} (μg/L)	0.97	↓至<0.5	尿 MMA↑，神经异常，发育迟缓	↑	MMA↓
维生素 C (mg/L)	40	↓至25	未知	↑（微）	未知
钙 (mg/L)	280	↓至215	骨矿物质↓，但相对于宫内对产后的影响尚不清楚	↑	无
铁 (mg/L)	0.3	无变化	无	无	无
锌 (mg/L)	1.2	无变化	无	无	无
铜 (mg/L)	0.25	无变化	无	无	无
碘 (μg/L)	110	无变化/轻度 ↓	不确定；妊娠期缺乏更为重要	↑	未知
硒 (μg/L)	20	↓至≤10	血浆和红细胞含量↓	↑	未知

缩写：25（OH）D（25-羟维生素 D）；EGRAC（红细胞谷胱甘肽还原酶活性系数）；MMA（甲基丙二酸）；UV（紫外线）。

（二）哺乳对母亲健康的影响

1. 近期影响

（1）减少产后子宫出血的危险性，促进子宫恢复：由于哺乳过程中婴儿对乳头的不断吸吮，刺激母体催产素的分泌而引起子宫收缩，有助于减少产后子宫出血的危险性，促进子宫恢复到孕前状态。

（2）避免发生乳房肿胀和乳腺炎：哺乳也可促进母体乳房中乳汁的排空，避免乳房肿胀和乳腺炎。

（3）延长恢复排卵的时间间隔：母乳喂养能够延长分娩后至恢复排卵的间隔时间，延迟生育。目前认为婴儿吸吮乳汁的过程抑制了下丘脑促性腺激素释放激素的规律性释放，而后者对卵泡的成熟以及排卵又是必需的。通常婴儿吸吮的强度和持续时间似乎都可影响调节卵巢状态的内分泌反应。另外，乳母的营养状况可能也可影响闭经的持续时间。

2. 远期影响

（1）哺乳与肥胖的关系：乳母在哺乳期分泌乳汁要消耗大量的能量，这将促使孕期所贮存的脂肪被消耗，有利于乳母体重尽快复原，预防产后肥胖。

（2）哺乳与骨质疏松的关系：按每天泌乳 750ml 计算，持续 6 个月哺乳的妇女乳汁中的钙丢失量约为 50g，约占母体全身总钙量的 5%。由于哺乳期间钙的吸收率有所增加，但仍有约 30g 钙通过乳汁从乳母转运至胎儿，因此母体钙贮存的重构建过程对于人群中降低骨质疏松危险性方面具有潜在意义。

（3）哺乳与乳腺癌的关系：大量研究结果表明，母乳喂养可降低乳母以后发生乳腺癌和卵巢癌的危险性，尤其是降低乳腺癌的发生危险性。

三、乳母的营养需要和膳食营养素参考摄入量

（一）能量

乳母对能量的需要量较大，一方面要满足母体自身对能量的需要，另一方面要供给乳汁所含的能量和乳汁分泌过程本身消耗的能量。根据哺乳期每日泌乳量 700～800ml，每 100ml 乳汁含能量 280～320kJ（67～77kcal），母体转化乳汁的效率以 80% 计算，则母体为分泌乳汁应增加能量 2 450～3 200kJ（586～762kcal）。由于孕期储存了一些脂肪，可用以补充部分能量。考虑到哺育婴儿的操劳及乳母基础代谢的增加，2000 年中国营养学会制订的《中国居民膳食营养素参考摄入量》中乳母能量的每天推荐摄入量（RNI）应较正常妇女增加 2 090kJ（500kcal）。

衡量乳母摄入能量是否充足，应以泌乳量与母亲体重为依据。适当的能量摄入所分泌的乳汁量应能使婴儿感到饱足，而母亲应逐步恢复到孕前体重。

（二）宏量营养素

1. 蛋白质

蛋白质摄入量的多少，对乳汁分泌的数量和质量的影响最为明显。乳母膳食中蛋白质的质和量不足时，乳汁分泌量将大为减少，并动用乳母组织蛋白以维持乳汁中蛋白质含量的恒定。正常情况下，每天从乳汁中排出的蛋白质约为 10g，母亲摄入的蛋白质变成乳汁中蛋白质的转换率约为 70%，蛋白质质量较差时，转换率更低。考虑到我国的膳食构成以植物性食物为主，膳食蛋白质的生物学价值不高，其转换率可能较低，2000 年中国营养学会制订的《中国居民膳食营养素参考摄入量》中乳母蛋白质的每天推荐摄入量（RNI）为在非孕妇女基础上增加 20g。建议乳母多吃蛋类、乳类、瘦肉类、肝、肾、豆类及其制品，使蛋白质在量和质上能得到较好的保证。

2. 脂类

婴儿的生长发育需要乳汁提供能量，而脂肪的产能较高，再加上由于婴儿中枢神经系统发育及脂溶性维生素吸收等的需要，乳母膳食中必须有适量脂肪，尤其是多不饱和脂肪酸。每日脂肪的摄入量以占总能量的 20％～25％为宜。

（三）微量营养素

1. 矿物质

（1）钙：人乳中钙的含量较为稳定，每天从乳汁中排出的钙约为 300mg。当乳母的钙供给不足就会动用自身骨骼中的钙来维持乳汁中钙含量，导致产妇出现腰腿酸痛、抽搐，甚至发生骨质软化症。为保证乳汁中正常的钙含量，并维持母体钙平衡，应增加乳母钙的摄入量。2000 年中国营养学会制订的《中国居民膳食营养素参考摄入量》中乳母钙的每天适宜摄入量（AI）为 1 200mg。除多食用富含钙质的食物（如乳类和乳制品）外，也可用钙剂、骨粉等补充。

（2）铁：2002 年的全国调查表明，我国乳母的贫血患病率为 24.0％，其中城市为 19.6％、农村为 21.3％。人乳中铁含量低是由于铁不能通过乳腺输送到乳汁，增加乳母铁的摄入可以补充母体分娩时的消耗，纠正或预防乳母贫血的状态。但对乳汁中铁的增加并不明显。故为预防乳母发生缺铁性贫血，乳母的膳食中应注意铁的补充。2000 年中国营养学会制订的《中国居民膳食营养素参考摄入量》中铁的每天适宜摄入量为 25mg。

（3）碘和锌：乳汁中碘和锌的含量受乳母膳食的影响，且这两种微量元素与婴儿神经系统的生长发育及免疫功能关系较为密切。2000 年中国营养学会制订的《中国居民膳食营养素参考摄入量》中乳母碘和锌的每天推荐摄入量分别为：200μg 和 21.5mg，均高于一般妇女。

2. 维生素

（1）维生素 A：由于维生素 A 能部分通过乳腺，所以乳母维生素 A 的摄入量可影响乳汁中维生素 A 的含量，乳母膳食中维生素 A 含量丰富时，乳汁中维生素 A 含量也较高。但膳食中维生素 A 转移到乳汁中的数量有一定限度，超过这一限度则乳汁中的维生素 A 含量不再按比例增加。

（2）维生素 D 和维生素 E：维生素 D 几乎不能通过乳腺，故母乳中维生素 D 含量很低。婴儿必须多晒太阳或补充鱼肝油等维生素 D 制剂。维生素 E 还具有促进乳汁分泌的作用。2000 年中国营养学会制订的《中国居民膳食营养素参考摄入量》中乳母维生素 A、维生素 D 和维生素 E 的每天推荐摄入量（RNI）分别为 1 200μgRE、10μg 和 14mgα-生育酚。

（3）B 族维生素和维生素 C：水溶性维生素大多数能通过乳腺进入乳汁中，乳母膳食中维生素 B_1 含量较高时，乳汁中含量也丰富，维生素 B_1 还能增加乳母食欲，促进乳汁分泌。乳母缺乏维生素 B_1 时可导致乳汁中这种维生素的缺乏，严重时可引起婴儿脚气病。膳食中的维生素 B_1 转化为乳汁中维生素 B_1 的转化率仅为 50％，故乳母维生素 B_1 的需要量较高。维生素 B_2、尼克酸和维生素 C 的情况与维生素 B_1 类似，也能通过乳腺进入乳汁。但当乳汁中水溶性维生素含量达到一定程度时乳腺似可控制其继续通过，因此水溶性维生素在乳汁中的含量不会继续升高。2000 年中国营养学会制订的《中国居民膳食营养素参考摄入量》中乳母维生素 B_1、维生素 B_2、尼克酸和维生素 C 的每天推荐摄入量（RNI）分别为 1.8mg、1.7mg、18mg 和 130mg，高于一般妇女。

（四）水分

乳母摄入的水量与乳汁分泌量有密切关系，如水分摄入不足将直接影响乳汁的分泌量。通常成人平均每日饮水量约为 1.2L，全天食物中含水量约为 1L，体内营养素代谢所产生的内生水约 0.3L，而全天排出的水量为 2.5L。乳母平均每日泌乳量为 0.8L，故每日应从食物及饮水中比成人多摄入约 1L 水。可通过多喝水和食用流质食物来补充乳汁中的水分。

四、乳母的膳食指南及合理膳食

乳母的营养需要量要远远大于孕妇，除了要满足自身营养的需求以外，还要提供婴儿的全部营养，乳汁中的各种营养成分全部来自母体，因此选择食物要做到品种多样、数量充足。《中国居民膳食指南》中关于乳母的膳食指南中特别强调：①保证供给充足的能量；②增加鱼、肉、蛋、奶、海产品的摄入。

1. 产褥期的合理膳食

产妇自胎儿及附属物娩出到全身器官（除乳房外）恢复到非妊娠状态的 6～8 周时间，称产褥期。正常分娩后产妇可进食易消化的半流质食物。一般以糖水煮荷包蛋、挂面卧鸡蛋、蒸鸡蛋羹、蛋花汤或甜藕粉为宜。以后可根据产妇的具体情况进食软食或普通饮食。分娩时若会阴撕伤Ⅲ度缝合，应给无渣膳食 1 周左右，保证肛门括约肌不会因排便导致再次撕裂。行剖腹手术者，术后胃肠功能已恢复（约在手术后 24 小时），应采用术后流质饮食 1 天（忌用牛奶、豆浆、大量蔗糖等胀气食品），情况好转后改用半流质饮食 1～2 天，再转为普通饮食。

产褥期需要足够的营养补偿妊娠与分娩的消耗、生殖器官的恢复及分泌乳汁等对营养的额外需要。因此，产褥期膳食应具备充足能量、优质蛋白质、丰富的矿物质和维生素以及充足的水分。尽管产妇对营养素的需要比孕妇还高，但在食物的数量上要适当，不是吃得越多越好。我国传统习惯上注重产后一个月的乳母营养，尤其是动物性食品摄入过多。但据报道，如果鱼肉蛋类每天的摄入量超过 200g，对泌乳并无好处，反而影响其他食物的摄入。

2. 乳母的膳食要点

（1）食物品种多样化：乳母的膳食不能太单一，不要偏食，保证摄入足够的营养素，在数量上也应相应增加。注意粗细搭配，主副食合理分配。

（2）供给足够的优质蛋白质：动物性食物可提供优质蛋白，乳母每天摄入的蛋白质应保证 1/3 以上来源于动物蛋白。大豆及其制品也是优质蛋白的良好来源，特别是经济条件有限者更应充分利用这一资源来补充蛋白质。

（3）多食含钙丰富的食品：乳母对钙的需要量增加，应注意钙的补充。奶制品、豆类、小鱼和小虾都含丰富的钙质。

（4）重视新鲜蔬菜、水果的摄入：新鲜蔬菜、水果中含有多种维生素、矿物质、膳食纤维等，可促进食欲，防止便秘，并促进乳汁分泌。乳母每天应保证蔬菜水果的摄入量，尤其是深色叶菜的摄入。

（5）少吃盐、腌制品和刺激性强的食物：避免其中某些物质通过乳汁进入婴儿体内，对婴儿产生不利影响。

（6）注意烹饪方式：烹调方法应多用炖、煮、炒，少用油煎、油炸。如动物性食物（畜禽肉类、鱼类）以炖或煮为宜，食用时要同时喝汤，这样既可增加营养，还可促进乳汁分泌。蔬菜的烹调应注意尽可能减少水溶性维生素的损失。

（毛绚霞）

第三节　婴幼儿营养

0～3 岁婴幼儿处于生长发育的关键时期，这一时期的营养状况与生长对儿童及其以后的健康都有关键作用。因此，需要根据婴幼儿期的生理和生长发育特点，进行科学合理的喂养，为以后的生长发育打好基础。

一、婴儿营养

（一）婴儿生长发育特点

1. 体格发育

小儿机体处于生长发育的动态变化过程中，但发育速度不均衡，年龄越小，体格生长速度越快，婴儿期尤其是出生后头 6 个月的生长最快。

（1）体重：婴儿出生体重平均为 3.3kg（2.5～4.2kg）左右，6 个月内每月增长 0.6kg，到 4～6 个月时体重为出生体重的 2 倍；后 6 个月平均每月增长 0.5kg，到 1 岁时增至 9kg 以上，超过出生体重的 3 倍。

（2）身长：婴儿出生时约为 50cm，出生后的前 6 个月内增长 16cm，后 6 个月增长约 9cm，全年增长约 25cm，1 岁时身长平均增至 75cm。

（3）头围和胸围：头围的大小反映了脑和颅骨的发育，出生时头围平均为 34cm，1 岁时增至 46cm。胸围反映了胸廓和胸背肌肉的发育，比头围小 1～2cm，但增长速度快，到 1 岁时与头围基本相等。

由此可见，婴儿的体格发育速度很快，而营养是保证其生长发育的重要物质基础。按每公斤体重计算，婴儿的营养需要高于成人。

2. 脏器功能发育

（1）消化系统发育

①口腔：婴儿的口腔黏膜相当柔嫩，且血管丰富，易受损伤，故应特别注意保持婴儿口腔的清洁，不宜进食过热过硬的食物，避免损伤婴儿的口腔黏膜。婴儿双颊有发育良好的脂肪垫，有助于其吸吮乳汁。新生儿的唾液腺发育尚不完善，唾液分泌量少，唾液中的淀粉酶的含量低，不利于消化淀粉。到 3～4 个月时唾液腺逐渐发育完善，故 4 个月以下婴儿不适

宜喂以谷类食物。

②牙齿：乳牙6～8个月左右开始萌出，因牙齿的生长影响婴儿的咀嚼功能，故婴儿咀嚼食物的能力较差。对母乳以外的食物不易耐受，

③食管和胃：婴儿食管和胃壁的黏膜和肌层都较薄，弹性组织发育不完善，易受损伤。婴儿的食管较成人细且短，胃呈水平位，胃容量小，新生婴儿的胃容量仅25～50ml，6个月时约为200ml，1岁时为300～500ml。由于胃幽门括约肌发育良好，而贲门括约肌发育不良，加之植物神经调节功能差，易引起幽门痉挛而出现溢乳或呕吐。婴儿的基础胃酸分泌在出生后几分钟内即产生，随后数小时内逐渐接近较大儿童水平，同时，胃蛋白酶的分泌也随之升高，因此尽管与成人相比，婴儿的胃分泌功能明显不全，但其功能完全可以消化人乳。

④肠道：肠道相对较长，超过自身长度的6倍（成人仅为4倍），且固定性较差，易发生肠套叠。肠壁黏膜细嫩，血管和淋巴结丰富，通透性强，有利于营养物质的吸收。但肠壁肌肉较薄弱，肠蠕动较成人差，食物在肠腔内停留时间较长，一方面有利于食物的消化吸收，另一方面由于如大肠蠕动功能不能协调，可发生大便滞留或功能性肠梗阻。婴儿肠壁屏蔽功能较差，肠腔中微生物、毒素以及过敏物质可渗入肠壁至血液而致病。婴儿出生时已有乳糖酶和蔗糖酶，有利于乳糖和蔗糖的吸收。肠壁刷状缘已能产生肠激酶和肽酶，有助于蛋白质的消化和吸收。胰淀粉酶至4个月后才达到成人水平。胰腺脂肪酶的活力较低，肝脏分泌的胆盐较少，因此脂肪的消化吸收较差。矿物质的吸收在出生时依赖被动吸收，出生后才逐渐发育为受体调节性主动吸收。

⑤胰腺：婴儿的胰腺发育尚不成熟，所分泌的消化酶活力低，5～6个月以下婴儿只分泌少量胰淀粉酶，故需借助唾液中及母乳中的淀粉酶以消化淀粉类食物，因此3～4个月以下的婴儿不宜添加淀粉类辅食。开始喂食淀粉食物后，胰淀粉酶迅速增加，胰脂酶出生时量少，第1周内增加5倍，1～9个月增加20倍。故小婴儿脂肪消化能力较弱，但胰蛋白酶和胰凝乳酶在出生时已很充足。

⑥肝脏：婴儿肝脏相对较大，新生儿时肝重占体重的4%（成人为体重的2%），10个月时增加1倍，1岁前肝脏常在右肋下1～2cm处扪及。婴儿肝脏血管丰富，但肝细胞分化不全，肝功能较差，胆汁分泌较少，影响脂肪的消化吸收。

婴儿消化系统尚未发育成熟，胃容量小，各种消化酶活性较低，消化功能较弱，其消化功能与成人相比明显不全。若喂养不当，易发生腹泻而导致营养素丢失。

（2）婴儿的肾脏浓缩和稀释不足，肾溶质负荷不能过高。

3. 脑和神经系统发育

婴儿出生时的脑重量约为370g，占体重的1/8左右，6个月时脑重达600～700g。大脑的发育尤其是大脑皮层细胞的增殖、增大和分化主要是在孕后期和出生后第一年内，尤其是出生后头6个月内，是大脑和智力发育的关键时期。

（二）婴儿的营养需要

1. 能量

婴幼儿的合成代谢旺盛，能量的需要量相对较高。婴儿的能量消耗主要用于以下五个方

面：

(1) 基础代谢：婴儿期的基础代谢所需能量约占总能量的 60％，以后随着年龄的增长而逐渐减少。

(2) 食物特殊动力作用：婴儿期占能量消耗的 7％～8％，而较大儿童为 5％左右。

(3) 活动需要：1 岁以内婴儿活动较少，故用于肌肉活动等的能量需要量相对较低，平均每天为 15～20kcal/kg（体重），而 12 岁儿童可达 30kcal/kg（体重）。

(4) 生长需要：为生长发育期小儿所特有的能量消耗，与生长速率成正比。每增加 1g 新组织需要能量 4.4～5.7kcal，如能量供给不足，可导致生长发育迟缓。出生后的前几个月，生长所需能量占总消耗的 25％～30％。

(5) 排泄消耗：为部分未经消化吸收的食物排出体外所需能量，约占基础代谢的 10％。

2000 年中国营养学会制订的《中国居民膳食营养素参考摄入量》中婴儿能量的每天推荐摄入量（RNI）为：初生至 6 个月，不分性别，每天为 120kcal/kg；7～12 个月，不分性别，每天 100kcal/kg。能量摄入长期不足，可使生长迟缓或停滞；而能量摄入过多可导致肥胖。通常按婴儿的健康状况、是否出现饥饿的症状以及婴儿的体重增加可判断能量供给量是否适宜。

2. 宏量营养素

(1) 蛋白质：婴儿期是儿童时期发育最快的阶段。婴儿愈小，生长过程进行得愈快，所需要的蛋白质也愈多。出生后的前 2 个月，50％的蛋白质用于满足身体生长的需要。

婴儿摄入的蛋白质不仅要数量充足，而且质量要好，以满足对必需氨基酸的需要。婴儿对各种氨基酸的需要量，按单位体重计算较成人高。必需氨基酸包括异亮氨酸、亮氨酸、蛋氨酸、苯丙氨酸、苏氨酸、赖氨酸、色氨酸、缬氨酸，此外，组氨酸也是婴儿必需氨基酸。婴儿早期体内的半胱亚磺酸脱羧酶活性较低，牛磺酸的合成量不足，必须从膳食中补充。因此，牛磺酸为婴儿的条件必需氨基酸，它在体内有多种生理功能，如参与脂类消化吸收、维护细胞膜结构和功能、促进脑神经细胞和视网膜光感受器的成熟和分化等。

一方面，婴儿喂养不当，可发生蛋白质缺乏症，影响生长发育，特别是影响大脑的发育，可使婴儿体重增长缓慢、肌肉松弛、贫血、免疫功能降低，甚至发生营养不良性水肿，即 Kwashiorkor 病。另一方面，蛋白质代谢产物——尿素，构成肾溶质，婴儿的肾脏功能发育尚未完善，蛋白质摄入量过高，使肾溶质负荷增加，肾脏发育和功能受到损害。成熟母乳中蛋白质密度为 1.5～1.6g/100kcal，婴儿配方奶和牛奶中蛋白质密度应控制在 1.8g/100kcal 为宜，以避免加重婴儿肾脏负荷。2000 年中国营养学会制订的《中国居民膳食营养素参考摄入量》中婴儿蛋白质的每天推荐摄入量（RNI）为每公斤体重 1.5～3g。

(2) 脂类：脂肪是婴幼儿能量和必需脂肪酸的重要来源。人乳与牛乳的脂肪能满足婴儿的需要，尤其是人乳的脂肪容易为婴儿消化吸收。中国营养学会推荐每天脂肪摄入量占总能量比例为初生至 6 个月占 45％～50％，6 个月之后的婴儿为 35％～40％。

必需脂肪酸对婴幼儿神经髓鞘的形成和大脑及视网膜光感受器的发育和成熟具有非常重要的作用。婴幼儿对必需脂肪酸缺乏较敏感。亚油酸和 α-亚麻酸是两种必需脂肪酸，亚油酸的作用主要是促进生长发育，维持生殖功能和皮肤健康。α-亚麻酸在体内可转化为二十二碳六烯酸（DHA），可促进大脑发育和维持视觉功能。应供给婴幼儿数量充足和比例适宜的必需脂肪酸，若缺乏必需脂肪酸，则皮肤易干燥或发生脂溶性维生素缺乏。

花生四烯酸（AA）和二十二碳六烯酸（DHA）可分别由亚油酸和α-亚麻酸转化而来。越来越多的证据表明这两种长链多不饱和脂肪酸对婴幼儿的视觉和智力发育有益。DHA 是大脑和视网膜中一种具有重要结构功能的长链多不饱和脂肪酸，在婴儿视觉和神经发育中发挥重要作用。婴儿缺乏 DHA，一方面可影响神经纤维和神经连接处突触的发育，导致注意力受损、认知障碍；另一方面可导致视力异常，对明暗辨别能力降低，视物模糊，感光细胞变性、坏死。早产儿和人工喂养儿需要补充 DHA，这是因为早产儿脑中的 DHA 含量低，体内促使 α-亚麻酸转变成 DHA 的去饱和酶活力较低，且早产儿生长较快，需要量相对大；而人工喂养儿的食物来源主要是牛乳及其他代乳品，牛乳中的 DHA 含量较低，不能满足婴儿需要。

（3）碳水化合物：碳水化合物是主要的供能营养素，有助于完成脂肪氧化，节约蛋白质，同时还是脑代谢的物质基础。婴儿的乳糖酶活性比成年人高，有利于对奶类所含乳糖的消化吸收，但缺乏淀粉酶，故淀粉类食物应在 3～4 个月后添加。婴儿碳水化合物供能，占总能量的 40%～50%，随着年龄增长，碳水化合物供能占总能量比例上升至 50%～60%。根据婴儿消化系统的发育特点，在选择碳水化合物种类方面应注意以下两点：①4 个月以内婴儿消化淀粉的能力尚未成熟，其碳水化合物以乳糖为主，母乳中 90% 的碳水化合物是乳糖，新生儿的乳糖酶活性可随喂养而增加，乳糖在小肠内被消化吸收，主要被乳糖酶分解为半乳糖和葡萄糖后被吸收，仅一小部分进入结肠，被双歧杆菌酵解为乳酸，使肠道的 pH 值下降，有利于抑制肠道内的致病菌；牛乳中的碳水化合物也以乳糖为主，但有些配方奶加入相当于碳水化合物一半的蔗糖，由于蔗糖的甜度高于乳糖，这可能是导致食用这种配方奶的婴儿食量过大的一个原因。另外，乳牙萌出后，蔗糖也会引起龋齿的发生。因此配方奶中应以乳糖作为碳水化合物的主要来源，其次选择葡萄糖与麦芽糊精。②4 个月以后的婴儿能较好地消化淀粉类食品，此时可开始添加粮谷类食物。

3. 微量营养素

（1）矿物质：钙、铁、锌是婴儿较易缺乏的元素，不仅影响婴儿的体格发育，还可影响婴儿的行为及智力发育。

①钙：初生婴儿体内钙含量约 25g（占体重的 0.8%），到成人时达 900～1 200g（相当于体重的 1.5%）。说明生长过程中体内需要存留大量的钙。钙是骨骼和牙齿的重要成分，在骨骼和牙齿发育形成的关键时期，钙缺乏所导致的损害是不可逆转的。2000 年中国营养学会制订的《中国居民膳食营养素参考摄入量》中钙的每天适宜摄入量（AI）为出生后 6 个月内婴儿 300mg，7～12 个月婴儿 400mg，1～3 岁 600mg。

②铁：铁是人体必需微量元素中含量最多的一种，在人体内主要参与红细胞的形成和成熟以及氧和二氧化碳的交换运输等功能。出生后 4 个月以内的婴儿，体内有一定数量的铁贮存，4 个月后体内贮存的铁逐渐耗尽，即应开始添加含铁辅助食品。人工喂养婴儿 3 个月后即应补充铁。适合婴幼儿食用的含铁丰富的食物包括强化铁的婴儿米粉、肝脏、蛋黄等。2000 年中国营养学会制订的《中国居民膳食营养素参考摄入量》中铁的每天适宜摄入量

（AI）为出生后 6 个月以内婴儿 0.3mg，7～12 个月婴儿 10mg。

③锌：锌是核酸代谢和蛋白质合成过程中重要的辅酶成分，参与机体 DNA 合成，因此，锌也是生长发育旺盛的婴儿所必需的营养素。但婴儿体内没有锌储备，需要从食物中供给充足的锌。母乳中锌含量及其生物利用率均高于牛奶，故母乳喂养儿血浆锌水平高于牛奶喂养者。海产品及肉禽蛋奶类等高蛋白食品中的含锌量较高，且吸收利用率也高，是锌的良好食物来源。2000 年中国营养学会制订的《中国居民膳食营养素参考摄入量》中锌的每天推荐摄入量（RNI）为出生后 6 个月以内婴儿 1.5mg，7～12 个月婴儿 8mg。

（2）维生素

①维生素 A：与视觉的正常形成及上皮生长、分化有关，还有促进婴儿生长和骨骼发育的作用，缺乏时可引起视觉障碍，皮肤黏膜异常而易感染，骨细胞分化受阻等，从而导致生长发育不良。维生素 A 缺乏多见于 1～6 岁儿童，主要与断奶后缺乏动物性食物和新鲜绿叶蔬菜、水果有关。为预防婴、幼儿维生素 A 缺乏，应提倡母乳喂养，必要时给予维生素 A 制剂，并适时添加富含维生素 A 的动物肝脏、奶和奶制品以及富含胡萝卜素的胡萝卜、菠菜、苜蓿、青椒、南瓜等食物。2000 年中国营养学会制订的《中国居民膳食营养素参考摄入量》中婴儿维生素 A 的每天适宜摄入量（AI）为 400μgRE。

②维生素 D：维生素 D 有助于钙的吸收，除食物来源外，维生素 D 也能通过皮肤合成。婴儿以乳类为主食，乳类中维生素 D 含量均低。因此婴儿出生 2～4 周后应开始补充适量鱼肝油并经常晒太阳，以预防佝偻病的发生。2000 年中国营养学会制订的《中国居民膳食营养素参考摄入量》中婴儿维生素 D 的每天适宜摄入量（AI）均为 10μg。

③维生素 E：胎盘运转维生素 E 效率较低，胎儿和新生儿组织中维生素 E 的储存少，早产儿的储存更少。婴儿体内维生素 E 水平低下，细胞膜上多不饱和脂肪酸易遭氧化破坏，细胞容易破裂，寿命缩短，发生溶血性贫血、水肿、皮肤损伤等。补充维生素 E 可减少溶血，使血红蛋白恢复到正常。2000 年中国营养学会制订的《中国居民膳食营养素参考摄入量》中婴儿维生素 E 每天适宜摄入量（AI）为 3mgα-TE。

④B 族维生素：B 族维生素多能通过乳腺分泌，如乳母膳食平衡，乳量充足，一般不会发生缺乏。但随生活水平提高，食用较多的精制米面，母亲可发生维生素 B_1 缺乏，造成乳汁中分泌量相应减少，导致婴儿脚气病的发生，严重者会出现心力衰竭、抽搐、昏迷等症状。因此，食物不可过分精细，种类要多样化。2000 年中国营养学会制订的《中国居民膳食营养素参考摄入量》中婴儿 B 族维生素的每天推荐摄入量（RNI）或每天适宜摄入量（AI）见表 5-4。

表 5-4　　婴儿 B 族维生素的每天推荐摄入量（RNI）或每天适宜摄入量（AI）

年龄（岁）	硫胺素 AI（mg）	核黄素 AI（mg）	维生素 B_6（mg）	维生素 B_{12}（μg）	叶酸 AI（μgDFE）	烟酸 RNI（mgNE）
0～0.5	0.2	0.4	0.1	0.4	65	2
0.5～1	0.3	0.5	0.3	0.5	80	3

⑤维生素 C：母乳喂养的婴儿一般不易缺乏维生素 C，但因为牛乳中维生素 C 含量较低，牛乳喂养儿较易发生维生素 C 缺乏。因此，婴儿坏血病多见于在出生后的半年或 1 年中以单纯牛奶喂养的婴儿，所以要特别注意牛乳喂养儿维生素 C 的补充。婴儿 4 周后即可喂给菜汤和果汁等来补充维生素 C。2000 年中国营养学会制订的《中国居民膳食营养素参考摄入量》中婴儿维生素 C 的每天推荐摄入量（RNI）为 6 个月以内 40mg，6 个月至 1 岁 50mg。

4. 水

水的需要量与婴儿的代谢率以及饮食的质和量有关。蛋白质和电解质摄入多时，水的需要量也应增加，否则血浆将处于高渗状态，导致负水平衡。母乳的肾溶质负荷低，适合喂养小婴儿和早产儿。牛奶因含蛋白质和钠、钾、氯等电解质高，肾溶质高，因此，人工喂养婴儿，应多喂些水，或对牛奶进行适当稀释。

（三）婴儿喂养

1. 婴儿喂养方式

婴儿喂养可分为三种方式：母乳喂养（breast feeding）；人工喂养（bottle feeding）；混合喂养（mixture feeding）。

（1）母乳喂养：母乳是 4～6 个月以内婴儿最适宜的天然食物，也是最能满足婴儿生长发育所需的营养品。母乳喂养是一种传统的喂养方式，但在上世纪 80 年代中期，随着改革开放和人口流动性的增大，母乳喂养曾一度被忽视，城市的母乳喂养率降至 48.8%，有些大城市更低至 20% 左右。世界卫生组织（WHO）大力提倡母乳喂养，要求 4 个月以内婴儿的母乳喂养率达到 80% 以上。近二十年来，随着我国《母婴保健法》的实施和爱婴医院的建立，母乳喂养率已有较大提高。2002 年中国居民营养与健康状况调查显示，我国 4 个月以内婴儿的基本纯母乳喂养率为 71.6%，农村（74.4%）明显高于城市（65.5%）。我国 4 个月后婴儿仍为母乳喂养的比例为 91.2%。

母乳分为三期：分娩后 5 天内分泌的乳汁称之为初乳，呈淡黄色，质地黏稠；之后第 6～10 天的乳汁称为过渡乳；大约 2 周后分泌的乳汁为成熟乳，呈乳白色。母乳喂养的优点包括：

①营养成分最适合婴儿的需要，消化吸收利用率高。母乳蛋白质含量低于牛奶，但利用率高，母乳以乳清蛋白为主，与酪蛋白的比值为 60：40，而牛奶为 20：80，乳清蛋白在胃酸作用下形成的乳凝块细小而柔软，容易为婴儿消化吸收。母乳中必需氨基酸组成好，各种氨基酸的比例适当，牛磺酸含量较高，是牛乳的 10 倍；母乳中含有的脂肪颗粒小，并且含有乳脂酶，比牛奶中的脂肪更易被消化吸收，且含丰富的必需脂肪酸、长链多不饱和脂肪酸及卵磷脂和鞘磷脂等，其比例适当，有利于中枢神经系统和大脑发育；母乳中富含乳糖，有利于新生儿消化吸收；乳糖进入小肠后，促进乳酸杆菌生长，有效抑制大肠杆菌等的生长；进入肠道内的乳糖还有助于铁、钙、锌等吸收；母乳中的矿物质含量明显低于牛乳，可保护尚未发育完善的肾功能，钙磷比例适宜（2：1），钙的吸收率高，母乳铁和锌的生物利用率都高于牛奶，其中母乳中铁的吸收率高达 50%～70%，而牛乳仅为 10%。

②含有大量免疫物质，有助于增强婴儿抗感染的能力：母乳中的免疫物质有各种免疫球蛋白，包括 IgA、IgG、IgM、IgD，IgA 占总量的 90%，多为与糖蛋白相结合的分泌型 IgA，具有抗肠道微生物和异物的作用；乳铁蛋白，是存在于母乳中的一种能与三价铁离子结合的乳清蛋白，通过与在繁殖中需要游离铁离子的病原微生物竞争铁，从而抑制这些病原微生物的代谢和繁殖；溶菌酶是一种由上皮细胞、中性白细胞和单核巨噬细胞产生的低分子单链蛋白，其在母乳中的含量比牛乳中高 300 倍以上，可通过水解细胞壁中的乙酰氨基多糖而使易感菌溶解发挥杀菌抗炎作用；双歧杆菌因子，是一种存在于母乳中的含氮多糖，能促进双歧杆菌生长，降低肠道 pH 值，抑制腐败菌生长。母乳中的多种免疫物质在婴儿体内构成了有效的防御系统，保护婴儿免受感染。

③不容易发生过敏：牛乳中的蛋白质与人体蛋白质之间存在一定差异，再加上婴儿肠道功能的发育尚不完善，故牛乳蛋白被肠黏膜吸收后可作为过敏原而引起过敏反应。估计约有 2% 的婴儿对牛乳蛋白过敏，表现为湿疹、支气管哮喘及胃肠道症状，如呕吐及腹泻等，而母乳喂养儿极少发生过敏。

④经济、方便、卫生：母乳自然产生，无需购买，故母乳喂养与人工喂养相比可节省大量的资源；母亲任何时间都可直接用温度适宜的乳汁喂哺婴儿，十分方便；母乳本身几乎是无菌的，且可直接喂哺，不易发生污染。

⑤促进产后恢复、增进母婴交流：母亲产后即开始哺乳有利于自身产后的康复，如哺乳可帮助子宫收缩、推迟月经复潮以及促使脂肪消耗等。哺乳过程中母亲通过与婴儿的皮肤接触、眼神交流、微笑和语言以及爱抚等动作可增强母婴儿间的情感交流，有助于促进婴儿的心理和智力发育。

母乳喂养除对婴儿和母亲近期的健康产生促进作用外，也可产生远期效应。如母乳喂养的儿童肥胖、糖尿病等疾病的发病率较低；可降低母亲发生肥胖、骨质疏松症及乳腺癌的危险性。

（2）人工喂养与婴儿配方奶：因疾病或其他原因不能进行母乳喂养时，则可采用牛乳或其他代乳品喂养婴儿。完全人工喂养的婴儿最好选择母乳化的配方奶粉。

婴儿配方奶粉的营养成分接近母乳。调配的方法是在牛乳中加入乳清蛋白，降低酪蛋白的含量，使乳清蛋白与酪蛋白的比例为 8∶2；添加乳糖使含量接近母乳（7%）；去除牛乳中的脂肪，添加顺式亚油酸和 α-亚麻酸，或直接添加 AA 和 DHA，使 n-6 与 n-3 的比例为（5～10）∶1；降低矿物质含量，使 K/Na 比例和 Ca/P 比例分别为 2.5～3.0 和 2，以减少肾脏的负担；添加了多种维生素和微量元素使其尽量接近母乳。婴儿配方奶粉的营养成分与母乳比较接近，较易消化吸收，是人工喂养婴儿良好的营养来源。随着婴儿配方奶粉的不断发展与完善，目前市售的配方奶粉中往往添加了多种母乳中的免疫因子和生物活性物质，使其在成分和功能上与母乳越来越接近，如强化低聚糖、牛磺酸、核酸或肉碱。

对于一些患有先天缺陷而无法耐受母乳喂养的婴儿，需在医生的指导下选择特殊婴儿配方食品，如苯丙酮尿症患儿宜选用限制苯丙氨酸的奶粉、乳糖不耐症患儿宜选用去乳糖的配方奶粉、乳类蛋白质过敏的患儿则可选用以大豆为蛋白质来源的配方奶粉。表 5-5 为人乳与牛乳营养成分的比较。

表 5-5　　　　　　　　　人乳与牛乳营养成分的比较（单位：/L）

成分	人乳	牛乳	成分	人乳	牛乳
水（ml）	871	872	主要矿物质		
能量（kcal）	750	660	钙（mg）	340	1 170
总固体（g）	129	128	磷（mg）	140	920
蛋白质（g）	11	35	钠（mEq）	7	22
脂类（g）	45	37	钾（mEq）	13	35
乳糖（g）	68	49	氯（mEq）	11	29
灰分（g）	2	7	镁（mg）	40	120
蛋白质比例（%）			硫（mg）	140	300
酪蛋白	40	82	微量元素		
乳清蛋白	60	18	铬（μg）	—	8～13
非蛋白氮（mg）	150	60	锰（μg）	7～15	20～40
氨基酸（mg）			铜（μg）	400	300
必需氨基酸			锌（mg）	3～5	3～5
组氨酸	220	950	碘（μg）	30	47
异亮氨酸	680	2 280	硒（μg）	13～15	5～50
亮氨酸	1 000	3 500	铁（mg）	0.5	0.5
赖氨酸	730	2 770	维生素		
蛋氨酸	250	880	维生素 A（μg RE）	569.4	307.5
苯丙氨酸	480	1 720	硫胺素（μg）	160	440
苏氨酸	500	1 640	核黄素（μg）	360	1 750
色氨酸	180	490	尼克酸（μg）	1 470	940
缬氨酸	700	2 450	维生素 B_6（μg）	100	640
非必需氨基酸			泛酸	1.84	3.46
精氨酸	450	1 290	叶酸	52	55
丙氨酸	350	750	维生素 B_{12}（μg）	0.3	4
天门冬氨酸	1 160	1 660	维生素 C（mg）	43	11
胱氨酸	220	320	维生素 D（IU）	22	14
丝氨酸	690	1 600	维生素 E（mg）	1.8	0.4
酪氨酸	810	1 790	维生素 K（μg）	15	60

（3）混合喂养：母乳不足时，可用牛奶或其他代乳品补充进行混合喂养，其原则是采用补授法，即先喂母乳，不足时再喂以其他乳品；每天必须喂乳 3 次以上。让婴儿按时吮吸乳头，刺激乳汁分泌，防止母乳分泌量的进一步减少。

2. 婴儿辅助食品（断乳食品）

断乳期是指母乳喂养的婴儿随着月龄的增大，逐渐添加其他食物，减少哺乳量及喂哺次数，直至完全停止母乳喂养而过渡到幼儿膳食的过程。断乳期的食品统称为婴儿辅助食品或断乳食品。

随着婴儿逐渐长大，母乳的量和质都无法满足他们的需要，而婴儿的消化吸收功能则日趋完善，乳牙萌出，咀嚼能力增强，已可逐渐适应半固体和固体食物，所以自 4～6 个月起就可添加一些辅助食品，补充他们的营养需要，也为断乳做好准备。

（1）添加辅助食品的目的

①补充母乳或代乳品中营养上的不足，满足婴儿生长发育需要。一方面，乳类中本身所含维生素和铁的量均不足，故不论母乳或人工喂养，均需及时添加维生素 D、K、C 及铁等，早产儿尤其如此；另一方面，随婴儿的逐渐长大，母乳分泌往往相对不足，光靠乳类食品难以满足婴儿生长发育的需要，必须从其他食物中补充。

②为断乳作准备：从吃奶到成人饮食需要一个过渡阶段和适应过程，大约为半年或更长。此阶段逐步增加食物的品种和形式，训练孩子的吞咽能力和咀嚼能力，促进牙齿的萌出，养成咀嚼习惯。

（2）辅食添加的时间：从 4～6 个月龄开始添加，至 8～12 个月龄完全取代母乳。据 2002 年中国居民营养与健康状况调查报告显示，我国过早添加辅食和未及时添加辅食的情况同时存在，30.4％的婴儿在出生后 4 个月内即添加辅食，6～8 个月婴儿中有 22.1％未添加辅食。过晚添加辅食，使孩子生长发育速度减慢。我国婴儿出生和出生后 4 个月内的体重增长曲线与发达国家的接近，但 4～5 个月后，曲线趋平，婴儿生长速度减慢，有些婴儿还有可能发生缺铁性贫血及锌、维生素 A、维生素 D 等营养素缺乏。其主要原因与未能及时添加辅助食品有关。另一方面，婴儿消化器官和消化腺发育不完全，消化酶尚未形成，此时还不具备消化辅食的功能，如果辅食添加过早会增加婴儿消化系统的负担而引起腹胀、便秘、腹泻等。因此，出生四个月以内的婴儿忌过早添加辅食。

（3）辅食种类：婴儿辅助食品一般可分为四类，即补充主食的淀粉类食物，补充蛋白质的动物性食物和豆类，补充维生素和矿物质的蔬菜、水果以及补充能量的植物油和食糖。

①淀粉类辅食：婴儿在 4 个月后随着唾液腺及肠内淀粉酶活力的增强而可以接受淀粉类食物。通常首先添加大米粉，因为大米蛋白不容易引起食物过敏，其蛋白质利用率也优于面粉。此外，由于乳类缺铁，4 个月起婴儿需要补充铁剂，大米粉可作为铁的载体。强化铁的米粉有助于预防缺铁性贫血，又可与水调制成不同比例的糊状，适于不同月龄婴儿的食用，6 个月后婴儿乳牙萌出，可喂食米粥、烂面，7 个月起可给予饼干或略烤黄的馒头或面包干，每次一片咬食，以训练咀嚼能力，助牙齿长出。

②蛋白质类辅食：随着母乳的减少，必须给予其他优质蛋白质。蛋类是首选的补充蛋白质的辅食，但蛋白容易引起小月龄婴儿食物过敏，故一般先加蛋黄。蛋黄除可提供优质蛋白质外，又富含铁和维生素 A、维生素 D、维生素 B_2，这些都是 4～5 个月婴儿十分需要的营养素。鱼和禽肝都富含优质蛋白质和铁，又较易消化，可从 5～6 个月起添加。7～8 个月婴儿可添加肉类，包括由猪、牛、羊、禽肉制成的肉末。豆浆、嫩豆腐等豆制品和牛乳都富含

优质蛋白质和钙，也是很好的蛋白质类辅食。

③维生素、矿物质类辅食：主要是新鲜蔬菜和水果，含有丰富的胡萝卜素、维生素C、多种矿物质，以及膳食纤维。4～5个月婴儿即可由菜水、果汁逐渐向菜泥、果泥过渡。蔬菜和水果的营养成分不完全相同，不能互相替代。6～7个月后可以食用切细的蔬菜，婴儿食后若大便中出现菜叶残渣属正常现象，可继续喂食。

④能量类辅食：主要是植物油和糖，用来补充能量，可用于食量过小的婴儿。

（4）辅助食品添加次序：新生儿2～4周起，首先添加鱼肝油1滴；5～6周添加含维生素C的果汁、菜汁。如人工喂养，应提前3～4周添加；3～4个月添加含铁丰富的食物如蛋黄，先用1/4只，以后逐渐增加摄入量；4～5个月添加米糊、奶糕，并逐渐加菜泥、果泥、鱼泥；6个月起，可加饼干，训练幼儿咀嚼食物的能力；8个月起，可加肝泥或肉末。具体见表5-6。

表5-6　　　　　　　　　　　　　　　婴儿辅助食品的添加顺序

月龄	添加辅食的种类	供给的营养素
2～3	鱼肝油（户外活动）	维生素A、维生素D
4～6	米粉糊、麦粉糊、粥等淀粉类	能量（训练吞咽功能）
	蛋黄、无刺鱼泥、动物血、肝泥、奶类、大豆蛋白粉、豆腐花或嫩豆腐	蛋白质、铁、锌、钙、B族维生素
	叶菜汁、果汁、叶菜泥、果泥	维生素C、矿物质、膳食纤维
	鱼肝油（户外活动）	维生素A、维生素D
7～9	稀粥、烂饭、饼干、面包、馒头等	能量（训练咀嚼功能）
	无刺鱼、全蛋、肝泥、动物血、碎肉末、较大婴儿奶粉或全脂牛奶、大豆制品	蛋白质、铁、锌、钙等矿物质、B族维生素
	蔬菜泥、水果泥	维生素C、矿物质、膳食纤维
	鱼肝油（户外活动）	维生素A、维生素D
10～12	稠粥、烂饭、饼干、面条、面包、馒头等	能量
	无刺鱼、全蛋、肝、动物血、碎肉末、较大婴儿奶粉或全脂牛奶、大豆制品	蛋白质、铁、锌、钙等矿物质、B族维生素
	鱼肝油（户外活动）	维生素A、维生素D

婴儿首先添加的辅食通常是谷类及其制品，然后是蛋黄、细嫩的蔬菜、水果、鱼类，再后是肉类、全蛋、豆类等，最后过渡到较易消化的普通家庭食品。为避免喂养上的困难，蔬菜应在水果之先添加，这是因为婴儿喜爱甜味，如先加水果就会拒绝蔬菜。添加辅助食品并不需要终止哺乳，母乳喂养时间至少应持续6个月，然后开始减少哺乳次数，逐渐过渡至8～12个月时完全断乳。断乳后的婴幼儿应继续饮用牛乳或其他奶制品。

（5）添加辅助食品的原则：①由少到多，由细到粗，由稀到稠，次数和数量逐渐增加，待适应数日（一般为1周）后再增加新的品种，使婴儿有一个适应的过程；②应在婴儿健康、消化功能正常时添加辅助食品；③避免调味过重的食物（如高糖、盐和调味品的食物）；④辅食应以小匙喂给婴儿。

需要指出的是，婴儿对食物的适应能力和爱好存在个体差异，辅食开始添加的时间以及品种和数量增加的快慢应根据具体情况灵活掌握。

3. 婴儿喂养过程中常见的不良反应

有些婴儿可能由于对食物中某些成分过敏、疾病造成的暂时性的酶缺乏以及先天性代谢性疾病等原因而出现胃肠道症状及其他代谢异常。其中大多数的不良反应可在保证营养充足的前提下通过合理喂养来避免。牛乳过敏和乳糖不耐受是两种常见的由食物引起的不良反应。

（1）牛乳过敏：人工喂养儿中对牛乳蛋白过敏的发生率为 1‰～3‰，表现为特异性皮炎、支气管喘鸣及呕吐、腹泻等胃肠道症状。牛乳中所含的各种蛋白质都可作为抗原导致特定的免疫反应，其中致敏性最强的是 β-乳球蛋白，牛乳过敏常发生于出生后的前几个月，这是由于这一时期婴儿的胃肠道尚未发育完全。母乳喂养是预防牛乳蛋白过敏的最佳方法，另外，大多数对牛乳蛋白过敏的婴儿可耐受大豆蛋白。

（2）乳糖不耐症：乳糖是哺乳动物乳汁中主要的双糖。乳糖不耐症是由于小肠刷状缘乳糖酶活力较低，不能将乳糖分解为葡萄糖和半乳糖，未被消化的乳糖在小肠内堆积，并被肠道细菌发酵而引起恶心、呕吐、腹胀、腹泻等一系列症状。根据病因不同，乳糖不耐症通常分为三种：先天性乳糖不耐症、继发性乳糖不耐症和原发性乳糖不耐症。先天性乳糖不耐症是一种非常罕见的先天性异常，患儿出生时乳糖酶活性即缺乏或低下，即使摄取少量乳糖也不能消化，一旦用乳类或以乳类为原料的配方奶喂哺婴儿后即可出现胃肠胀气、腹痛、腹泻、体重不增等症状。先天性乳糖酶缺乏对婴儿来说是致命的，因为婴儿的腹泻很快可引起脱水，若不及时供给无乳糖食品，会有生命危险。继发性乳糖不耐症是继发于小肠微绒毛受损（如腹泻等）等造成的乳糖酶消化能力降低，这些婴儿原先的乳糖酶含量正常，小肠黏膜受损后引起乳糖酶活性的暂时性下降。暂时性去除患儿膳食中所有含乳糖的食物后可逆转这一疾病。原发性乳糖不耐症在黑人和东方人中的发生率为 30％～70％，在高加索白人中的发生率约为 15％，一般在 2～3 岁时开始出现。

二、幼儿营养

1～3 周岁为幼儿期。

（一）幼儿的生长发育特点

1. 体格发育

幼儿期的生长发育速度较婴儿期减慢，但仍呈稳步增长趋势。1～2 岁期间体重增加 2.5～3.0 kg，到 2 岁时体重约为 12kg，为出生时的 4 倍；这一时期身长增加 10cm。2 岁后体重每年增长 2kg，身高每年增加 5cm，因此，幼儿的体格生长速度很快，需要大量的营养物质来满足生长发育的需要。

2. 大脑和心智发育

2 岁时大脑重量为 900～1 000g，达到成人脑重的 75％，到 3 岁时脑重超过出生时的 3 倍。进入幼儿期后大脑发育速度已较婴儿期显著减慢，但并未结束，大脑皮质进一步发育，神经细胞间的联系逐渐复杂化，在神经纤维外层起绝缘作用的髓鞘在出生 4 年后才完全发育成熟。因此，幼儿期神经髓鞘的形成尚不完全，幼儿对外来刺激反应慢且易于泛化。

随着大脑皮质功能进一步完善，幼儿的语言表达能力逐渐增强，模仿性强，智能发育快，能独立行走和活动，接触事物增多，但仍缺乏自我识别能力。

WHO 制订的幼儿体格和心智发育评价标准参考值见表 5-7。

表 5-7　　　　　　　　　幼儿体格和心智发育评价标准参考值（WHO）

年龄	体重（kg）	身高（cm）	心智发育
12 个月	8.5～10.6	71.5～77.1	能独立行走，有意识地叫爸爸、妈妈，用杯喝水，辨别家人的称谓和家庭环境中的熟悉物体
15 个月	9.1～11.3	74.8～80.7	走路较稳，能说三个字的短语，模仿做家务，能叠两块积木，能体验与成人一起玩的愉快心情
18 个月	9.7～12.0	77.9～84.0	能走梯，理解并指出身体各个部分，能脱外套，自己能吃饭，能认识一种颜色
21 个月	10.2～12.6	80.6～81.0	能踢球，举手过肩抛物，能叠四块积木，喜欢听故事，会用语言表示大小便
2 岁	10.6～13.2	83.3～89.8	能两脚并跳，穿不系带的鞋，区别大小，能认识两种颜色，能认识简单形状
2.5 岁	11.7～14.7	87.9～94.7	能独脚站立，说出姓名，洗手会擦干，能叠八块积木，常提出"为什么"，试与同伴交流，相互模仿言行
3 岁	12.6～16.1	90.2～98.1	能从高处往下跳，能双脚交替上楼，会扣钮，会折纸，会涂糨糊粘贴，懂得饥、累、冷，会用筷，能一页页翻书

3. 消化系统发育

1 岁时萌出第一乳磨牙，1.5 岁时出尖牙，2 岁时出第二乳磨牙，到 2 岁时幼儿的乳牙共出 18～20 颗，2 岁半前出齐全部 20 颗乳牙（表 5-8）。由于幼儿的牙齿还处于生长过程，咀嚼功能尚未发育完善，此时幼儿易发生消化不良及某些营养缺乏病。幼儿到 1 岁半时胃蛋白酶的分泌已达到成人水平，1 岁后胰蛋白酶、糜蛋白酶、羧肽酶和脂酶的活性接近成人水平。

表 5-8　　　　　　　　　乳牙萌出的一般顺序

种 类	数 目	出牙时间	总 数
下中门齿	2	6～10 个月	2
上中门齿	2	8～10 个月	4
上侧门齿	2	10～13 个月	6
下侧门齿	2	10～14 个月	8
第一乳磨齿	4	13～17 个月	12
尖齿	4	18～24 个月	16
第二乳磨齿	4	20～28 个月	20

（二）幼儿的营养需要和膳食营养素参考摄入量

1. 能量

幼儿对能量的需要通常用于基础代谢、生长发育、体力活动和食物特殊动力作用。

（1）基础代谢：由于幼儿的体表面积相对较大，其基础代谢率高于成人，但男女之间差别不大，幼儿用于基础代谢的需要量占总能量的60％。

（2）生长发育：生长发育所需能量与生长速率成正比，每增加1g新组织约需要能量4.4~5.7kcal（18.4~23.8kJ）。

（3）体力活动：好动多哭的幼儿用于体力活动的能量较多，可比同年龄安静的幼儿多3~4倍。

（4）食物特殊动力作用：幼儿期混合膳食的食物特殊动力作用一般占总能量摄入的5％~6％。2000年中国营养学会制订的《中国居民膳食营养素参考摄入量》中1岁男童和女童能量的每天推荐摄入量（RNI）分别为1 100kcal和1 050kcal；2岁男童和女童分别为1 200kcal和1 150kcal；3岁男童和女童分别为1 400kcal和1 350kcal。

2. 宏量营养素

（1）蛋白质：幼儿对蛋白质的需要不仅在量上的相对需要量多于成人，而且质量要好。幼儿的生长发育速度愈快，按每公斤体重计需要的蛋白质愈多。幼儿期约有11％的蛋白质用于生长发育。2000年中国营养学会制订的《中国居民膳食营养素参考摄入量》中1岁、2岁和3岁幼儿的蛋白质每天推荐摄入量（RNI）分别为35g、40g和45g。其中有一半应是优质蛋白质。

（2）脂类：适量的脂肪摄入可为幼儿提供能量，也是必需脂肪酸的来源。幼儿膳食中必需脂肪酸应占到总能量的1％。2000年中国营养学会制订的《中国居民膳食营养素参考摄入量》中，2岁以内幼儿脂肪的供能比为35％~40％，2岁以上为30％~35％。

（3）碳水化合物：幼儿活动量增大，对碳水化合物的需要量增多。尽管幼儿已能产生消化各种碳水化合物的酶类，但富含碳水化合物的食物占体积较大，故2岁以下幼儿不宜食用过多的淀粉和糖来提供能量。2岁以后可逐渐增加碳水化合物的摄入量，占总能量的50％~55％，同时相应减少脂肪的供能比。

3. 微量营养素

（1）矿物质

①钙：幼儿骨骼和牙齿的发育都需要钙。2000年中国营养学会制订的《中国居民膳食营养素参考摄入量》中1~3岁幼儿钙的每天适宜摄入量（AI）为600mg。奶和奶制品是钙的最好来源。

②铁：幼儿每天通过各种途径丢失的铁不超过1mg，加上生长发育的需要，每天需要1.0mg的铁。由于我国（尤其是农村地区）膳食铁以植物性铁为主，吸收率低，故缺铁性贫血是常见病。2000年中国营养学会制订的《中国居民膳食营养素参考摄入量》中1~3岁幼儿铁的每天适宜摄入量（AI）为12mg。

③锌：幼儿缺锌可导致食欲不振、味觉异常、异食癖、生长发育迟缓、性发育不全、大脑和智力发育受损等。海产品、肉禽蛋奶类等高蛋白食品含锌量较高，且吸收利用率也高，是锌的良好食物来源。2000年中国营养学会制订的《中国居民膳食营养素参考摄入量》中

1～3 岁幼儿锌的每天推荐摄入量（RNI）为 9mg。

（2）维生素

①维生素 A：维生素 A 在体内参与膜的结构和功能，与视觉、机体的生长、骨骼发育、生殖及抗感染有关。由于维生素 A 可在体内蓄积，过量时可发生中毒，幼儿不宜补充。2000 年中国营养学会制订的《中国居民膳食营养素参考摄入量》中 1～3 岁幼儿维生素 A 的每天适宜摄入量（AI）为 500μgRE。

②维生素 D：幼儿也是维生素 D 缺乏的易感人群，幼儿缺乏维生素 D 可引起佝偻病。维生素 D 的膳食来源较少，可通过户外活动经皮肤接触紫外线照射合成维生素 D。2000 年中国营养学会制订的《中国居民膳食营养素参考摄入量》中 1～3 岁幼儿维生素 D 的每天推荐摄入量（RNI）为 10μg。

③B 族维生素和维生素 C：B 族维生素和维生素 C 是水溶性维生素，在体内储存量少，需每日由膳食提供。2000 年中国营养学会制订的《中国居民膳食营养素参考摄入量》中 1～3 岁幼儿维生素 B_1、维生素 B_2 和维生素 C 的每天推荐摄入量（RNI）分别为 0.6mg、0.6mg 和 60mg。

（三）幼儿的合理膳食

根据我国的营养调查，幼儿的能量、蛋白质、钙、维生素 A、核黄素和维生素 C 的摄入量常偏低，缺铁性贫血、佝偻病、核黄素缺乏症及低体重、低身高等也较常见。因此，在幼儿的膳食组成及烹调加工方法上应作适当的调整和改进。

1. 供给营养丰富的食物，保证充足的能量和优质蛋白

幼儿每日膳食在以谷类为主的基础上，奶制品不少于 200～400ml，还应有一定量瘦肉、禽类、鱼类、大豆及豆制品等蛋白质营养价值高的食物。优质蛋白质应占膳食中蛋白质总量的 1/2 以上。

2. 强调饮食品种的多样性，保证充足的矿物质和维生素

尤其是多进黄绿色蔬菜和新鲜水果，以增加 β-胡萝卜素、维生素 C 等营养素。水果和蔬菜的营养成分各有不同，幼儿不宜经常以水果代替蔬菜。如水果中除柑橘类、柠檬、鲜枣等维生素 C 的含量较丰富外，其他如苹果、梨、西瓜、香蕉、葡萄等维生素 C 的含量较少。

3. 纯糖和纯油脂食物不宜多吃

巧克力、糖果、含糖饮料、冰淇淋等摄入过多常是幼儿食欲下降的一个重要原因，故餐前应禁食。食糖过多还易引起龋齿。

4. 合理的烹调方法

既要保持营养成分不被破坏，又要保证膳食色、香、味、形的多样化，以增进幼儿食欲。要避免油炸、质硬或刺激性强的食物，幼儿的食物应尽量碎、软、烂，易消化。软饭、麦糊、面条、面包、饺子等交替，蔬菜应切碎煮烂，硬果及种子应磨碎制成泥糊状。宜采用清蒸、切煮，不宜添加味精。

5. 培养良好的饮食习惯

避免挑食、偏食，少吃零食；鼓励幼儿进食各种不同的食物，规律用餐。1～2 岁幼儿的进食次数为每日 5 次，即早中晚三餐加两次点心，以后逐渐过渡到一日三餐加下午点心。

各餐次的能量比例为早餐占总能量的 25％，午餐占能量 35％，晚餐占能量 30％～35％，零食或点心占 5％～10％。

（四）婴幼儿常见营养素缺乏症

1. 佝偻病

佝偻病发生在骨骼处于生长期的婴幼儿，以 3～18 个月婴幼儿最为多见。其主要原因是维生素 D 缺乏而引起钙磷代谢失调和骨骼钙化不全。佝偻病可严重影响儿童的正常生长发育。由于母乳和牛乳中维生素 D 含量都很低，为预防佝偻病，婴儿自 2 周起可补充维生素 D，每日 10μg（400IU），一般可添加鱼肝油。此外，适当晒太阳可增加皮肤合成维生素 D，每日晒 1 小时可达到预防效果。

2. 缺铁性贫血

由于乳类是贫铁食品，母乳和牛乳中的含铁量均不高，仅为 1mg/L 或更低，故婴儿出生后主要依靠胎儿期体内贮存的铁来满足需要。一般足月儿至 4～6 个月、早产和低出生体重儿至 2～3 个月时，体内贮存铁已基本用完，此后必须从膳食中摄入足够的铁，否则就可能发生缺铁性贫血。婴幼儿贫血多见于出生 5 个月后，发病高峰在 6～18 个月。为预防缺铁性贫血的发生，婴幼儿从 4 个月起即应补充含铁食物如蛋黄、肝泥、肉末等，同时应增加果汁、水果、蔬菜汁、蔬菜泥等富含维生素 C 的食物以促进铁的吸收。

3. 其他营养缺乏症

缺锌可导致生长发育迟缓、食欲不振、味觉减退以及异食癖等症。锌缺乏可能与幼儿偏食、挑食而造成富含锌的动物性食物摄入不足有关。乳母维生素 B_1 摄入不足时，常可使乳汁中维生素 B_1 含量下降，严重时婴儿可因缺乏维生素 B_1 而患婴儿脚气病，表现为心力衰竭、抽搐和昏迷等症状。此外，幼儿蛋白质摄入不足时可导致蛋白质-能量营养不良（PEM），但目前在我国已很少见。

（毛绚霞）

第四节　儿童、青少年营养

本节中所涉及的儿童、青少年的年龄跨度为 4～18 岁。分为学龄前期儿童（4～6 岁）学龄期儿童（6～12 岁）和青少年（13～18 岁）。

一、学龄前期儿童的营养

（一）学龄前期儿童的生理特点

1. 体格发育特点

与婴幼儿相比，学龄前期儿童的体格发育速度相对减慢，但仍保持稳步地增长，这一时期体重每年约增长 2kg，身高每年约增加 5cm。

2. 神经系统

3 岁时神经系统的发育已基本完成，但脑细胞体积的增大和神经纤维的髓鞘化仍在继续。神经冲动的传导速度明显快于婴儿期。

3. 消化系统

尽管 3 岁时乳牙已出齐，6 岁时第一颗恒牙可能已萌出，但这一时期的咀嚼及消化能力仍有限，远低于成人，尤其是对固体食物需要较长时间适应。因此，这一时期还不能给予成人膳食，以免造成消化功能的紊乱。

4. 心理发育特点

3～6 岁的儿童注意力分散，无法专心进食，在食物选择上有自我做主倾向，且模仿能力极强。因此，这一时期应特别注意培养小儿良好的饮食习惯。

（二）学龄前儿童的营养需要

1. 能量

与成人相比，学龄前期儿童的能量消耗除用于基础代谢、食物的特殊动力作用和活动消耗外，还要满足生长发育的能量消耗，2000 年中国营养学会制订的《中国居民膳食营养素参考摄入量》中学龄前期儿童能量的每天推荐摄入量（RNI）为 1 400～1 700kcal，男童高于女童（表 5-9）。

表 5-9   我国 4～6 岁学龄前期儿童膳食能量的每天推荐摄入量（RNI）

年龄（岁）	RNI			
	MJ/d		kcal/d	
	男	女	男	女
4～	6.06	5.83	1 450	1 400
5～	6.70	6.27	1 600	1 500
6～	7.10	6.67	1 700	1 600

2. 宏量营养素

（1）蛋白质：蛋白质是构成人体组织的成分，也是活性物质的构成成分。学龄前期儿童生长发育每增加 1kg 体重约需 160g 蛋白质的积累，由于学龄前期儿童摄入蛋白质最主要的目的是满足人体细胞组织和器官的增长，故对氨基酸的构成有一定要求。2000 年中国营养学会制订的《中国居民膳食营养素参考摄入量》中学龄前期儿童蛋白质的每天推荐摄入量（RNI）为 50～55g（表 5-10）。蛋白质提供的能量为 14%～15%，其中来源于动物性的蛋白质应占到一半。

表 5-10   我国 4～6 岁学龄前期儿童膳食蛋白质的每天推荐摄入量（RNI）

年龄（岁）	RNI（g/d）	
	男	女
4～	50	50
5～	55	55
6～	55	55

（2）脂肪：脂肪主要供给能量，提供必需脂肪酸以及协助脂溶性维生素的吸收。必需脂肪酸（亚油酸、α-亚麻酸）及其衍生物（花生四烯酸、二十碳五烯酸和二十二碳六烯酸）对维持生物膜的功能具有重要作用，也是合成前列腺素、白三烯和血栓烷的前体物质。因此，必需脂肪酸对儿童免疫功能和炎症反应的维持以及大脑和神经髓鞘的发育和形成具有重要作用。学龄前期儿童由脂肪提供的能量从婴幼儿时期的 35%～40% 减少到 30%～35%，但仍高于一般成年人。建议食用含亚油酸和 α-亚麻酸的植物油，动物性脂肪可选择富含 n-3 长链多不饱和脂肪酸的鱼类等水产品。

（3）碳水化合物：学龄前期儿童已基本完成了由奶及奶制品为主的膳食过渡到以谷类为主的膳食，谷类中丰富的碳水化合物是学龄前儿童能量的主要来源，其供能比为 50%～60%，且以复杂碳水化合物为主，避免糖和甜食的过多摄入。适量的碳水化合物是学龄前儿童所必需的。另外，适量的膳食纤维是维持学龄前儿童肠道健康所必需的。粗粮、水果和蔬菜是膳食纤维的良好来源。

3. 微量营养素

（1）矿物质

①钙：钙是人体中骨骼和牙齿的重要组成成分，学龄前儿童的骨骼生长需要充足的钙。据估计，为满足学龄前儿童的骨骼生长，日均钙需要量为 450mg 左右，考虑到钙的吸收率为 35%～40%，2000 年中国营养学会制订的《中国居民膳食营养素参考摄入量》中学龄前期儿童钙的每天适宜摄入量（AI）为 800mg。

②铁：铁参与构成血红蛋白、肌红蛋白以及各种血色素酶，并与儿童正常的智力发育有关。缺铁性贫血是儿童期最常见的营养缺乏病之一。铁缺乏不仅影响儿童的生长发育，还对儿童的免疫力、行为和智力发育产生影响。2000 年中国营养学会制订的《中国居民膳食营养素参考摄入量》中学龄前期儿童铁的每天适宜摄入量（AI）为 12mg。

③碘：碘是甲状腺素的合成原料，通过甲状腺素调节能量代谢、促进儿童的体格和智力发育。碘缺乏导致的克汀病以及碘过多导致的高碘性甲状腺肿都会对学龄前儿童产生严重的危害。碘缺乏是地方病，与水土中缺碘有关。儿童期缺碘所引起的损害可导致成年后的劳动力下降。中国营养学会提出学龄前期儿童碘的每天推荐摄入量（RNI）为 90μg。

④锌：锌是体内 100 多种酶的辅酶或激活剂，通过这些酶广泛参与核酸和蛋白质的代谢，从而与人体的体格发育、智力发育、性发育及维持正常的免疫功能等密切相关。儿童缺锌易导致生长迟缓。2000 年中国营养学会制订的《中国居民膳食营养素参考摄入量》中学龄前期儿童锌的每天推荐摄入量为 12mg。

4～6 岁学龄前期儿童各种矿物质的参考摄入量（RNI 或 AI）见表 5-11。

表 5-11　　我国 4～6 岁学龄前期儿童膳食矿物质参考摄入量（RNI 或 AI）

年龄（岁）	钙 AI（mg）	磷 AI（mg）	钾 AI（mg）	钠 AI（mg）	镁 AI（mg）	铁 AI（mg）	碘 RNI（μg）	锌 RNI（mg）	硒 RNI（μg）	铜 AI（mg）	氟 AI（mg）	铬 AI（μg）
4～6	800	500	1 500	900	150	12	90	12.0	25	1.0	0.8	30

（2）维生素

①维生素 A：对学龄前期儿童而言，维生素 A 除了维持正常的视觉功能外，还在促进骨骼生长以及增强呼吸道和消化道抗感染能力方面具有重要作用。维生素 A 缺乏是发展中国家的普遍问题。随着我国经济的发展，由于维生素 A 缺乏所导致的失明几乎已见不到，但还有相当数量的亚临床缺乏或边缘缺乏的人群，尤其是在农村地区。根据 2002 年中国居民营养与健康状况调查，3～6 岁儿童维生素 A 缺乏率和边缘缺乏率分别为 10％～12.8％和44.1％～51.4％，农村地区的维生素 A 缺乏率和边缘缺乏率都要高于城市地区。2000 年中国营养学会制订的《中国居民膳食营养素参考摄入量》中学龄前期儿童的维生素 A 的每天推荐摄入量（RNI）为 600μgRE。为达到这一推荐量，每周可摄入一次富含维生素 A 的肝脏，每天摄入一定量的鸡蛋、牛奶，以及深色蔬菜。

②维生素 D：尽管维生素 D 缺乏导致的佝偻病常见于 3 岁以下的婴幼儿，但学龄前儿童骨骼的生长仍需要维生素 D 作用下钙的积累，故也有学龄前期儿童钙缺乏所导致的迟发性佝偻病。2000 年中国营养学会制订的《中国居民膳食营养素参考摄入量》中学龄前期儿童维生素 D 的每天推荐摄入量为 10μg（400IU）。

③B 族维生素：维生素 B_1、维生素 B_2 和烟酸是能量代谢过程中必需的营养素，2000 年中国营养学会制订的《中国居民膳食营养素参考摄入量》中学龄前期儿童维生素 B_1、维生素 B_2 和烟酸的每天推荐摄入量（RNI）分别是 0.7mg、0.7mg 和 7mg。

4～6 岁学龄前期儿童各种维生素的每天参考摄入量（RNI 或 AI）见表 5-12。

表 5-12　　　　　　我国 4～6 岁学龄前期儿童膳食维生素参考摄入量（RNI 或 AI）

年龄（岁）	维生素 A AI（μgRE）	维生素 D RNI（mg）	维生素 E AI（mgα-TE）	硫胺素 RNI（mg）	核黄素 RNI（mg）	维生素 B_6 AI（mg）	维生素 B_{12} AI（μg）	维生素 C RNI（mg）	叶酸 RNI（μgDFE）	烟酸 RNI（mgNE）
4～6	600	10	5	0.7	0.7	0.6	1.2	70	200	7

（三）学龄前期儿童的合理膳食

1. 食物搭配合理，种类多样化

学龄前期儿童的食物种类与成人相近，包括谷类、畜禽水产类、蛋类、奶及其制品、大豆及其制品、蔬菜、水果、烹调油和食糖等。在食物搭配上尽量做到膳食多样化，合理搭配，营养全面。

2. 选择易于消化的烹调方式

烹调方式要符合学龄前期儿童的消化功能和特点，烹调注意色香味美，使孩子喜欢，促进食欲。食品的温度适宜、软硬适中，易被儿童接受。

3. 合理的膳食制度和良好的膳食习惯

应养成自己进食的好习惯。同时定时、定量、定点进食，注意饮食卫生。餐次以一日4～5 餐为宜，3 次正餐，2 次加餐，最好加 1 次牛奶。一日三餐的能量分配为：早餐约占

30%，午餐约占 35%，晚餐约占 25%，加餐点心约占 10%左右。

4. 其他

避免或纠正吃零食、挑食、偏食或暴饮暴食、饥饱不匀等不良饮食习惯。

二、学龄期儿童的营养

（一）学龄期儿童的生理特点

1. 生长迅速、代谢旺盛

处于学龄期的儿童每年体重增加 2~3kg，身高增高 5~6cm。身高在这阶段的后期增长快些，故往往凭直觉认为他们的身体是瘦长型的。

2. 各系统器官的发育快慢不同

神经系统发育较早，生殖系统发育较晚，皮下脂肪年幼时较发达，肌肉组织到学龄期才发育加速，但从整体上讲是协调统一的。

（二）学龄期儿童的营养需要

学龄期儿童可以接受成人的大部分饮食，故在饮食上，往往被家长误看做小大人，其实他们仍应得到多方面的关心和呵护。

1. 能量

学龄期儿童处于生长发育阶段，基础代谢率高，活泼爱动，体力及脑力活动量大，故他们需要的能量（按每公斤体重计）接近或超过成人。各年龄组学龄期儿童的能量每天推荐摄入量见表 5-13。

表 5-13　　我国 7~12 岁学龄期儿童膳食能量的每天推荐摄入量（RNI）

年龄（岁）	RNI			
	MJ/d		kcal/d	
	男	女	男	女
7	7.53	7.10	1 800	1 700
8~9	7.94	7.53	1 900	1 800
10	8.80	8.36	2 100	2 000
11~12	10.04	9.20	2 400	2 200

2. 宏量营养素

（1）蛋白质：由于学龄期儿童合成新组织多、学习任务繁重、思维活跃、认识新事物多，故必须保证供给充足的蛋白质。如果蛋白质供给不足，可导致生长发育迟缓、体质虚弱、学习成绩低下等。等各年龄组学龄期儿童的蛋白质每天推荐摄入量见表 5-14。

表 5-14　　　　我国 7～12 岁学龄期儿童膳食蛋白质的每天推荐摄入量（RNI）

年龄（岁）	RNI（g/d）		年龄（岁）	RNI（g/d）	
	男	女		男	女
7	60	60	10	70	65
8～9	65	65	11～12	75	75

（2）脂类：学龄期儿童脂肪的每天适宜摄入量占总能量的 25％～30％，其中饱和脂肪酸、单不饱和脂肪酸和多不饱和脂肪酸的比例为＜1：1：1，n-6 和 n-3 多不饱和脂肪酸的比例为（4～6）：1。在脂肪种类的选择上要注意选择富含必需脂肪酸的植物油。

（3）碳水化合物：碳水化合物一直是人类膳食中提供能量的主要来源，与蛋白质和脂肪相比，碳水化合物提供的能量更易被机体吸收。学龄期儿童膳食中碳水化合物每天适宜摄入量占总能量的 55％～65％为宜。

3. 微量营养素

（1）矿物质：此期间由于骨骼生长发育快，矿物质的需要量明显增加。机体中 99％的钙、85％以上的磷、60％～65％的镁分布在骨骼、牙齿中，86％的锌分布在骨骼、肌肉中，75％以上的铁分布在血液和肌肉中，为使各组织器官达到正常的生长发育水平，必须保证供给充足的矿物质。铁缺乏除引起贫血外，还可降低学习能力和机体的抗感染能力。各年龄组常见矿物质的参考摄入量见表 5-15。

表 5-15　　　　我国 7～12 岁学龄期儿童膳食矿物质参考摄入量（RNI 或 AI）

年龄（岁）	钙 AI（mg）	磷 AI（mg）	钾 AI（mg）	钠 AI（mg）	镁 AI（mg）	铁 AI（mg）	碘 RNI（μg）	锌 RNI（mg）	硒 RNI（μg）	铜 AI（mg）
7～10	800	700	1 500	1 000	250	12	90	13.5	35	1.2
11～12	1 000	1 000	1 500	1 200	350	男 16 女 18	120	男 18 女 15	45	1.8

（2）维生素：此期间由于体内三大营养物质代谢反应十分活跃，学习任务重、用眼机会多，因此有关能量代谢、蛋白质代谢和维持正常视力、智力的维生素必须充足，如维生素 A、E、B_1、B_2、B_6、B_{12}、叶酸和尼克酸，尤其要重视维生素 A 和维生素 B_2 的供给。各年龄组维生素的参考摄入量见表 5-16。

表 5-16　　　　我国 7～12 岁学龄期儿童膳食维生素参考摄入量（RNI 或 AI）

年龄（岁）	维生素 A AI（μgRE）	维生素 D RNI（mg）	维生素 E AI（mgα-TE）	硫胺素 RNI（mg）	核黄素 RNI（mg）	维生素 B_6 AI（mg）	维生素 B_{12} AI（μg）	维生素 C RNI（mg）	叶酸 RNI（μgDFE）	烟酸 RNI（mgNE）
7～10	700	10	7	0.9	1.0	0.7	1.2	80	200	9
11～12	700	5	10	1.2	1.2	0.9	1.8	90	300	12

（3）水：学龄期儿童水的需要量界于婴儿和成人之间，即每摄入 1kcal 能量需要 1～1.5 ml 水。当运动、夏天、发热、腹泻、失血等情况下的体液丢失过多时，特别注意主动补水，不应强忍口渴而不喝水。

三、青少年营养

（一）青少年的生理特点

1. 身高和体重的第二次突增期

通常女生的突增期开始于 10~12 岁，男生略晚，开始于 12~15 岁。体重每年增加 2~5kg，个别可达 8~10kg，所增加的体重占其成人时体重的一半；身高每年可增高 2~8cm，个别可达 10~12cm，所增加的身高可占其成人时身高的 15%~20%。

2. 机体成分发生变化

在青春期以前男生和女生的脂肪和肌肉占机体的比例是相似的，分别为 15% 和 19%；进入青春期以后，女性脂肪增加到 22%，男性仍为 15%，而此时男生增加的瘦体质（即去脂体重）为女生的 1.5~2 倍。

3. 性发育成熟

青春期性腺发育逐渐成熟，性激素促使生殖器官发育，出现第二性征。

4. 心理发育成熟

青少年的抽象思维能力加强，思维活跃，记忆力强，心理发育成熟，追求独立愿望强烈。心理改变可导致饮食行为改变，如追求独立常导致对家庭膳食模式的否定、对美的追求引起盲目节食等。

（二）青少年的营养需要和膳食营养素参考摄入量

青少年时期对各营养素的需要量在突增期时达到最大值，随着机体发育的不断成熟需要量逐渐下降。

1. 能量

生长发育中青少年的能量处于正平衡状态，且对能量的需要量是与生长发育速率相一致的。13~18 岁青少年膳食能量的每天推荐摄入量（RNI）见表 5-17。

表 5-17　　　　　我国 13~18 岁青少年膳食能量的每天推荐摄入量（RNI）

年龄（岁）	RNI			
	MJ		kcal	
	男	女	男	女
13	10.04	9.20	2 400	2 200
14~18	12.00	9.62	2 900	2 400

2. 宏量营养素

（1）蛋白质：青少年对蛋白质的需要量与其生长发育速度相一致。13~18 岁青少年膳食蛋白质的每天推荐摄入量（RNI）见表 5-18。蛋白质提供的能量占总能量的 12%~14%。动物性食物和大豆都是优质蛋白质的来源。

表 5-18   我国 13～18 岁青少年膳食蛋白质的每天推荐摄入量（RNI）

年龄	RNI（g）	
（岁）	男	女
13	75	75
14～18	85	80

（2）脂类：青少年膳食脂肪的摄入量占总能量的 25％～30％为宜。青春发育期的青少年处于第二次生长发育高峰，对能量的需要量也达到了高峰，因此这一时期一般不过度限制膳食脂肪的摄入。但青少年脂肪摄入量过多将增加肥胖及成年后慢性疾病的发病危险性。

（3）碳水化合物：青少年膳食中碳水化合物的每天适宜摄入量占总能量的 55％～65％。保证适量碳水化合物摄入既可避免脂肪的过度摄入，同时作为碳水化合物来源的植物性食物还可提供膳食纤维，对肥胖、心血管疾病和糖尿病的预防起到重要作用。但要注意避免过量摄入食用糖，特别是含糖饮料。

3. 微量营养素

（1）矿物质

①钙：一方面青少年骨骼生长迅速，这一时期骨量的增加占到成年期的 45％左右；另一方面，青少年期的钙营养状况决定成年后的峰值骨量，而后者是老年期发生骨质疏松的一个影响因素。每天钙摄入量高的青少年的骨量和骨密度高于钙摄入量低者，进入老年期后骨质疏松性骨折的发病危险性降低。因此，11～18 岁青少年钙的每天适宜摄入量（AI）从儿童期的 800mg 增加到 1 000mg。

②铁：青春期男生比女生在体内增加更多的肌肉，肌蛋白和血红蛋白需要铁来合成。而青春期女生还要从月经中丢失大量铁，需要通过膳食增加铁的摄入量。

③锌：由于生长发育迅速，特别是肌肉组织的迅速增加以及性的成熟，青少年体内锌的储存量增多，需要增加锌的摄入量，肉类、海产品、蛋类等都是锌的良好来源。

④碘：青春期碘缺乏所致的甲状腺肿发病率较高，故这一时期应注意保证碘的摄入。

碘含量最高的是海产品，包括海带、紫菜、海鱼等。但碘摄入过多也可对身体造成危害，引起高碘性甲状腺肿，因此青少年碘的可耐受最高摄入量（UL）为 800μg。2000 年中国营养学会制订的《中国居民膳食营养素参考摄入量》中 13～18 岁青少年膳食矿物质参考摄入量（RNI 或 AI）见表 5-19。

表 5-19   我国 13～18 岁青少年膳食矿物质参考摄入量（RNI 或 AI）

年龄（岁）	钙 AI（mg）	磷 AI（mg）	钾 AI（mg）	钠 AI（mg）	镁 AI（mg）	铁 AI（mg）	碘 RNI（μg）	锌 RNI（mg）	硒 RNI（μg）	铜 AI（mg）
13	1 000	1 000	1 500	1 200	350	男 16 女 18	120	男 18 女 15	45	1.8
14～18	1 000	1 000	2 000	1 800	350	男 20 女 25	150	男 19 女 15.5	50	2.0

（2）维生素：维生素 A 是维持正常视觉功能和骨骼生长所必需的营养素，并有助于提高机体的免疫力。B 族维生素参与机体代谢，对酶的活力、细胞和神经组织的功能维护有重要作用。维生素 C 有利于合成红细胞和血红蛋白，扩增血容量。2000 年中国营养学会制订的《中国居民膳食营养素参考摄入量》中 13～18 岁青少年膳食维生素参考摄入量（RNI 或 AI）见表 5-20。

表 5-20 我国 13～18 岁青少年膳食维生素参考摄入量（RNI 或 AI）

年龄 （岁）	维生素 A AI （μgRE）	维生素 D RNI （mg）	维生素 E AI （mgα-TE）	硫胺素 RNI （mg）	核黄素 RNI （mg）	维生素 B$_6$ AI （mg）	维生素 B$_{12}$ AI （μg）	维生素 C RNI （mg）	叶酸 RNI （μgDFE）	烟酸 RNI （mgNE）
13	700	5	10	1.2	1.2	0.9	2.4	90	400	12
14～18	男 800 女 700	5	14	男 1.5 女 1.2	男 1.5 女 1.2	1.1	2.4	100	400	男 15 女 12

（三）儿童及青少年时期可能存在的营养相关问题

1. 神经性厌食

神经性厌食（anorexia nervosa，AN）是一种以显著的行为、精神、心理的紊乱，对食物强迫性偏食、厌食，体重显著下降为特征的疾病，并引起营养不良、代谢和内分泌紊乱。发病年龄在 10 岁以上，此病多见于青少年女性，男女性别之比为 1∶（7～20）。若不及时治疗，可导致严重的营养不良与极度衰竭，影响青少年的身心健康与发育。

（1）发生原因：引发本病虽然没有决定性因素，但行为和环境的影响可以起一定的作用。患者受社会流行的理想身材标准影响，对食物的厌倦是一种有意识的控制。病因及发病机制尚未完全阐明，多数学者认为是一种精神内分泌疾病，由于特殊的精神心理变态而进食过少，造成严重的营养不良、体重减轻，以致下丘脑-垂体-性腺轴功能紊乱。在国外为常见病，患者绝大多数由于畏惧肥胖影响形体美，而有意识地限制饮食。根据我国医学界的研究，国内神经性厌食患者多数是由于慢性精神刺激或学习工作过度紧张而逐渐起病。研究发现，本病的发生可能与某些遗传因素有一定关系，有肥胖史的家庭发生神经性厌食症的可能性增加，

（2）临床表现：明显的厌食是本病的首见症状，每日进食量较发病前减少 2/3 以上，患者体重下降超过原体重的 20%，除厌食外并可见恶心、呕吐及顽固性便秘。由于长期的进食过少，患者可出现营养不良及低代谢症状，如体温降低、畏冷、心动过缓、低血压、皮肤粗糙等。已有月经的女孩，可出现继发性闭经。多数病例尚能支持一般室内活动、能上学念书等，但容易疲乏无力、情绪低落、注意力不集中，少数病例精神抑郁，反应淡漠，虽然已极度消瘦，但仍因惧怕发胖，否认饥饿感而不思饮食，讳疾忌医。

目前国外学者仍沿用 1972 年 Feighner 提出的六条诊断标准，认为其发病年龄在 10～30 岁。根据我国神经性厌食的病例的特点，青少年神经性厌食的诊断为：①年龄 10 岁以上；

②多因精神刺激或学习、工作压力过大而发病；③体重减轻 20％以上或同年龄身高标准体重减轻 15％以上；④排除器质性疾病及精神疾病而引起的厌食；⑤少数患者以身材保持苗条为美，唯恐长胖而有意识地控制饮食。

（3）治疗：住院期间予以综合治疗，包括：营养治疗、心理行为治疗，有时可采用药物治疗，特别是神经性厌食合并有严重并发症，而且体重减少 30％以上者。

（4）预防：慢性的精神刺激及过度紧张的学习负担是青少年发生本病的主要因素，以身材苗条为美，而有意节食者也占一定比例。因此，解除慢性刺激和负担过重的学习是预防或减少发病的主要措施。①情绪预防：本病青春期女性发病较多，表明这一时期性格的不稳定，易受外界刺激，或家中不睦，父母之间有矛盾，家中亲友重病或死亡者，或在学校学习成绩意外受挫者等等，均易发生本病，因此保持精神的乐观、心胸开阔是至关重要的。②劳逸结合：合理安排学习和生活，使脑力劳动与适当的体质锻炼、体力劳动相结合，适当安排娱乐活动与休息，可以防止因过分劳累引起下丘脑功能的紊乱。③进行正确人体美的教育：少数病例对进食与肥胖体重具有顽固的偏见与病态心理，以致过度节制饮食，保持所谓体形的"美"。因此，正确健康"美"的教育是不可缺少的。

2．儿童及青少年单纯性肥胖

（1）发生原因：单纯肥胖症是遗传和环境因素共同作用的结果，最终是由于能量摄入与能量消耗的不平衡所造成的。

①环境因素：肥胖是能量摄入和消耗不平衡的一种表现，多余的能量被机体转换为脂肪，以体脂的形式储存在体内，而不良的饮食行为和生活方式导致了能量摄入过多而消耗过少。

有研究显示，儿童及青少年肥胖与长期大量摄入动物性食物、脂肪等高能量食物有关。不合理的喂养方式，如孕期能量摄入过剩导致的婴儿出生体重较重、出生后人工喂养过量、过早添加固体辅食、进食速度过快、食量大以及偏食、喜食油腻和甜食、吃零食等均与肥胖密切相关。有调查表明，儿童及青少年的早餐行为也与肥胖的发生有关，每周食用 0～1 次组的肥胖率为 18.6％，每周食用 2～4 次组为 13.5％。同时，在经济发展过程中随着城市化、工业化的发展，对体力活动的需求明显减少，再加上儿童及青少年的课业负担较重，参加体育锻炼的时间减少，平时经常采取坐姿，尤其是长时间看电视、玩电脑等而缺乏运动，能量消耗明显不足。

②遗传因素：以往通过双生子研究认为如果双亲都胖，其子女中的 2/3 将会发生肥胖，而单亲肥胖则仅有近一半的子女会肥胖。近年来有关肥胖相关基因的研究发现，有近 200 种基因位点与肥胖有关，但没有一种具有单独作用致使脂肪在体内大量聚集的功能。因此，尽管基因在决定个体脂肪堆积的敏感性方面具有重要作用，但能量平衡最终取决于能量的摄入和体力活动消耗之间的平衡。已发现与人类进食及肥胖有关的物质有瘦素（leptin）、解偶联蛋白（uncoupling proteins，UCP）、神经肽 Y（NPY）、刺蛋白（agoutin protein）、黑色素皮质素（melancortin）等。

（2）儿童及青少年肥胖的判定：判定人体是否肥胖和肥胖程度的方法有多种。但单一采用某种方法可能难以全面而准确地加以衡量，故实际应用中采用两种或两种以上的方法进行综合判断更为合理。

①身高和体重参考值：长期以来身高和体重是判断儿童肥胖最常用的指标，将体重超过标准身高体重的 10% 定为超重，超过 20% 定为肥胖。

②体质指数（BMI）：体质指数（BMI）＝体重（kg）/身高（m²）。由于体质指数与体脂之间存在高度的相关性，能较好地反映机体的肥胖程度。因此，BMI 作为判断成人超重和肥胖的指标已被普遍应用。然而，由于儿童处于生长发育过程中，其身高和体重随年龄在不断变化，由于这一原因，儿童 BMI 需要根据年龄建立参照人群的标准曲线（年龄别百分位数）。因此，在 1990 年以前儿童很少采用 BMI 作为计算肥胖发生率的指标。近十年来利用儿童 BMI 判断肥胖程度得到越来越多研究的支持。世界卫生组织和中国肥胖问题肥胖工作组都已制定了适合我国青少年的 BMI 值，见表 5-21 和表 5-22。

表 5-21　　　　　　　　　　WHO 推荐的判断儿童及青少年肥胖的 BMI 标准

年龄（岁）	体质指数（BMI）			
	超重		肥胖	
	男	女	男	女
6	16.64	16.17	18.02	17.49
7	17.37	17.17	19.18	18.93
8	18.11	18.18	20.33	20.36
9	18.85	19.19	21.47	21.78
10	19.60	20.19	22.60	23.20
11	20.35	21.18	23.73	24.59
12	21.12	22.17	24.89	25.95
13	21.93	23.08	25.93	27.07
14	22.77	23.88	26.93	27.97
15	23.63	24.29	27.76	28.51
16	24.45	24.74	28.53	29.10
17	25.28	25.23	29.32	29.72
18	25.00	25.00	30.00	30.00

表 5-22　　　　　　　　　　WGOC 推荐的判断儿童及青少年肥胖的 BMI 标准

年龄（岁）	体质指数（BMI）			
	超重		肥胖	
	男	女	男	女
7	17.4	17.2	19.2	18.9
8	18.1	18.1	20.3	19.9
9	18.9	19.0	21.4	21.0
10	19.6	20.0	22.5	22.1

年龄 （岁）	体质指数（BMI）			
	超重		肥胖	
	男	女	男	女
11	20.3	21.1	23.6	23.3
12	21.0	21.9	24.7	24.5
13	21.9	22.6	25.7	25.6
14	22.6	23.0	26.4	26.3
15	23.1	23.4	26.9	26.9
16	23.5	23.7	27.4	27.4
17	23.8	23.8	27.8	27.7
18	24.0	24.0	28.0	28.0

③体脂百分含量：肥胖是指身体脂肪含量的过多堆积，而对体内脂肪含量的测量则是判定肥胖的重要依据。利用水下称重法、总体水法、双能 X 线吸收法（DEXA）、生物电阻抗、磁共振成像、计算机断层扫描等方法可较精确地测量体脂百分含量。不同年龄根据体脂百分含量判断肥胖程度的标准如表 5-23 所示。

表 5-23　　　　　　不同年龄性别人群根据体脂百分含量判断肥胖程度的标准

年龄 （岁）	体脂百分含量（%）					
	轻度肥胖		中度肥胖		重度肥胖	
	男	女	男	女	男	女
6～14	20	25	25	30	30	35
15～18	20	30	25	35	30	40

（3）对健康的危害：肥胖可严重危害儿童青少年的健康，可影响其心血管系统、内分泌系统、免疫系统、呼吸系统的功能和运动能力及心理健康，并可增加成年后患慢性疾病的危险性。

①对心血管、内分泌及免疫功能的影响：大量儿童肥胖率调查结果表明，肥胖可使儿童发生血脂和血压增高等心血管功能异常，提示肥胖儿童有心功能不全、动脉粥样硬化的趋势。肥胖儿童的生长激素水平处于正常低值、甲状腺素 T_3 增高、性激素水平异常以及糖代谢异常等。研究表明，肥胖儿童的骨龄均值大于对照组，男女第二性征发育早于对照组。

②社会心理影响：儿童青少年时期肥胖最常见的后果是不良社会心理功能，肥胖的体形与社会适应功能不良、学习成绩差及性格缺陷有关。青春期对体形有了明显的自我意识，因此与肥胖有关的负面社会信息对此阶段具有重要影响，肥胖儿童和青少年的心理趋于抑郁、自卑和不协调。

③运动能力：有研究表明，肥胖儿童单位体重肺活量低于正常体重儿童，提示肥胖儿童的呼吸功能有所降低。同时，肥胖儿童的运动速度、爆发力、耐力和运动协调性也都低于正

常儿童。

④并发症：承重骨关节的发育异常，如学步推迟、膝内及外翻畸形、扁平足等；青春期易患股骨骺端滑脱等关节损伤。

⑤对成年后的影响：儿童及青少年肥胖最严重的后果是到成年后的延续，其内容包括肥胖体型的延续、引起肥胖的生活方式（高脂、高能量密度膳食、低体力活动及静态生活方式）的延续，以及儿童时期血清脂质及脂蛋白水平、血压及血浆胰岛素水平升高等均可持续至成年期，而延续到成年的肥胖又与心血管疾病、2型糖尿病等慢性非传染性疾病相互影响从而加剧其发生发展。

此外，肥胖还可导致月经初潮提早和月经异常，肥胖少女还容易出现多囊卵巢综合征。严重肥胖儿童中可见与睡眠有关的呼吸障碍。儿童睡眠阻塞性呼吸暂停可以影响儿童的学习和记忆功能。

（4）防治措施

①群体预防：儿童及青少年肥胖的预防重点是要抓住肥胖发生的关键期，即胎儿期、"脂肪重聚"期（4～5岁）和青春期（11岁左右）。有效的预防措施有：孕期避免母亲营养过度和体重增加过多，围生期保健应包括婴儿喂养的指导，强调母乳喂养的好处，给予母乳喂养的具体指导，并宣传过度喂养的危害。在婴儿期，鼓励纯母乳喂养4～6个月，在出生后前4个月不添加固体食物，每月测量并记录体重，如果发现婴儿体重增长过速，要给母亲及时指导，少给、晚给固体食物，尤其是谷类。在儿童早期要培养良好的进食习惯、建立规律的生活制度，避免过度喂养和过度保护。对学龄儿童和青春期少年，加强营养教育和健康教育十分重要，宣传营养知识，引导正确的食物选择，鼓励多吃水果和蔬菜，去除或减少饮食中多脂、含糖的食物，每天进行至少30分钟的中等强度的体育运动或体力活动，控制看电视和玩电子游戏的时间并减轻学业负担。对已经肥胖和潜在肥胖的儿童和青少年要进行包括饮食调整、运动处方、行为改善、追踪监测和临床治疗的综合性干预措施。

②超重和肥胖人群的针对性干预：合理膳食、体力活动和行为矫正是三项有效措施，具体包括：减少能量摄入量并提高膳食质量、增加体力活动、减少久坐时间、行为矫正、家庭成员和家庭环境的支持，同时尽量避免药物和手术治疗。

（毛绚霞）

第五节　老年营养

2002年统计结果表明，中国60岁以上的老龄人口已占总人口的10％以上，可以认为我国已进入老龄化社会。老年人合理营养有助于延缓衰老进程、预防和治疗慢性退行性疾病，从而提高生命质量。

一、人体衰老过程

人体衰老过程和地球上的一切生物一样，都是一个不可逆转的发展过程。这个过程受多种因素影响及制约而出现加速和减缓等倾向性，但这种倾向性在总体上是一个连续发展的过程。社会的发展、环境的改变、人群的科学素质和生活素质等诸多因素对人类疾病谱的改变及慢性病的影响起着重要作用，关于人体衰老过程的学说主要有以下几种：

1．细胞衰老学说

人体估计有 60 万亿个细胞构成，每个细胞有赖于基因的调控。细胞的结构和功能离不开蛋白质、脂类及糖类分子的参与。这些结构处于不断地新陈代谢中，随着增龄及多种因素的作用，基因可发生变异或突变，细胞调控混乱或异常，导致组织结构功能异常。

一切生物体都离不开蛋白质，20 种氨基酸可以有无数的排列和组合，故蛋白质的种类繁多复杂，功能具有多样性。随着增龄及各种因素作用，基因可发生突变或变异，使合成蛋白质的 20 种氨基酸的排列和组合异常，蛋白质一级结构和空间结构发生改变。由于蛋白质合成过程的误差，其功能活性也随之发生改变，最后导致细胞组织器官的功能改变或低下而衰老。

2．自由基学说

在 20 世纪 50 年代就有学者提出自由基学说。自由基（free radical）或称游离基，是指在外层电子轨道上具有未配对（奇数）电子的原子、原子团或分子。自由基可分为以碳（C）为中心的碳自由基，以氮（N）为中心的氮自由基，以氧（O）为中心的氧自由基。常见的为氧自由基和氧自由基与不饱和脂肪酸作用后生成的脂性自由基（LO）。

自由基的化学性质非常活泼而不稳定，存在时间不过是千分之一秒，但极易攻击细胞膜脂类中的不饱和链，进而破坏细胞内的细胞器，包括蛋白质、脂肪及核酸，并导致基因突变或结构破坏。

氧是机体产能过程中不可缺少的物质，氧的代谢过程也是恒定的过程，并主要在线粒体的氧化过程中漏入细胞浆内而引起自由基的链式反应。这个过程可能是机体老化的一个过程。细胞也可因外在环境辐射及有毒化学物质作用而产生自由基，从而加重细胞的损害。人体的细胞群每天产生数以万计的自由基，攻击细胞膜中的不饱和脂肪酸层，产生脂质过氧化物，引起细胞间信息的异常阻断，细胞产能作用失去，引起细胞内溶酶体漏入细胞浆之内。在严重的情况下，细胞的退行性改变会导致衰老，甚至引起癌症及动脉硬化等疾病的发生。

人体细胞内存在许多酶（超氧化物歧化酶、过氧化氢酶和谷胱甘肽过氧化酶等）可对抗自由基，它们是生物体细胞几十亿年间适应宇宙变迁（紫外线和高氧分压）所形成抗自由基的防御能力。体内抗氧化酶的浓度、活性与人体的增龄有关，也是老化过程的一项指标。

3．代谢废物堆积学说

细胞本身是一个化工厂，在合成和分解代谢过程中势必产生许多代谢废物。在一定的年龄阶段或细胞功能正常的情况下，细胞能处理这些代谢废物。随着增龄，人体细胞处理代谢废物的能力逐渐减退，代谢废物在细胞内堆积，细胞出现老化。代谢废物为黄棕色的色素颗粒，称脂褐质（lipofucin），由脂核结合多种蛋白质与碳水化合物所凝结在一起的物质，并多见于置换速度慢的体细胞中，如心肌细胞和脑细胞。代谢废物堆积学说中的许多观点和理论仍需进一步论证和探讨。

4．细胞分裂极限学说

人体细胞是否能够无限制的复制，理论上似乎可以，但对人体所有细胞来说，是难以实现的。20 世纪 50 年代，L Hayflie 在通过细胞培养以研究病毒是否可以致癌的研究中，他看到细胞在组织培养基中可以不断地传代，并在几个月内都没有改变，好像是细胞分裂可以不断地进行下去，但后来发现一定时间之后，细胞的分裂减慢，最后还可以停顿下来，出现细胞死亡。.

5. 大分子交联学说

大分子交联学说是指体内大分子之间，在某些化学物质的反应下，可就近发生交联反应。反应结果是双方的生物学作用适应性下降。

大分子交联学说与自由基学说在一定程度上有相似之处。大分子交联学说其反应产物不仅限于自由基，而且交联反应不仅限于细胞内，也可以在细胞之外发生。人体内约 1/4 组织是由结缔组织构成，其中最为重要的是胶原纤维，它是皮肤、血细胞、骨质、软骨等组织的主要构成物质，约占人体总蛋白质的 1/3，为纤维母细胞所分泌。胶原蛋白根据需要可延长或加厚，以便更有弹性和伸缩性，但是随着增龄老化等原因，出现了交联反应，则可发生细胞膜改变、DNA 损坏与突变等。人体的交联反应随着增龄而增加。

6. 限制能量，延长寿命学说

早年的动物实验显示，一组动物自由进食，而另一组动物则适度限制产能营养素的摄入，结果是限制产能营养素的一组动物寿命延长了，慢性病的发生也减少。近几十年来的许多动物实验反映，限制能量摄入可影响基因表达，使机体的共价 DNA 变体没有随增龄而下降，也能制止老年蛋白质合成功能的下降，以减少自由基在体内的产生等。动物实验结果是否能运用到人类，有待于今后更多的人体实验和科研发展的结论。

7. 基因学说

基因对人的衰老有着广泛的影响。由于人的基因组内约含十万个基因，伴有 300 亿个碱基对，所以研究工作难度很大。事实上，随着人的增龄，体细胞突变可以积累下来，亦即基因的突变或是染色体的破坏随增龄而增加，在 DNA 链上出现的微小断口（tiny nicks）也随年龄的增大而增多。有的学者认为长寿的动物修复基因的功能强，反之修复功能弱。

实际上人类的生命周期受多种因素的影响，其中包括自然与社会因素。至今还没有一种单一而被公认的学说可以圆满地解释衰老过程的全局。

二、老年人的生理和心理特点

进入老年阶段，人们在生理和心理上都发生一些显著的改变，从而造成对营养需求的变化。

（一）老年人机体组成成分的变化

1. 瘦体组织和脂肪组织的变化

从 35 岁起，人体肌肉组织趋于减少而脂肪组织趋于增加（特别是腹部脂肪），其程度取决于饮食习惯和体育锻炼的多少。

能量代谢主要由瘦体组织产生。所以每千克体重所产生的基础代谢率随增龄而下降。另外随增龄，其他一些组织也在减少，如结缔组织、胶原组织（如皮肤和骨骼内的）、免疫细胞、载体及其他组织。这种细胞的全面减少导致了储备的减少以至无法满足应急状态（感染、手术和创伤等）下的需求。

2. 水电解质变化

随着增龄而出现的钾离子的减少远较蛋白质的减少为甚，两者不成比率。因含有钾离子浓度最高的骨骼肌的减少远较其他含蛋白质的组织的减少为多。

总体水（total body water，TBW）亦随增龄而减少（妇女从 30～80 岁减少 17%，男性则减少 11%）。这种水的减少主要是细胞内液的减少。细胞内液随年龄而发生的变化主要与瘦体组织（其 73% 为水分）的减少有关。细胞内液的减少可影响体温调节，降低老年人对环境温度变化的适应能力。老年人水的储备力减退，在应激情况下易发生脱水及电解质紊乱（腹泻、发热、出汗时更明显）。当发生水和电解质缺乏或过多时，纠正水、电解质紊乱所需的时间比年轻人长，这种恢复能力下降的程度与肾功能减退有关。老年人尿浓缩能力减退，当摄入水分不足时易发生脱水；老年人对轻度脱水缺乏敏感性；老年人心功能不全、肾功能不全时易发生水钠潴留；老年人易发生抗利尿激素分泌过多综合征——低钠血症。

（二）老年人代谢特点

1. 代谢与能量消耗的改变　组成老年人总能量代谢的各部分均有下降。老年人基础代谢率（BMR）低，从 20～90 岁每增加 10 岁，BMR 下降 2%～3%。75 岁时 BMR 较 30 岁下降 26%。老年人能量消耗降低是因为体内 T_3 减少，机体对去甲肾上腺素反应性下降，肌张力下降，瘦体组织群下降，肌肉收缩减弱及 Na^+-K^+-ATP 酶活力下降。

2. 三大产能营养素代谢的改变

随着年龄增长，体内代谢由合成代谢为主逐渐转为以分解代谢为主，以至代谢失去平衡，细胞功能下降，对三大产能营养素代谢的影响如下：

（1）糖代谢：老年人对碳水化合物的代谢率下降。空腹血糖水平正常，但糖耐量随着增龄而逐渐下降，其转化脂肪储存起来的能力下降，胰岛素分泌不足，胰岛素受体异常，以及整体衰老导致细胞膜与细胞内酶系统的改变等均可引起糖耐量的下降。

（2）脂肪代谢：随着增龄，人体总脂肪明显增加，主要是胆固醇、甘油三酯和游离脂肪酸增加。胆固醇在饱餐后明显上升，表明组织对胆固醇的利用减少，因而使脂类在体内组织及血液中积累。老年人血中酯酶含量下降、活性降低、脂肪廓清能力下降，补充脂易致血脂升高。另外，老年人血低密度脂蛋白水平升高，高密度脂蛋白降低易使胆固醇沉积。应激时脂肪动用慢、糖异生增强、增加蛋白质消耗。在肠外营养治疗急性病时，脂肪可占总能量的 40%～50%。长期应用时，脂肪应减少至 30%。

（3）蛋白质代谢：老年人白蛋白的合成和转化率均较低，临床上老年人血清总蛋白及白蛋白下降，A/G 下降。瘦体组织（LBM）45 岁后每增加 10 岁约减少 6.3%，其中骨骼肌减少占 50%，所以 80 岁健康男性的 LBM 较 20 岁时减少 25%。由于 LBM 是人体蛋白质库，故应激时老年病人应及时补充氮源和能量，以减少 LBM 的丢失。某些氮平衡实验结果显示，足以使年轻人保持正氮平衡的蛋白质供给量却导致老年人呈负氮平衡。

（三）老年人组织器官的功能改变

老年人的组织器官功能随着增龄而有不同程度的降低。

1. 消化系统

味蕾萎缩及嗅觉改变，可影响食欲；胃肠道消化液分泌减少，消化酶活力下降，导致营养成分消化吸收能力降低；肠蠕动变慢，易致便秘，也可间接影响食欲及消化功能。肝细胞数量减少、功能下降及酶活力降低，使蛋白质合成下降、糖原贮存减少，老年人在长时间负荷下易引起低血糖以及老年人低蛋白血症。

2. 肾功能

随着肾单位的萎缩，肾功能下降，高蛋白饮食易影响肾功能。肾羟化 25-$(OH)D_3$ 的能力降低，可出现钙磷代谢异常。

3. 内分泌功能

随着增龄，脑垂体功能降低，甲状腺功能萎缩，不仅影响基础代谢，也影响人体的整个物质代谢过程。代谢性疾病的发病率明显增高，如糖尿病、肥胖病、骨质疏松症、痛风等。

4. 神经系统

神经细胞自出生后就不再生，随着年龄增长，神经细胞数逐渐减少。脑重以 20～30 岁为最重，以后渐渐减轻，60 岁以后明显减轻。老年人的脑细胞一般减少 10%～17%，有的甚至减少 25%～30%，神经的传导速度也下降 10%。因此，老年人易出现精神活动能力降低，记忆力减退、易疲劳、动作缓慢等。脑电图可出现 α 波节律减慢，以及散在性的慢波。锌、二十二碳六烯酸（DHA）、牛磺酸、卵磷脂及多种维生素等都与脑的营养有关。卵磷脂和胆碱，可合成乙酰胆碱，是神经传导的介质，若乙酰胆碱减少，则神经传导减慢。适当补充这些营养素对维持老年人神经系统的功能是有益的。

5. 骨骼系统

老年人骨密度降低。据上海市老年医学研究所对 2000 例老年人群调查发现，随年龄增高，骨质疏松的发生率增高，尤其是女性，40～50 岁发生率为 15%～30%，60 岁以上可达 60%。

由于骨质疏松，牙槽骨的萎缩，老年人的牙齿容易摇动、脱落。骨质疏松的原因主要包括：①内分泌激素的减少；②钙与维生素 D 的摄入不足；③缺少体育锻炼。从营养因素来看，除长期钙的缺乏外，老年人户外活动减少，阳光照射的不足致维生素 D_3 合成不足，加重骨质疏松。上海第二医科大学医学营养教研室对上海卢湾区 200 例 60 岁以上的老年人的营养调查显示，老年人钙的每日摄入量仅占推荐供给量的一半。

6. 抗氧化功能

随年龄的增加，人体抗氧化酶活性下降，表现为血中超氧化物歧化酶（SOD）、过氧化氢酶（CAT）、谷胱甘肽过氧化酶（GSH-Px）的活性降低，过多的氧自由基不能得到及时的清除，血中的脂质过氧化物（LPO）明显增加。自由基学说表明人体的许多疾病和衰老与氧自由基作用有关，清除过多的氧自由基，有利于防病保健。清除氧自由基，除人体内的抗氧化酶外，还有非酶的抗氧化物质，如抗氧化的营养素 β-胡萝卜素、类胡萝卜素、维生素 C、维生素 E，以及形成抗氧化酶的微量元素，如参与构成 SOD 的锌、铜、锰和参与构成 GSH-Px 的硒等，增加这些抗氧化营养素有利于提高老年人的抗氧化能力，有利于防病。

（四）老年妇女的特殊生理改变

妇女绝经后雌激素水平下降，比男性更易患心血管疾病和骨质疏松症。绝经最明显的生理功能改变是卵巢的衰老和生殖系统的萎缩性改变。

1. 卵巢形态改变

卵泡的减少和卵巢形态老化，主要表现为体积的减少。

2. 卵巢功能、生殖功能及内分泌功能的衰退或紊乱

包括雌激素、孕激素的合成分泌减少，垂体促性腺激素、促卵泡生成素和黄体生成素的分泌增加，导致潮热、出汗等血管舒张和收缩功能不稳定的症状。

（五）老年人的心理特点

精神心理上的压力对老年人的饮食和消化吸收功能的影响不容忽视。绝大多数老年人已退休或体力劳动有所丧失，体力不支、社会职能的改变和经济收入的减少使老年人产生失落感。同时在家庭中，子女离开所形成的"空巢"家庭或丧失配偶，使老年人产生孤独感和对突发疾病的恐惧感。这些心理压力常导致情绪波动，可引起极端的偏向，如厌食造成营养不足、因体力活动减少而食量不减所导致的肥胖。

老年人饮食习惯已形成，食物的烹饪方法较固定，不良的食物偏好难以纠正，加上老年人特有的任性和固执，某些食物摄取过多而某些食物摄入过少，致使营养失衡。另外，不少老年人对饮食变得淡漠，不再追求膳食的合理和丰富，进食仅仅为了饱腹，在这种心理支配下饮食的质量受到较大影响。

三、老年人的营养需要和膳食营养素参考摄入量

（一）能量

老年人基础代谢率降低及活动量减少，所需要的能量供应也相应减少。老年人应维持理想体重，使摄入与消耗的能量保持平衡，同时保持其他营养素的充足和平衡。

老年人的均衡营养，是与其生活模式的合理化分不开的。老年人应在医生的指导下，参与一些本人喜爱的、习惯采用的或是能接受的运动项目，这是极为有利的。

（二）宏量营养素

1. 蛋白质

老年人因种种原因，蛋白质摄入的量和质难以达到要求，但每天的损失却是持续的，这些损失是体内细胞的衰亡和人体内各种代谢而丢失的蛋白质，不因增龄而减少，如果摄入不足，氮的负平衡就难以避免，内脏器官的蛋白质合成代谢与更新就会受到影响，从而影响其功能。如果没有适当蛋白质的量及质的补充，则人体组织器官及其功能易发生衰退。

一般认为老年人蛋白质的每天摄入量应高于成年人（1.16g/kg），老年人每天摄入量为1.27g/kg，占总能量的15%。因为蛋白质低易增加脑卒中的发病和胃癌的危险性，但不宜

过高。老年人消化吸收率差，应增加优质蛋白质，如奶类、豆类、鱼虾瘦肉类等。大豆中含有异黄酮，具有植物雌激素样作用，有利于防止妇女更年期综合征和骨质疏松症，对防止老年人心脑血管疾病更为适宜，优质蛋白质≥40%。

现代工业生产的大豆分离蛋白（soy isolated）和大豆浓缩蛋白（soy concentrate）完全去除脂肪和杂质，不但容易吸收，而且不受脂肪多少的限制。这样在优质蛋白质的摄入上可得到一定的保证，是符合当前消费条件以及均衡膳食要求的。

2. 脂肪

随着年龄的增加，人体总脂肪明显增加，其中主要是胆固醇、甘油三酯和游离脂肪酸的增加。所以应摄入适量的脂肪和胆固醇，降低氧化型低密度脂蛋白胆固醇，以减轻其对血管内皮细胞的损伤，减少心脑血管疾病的发生。老年人脂肪占总能量的20%～30%为宜。鱼虾类脂肪含量较猪肉低，蛋白质含量高，海鱼能够补充老年人所需的微量元素硒，可以食用。

3. 碳水化合物

老年人的糖耐量能力降低，血糖调节作用减弱，容易发生血糖增高。碳水化合物以淀粉为佳。淀粉能促进肠道中胆酸及胆固醇的排泄。蔗糖摄入过多与老年人的动脉粥样硬化、心血管疾病和糖尿病的发生有关，所以应适量摄入。

膳食纤维的每天适宜摄入量为20～30g。此外，食物中的多糖类，有提高机体免疫功能和促进双歧杆菌生长的作用，如枸杞多糖、香菇多糖等，有益于老年人的健康长寿。

（三）微量营养素

老年人摄入食物中所含微量营养素的数量和种类较中青年人少，达到老年人群参考摄入量存在一定难度，尤以经济还不发达地区和偏远山区最为普遍。微量营养素缺乏与产能营养素缺乏不同，因没有饥饿感而易被忽视，故称这种现象为隐蔽饥饿（hidden hunger），临床早期缺乏或亚临床缺乏不易被察觉，易引起恶性循环。因此，合理又廉价的强化多种微量营养素的食物可以缓解其摄入量不足。摄食绿色及红色的蔬菜是一个可行的方法，可补充一部分维生素及微量元素的不足。在有条件的情况下，补充多种维生素、矿物质制剂（包括抗氧化营养素），对老年人是有益的，也是预防慢性病发生的一个有效途径。在合理膳食之外补充微量营养素制剂，已是发达国家人们普遍采用的方法之一。

1. 矿物质

（1）钙：老年人的钙吸收率低，哺乳期婴儿吸收率为60%，11～16岁为35%～40%，成年人为20%～30%，老年人则<20%；同时老年人对钙的利用和储存能力低，容易发生负钙平衡，故易发生骨质疏松。越来越多的研究表明，钙的摄入量充足除与防治骨质疏松有关外，还与原发性高血压和结肠癌的预防有关。2000年中国营养学会制订的《中国居民膳食营养素参考摄入量》中，老年人钙的每天适宜摄入量（AI）为1000mg。钙的主要来源是奶和奶制品，其他有蛋黄、大豆、虾皮、海带、紫菜、苜蓿、苋菜等食物。由于维生素D有利于钙的吸收，老年人在补充钙的同时应补充维生素D。

（2）镁：镁是细胞内的主要阳离子之一，浓集于线粒体中，在细胞外液中浓度仅次于钠和钙，占第三位。镁的生理功能有：①激活多种酶的活性如磷酸转移酶、水解肽酶、Na^+-K^+-ATP 酶、腺苷酸环化酶等；②对钾、钙通道有抑制作用；③对骨骼和神经肌肉的作用：镁可降低骨的吸收，低镁时神经肌肉的兴奋性增强。

镁缺乏时，可导致血钙的下降，神经肌肉的兴奋性亢进，易发生肌肉震颤、手足抽搐、反射亢进、共济失调和心血管疾病。流行病学的研究资料表明，低镁摄入的人群高血压发病率较高。镁的缺乏还和骨质疏松及糖尿病有关，镁缺乏时胰岛素的敏感性显著降低。

2000 年中国营养学会制订的《中国居民膳食营养素参考摄入量》中老年人镁的每天适宜摄入量（AI）为 350mg。含镁丰富的食物有大麦、荞麦、燕麦片、黄豆、黑米、菠菜、油菜、苜蓿等。

（3）钾：钾在体内维持碳水化合物、蛋白质的正常代谢；维持细胞内的正常渗透压；维持神经肌肉的应激性；维持心肌的正常功能；维持细胞内外的酸碱平衡和离子平衡；有降低血压的作用。钾缺乏时可出现心律失常、肌肉无力瘫痪、肾功能障碍等。正常膳食的人一般不易发生钾摄入不足，疾病情况或利尿剂应用时可出现钾的不足。2000 年中国营养学会制订的《中国居民膳食营养素参考摄入量》中，老年人钾的每天适宜摄入量（AI）为 2000mg。

（4）铁：老年人对铁的吸收利用能力下降，造血功能减退，血红蛋白含量减少，易出现缺铁性贫血。老年人贫血的发生还与蛋白质合成减少、维生素 B_{12}、维生素 B_6、叶酸等缺乏有关。2000 年中国营养学会制订的《中国居民膳食营养素参考摄入量》中，老年人铁的每天适宜摄入量（AI）为 12mg。应选择血红素铁含量高的食物，如动物肝脏、血液、瘦肉等；同时多食用富含维生素 C 的蔬菜和水果。

（5）硒：硒为人体的必需微量元素，硒在人体内绝大部分与蛋白质结合称为"含硒蛋白"，目前在人体中已发现有 14 种硒蛋白，他们起着抗氧化防御、调节甲状腺激素代谢、维持维生素 C 及其他分子还原态的作用。硒有防动脉粥样硬化、防癌和提高细胞免疫功能的作用。

含硒的蛋白中功能最重要的是谷胱甘肽过氧化酶。硒是谷胱甘肽过氧化酶的重要组成成分，是人体抗氧化防御系统中重要的抗氧化酶，它能清除羟自由基和脂质过氧化自由基，且与维生素 E、β-胡萝卜素等有协同作用，由于硒有抗氧化作用，能降低血中低密度脂蛋白胆固醇的氧化，保护了动脉内皮细胞免受损伤，故有防动脉粥样硬化的作用。

2000 年中国营养学会制订的《中国居民膳食营养素参考摄入量》中，老年人硒的每天推荐摄入量（RNI）为 50μg，含硒丰富的食物有内脏和海产品，如海带、紫菜、海鱼等。

2. 维生素

（1）维生素 A：胡萝卜素是我国居民膳食维生素 A 的重要来源。老年人进食量少，再加上牙齿的咀嚼功能下降，摄入的蔬菜量有限，易出现维生素 A 缺乏。2000 年中国营养学会制订的《中国居民膳食营养素参考摄入量》中，老年人维生素 A 的每天推荐摄入量（RNI）为 800μg。

（2）维生素 D：老年人户外活动减少，由皮肤合成维生素 D 的量降低，而且由于老年人肝肾功能下降，将 D 转化为活性 1，25-$(OH)_2$D 的能力也随之下降，易出现维生素 D 缺乏，影响钙磷代谢及骨骼矿化，导致骨质疏松的发生。2000 年中国营养学会制订的《中国居民膳食营养素参考摄入量》中，老年人膳食维生素 D 的每天适宜摄入量（AI）为 10μg，高于成年人。

（3）维生素 E：维生素 E 是脂溶性的抗氧化剂，它能保护细胞膜中的多不饱和脂肪酸、细胞骨架、其他蛋白质的疏基及细胞内的核酸免受自由基的攻击，维生素 E 的不足会使机体的抗氧化功能降低，引起细胞的损伤，造成疾病。有资料表明，维生素 E 有抗动脉粥样硬化和防癌的作用。血浆维生素 E 水平低的人群中，肿瘤发生危险性增加。维生素 E 的防癌机制可能是阻断致癌的自由基反应。2000 年中国营养学会制订的《中国居民膳食营养素参考摄入量》中，老年人膳食维生素 E 的每天适宜摄入量（AI）为 14mg，含维生素 E 丰富的食物有植物油、豆类、蛋类、谷类胚芽等。

（4）B 族维生素

①叶酸：叶酸作为体内生化反应中一碳单位转移酶系的辅酶，起着一碳单位传递体的作用。参与嘌呤和胸腺嘧啶的合成、氨基酸的代谢和同型半胱氨酸向蛋氨酸的转化，参与血红蛋白及甲基化合物如肾上腺素、胆碱、肌酸等的合成。叶酸缺乏时可出现巨幼红细胞贫血，孕妇可致先兆子痫，且胎盘早剥的发生率增高，孕妇在孕早期缺乏叶酸可致胎儿神经管畸形，成人可引起高同型半胱氨酸血症，对血管内皮细胞产生损害，并激活血小板黏附和聚集，造成动脉粥样硬化，故叶酸缺乏被认为是心血管疾病的危险因素。萎缩性胃炎及胃癌癌前病变患者，血清和胃黏膜中的叶酸及维生素 B_{12} 的水平较正常对照组低，给患者补充叶酸有防止胃癌癌前病变向胃癌变化的作用。

2000 年中国营养学会制订的《中国居民膳食营养素参考摄入量》中，老年人叶酸的每天推荐摄入量为 400μg。临床上，在萎缩性胃炎伴肠腺化生的病人中每日补充叶酸 10mg，每天 3 次，随访 5 年，未发现有癌变发生。

②胆碱：胆碱在人体内的生理功能与磷脂的作用有密切的关系，胆碱作为胞苷二磷酸胆碱辅酶的组成部分，在合成神经鞘磷脂与磷脂胆碱中起主要作用，能促进脑的发育和提高记忆能力，在保证神经信息的传递、调控细胞的凋亡、构成细胞生物膜的组成、促进脂肪的代谢、降低血清胆固醇和促进机体内转甲基的代谢等方面起重要的作用。

缺乏胆碱，肝脏可发生脂肪浸润、肝脏功能异常，肾脏可出现水的重吸收、钠的分泌、肾小球滤过率和肾血流量的异常，可导致大面积肾出血。胆碱缺乏还可造成基因损伤，细胞突变造成肝癌。此外，还可造成不育症、生长迟缓、骨质异常等。

2000 年中国营养学会制订的《中国居民膳食营养素参考摄入量》中，老年人胆碱的每天适宜摄入量（AI）为 450mg。胆碱广泛存在于食物中，以肝脏、花生、麦胚、大豆中含量丰富。

（5）维生素 C：维生素 C 可促进胶原蛋白合成，保持毛细血管的弹性，防止血管的硬化，并可降低胆固醇、增强免疫及发挥抗氧化作用。因此，老年人应保证充足的维生素 C 摄入量。2000 年中国营养学会制订的《中国居民膳食营养素参考摄入量》中老年人维生素 C 的每天推荐摄入量（RNI）为 130mg。

四、水

老年人对水分的需求不低于成年人，有时还比其他年龄组高，因为老年人体内水量逐渐下降，对失水和脱水的反应也要比其他年龄组迟钝，而水的代谢有助于其他物质的代谢及代谢废物的排出，若不适量增加饮水，会使血液黏滞度增加，易诱发血栓形成及心、脑疾患，还会影响肾脏的排泄功能。故老年人不应在感到口渴时才饮水，应主动而有规律地饮水，包括饮淡茶。老年人每日饮水量按每公斤体重计应达到 30ml。

五、老年人合理膳食的措施

1. 合理的食物组成

食物种类要多样化，选择易消化的食物，但不宜过于精细，要讲究粗细搭配。

（1）控制总能量摄入：饮食饥饱适中，保持理想体重，使体质指数（BMI）维持在正常范围之内，即 18.5～23.9，防止能量过剩引起肥胖。

（2）控制脂肪摄入：脂肪占总能量的 20%～30%，饱和脂肪酸、单不饱和脂肪酸及多不饱和脂肪酸的比例应≤1∶1∶1，n-3 系脂肪酸与 n-6 系脂肪酸的比例应为 1∶4；尽量少吃动物内脏，如肝、肾、胰、脑、心、鱼子等。

（3）多食优质蛋白质：荤素合理搭配，提倡多吃奶类、豆类和鱼类蛋白。每日宜一瓶牛奶，奶类以低脂、无糖为佳，奶类还是钙的最好食物来源，一杯牛奶可以补充约 350mg 钙。富含优质蛋白质的食物包括鱼、瘦肉、牛奶、鸡蛋、豆腐及豆制品；动物蛋白质中鱼类蛋白最好，植物蛋白中大豆蛋白最好，每天宜摄入大豆或其制品 25～50g。

（4）碳水化合物以淀粉为主，重视膳食纤维和多糖类物质的摄入：老年人应以淀粉类食物为主食，且宜选择粗杂粮，燕麦片和荞麦片中水溶性膳食纤维的含量十分丰富，有利于老年人降低血糖，蔬菜、水果也是膳食纤维的重要来源。

（5）多吃新鲜蔬菜、水果，多食抗氧化营养素（β-胡萝卜素、维生素 E、维生素 C 和硒等）：每天宜食新鲜蔬菜 500g，新鲜的蔬菜水果是中国居民膳食指南中强调的健康食物，老年人也应足够重视。蔬菜、水果可提供老年人所必需的微量营养素和膳食纤维，以及包括类胡萝卜素在内的抗氧化物质，这些物质对预防慢性病是有利的，如番茄中所富含的番茄红素对老年男性的前列腺疾病有一定的预防作用。

2. 合理的烹调方式

食物搭配要多样化，烹调要注意色香味、食物硬度适中，既适合老年人的咀嚼与吞咽功能，又能保持食物的风味。不吃油炸、烟熏、腌制的食物。烹调时减少食盐用量，每天宜＜6g。按现代医学观点，食盐摄入过多，是高血压等心血管疾病发病的危险因素之一。如日本北部地区居民每天食盐量高达 25g，其高血压发病率高达 40%；许多地区流行病学调查资料证明，高血压发病率与食盐销售量呈正相关。

3. 合理的膳食制度

老年人饮食要有节律，少食多餐，不暴饮暴食。为了适应其肝糖原储备减少及消化吸收能力降低等特点，除了保证正常饮食外，可适当在晨起、餐间或睡前增加点心、牛奶、饮料等食物，每次数量不宜太多，以保证每日总能量不变。另外，切忌暴饮暴食，尤其是晚餐不宜食之过饱，因过饱可使膈肌上升，影响心肌供血，是诱发心肌梗死的危险因素。

4. 合理的营养素补充

老年人的食物摄入总量减少，往往不能满足某些微量营养素的每天推荐摄入量，可通过适当的营养素补充剂进行补充，但应得到专业人员的指导，防止毒副作用的发生。

5. 合理的生活方式、体力活动和良好的心态

（1）不吸烟，不饮烈性酒：吸烟可诱发多种癌症，亦易引起心脑血管疾病，对健康有百害而无一利。北京大学一项关于中国老年健康长寿影响因素的研究，调查了 22 个省、自治区、直辖市近 10 亿人口，发现不吸烟和少吸烟是健康长寿的重要因素。少量适度饮酒可促进血液循环，具有延年益寿之功效，但过度饮酒却有害。

（2）坚持锻炼：适当的体育锻炼有助于保持食欲与食量，避免体重增加过多。坚持体育锻炼既能维持体内各系统的正常活动，尤其是心血管、肌肉和运动系统；也有利于延缓骨质疏松的发生，并有助于保持正常心态。

（3）情绪乐观：心理精神因素对健康的关系十分重要，它影响到人体的免疫功能和心脏功能。因此，自古以来都把心态乐观和平静作为重要的长寿经验之一。

六、与老年妇女密切相关的营养代谢性疾病

老年妇女由于其内分泌代谢变化有其特殊性，故骨质疏松症和肥胖症的发病率女性高于男性。

1. 骨质疏松症

骨质疏松症是以低骨量及骨组织微结构退变为特征，伴有骨脆性增加，易于发生骨折的一种全身性骨骼疾病。

骨质疏松症的并发症可致残、致死，并耗资大，给患者、家庭和社会带来沉重的负担。骨质疏松症可分为三大类：原发性、继发性和特发性。而原发性Ⅰ型常见于 51～65 岁绝经不久的女性；Ⅱ型为老年性骨质疏松，多发生于 65 岁以后。总之，雌激素减少是绝经早期的妇女发生骨质疏松的主要病因。

雌激素主要抑制骨吸收，雌激素缺乏可造成骨吸收的增强，从而导致快速的骨丢失。虽然骨重建也增强，但骨吸收（骨破坏）过程远远超过骨形成的过程，其结果是骨代谢的负平衡导致骨质疏松。绝经后 10 年的骨丢失最快。

雌激素缺乏促成骨质疏松的机制尚未完全阐明，但一些学者认为雌激素是通过多种途径参与骨代谢的。人骨细胞上有着雌激素受体，雌激素可直接调节骨代谢，可以抑制破骨细胞的骨吸收。最近研究证实，破骨细胞是雌激素的靶细胞，雌激素通过促进破骨细胞的凋亡而调节部分骨代谢。并且这一机制可能通过影响破骨细胞活性因子如转化生长因子（TGF-β）、白介素-1（IL-1）、白介素-6（IL-6）等的转化调节来实现；雌激素还可以通过雌激素受体，阻止由环磷腺苷酸（cAMP）调节甲状旁腺素刺激破骨细胞形成。雌激素可以增加降钙素的分泌，抑制甲状旁腺激素的活动，从而抑制骨溶解，促进钙在肠内的吸收，帮助 1, 25-$(OH)_2D$ 在肾内的合成，促进骨的重建。所以，雌激素对钙的调控很重要。

绝经后的妇女使用雌激素替代疗法后，可以减轻骨丢失，降低骨折的发病率，缓解更年期的症状。

女性在儿童期、青春期、妊娠期、更年期和老年期都要重视钙的摄入。女性的前三个时期，男性的前两个时期都是预防骨质疏松症的重要阶段。目的是尽可能提高峰值骨量，峰值骨量高，骨质疏松发生的时间可推迟，严重程度可减轻；后两个时期对男女两性的重点则是防止骨丢失和预防骨折的发生。

对老年妇女而言，补充维生素 D 和补充钙一样重要。一般老年人血维生素 D 的水平低于年轻人。其主要原因包括：①膳食摄入量低；②接受阳光照射少；③皮肤合成维生素 D 的功能下降；④25-(OH)D_3 酶（肝）的活性低下，使 25-(OH)D_3 水平下降，老年妇女更低于男性；⑤肠道维生素 D 受体数量下降。所以，老年人群特别是老年妇女在补充钙的同时应注意补充维生素 D。

我国钙的推荐参考摄入量 50 岁以上老人每天为 1 000mg，维生素 D 推荐参考摄入量 50 岁以上老人每天为 10µg（400IU）。美国 RDA 规定 65 岁以上老人不分性别，钙的每天推荐摄入量为 1 500mg，70 岁以上老人维生素 D 每天推荐摄入量为 15µg（600IU）。

2. 肥胖病

随着社会经济的飞速发展、生活模式的改变（静态行为增加）及饮食结构的不合理，所有人群的肥胖病发病率都在逐年上升。作为老年人群而言，女性超重和肥胖高于男性。近期美国专家报道患肥胖症的男性较 10 年前增加 30%～40%，女性增加 30%～48%。据北京市对 60 岁以上老年人调查表明，女性超重和肥胖的发生率分别为 27.2% 和 14.0%，明显高于男性的 25.7% 和 6.9%。超重和肥胖的老年人群中，人体体脂重量可增加 50% 甚至更高，而全身体重只增加 10%～20%，这进一步说明随着增龄，脑垂体、神经内分泌功能减退，各组织、器官功能下降，导致瘦体组织合成下降，脂质代谢紊乱，人体脂肪分布异常。腹部及内脏器官脂肪明显增多，形成中心性肥胖。大量临床和基础研究证实中心性肥胖导致胰岛素抵抗和高胰岛素血症。肥胖者胰岛 β 细胞肥大增生，说明肥胖病人体内胰岛素的作用减弱。其主要原因是肥胖病人的脂肪细胞增大，使细胞表面结合胰岛素的受体数目减少及胰岛素结合能力减退。许多临床研究证实，体重减轻后，血浆胰岛素水平随之下降。胰岛素抵抗或高胰岛素血症是代谢综合征（中心性肥胖、脂质代谢紊乱、高血压、空腹血糖升高或 2 型糖尿病、脂肪肝等）的共同病理生理基础。所以胰岛素抵抗在许多代谢性相关疾病发病中具有普遍意义，已被多学科（内分泌、心血管、妇产科、营养、药学等）学者们所接受。中心性肥胖的妇女乳腺癌发病率增高、内分泌功能紊乱和月经失调。肥胖人体骨骼负荷加大，对于骨质疏松的妇女会加大骨折的危险性。

七、老年人容易发生的营养问题及膳食指南和适度运动的重要性

老年人群比其他群组有更大的个体差异，其与相关的社会、家庭经济条件、文化背景，以及机体生理与病理状况的个体差异密切相关。老年人群的生理功能与活动的衰老是一种自然规律和普遍现象。下面我们探讨的是在当前条件下老年人群中可能出现的问题，尤其是可以预防和避免的。另外也探讨与营养相关的生活模式及行为习惯的问题。

1. 老年人容易出现的营养问题

（1）选择优质蛋白质：人类的营养均衡及摄入量和种类与人体器官功能及社会、经济、活动行为等密切相关。老年人群随着增龄，其活动量减少，消化器官功能下降及牙齿丢失导致的咀嚼困难，由于某些老人心理行为改变及独居老人逐渐增多等原因，最后导致长期食量降低及摄入的食物种类减少，引起亚临床的慢性饮食不均衡及各类营养素缺乏。所以老年人群可适量多选择含优质蛋白质且易消化吸收的食物，如大豆类、奶类及蛋类等。

（2）补充水分的特殊性要求：正常人体组成成分中，50%～60%是水分。随着年龄增加，人体总体水分逐渐减少，且心肾功能逐渐减退，尿浓缩功能下降，在应激情况下易发生脱水及电解质的紊乱（腹泻、发热、出汗时更明显），另外如补液不当易发生水肿。老年人对轻度脱水不敏感，通常会等到有明显口渴才想到饮水。一般老年人每天每公斤体重需水30～35ml，一般情况下每天需 2 000ml 左右，其中 1 000ml 可以从三餐饮食中取得，另外 1 000ml 可以从洁净的天然水和果汁中补充。所以，合理的建议是健康老年人每天喝 6 杯水，尽量避免等到口渴时才饮水。

（3）补充维生素和矿物质：老年人长期食量降低及食物种类减少引起亚临床的慢性饮食不均衡及各类微量营养素缺乏。调查发现，老年人常有维生素摄入不足倾向，如 B 族维生素、叶酸等摄入不足可导致血中同型半胱氨酸浓度升高，易促进动脉粥样硬化及冠心病的发生，还会影响老年人的认知能力和情绪。大量的流行病学调查显示，适当补充维生素和矿物质制剂（如钙、镁等）对预防慢性老年性疾病有一定作用，但大剂量补充，还存在不同的意见。

2. 老年人膳食指南及适度运动的重要性

（1）老年人膳食指南：除中国居民的膳食指南的八项内容外，指南中还指出特定人群中老年人营养应同时注意以下两个方面：①食物粗细要搭配，易于消化；②积极参加适度的体力活动，保持能量平衡。

（2）适度运动的重要性：适度的户外活动，有利于食物消化、吸收，维持能量代谢平衡，预防超重。户外活动可增加紫外线照射，有利于皮肤合成维生素 D，促进钙离子的吸收利用；另外，户外活动还有利于老年人心情舒畅。老年人的户外活动方式可首选步行。相对其他户外活动而言，步行比较安全可靠，其速度可根据个体的情况随时调节，且不受场地、器械等条件的限制。总之，运动的关键是适度和持之以恒。

（万燕萍）

第六章

营养状况评价

第一节 营养调查概述

营养调查（nutritional survey）是全面了解人群或个体膳食结构和营养状况的重要方法。

全国营养调查是国家的一项基础性工作，世界上有许多国家都在有计划地开展全国营养调查。我国于 1959 年、1982 年、1992 年和 2002 年分别进行了四次全国性的营养调查，2002 年开展的第四次全国营养调查即"中国居民营养与健康状况调查"，与肥胖、高血压、糖尿病等慢性病的调查同时进行。通过营养调查取得的科学数据不仅能对不同经济发展时期人们的膳食组成、营养状况进行全面了解，也为研究各时期人群膳食结构和营养状况的变化提供基础资料。同时，为指导人群合理膳食，改善营养状况，以消除各种营养缺乏或营养过剩造成的疾病；为指导国家的食物生产和加工及进行相关领域的政策干预，引导群众的合理消费等都提供了十分重要的理论依据。

一、营养调查与评价的目的

通过调查以了解不同地区、不同人群的膳食结构和营养状况，发现与膳食有关的营养问题，为有计划地改善和提高人群的膳食质量、进一步监测或进行相关研究提供科学依据；并为国家制定政策和社会发展规划、预测今后的发展趋势等提供信息。

二、营养调查与评价的内容

全面营养调查由三部分内容组成，即膳食调查、体格检查和实验室检查。这三部分的内容是互相联系和互相验证的，一般同时进行。

1. 膳食调查（dietary survey）

通过不同调查方法，了解被调查者一定时间内通过膳食所摄取的各种营养素的数量和质量，并评价该调查对象的正常营养需要得到满足的程度。膳食调查是营养调查中一个基本组成部分，又是一个相对独立的部分。

2. 体格检查（physical examination）

通过对调查对象的体格测量（anthropometric methods）和临床体检（clinical examination），了解被调查者生长发育状况和健康水平、有无营养缺乏或营养过剩所造成的疾病。

3. 实验室检查（laboratory examination）

通过对调查对象的血、尿等生物样品中营养素及相关成分的检验，了解调查对象体内营养的储存及代谢情况，及时发现营养不足或营养过剩的状况并监测其动态变化，以便采取必要的纠正和预防措施。

第二节　膳食调查与评价

一、膳食调查的目的

膳食调查的目的是通过各种不同的方法对人群在一定时期内的膳食摄入量进行评估，从而了解其各种营养素摄入状况、膳食结构及饮食习惯，评价正常营养需要得到满足的程度。

二、膳食调查常用方法

1. 24小时膳食回顾法（dietary recall）

简称24小时回顾法，是通过询问调查对象过去24小时实际的膳食摄入情况，对其食物摄入量进行计算和评价的一种方法。

24小时回顾法要求调查对象回顾和描述24小时内所摄入的所有食物的种类和数量。24小时是指从最后一餐开始向前推24小时。可通过面对面、电话或自动询问的方式进行，通常采用的方法是开放式调查表进行面对面的询问，调查时间控制在15~40分钟。经过培训的调查员，用引导性提问的方式帮助应答者回顾一天内所消耗的所有食物。

24小时回顾法可用于家庭中个体的食物消耗状况调查。近年来我国全国性的住户调查中个体食物摄入状况的调查均采用此方法。在实际工作中，一般选用三天连续调查方法，即采用24小时回顾法对所有家庭成员进行连续三天个人食物摄入量调查，记录消耗的所有食物量（包括在外用餐），计算每人每天营养素的摄入量。24小时回顾法调查表举例见表6-1。

表 6-1 　　　　　　　　　　　　24小时膳食回顾调查表

食物名称	原料名称	原料编码 D1	原料重量（两）D2	进餐时间 D3	进餐地点 D4

摘自中国营养科学全书，葛可佑总主编，人民卫生出版社，2004年10月第1版

注：D3：1早餐 2上午小吃 3午餐 4下午小吃 5晚餐 6晚上小吃

D4：1在家 2单位/学校 3饭馆/摊点 4亲戚/朋友家 5幼儿园 6节日/庆典

24小时回顾法是目前最常用的一种膳食调查方法，其优点主要是所用时间短、食物的摄入能够量化，不会改变应答者的饮食习惯、不依赖应答者的长期记忆，应答率较高，可用来评估大样本人群组的膳食摄入量，并能得到个体的膳食营养素摄入状况，对于人群营养状况的原因分析也是非常有价值的。但24小时回顾法有一定的局限性，当样本较大，膳食相对单调时，可能对结果有很大的影响，对食物份额的大小很难准确评估；对调查者的培训要

求较严，否则调查者之间很难标准化。由于调查主要依靠应答者的记忆力来回忆、描述他们的膳食，因此，24小时回顾法不适用于7岁以下的儿童与75岁以上的老人。

2. 记账法

通过调查记录一定时期内的食物消耗总量，并根据同期的进餐人数，计算每人每日各种食物的平均摄入量。调查时间根据研究项目的需求而定，可一个月或更长。如为了研究慢性病与饮食的关系，可采用长达一年的膳食记录方法。具体方法如下：

(1) 食物消耗量的记录：开始调查前称量家庭结存或集体食堂库存的食物（包括库存、厨房、冰箱内的所有食物），然后详细记录每日各种食物的购入量和废弃量。在调查周期结束后，称量剩余食物（包括库存、厨房及冰箱内的食物）。为了记录准确，调查中应对食物的名称及主要配料详细记录。将每种食物的最初结存或库存量，加上每日购入量，减去每种食物的废弃量和最后剩余量，即为调查阶段所摄入的该种食物总量。在调查过程中，如果调查的某种食物为市重（毛重或粗重），计算食物营养成分应按市重计算。根据需要也可以按食物成分表中各种食物的可食百分比将市重转换成可食部分（净重）。同时，调查期间不要遗漏各种杂粮和零食，如绿豆、蛋类、糖果等摄入量的记录。

(2) 进餐人数登记：家庭调查要记录每日每餐进食人数，然后计算总人日数。为了对调查对象所摄入的食物及营养素进行评价，还需了解进餐人的性别、年龄、劳动强度及生理状态，如孕妇、乳母等（表6-2）。

表6-2　　　　　　　　　　　　　家庭成员每日用餐登记表

家庭编号____省/区（T1）____市/县（T2）____区/乡（T3）____居委会/村（T4）____调查户（T5）

姓名（A1）	刘甲			郑乙			刘丙			刘丁		
序号＊（A2）	01			02			03			04		
年龄（V26）	68			54			28			18		
工种	离休			家务			工人			中专生		
劳动强度（V27）	1			3			3			2		
生理状况（V28）												
日期及餐次	早 V33	中 V34	晚 V35	早 V33	中 V34	晚 V35	早 V33	中 V34	晚 V35	早 V33	中 V34	晚 V35
9月14日	1	1	1	1	1	1	0	1	0	0	0	1
9月15日	1	1	1	1	1	1	0	1	1	1	1	1
9月16日	1	1	1	1	1	1	0	1	1	1	1	1
9月17日	1	1	1	1	1	1	0	1	1	1	1	0
用餐人次总数（V29）	4	4	4	4	4	4	0	3	3	3	2	3
餐次比（%）（V30）	20	40	40	20	40	40	20	40	40	20	40	40
折合人日数（V31）	4			4			2.4			2.6		
总人日数（V32）	13											

摘自《中国营养科学全书》，葛可佑总主编，人民卫生出版社，2004年10月第1版

注：①＊客人序号为：1~9；②劳动强度（V27）：1极轻体力劳动（一般指坐位工种，如办事员、修表工）2轻体力劳动（一般指站位工种，如售货员、实验员、教师等）3中等体力劳动（学生、司机、电工、金属制造工等）4重体力劳动（农民、舞蹈演员、钢铁工人、运动员等）5极重体力劳动（装卸工、伐木工、矿工、采石工等）6其他（无劳动能力及12岁以下儿童）；③生理状况（V28）：0正常1孕妇2乳母；④用餐记录（V33-V35）：1在家用餐0未在家用餐。

对于有伙食账目的集体食堂等单位，可查阅过去一定期间食堂的食物消费量，并根据同一时期的进餐人数，计算每人每日各种食物的摄入量，再按照食物成分表计算这些食物所折合营养素的数量。

记账法是最早、最常用的方法。该法的优点在于操作较简单、费用低、人力少，可适用于大样本，如家庭调查或托幼机构、中小学校或部队等的调查。如果食物消耗量随季节变化较大，则采用不同季节内多次短期调查的结果比较可靠。若记录精确和用餐人数统计确实，结果是比较准确的。相比其他方法，可以调查较长期的膳食。伙食单位的工作人员经过短期培训可以掌握这种方法，定期自行调查。此法较少依赖记账人员的记忆，食物遗漏少。不足之处是调查结果只能得到家庭或集体中人均的摄入量，难以分析个人膳食摄入状况。

3. 称重法

称重法是通过对食物量进行称重或估计，了解调查对象当前食物消耗量的方法。

称重法一般可调查3～7天。不同地区、不同季节的人群膳食营养状况往往有明显差异，为了使调查结果具有良好的代表性和真实性，最好在不同季节分次调查。一般每年应进行四次（每季一次），至少应在春冬和夏秋各进行一次。调查对象的选择和样本量的大小应有足够的代表性。在进行称重食物记录时，对每餐食用前的各种食物及时进行称量、记录，对剩余或废弃部分进行称重并加以扣除，从而得出个人每种食物的准确摄入量。调查时还要记录三餐之外零食的摄入量。具体调查步骤如下：

（1）称重：称出每餐所用食物的生重，烹调后该食物的熟重，用餐结束时再称出剩余食物的重量（熟重）。最后计算出各种食物的实际消耗量（熟重）。

$$实际消耗量（熟重）＝烹调后熟食重量－熟食剩余量$$

（2）生熟折合率：根据烹调前后食物的重量计算生熟折合率（生熟比）。

$$生熟比＝食物熟重÷食物生重$$

例如5 kg粳米烧熟后重量为9kg，那么其生熟比是9÷5＝1.8，最后根据生熟比计算出每种食物熟食重相当于生食的重量。

$$实际消耗食物生重＝实际消耗食物熟重÷生熟比＝（熟食重－熟食剩余量）÷生熟比$$

（3）统计每餐就餐人数：统计每餐就餐人数，并计算出总人日数，如果年龄、劳动强度相差很大，应如上述，将各类别的总人日数进行分别登记。

（4）计算出每人每日平均摄入的生食物重量：每人每日平均摄入的生食物重量见表6-3。

表6-3 　　　　　　　　　　　称重食物生熟比重换算法

5 000g 饺子（熟）		原料比值	500g 饺子（熟）
所用原料	市重（g）		相当原料量（g）
白菜	2 500	0.5	250
肉	500	0.1	50
面粉	1 000	0.2	100
油	100	0.02	10
盐	25	0.005	2.5

$$平均摄入量＝各种食物实际消耗量（生重）÷总人日数$$

再通过食物成分表计算所摄入的各种营养素。

对于三餐之外所摄入的零食，要了解清楚当地市售食品的单位重量及所用原料重。目前由于我国的食物成分表是以食物原料为基础，因而在称重调查中多数食物要利用生熟比值换算成原料量，以便计算各种营养素摄入量。我国部分食物成分表（2002 年版）中也分析了一些熟食成品的食物成分含量。如馒头、面条、米饭、糕点及包装食品等，这类食物可直接利用熟食的重量进行调查和分析。

称重法的主要优点是能测定食物份额的大小或重量，比其他方法准确细致，能获得可靠的食物摄入量。摄入的食物可量化，能准确地计算和分析每人每天营养素摄入量，是个体膳食摄入调查的较理想方法。因此常把称重法的结果作为标准，来评价其他方法的准确性。

该法细致准确，但费人力、物力，可用于个人（孕妇、乳母、病人）、家庭或集体单位，不适合大规模调查。

4．化学分析法

化学分析法是测定调查对象一日内全部食物的营养成分，准确地获得各种营养素的摄入量。

样品的收集方法有两种：一种是双份饭菜法，即制作两份完全相同的饭菜，一份供食用，另一份作为分析样品，烹调人员必须在每餐烹调时，额外加大一倍的饭菜数量；第二种是收集相同成分的方法，即收集整个研究期间消耗的各种未加工的食物或从当地市场上购买相同食物作为样品。但在质量和数量上，收集的样品与食用的不完全一致。

化学分析法由于代价高，仅适合于较小规模的调查。如营养代谢试验，了解某种或几种营养素的体内吸收及代谢状况等；或研究食物中的一些具有生物活性的成分与疾病的关系，如类胡萝卜素、类黄酮、植物雌激素等，需要得到食物中这些活性成分含量的数据，而在通常的食物成分表中无法找到，就要进行化学分析法测定。

化学分析法的优点在于容易收集样品，能够最可靠地得出食物中各种营养素的实际摄入量。缺点是操作复杂，除非特殊需要精确测定一般不做，目前已很少单独使用，常与其他收集食物消耗量的方法（如称重法）结合使用。

5．食物频率（数）法

是估计被调查者在指定的时期内摄入某些食物频率的方法。这些食物类型指在各种食物都比较充裕的条件下，以问卷形式进行膳食调查，以调查个体经常性的食物摄入种类，根据每日、每周、每月甚至每年所摄入各种食物的次数或食物的种类来评价膳食营养状况。

（1）食物频率法问卷：应包括食物名单和食物的频率两方面，即在一定时期内所食某种食物的次数。食物名单的确定要根据调查的目的，选择被调查者经常使用的食物、含有所要研究营养成分的食物或被调查者之间摄入状况差异较大的食物。如要进行综合性膳食摄入状况评价，则采用被调查对象的常用食物；如要研究与营养有关的疾病和膳食摄入的关系，则采用与相关疾病有关的几种食物或含有特殊营养素的食物。

（2）定性的食物频率法：通常是指获得每种食物特定时期内（如过去 1 个月）所吃的次数，而不收集食物量、份额大小的资料。调查从几天、1 周、1 个月或是 3 个月到 1 年以上时间内的各种食物的摄入次数，摄入次数为每月 1 次、每周 1 次到每天 1 次或更多。

（3）定量食物频率法：定量方法要求受试者提供所吃食物的数量，通常借助于测量辅助物。可以得到不同人群食物和营养素的摄入量，并分析膳食因素与疾病的关系。食物频率调查的食物种类，取决于调查的目的，采用半定量方法时，研究者常常提供标准（或准确）份额大小的食物参考样品，供受试者在应答时作为估计食物量的参考。为了计算这些营养素的摄入量，需要列出含这些营养素丰富的食物。应用估计平均食物份额大小来计算摄入量。

在过去几十年中，食物频率法得到了广泛应用，常应用于膳食与慢性疾病关系的流行病学研究。食物频率问卷依据所列食物的种类、参考时间的长短、指定频率的间隔、估计食物份额的方法、食物频率法的管理方式等不同而有所差别。食物频率法对调查员与应答者的负担较轻，工作量少，应答率高，调查易实现自动化，而且费用低。因调查表是标准化的，这大大减少了不同调查员之间出现调查的偏差。该法可由调查员进行，也可由调查对象自己进行。由被调查对象自己进行的调查表可能几乎不需要花时间来完善、编码等。

食物频率法的主要优点是能够迅速得到平时食物摄入种类和摄入量，反映长期营养素摄取模式；可以作为研究慢性病与膳食模式关系的依据；其结果也可作为在群众中进行膳食指导，宣传教育的参考；对调查员要求不高、方法简单、费用少，不影响应答者的饮食习惯、应答率较高。食物频率法的缺点是需要对过去的食物进行回忆，应答者的负担取决于所列食物的数量、复杂性以及量化过程等；与其他方法相比，对食物份额大小的量化不准确。另外，编制、验证食物表需要一定时间和精力；该法不能提供每天之间的变异信息；较长的食物表、较长的回顾时间经常会导致摄入量偏高；而且回答有关食物频率问题的认知过程可能十分复杂，比那些关于每日食物模式的问题要复杂得多。当前的食物模式可能影响对过去膳食的回顾，准确性差。

三、膳食调查结果的评价

1. 平均每日食物摄入量

（1）就餐人日数：人日数是代表被调查者用餐的天数。一个人吃早、中、晚三餐为 1 个人日。在现场调查中，不一定能收集到整个调查期间被调查者的全部进餐次数，应根据餐次比（早、中、晚三餐所摄入的食物量和能量占全天摄入量的百分比）来折算。如规定餐次比是早餐占 25%、午餐占 40%、晚餐占 35%，若家庭中某一成员仅询问到了早、午两餐，则当日人数为 $1 \times 25\% + 1 \times 35\% = 0.25 + 0.35 = 0.6$ 人日。如进行集体膳食调查时，例如在某托儿所调查，如果三餐能量比各占 1/3，早餐有 20 名、午餐有 30 名、晚餐有 25 名，则总人日数等于 $(20 + 30 + 25) \times 1/3 = 25$ 人日；若该托儿所三餐能量分配比例为早餐 25%、午餐 40%、晚餐 35%，则人日数计算为 $(20 \times 0.25 + 30 \times 0.4 + 25 \times 0.35) = 23.75$ 人日数。

（2）平均每日食物摄入量的计算：即是将调查对象在调查期间所消耗的各种食物量被人日数除所得的平均食物摄入量，要求算成千克数，以便用食物成分表计算平均能量及营养素的摄入量。

首先计算食物实际消耗量：食物实际消耗量＝食物结存量＋每日购进食物量－每日废弃食物总量－剩余总量。

$$平均每日各种食物摄入量＝食物实际消耗量/就餐人日数$$

（3）各类食物的进食量：各种营养素的摄取是通过摄入各种食物而获得的，所以在调查膳食状况以及了解经济发展时期食物结构的变化时，均以食物为对象。因此膳食调查中应了解各类食物的摄入量，食物分组可根据研究需要而定。由于在外用餐和购买熟食的比例越来越高，在膳食调查中，有必要调查熟食及菜肴摄入种类的变化。

在进行食物归类时应注意有些食物要进行折算才能相加，如计算乳类摄入量时，不能将鲜奶与奶粉直接相加，应按蛋白质含量将奶粉算出一个系数，相乘折算成鲜奶量再相加。其他类食物如各种豆制品也同样进行折算后才能相加，常用的食物分类见表 6-4。

表 6-4　　　　　　　　　　　　　常用的食物分类

食物类别	米及其制品	面及其制品	其他谷类	干豆类	豆制品	蔬菜	腌菜	水果	干果	猪肉	其他畜肉	动物内脏	禽肉	奶及其制品	蛋及其制品	鱼虾	植物油	动物油	淀粉及糖	食盐	酱油
毛重(g)																					

2. 平均每人每日营养素的摄入量

（1）平均每人每日营养素摄入量的计算：根据食物成分表中各种食物的能量及营养素的含量来计算的。计算时要注意所调查食物是生重还是熟重，若食物编码表中有熟食编码，尽量采用，注意食物的重量也要按熟重记录；注意调查的生重食物是净重还是市品（毛重），如为市品则先按食物成分表中各种食物的"可食部"换算成净重。食物成分表中查不到的食物可用近似食物的营养成分代替，但要注明。

（2）能量来源与蛋白质、脂肪食物来源的评价：从能量、蛋白质的食物来源分布可以看出调查对象的基本食物结构。能量食物来源可分为谷类、豆类、薯类、动物性食物、纯能量食物及其他共六组。能量营养素来源分为蛋白质和脂肪组，蛋白质食物来源分为谷类、豆类、动物性食物和其他四组，见表 6-5。

表 6-5　　　　　　　　　　　　能量、蛋白质的食物来源分布

		摄入量	占总摄入量（%）
能量的食物来源	谷类		
	豆类		
	薯类		
	动物性食物		
	纯能量食物		
	其他植物性食物		
能量的营养素来源	蛋白质		
	脂肪		
蛋白质的食物来源	谷类		
	豆类		
	动物性食物		
	其他食物		

3. 与 DRIs 的比较

对个体膳食评价的核心是将其日常摄入量与需要量比较。在任何情况下一个人的真正需要量和日常摄入量只是一个估算结果，这对个体膳食适宜性评价是不精确的。正确描述摄入量资料和恰当选择参考值对评价有重要意义。对结果进行解释需要谨慎，必要时应当结合该个体其他方面的材料如体格检查或实验室测定结果，进行综合评价，以确定某些营养素的摄入量是否充足。

对群体的评价主要是评估人群中摄入不足或摄入过多的流行情况，以及亚健康人群间摄入量的差别；方法是将日常营养素摄入量与需要量进行比较来评估摄入不足。对于有 EAR 的营养素，摄入量低于 EAR 者在群体中占的百分数即为摄入不足的比例数。对于有 AI 的营养素只能比较群体平均摄入量或中位摄入量和 AI 的关系。当平均摄入量低于 AI 时，没有办法判断摄入不足的比例。日常摄入量超过 UL 者所占的百分数就是人群中有过量摄入风险的比例。

任何一个人群的营养素摄入量和需要量都处于某种分布状态，只能通过进行合理的比较得到摄入不足或摄入过多的概率。怎样具体应用 DRIs 评价膳食质量请参阅第四章中"膳食营养素参考摄入量的应用"。

4. 膳食模式分析

1997 年公布的中国居民平衡膳食宝塔是根据中国居民膳食指南结合中国居民的膳食结构特点设计的，它提出了一个营养上比较理想的膳食模式，可以根据该膳食模式数据对人群的膳食模式进行评价。平衡膳食宝塔建议不同能量膳食的各类食物参考摄入量见表 6-6。

表 6-6 **平衡膳食宝塔建议不同能量膳食的各类食物参考摄入量（g/d）**

食物	低能量 （约 1 800kal）	中能量 （约 2 400kal）	高能量 （约 2 800kal）
谷类	300	400	500
蔬菜	400	450	500
水果	100	150	200
肉、禽	50	75	100
蛋类	25	40	50
鱼虾	50	50	50
豆类及豆制品	50	50	50
奶类及奶制品	100	100	100
油脂	25	25	25

摘自《中国居民膳食营养素参考摄入量》，中国营养学会编著，中国轻工业出版社，2000 年 10 月第 1 版。

第三节 体格检查与评价

一、体格检查的目的

体格检查包括体格测量和临床体检两部分。体格测量的数据是评价群体或个体营养状况的有用指标，体格的大小和生长速度是营养状况的灵敏指标，特别是学龄前儿童的体测结果，常被用来评价某个地区人群的营养状况，因为儿童在整个人群中最敏感，具有代表性，其测定方法比较规范，对人群营养状况的反映比较灵敏，所需费用相对较低。临床体检是观察被检查者与营养状况尤其是营养缺乏病有关的常见症状、体征等，对于明确诊断起着重要作用，再结合实验室检查的结果，可对大多数营养缺乏病做出诊断。

二、体格检查的内容

（一）体格测量指标及其评价

1. 体格测量指标及方法

（1）身长/身高

①身长：3岁以下儿童测量。

测量方法：将量板放在平坦地面或桌面；使小儿仰卧于量板中线上；固定小儿头部使其接触头板。两侧耳郭上缘与眼眶下缘的连线与量板垂直；滑动滑板，使之紧贴小儿足跟，然后读数，精确至0.1cm。

②身高

测量方法：被测者上肢自然下垂，足跟并拢，足尖分开成60°，足跟、骶骨部及两肩间区与立柱相接触，躯干自然挺直，头部正直，耳屏上缘与眼眶下缘呈水平位。将水平压板轻轻沿立柱下滑，轻压于受试者头顶，读数，精确至0.1cm。

（2）体重：读数精确到0.1kg。

（3）头围：3岁以下儿童测量。

测量方法：用拇指将软尺零点固定于头部右侧齐眉弓上缘处，软尺从头部右侧经过枕骨粗隆最高处回到零点，读数，精确至0.1cm。

（4）胸围

测量方法：被测者自然站立，两脚分开与肩同宽，双肩放松两上肢自然下垂，平静呼吸。将带尺上缘经背部肩胛下角下缘向胸前围绕一周。男生及未发育女生，带尺下缘在胸前沿乳头上缘；已发育女生，带尺在乳头上方与第四肋骨平齐。带尺围绕胸部的松紧度应适宜，以对皮肤不产生明显压迫为度。应在受试者吸气尚未开始时读数，精确至0.1cm。

（5）腰围

测量方法：被测者自然站立，平视前方。测量者甲选肋下缘最底部和髂前上棘最高点，连线中点，以此中点将卷尺水平围绕腰一周，在被测者呼气末、吸气末开始时读数。测量者乙要充分协助，观察卷尺围绕腰的水平面是否与身体垂直，并记录读数，精确至0.1cm。

（6）臀围：是臀部向后最突出部位的水平围度。

测量方法：被测者自然站立，臀部放松，平视前方。将卷尺置于臀部向后最突出部位，以水平围绕臀一周测量，读数，精确至0.1cm。

（7）膝高：是胫骨平台上缘至胫骨内踝下缘之间的垂直距离。

测量方法：被测者右腿提起屈膝将脚踩在木凳上，全脚掌贴于凳面，小腿与凳面垂直。将直钢尺固定齿端对准胫骨内踝下缘，测量胫骨内踝下缘至胫骨平台上缘之间的垂直距离。

（8）上臂围：可反映营养状况，与体重密切相关。上臂紧张围与上臂松弛围二者之差，反映了肌肉的发育状况。一般差值越大说明肌肉发育状况越好，反之则说明脂肪发育状况良好。

①上臂紧张围：上臂紧张围指上臂肱二头肌最大限度收缩时的围度。

测量方法：被测者上臂斜平举约 45°，手掌向上握拳并用力屈肘；将卷尺在上臂肱二头肌最粗处绕一周进行测量。

②上臂松弛围：指上臂肱二头肌最大限度松弛时的围度。

测量方法：在测量上臂紧张围后，将卷尺保持原来的位置不动，令被测者将上臂缓慢伸直，将卷尺在上臂肱二头肌最粗处绕一周进行测量。

（9）皮褶厚度：是衡量个体营养状况和肥胖程度较好的指标。测定部位有上臂肱三头肌部、肩胛下角部、腹部、髂嵴上部等，其中前三个部位最重要，可分别代表个体肢体、躯干、腰腹等部分的皮下脂肪堆积情况，对判断肥胖和营养不良有重要价值。

①肱三头肌部皮褶厚度

测量方法：受试者自然站立，被测部位充分裸露。用油笔标记出右臂后面从肩峰到尺骨鹰嘴连线中点处。用左手拇指和食、中指将被测部位皮肤和皮下组织夹提起来。在该皮褶提起点的下方用皮褶计测量其厚度，用右拇指松开皮褶计卡钳柄，使钳尖部充分夹住皮褶；在皮褶计指针快速回落后立即读数。连续测量 3 次，记录以"mm"为单位，精确到 0.1mm。

②肱二头肌部皮褶厚度

测量方法：受试者自然站立，被测部位充分裸露。受试者上臂放松自然下垂，测量者取肱二头肌肌腹中点处（基本与乳头平），为肩峰与肘鹰嘴连线中点上 1cm，并用油笔标记出该点。顺自然皮褶方向，用左手拇指和食、中指将被测部位皮肤和皮下组织夹提起来。在该皮褶提起点的下方用皮褶计测量其厚度，用右拇指松开皮褶计卡钳钳柄，使钳尖部充分夹住皮褶；在皮褶计指针快速回落后立即读数。连续测量 3 次，记录以"mm"为单位，精确到 0.1mm。

③肩胛下角皮褶厚度

测量方法：受试者自然站立，被测部位充分裸露。测量者用油笔标出右肩胛下角位置。在右肩胛骨下角下方 1cm 处，顺自然皮褶方向（即皮褶走向与脊柱成 45°），用左手拇指和食、中指将被测部位皮肤和皮下组织夹提起来。在该皮褶提起点的下方用皮褶计测量其厚度，用右拇指松开皮褶计卡钳钳柄，使钳尖部充分夹住皮褶；在皮褶计指针快速回落后立即读数。连续测量 3 次，记录以"mm"为单位，精确到 0.1mm。

④髂嵴上部皮褶厚度

测量方法：受试者自然站立，被测部位充分裸露。在腋前线向下延伸与髂嵴上相交点垂直捏起皮褶。在该皮褶提起点的下方用皮褶计测量其厚度，用右拇指松开皮褶计卡钳钳柄，使钳尖部充分夹住皮褶；在皮褶计指针快速回落后立即读数。连续测量 3 次，记录以

"mm" 为单位，精确到 0.1mm。

2. 体格测量指标的评价

（1）体质指数（body mass index，BMI）：是评价 18 岁以上成人群体营养状况的常用指标。它不仅较敏感反映体型胖瘦程度，而且与皮褶厚度、上臂围等营养状况指标的相关性也较高。体质指数的计算公式为：BMI＝体重（kg）／［身高（m）］^{2}

①WHO 对成人 BMI 的划分：18.5～24.9 为正常范围，＜18.50 为低体重（营养不足），≥25.0 为超重，25.0～29.9 为肥胖前状态，30.0～34.9 为一级肥胖，35.0～39.9 为二级肥胖，≥40.0 为三级肥胖。

②亚太地区 BMI：世界卫生组织肥胖专家顾问组在 2002 年提出亚洲成年人 BMI 为：＜18.5 为体重过低，18.5～22.9 为正常，≥23.0 为超重，23.0～24.9 为肥胖前期，25.0～29.9 为一级肥胖，≥30.0 为二级肥胖。

③我国 BMI：最近国际生命科学学会中国办事处中国肥胖问题工作组提出中国成人 BMI 为：＜18.5 为体重过低，18.5～23.9 为体重正常，24.0～27.9 为超重，≥28 为肥胖。

（2）腰臀比（WHR）：分别测量腰围与臀围，再计算出其比值。正常成人 WHR 为：男性＜0.9，女性＜0.85，超过此值为中央性（又称腹内型、内脏型）肥胖。中国人虽然高 BMI 者的数量不多，但实际上可能有脂肪堆积和（或）分布异常，值得进一步调查研究。

（3）中位数百分比法：数值达到同年龄、性别参考标准中位数的百分比，以此来评价儿童生长情况。一般在儿科常用此方法。例如。常用的 GOMEZ 评价法为：

Ⅰ°营养不良——参考标准体重中位数的 90%～74%

Ⅱ°营养不良——参考标准体重中位数的 75%～60%

Ⅲ°营养不良——参考标准体重中位数的 60% 以下

这种方法的优点是意义比较明确，易为儿童家长理解，但缺点是不同指标的中位数百分比的数值意义不一样，如按年龄体重中位数 80% 与年龄身高中位数 80%，意义不同。临床上还有按身高的体重中位数百分比来评价营养状况，见表 6-7。

表 6-7　　　　　　　　　　按身高的体重中位数百分比来评价营养状况

按身高的体重中位数（%）	营养状况
≥120	肥胖
90～119	适宜
80～89	轻度营养不良
70～79	中度营养不良
60～69	重度营养不良

（4）标准差法：即将所用的评价参考数据按平均值加减 1 个标准差、加减 2 个标准差，分成 6 个等级范围，然后看所调查对象属于哪个等级范围（表 6-8）。

表 6-8	标准差法评价人体营养状况
等级	标准
上等	$>\bar{x}+2SD$
中上等	$\bar{x}+SD \sim \bar{x}+2SD$
中等	$\bar{x}-SD \sim \bar{x}+SD$
中下等	$\bar{x}-2SD \sim \bar{x}-SD$
下等	$<\bar{x}-2SD$

国际上对群体儿童生长发育的评价一般有以下三个指标：

①体重不足：指儿童按年龄的体重（WT/A）低于参考标准体重中位数减两个标准差，为中度体重不足，低于参考标准体重中位数减三个标准差，为重度体重不足。体重不足率常被用来作为营养不良的患病率。

②发育迟缓：儿童按年龄的身高（HT/A）低于参考标准身高中位数减两个标准差，为中度发育迟缓；低于参考标准身高中位数减三个标准差，为重度发育迟缓。主要反映慢性较长期的营养不良。

③消瘦程度：儿童按身高的体重（WT/HT）低于参考标准中位数减两个标准差，为中度消瘦；低于参考标准中位数减三个标准差，为重度消瘦。这一指标代表较急性的近期营养不良。

根据标准差提出"标准差评分"（又称"Z评分"）来表示测量结果。即按调查数据与其相应性别及年龄组的儿童参考标准中位数的差值，相当该组儿童参考标准的标准差的倍数，其公式为：

$$标准差评分或Z评分=\frac{儿童测量数据-参考标准的中位数}{参考标准的标准差}$$

（5）综合评价法：多项指标综合评价更全面，先对各项指标分别进行评价，然后根据结果再做出综合评价；应用多元统计分析方法对其营养状况、生长发育评价方法进行研究。从发展趋势看，综合评价法是营养状况、生长发育评价方法今后的主要研究方向。

（二）临床体检

通过临床体检的目的是发现检查对象是否有营养不足、营养素缺乏或营养失调的临床症状和体征。各种营养缺乏病的临床体征在相关章节中已详细描述，在此仅将常见营养缺乏病的临床体征列表 6-9、表 6-10。

表 6-9	常见营养素缺乏症的临床体征
营养缺乏病	临床体征
蛋白质-能量营养不良症	幼儿：消瘦，生长发育迟缓或停止，皮下脂肪少，皮肤干燥、无弹性、色素沉着，水肿，肝脾肿大，头发稀少等 儿童和成人：皮下脂肪减少或消失，体重降低，颧骨突起，浮肿等
维生素 A 缺乏症	结膜、角膜干燥，夜盲症，毕脱斑，皮肤干燥、毛囊角化等

续表

营养缺乏病	临床体征
维生素 B_1 缺乏症	外周神经炎，皮肤感觉异常或迟钝，体弱、疲倦、失眠、胃肠症状、心动过速，甚至出现心衰和水肿等
维生素 B_2 缺乏症	口腔-生殖系综合征。口角炎，唇炎，舌炎，口腔黏膜溃疡，脂溢性皮炎，阴囊皮炎及会阴皮炎等
烟酸缺乏症	皮肤炎、腹泻、抑郁或痴呆等三"D"症状。皮炎、舌炎、舌裂、胃肠症状、失眠头痛、精神不集中、肌肉震颤，甚至精神失常等
维生素 C 缺乏症	齿龈炎，齿龈肿痛，出血；全身点状出血，皮下、黏膜出血，重者皮下、肌肉和关节出血及血肿出现等
维生素 D 缺乏症	幼儿：骨骺肿大，串珠肋，前囟未闭，颅骨软化，肌张力过低等 儿童：前额凸出，"O"或"X"形腿，胸骨变形（哈氏沟，鸡胸） 成人：骨质软化，骨痛、肌无力和骨压痛，骨质疏松症等
碘缺乏症	地方性甲状腺肿可见甲状腺增生肥大，巨大肿块压迫气管可有呼吸困难；克汀病有智力低下和精神发育不全
锌缺乏症	生长迟缓，食欲不振，皮肤创伤不易愈合。性成熟延迟，第二性征发育障碍，性功能减退，精子产生过少等
硒缺乏症	心脏扩大、急性心源性休克及严重心律失常，常可引起死亡

表 6-10　　　　　　　　　检查项目及症状、体征与营养素缺乏的关系

部位	症状、体征	缺乏营养素
全身	消瘦、发育不良	能量、蛋白质、维生素、锌
	贫血	蛋白质、铁、叶酸、维生素 B_{12}、维生素 B_6、维生素 C
皮肤	毛囊角化症	维生素 A
	皮炎（红斑摩擦疹）	维生素 PP，其他
	脂溢性皮炎	维生素 B_2
	出血	维生素 C、维生素 K
眼	角膜干燥、夜盲	维生素 A
	角膜边缘充血	维生素 B_2
	睑缘炎、羞明	维生素 B_2、维生素 A
唇	口唇炎、口角炎、口角裂	维生素 B_2、维生素 PP
口腔	舌炎、舌猩红	维生素 PP、维生素 B_2、维生素 B_{12}
	舌肉红、地图舌、舌水肿（牙咬痕可见）	维生素 B_2、维生素 PP
	口内炎	维生素 B_{12}
	牙龈炎、出血	维生素 C
骨	鸡胸、串珠胸、"O"型腿、"X"型腿、骨软化症	维生素 D、维生素 C
	多发性神经炎、球后神经炎	维生素 B_1
神经	精神病	维生素 B_1、维生素 PP
	中枢神经系统失调	维生素 B_{12}、维生素 B_6

续表

部位	症状、体征	缺乏营养素
循环	水肿	维生素 B_1、蛋白质
	右心肥大、舒张压下降	维生素 B_1
其他	甲状腺肿	碘
	肥胖症、糖尿病、血脂异常	各种营养素失调

第四节　实验室检查与评价

一、实验室检查的目的

当机体营养缺乏或过剩时，需经过一定时间才能出现明显的临床症状。在此期间，人体往往处于营养不足或过多的状态。若能早期发现这种状态，即可及时采取防治措施。实验室检查就是测定被检者体液或排泄物中所含的营养素、营养素代谢产物或相关的化学成分，以判定其体内营养水平。营养状况的实验室检查与膳食调查、临床检查资料结合进行综合分析，对协助营养素缺乏症或过多症的诊断、观察病情、制订防治措施等均有重要意义。

人体内营养素从饱和到出现缺乏症状，大体可分为五个阶段：①饱和；②不饱和，尚不影响正常功能；③不饱和且功能已受影响，表现为潜在能力已低下；④潜在性营养素缺乏，出现非特异性的症状；⑤出现营养素缺乏症特有的临床体征。所以，实验室检查对于营养不足状态的早期发现和及时防治具有重要意义。

二、实验室检查指标

营养素缺乏症在出现症状前即所谓亚临床状态时，往往先有生理和生化改变，正确选择相应的生化判定方法，可以尽早发现人体营养储备低下的状况。评价营养状况的实验室测定方法基本上可分为：①测定血液中的营养成分或其标志物水平；②测定尿中营养成分或其代谢产物的排出；③测定与营养素有关的血液成分或酶活性的改变；④测定血、尿中因营养素不足而出现的异常代谢产物；⑤进行负荷、饱和及同位素实验。目前营养状况的实验室检查测定的样品常常为血、尿等。

三、人体营养水平鉴定的实验室诊断标准

实验室生化等检查具有客观、灵敏的优点，常常于临床症状出现前已有变化。实验室检查对于人体营养水平的鉴定、营养素缺乏症的早期发现与预防治疗等具有重要的价值。我国常用的人体营养水平鉴定的实验室参考指标及数值如表 6-11。由于这些数值常受民族、体质、环境因素等多方面影响，因而是相对的。

表 6-11　　　　　　　　　　　　　人体营养水平鉴定实验室检验参考标准

营 养 素	检查项目	正常范围	缺乏标准
蛋白质	血清总蛋白	60～80g/L	<60g/L
	血清前白蛋白	250～500mg/L	
	血清白蛋白	35～55g/L	
	血清球蛋白	20～30g/L	
	白/球（A/G）	(1.5～2.5)∶1	
	空腹血浆必需氨基酸量/总氨基酸量	0.3～0.5	<0.3
	血液比重	>1.015	
	尿羟脯氨酸系数（mmol/L 尿肌酐系数）	>2.0～2.5	
	游离氨基酸	40～60mg/L（血浆） 65～90mg/L（RBC）	
	每日必然损失氮（ONL）	男 58mg/kg　女 55mg/kg	
血脂	总脂	4 000～7 000mg/L（成人） 3 000～6 000mg/L（儿童）	
	血清甘油三酯	0.56～1.7mmol/L	
	血清总胆固醇	2.84～5.68mmol/L（成人） 3.12～5.2mmol/L（儿童）	
	高密度脂蛋白胆固醇	沉淀法 0.94～2.0mmol/L	
	低密度脂蛋白胆固醇	沉淀法 2.07～3.12mmol/L	
	血清游离脂肪酸	0.2～0.6mmol/L	
	血酮体	<0.34～0.68mmol/L	
钙、磷	血清钙	2.25～2.75mmol/L （其中游离钙 1.125～1.375mmol/L）	
	血清无机磷	1.00～1.50mmol/L（儿童） 0.75～1.25mmol/L（成人）	
	血清 Ca×P	>30	
	血清碱性磷酸酶（连续检测法）	成人 40～150U/L 儿童<500U/L	
铁	血红蛋白	120～160g/L（成年男性） 110～150g/L（成年女性） 170～200g/L（新生儿）	
	血清铁蛋白（SF）（RIA 或 EIA 法）	15～200μg/L（男性） 12～150μg/L（女性）	
	血清铁（亚铁嗪比色法）	13～31μmol/L，男性 高于女性约 2μmol/L	
	血清运铁蛋白饱和度（Ts）	30%～40%	
	血液红细胞压积（HCT 或 PCV）	男 40%～50% 女 37%～48%	
	红细胞内游离原卟啉	荧光光度法<2.34mol/L	
	平均红细胞体积（MCV）	手工法 82～92fl 血细胞分析仪法 80～100fl	
	平均红细胞血红蛋白含量（MCH）	27～31pg	
	平均红细胞血红蛋白浓度（MCHC）	320～360g/L	

续表

营养素	检查项目	正常范围	缺乏标准
锌	发锌		$125\sim250\mu g/g$（各地暂用：临界缺乏<110，绝对缺乏<70)
	血清锌	$11.6\sim22.95\mu mol/L$	
	红细胞锌	$180.5\sim272.8\mu mol/10^{10}$个	
碘	促甲状腺激素（TSH）	放免法 $2\sim10mU/L$	
	尿碘	$\geqslant100\mu g/L$	$<100\mu g/L$（儿童）$<150\mu g/L$（孕妇、哺乳妇女）
硒	红细胞硒	$338\pm110\mu g/L$	
	血浆硒	$0.82\sim4.2\mu mol/L$	$<0.63\mu mol/L$
	发硒	$4.5\sim45\mu mol/kg$	$<2.5\mu mol/L/kg$
	血浆谷胱甘肽过氧化物酶（GPX）	$\geqslant100V/L$	$<100V/L$
维生素 A	血清视黄醇	儿童>300μg/L 成人 $200\sim500\mu g/L$	$<200\mu g/L$ $<100\mu g/L$
	血浆视黄醇结合蛋白（RBP）	学龄前儿童 $25\sim35\mu g/L$ 成人 $40\sim90\mu g/L$	$<15.2\mu g/L$
	改进的相对剂量反应（MRDR）	<0.03	>0.06
维生素 D	血浆 $25\text{-}OH\text{-}D_3$	$20\sim150nmol/L$	$<11\mu g/L$
	血浆 $1,25\text{-}(OH)_2D_3$	$16\sim60pg/ml$	
维生素 E	血清维生素 E（高效液相色谱法）	$11.5\sim46\mu mol/L$（$5\sim20$ mg/L）	$<11.5\mu mol/L$（<5 mg/L）
硫胺素	24 小时尿中硫胺素排出量	>100μg	<40μg
	4 小时负荷尿中硫胺素排出量	$\geqslant200\mu g$	$\leqslant100\mu g$
	任意一次尿硫胺素	$\geqslant66$（μg）/肌酐（g）	<27（μg）/肌酐（g）
	TPP 效应	<16%	>25%
核黄素	24 小时尿中核黄素排出量	>120μg	
	4 小时负荷尿中核黄素排出量	$\geqslant1300\mu g$	$\leqslant500\mu g$
	任意一次尿核黄素	$80\sim269$（μg）/肌酐（g）	<27（μg）/肌酐（g）
	BGR—AC	$\leqslant1.2$	$\geqslant1.5$
维生素 B_6	血浆 PLP	$14.6\sim72.9nmol/L$（$3.6\sim18ng/L$)	$<14.6nmol/L$（$<3.6ng/L$)
	色氨酸负荷试验（XI）	$0\sim1.5$	>12
	红细胞谷草转氨酶活性	<1.6	
	红细胞谷丙转氨酶活性	<1.25	
烟酸（尼克酸）	尿中 2-吡啶酮/N'-MN 比值	$1.3\sim4.0$	<1.3
	4 小时负荷尿中 N'—MN 排出量	$3.0\sim3.9mg$	<2.0mg
	任意一次尿 N-MN	$2.5\sim3.49mg/$肌酐（g）	$<1.5\mu g/$肌酐（g）

续表

营养素	检查项目	正常范围	缺乏标准
叶酸	血清叶酸	11.3～36.3nmol/L (5～16ng/ml)	<6.8 nmol/L (3 ng/ml)
	红细胞叶酸含量	≥362nmol/L	<318nmol/L
维生素 B_{12}	血清维生素 B_{12}	104～664pmol/L	
	血清全转钴胺素Ⅱ含量	<29.6pmol/L (40pg/ml)	
维生素 C	血浆维生素 C 含量	34～114μmol/L	≤11.40μmol/L
	白细胞维生素 C 水平	11～15μg/10^8 个细胞	<2μg/10^8 个细胞
	4 小时负荷尿中排出量	≥10mg	<3mg
其他	尿糖	定性：阴性 定量：0.56～5.0mmol/24h	
	尿蛋白	定性：阴性	
	尿肌酐	20～26mg/ (24h·kgBW)（男） 14～22mg/kg (24h·kgBW)（女）	
	尿肌酐系数	23mg/kg 体重（男） 17mg/kg 体重（女）	

（戴秋萍）

第七章

膳食计划与食谱编制

第一节 膳食计划概念、内容及实施

营养是生命之源、健康之本，营养改善与国民素质息息相关，制定并落实膳食计划是科学达到营养改善目标的关键。

一、膳食计划概念

膳食计划是各级卫生保健或营养机构通过鉴别、发展、执行、评价，将营养改善作为优先目标的政策和项目。

社会和经济发展的根本目标是解决居民温饱问题，改善其营养状况以提高工作效率和生命质量，从根本上保证居民的生存权。因此，膳食营养计划不仅是社会和经济发展的一个重要目标，而且理当成为政府和各级领导优先发展的重要目标。"兵马未动，粮草先行"；"民以食为天"就是这种思想的具体体现。

国民营养状况是衡量国家综合国力与发展水平的一个主要标志。我国国民素质的提高关系到国家长期可持续发展的战略，关系到小康社会建设的成败，也影响到我国的国际竞争力。

近十年来的营养监测表明，我国食品供应充足，城乡居民的营养状况有明显改善。但是，营养不良问题仍相当突出，表现为营养缺乏和营养失衡同时存在，国民健康营养状况远远落后于经济发展水平。我国在农村 5 岁以下儿童身材矮小率高达 20.5%，西部贫困地区更为严重，缺铁性贫血患者在妇女和儿童中占 10%～30%，膳食维生素 A 摄入量仅达推荐量的 60%，微量营养素的潜在缺乏人数就更多。在经济较发达地区，开始出现膳食不平衡带来的健康危害。主要表现为与膳食相关的肥胖、高血压、心脏病、糖尿病、肿瘤等慢性疾病的发生率明显上升。这些疾病与日常膳食的关系非常密切，已成为危害健康的主要杀手，造成社会经济发展的沉重负担。要解决这些危害人民健康的营养问题，必须依靠制定并执行一个又一个的膳食营养计划项目来解决。

二、膳食计划三大环节

计划-实施-评价（plan-do-see）组成了公共营养的三个基本工作环节。要解决居民合理营养问题，首先要制定膳食计划，并根据膳食计划去实施，最后对实施效果进行评价。

1. 膳食计划制订

任何一个组织或单位在进行每一项工作之前都必须制订工作计划，以改善广大居民营养状况为宗旨的膳食计划牵涉面宽、涉及人群多、延续时间长、影响意义深远，更需动用专门人力精心设计膳食计划。

膳食计划既可以从世界、国家等角度或比较大的区域来制订，也可以从一个团体、人群、个人角度或比较小的区域来制订。

制订的膳食计划要实现，并达到营养改善的预期目标，不是一件容易的事情，要通过制定膳食计划，并落实到一个项目或一个工程中去才能收到实效。膳食计划制订一般包括5个环节：①调查研究，找准问题和目标；②组成团队，编写膳食计划书；③获准立项，得到经费资助；④多方协作，实施项目；⑤项目总结评估。其中编写膳食计划书是关键一步，一般包括项目摘要、立项依据背景，研究目标与内容及方法、预期结果、工作基础、技术路线、进度安排、项目团队、经费预算等内容。

一个项目完成后，解决一个或几个营养问题，再争取新的项目，以解决更多的营养问题，使居民的营养状态逐步改善，使全民身体素质逐步提高。

2. 膳食计划实施

膳食计划实施是把膳食计划书上的方案通过一系列营养改善活动变成改善居民营养的行动，从而达到改善营养的总体目标。

（1）确定项目实施程序：实施程序包括日程安排、活动内容、活动地点、负责人和参加人及其职责、工作要求等。

（2）试点或预试：将膳食计划在小范围内进行预试或试点，既利用较少的人力和财力投资找到项目实施的关键环节，确定更合理的实施程序，理清工作思路，也是对项目组成员进行的实战培训，为正式项目启动打下良好基础。

（3）项目实施：参与膳食计划项目实施过程，除了项目组成员外，还有营养改善对象、相关部门人员（食品加工、销售、烹调、农业、商业、行政等）。项目实施过程中，每一个工作要落实到人，并注意协调各部门的工作，经常交流情况、反馈信息，经常思考实施过程中可能出现的问题，及时解决新出现的问题和矛盾，使实施过程按照既定的膳食计划和谐有序地进行下去。

（4）建立信息交流反馈系统：信息交流反馈形式可以根据具体情况确定，比如会议形式：项目启动仪式、项目通报会、现场工作会、项目总结会（项目组与对象、相关部门交流）、当天总结开会（项目组成员之间交流）；文件形式：发放项目活动安排、情况信息交流；电话、网络形式：建立网站，收集相关人员电话号码和网址。

（5）资料收集和处理：包括资料收集、整理、分析、展示和保管等工作。在现场实施过程中注意收集问卷资料、现场资料（照片、录像、录音、文字记录）、生物样本等，并在当时做好登记、核对、查漏补缺等工作；选择分析指标要与膳食计划目标紧密相连，少而精，有效、特异，准确度和精密度高；资料收集后，要及时分类整理、清理资料，严格按照纳入和排除标准确定进入分析统计的对象，然后进行统计分析；膳食计划实施结果要用科学、生动的形式（多媒体、录像、论文等）展示出来，用于项目总结汇报、学术会议交流、发表论文、申报成果、启动新项目、健康教育等；项目资料是很宝贵的，是许多人智慧和劳动结晶，要有专门制度妥善保管。

（6）质量控制：这是项目实施与管理的重要内容，也是取得项目成果，达到营养改善目标的重要保证。包括对参与人员的质量控制，如项目组成员和工作人员的培训，培训合格方能上岗，取得研究对象的积极配合；对测量工具的质量控制，如统一仪器、统一测定方法、适时校准调零，测定方法的准确度和精密度，设平行对照；提倡设立对照组，有些研究项目还设阴性对照和阳性对照，使研究结果具有说服力。

3. 膳食计划评价

评价是整个膳食计划的重要组成部分，贯穿于整个项目的设计、实施和总结之中，而不是项目完成后再考虑评价。完整的膳食计划评价包括以下三个环节：

（1）制订计划评价：包括拟申请膳食计划项目的意义、科学性、创新性、可行性，是否同意立项。此评价主要由基金会、投资部门和专家组参与执行。

（2）实施过程评价：包括实施程序是否合理合法、参与人员能否胜任、参与对象是否配合、使用经费是否合理、每项活动是否达到预期效果。依据项目执行过程中所获得的信息对项目进行修改和调整，使项目能服务于目标人群并按时间、计划进行下去。在通常情况下，过程评价只能对项目进行微调，而不进行大的修改。此评价主要由项目组负责人和成员在实施过程中留意思考，适时做出评价、提出处理措施予以解决。

（3）计划效果评价：包括膳食计划措施所产生的营养改善效果，哪些膳食计划措施是有效可行、今后能推广到更多的人群和地区的，哪些膳食计划措施是不可行、不适宜推广的。营养改善效果应当用指标、数值、图表来展示，而不是用含混不清的词语来表达。此评价由项目专业人员进行汇报，由项目主管部门组织权威公正的专家来完成。

三、膳食计划内容

公共营养或社会营养是密切结合社会实际，以人类社会中某一限定区域内各种人群作为研究总体，从宏观上研究解决其合理营养与膳食的有关理论、实践和方法学的一个交叉学科。所谓限定区域，既可以是一个学校、部队、机关团体、居民点、社区、乡、县、市、地区和省，也可以是一个国家、大洲和全球；它研究问题的着眼点，既要强调限定区域内各类人群的整体性、社会性和宏观性，又要突出研究解决各种营养问题的针对性、可行性和科学性。

从广义上来说，膳食计划内容就是公共营养的工作内容，其中膳食指南、膳食营养素参考摄入量、营养调查与评价、营养监测、营养教育、营养咨询、营养政策与法规等内容已在本书其他章节中专门介绍，本节仅介绍国家水平，省级、地区水平，团体、人群、个人水平及其他膳食计划，以说明制订、实施、评价膳食计划的具体方法、步骤及其效果。

四、各级水平膳食计划

（一）国家水平膳食计划

从国家水平来制订膳食计划，包括进行全国性营养调查，制订国家食物发展纲要，采取国家食物行动计划，制订膳食指南、膳食标准和营养法规等。

1. 全国营养调查

全国营养调查是评价全国居民营养状况，预测居民营养状况趋势，制订国家食物与营养发展计划的基本手段。我国 1958 年、1982 年、1992 年及 2002 年进行了四次全国性营养调查，全国性营养调查一般是每十年进行一次。

2. 国家食物发展纲要

制订国家食物发展纲要，对于改善全民的营养状况具有十分重要的意义。1993 年国务院颁布和组织实施的《九十年代中国食物结构改革与发展纲要》对指导近 10 年我国食品及其相关行业的发展，提高居民食物消费和营养水平，发挥了重要的指导作用。

《中国食物与营养发展纲要 2001—2010》（以下简称《纲要》）是由国务院批准颁布的，整个纲要由四部分组成，共 28 条。《纲要》确定了食物与营养发展的基本原则，即"五个坚持"：坚持食物生产与消费协调发展的原则，坚持食物资源利用与保护相结合的原则，坚持食物质量与安全卫生管理相结合的原则，坚持优化结构与预防疾病相结合的原则，坚持继承与创新相结合的原则，走有中国特色的食物与营养发展道路。《纲要》提出了 2010 年食物与营养发展总体目标，包括营养水平、食物消费水平、食物供给水平和降低营养不良性疾病等四个指标；今后 10 年要优先解决三个重点领域（奶类产业、大豆产业、食品工业）、二个重点地区（农村地区、西部农村地区）、三个重点人群（少年儿童、妇幼、老年人群体）的食物与营养发展问题。《纲要》提出了促进食物与营养发展的十条政策措施，包括五个方面：调整结构，提高食物综合供给能力；加强法制建设，保护食物资源环境；依靠科技进步，提高全民营养意识；改善居民营养结构，保障我国食物安全；加强对食物与营养工作的领导。

3. 国家大豆行动计划

国家大豆行动计划是 1995 年经国务院批准，由农业部、卫生部、教育部、国家轻工业局组织于 1996 年实施的一项大型的国家膳食计划。该项目目的是利用我国大豆资源，改善居民特别是经济欠发达和贫困地区中小学生的营养与健康，促进农村产业结构调整，推动大豆生产与加工的发展，振兴我国大豆产业。

1996 年 1 月成立了国家大豆行动计划领导小组，发出了《关于实施大豆行动计划》的通知，1996 年 8 月在北京召开工作会议。该计划分为两个阶段：第一阶段为两年，为中小学生课间提供一杯豆奶，并结合营养教育，开展试点工作；第二阶段从 1998 年 6 月起，以大豆深精加工为重点，通过评选示范企业，探索产加销一体化、产业化的发展模式与途径。

在大豆行动计划实施中，召开了国家大豆行动计划工作会议、试点工作会、现场会、总结会、示范企业工作会议，发出有关文件、讲话、批示、纪要、总结共 18 份，专家建议与报告 7 份，从 10 个试点县（市）中选出 3 个典型，两个地区推广典型，从两批 23 个示范企业中选出 5 个典型。

在国家大豆行动计划试点工作会议上统一安排试点工作与主要实施步骤；统一选定豆奶机的型号，每个参试学生每次饮用 1 杯；每杯 200ml，每天 1～2 次，于课间或餐后饮用；统一体检标准和方法；统一卫生标准；统一培训人员。

由中国预防医学科学院营养与食品卫生研究所和国家大豆行动计划领导小组办公室所做的"国家大豆行动计划试点学校学生营养状况分析报告"中得出的结论是：大豆中含有优质

蛋白质，同时含有丰富的矿物质及促进骨质细胞生长的类黄酮类等物质，它是一种理想的健康食品，并且大豆制品吸收率高，价格低廉，因此在贫困地区对学生补充大豆食品的做法是比较理想的营养改善措施。实施两年后的效果评价表明，8～14岁组男生平均身高比对照组增加3.29cm，体重增加5.73kg；女生平均身高比对照组增加3.61cm，体重增加2.55kg；中小学生贫血患病率下降13.08％。

在国家大豆行动计划示范企业工作会议总结中提出，大豆产业同奶业、学生营养餐产业是中国21世纪的三大健康产业，按照传统豆制品、新兴豆制品、营养保健功能成分三大系列制订大豆食品工业发展计划，现已在世界范围内形成一股"大豆热"。在这种形势下，大力加强大豆食品的科学普及宣传，正确引导消费，开拓市场已成为大豆产业发展的一大关键。

（二）省级、地区水平膳食计划

从省级、地区水平制定膳食计划，除了执行国家水平的膳食计划外，还应结合实际情况，制订有利于本地区居民营养改善的计划，比如食品强化计划、食品生物强化计划、新食品资源开发计划、本地区食物发展计划、发放食物优惠券（coupon）等。

1. 食品强化

全球有1/3以上的人群存在营养素缺乏，由此导致学习及工作能力下降，生活质量降低，甚至引起疾病和死亡。对营养素缺乏的对策有进行营养教育，调整膳食结构；采取食品强化，有针对性地使用膳食补充剂等措施，其中食品强化是在较大范围内为预防公众营养素缺乏的一种简便有效的膳食措施。食品强化是充分开发和利用食物资源的一个重要方面，也是人类开始摆脱完全靠天吃饭，并科学地按照自身营养需要改造天然食物的重要标志。加碘食盐就是我国为了预防碘缺乏病所采取的在全世界范围内最成功的强化食品范例。

食品强化的总目标是预防人群营养素缺乏病，具体目的有：① 弥补某些食品天然营养成分的缺陷，比如在谷类食品中添加赖氨酸；② 补充食品加工中损失的营养素，比如在精白米、面中添加B族维生素，果汁、果酱、水果罐头中添加维生素C；③ 使特定食品满足特定人群的营养需要，比如按照婴幼儿、孕妇、乳母、宇航员、高温、高寒地区人员和各种病人的特定要求添加营养素。

成功食品强化计划必备的条件包括：①找准强化剂：在执行食品强化计划时，首先要找准强化剂。为此必须明确食品强化的科学证据。科学证据包括要接受强化食品的人群确实存在营养素缺乏，比如低摄入量、低组织储存量、有营养素缺乏症状或体征等。在确定了要强化的营养素后，还要确定强化剂的形式和剂量。②合适的强化载体：为了选择合适的载体，既要有食物载体的消费数据，还要有强化食品感官、理化性质、营养素利用率和稳定性等方面的实验数据。③多方协作：在执行和推广食品强化计划时，必须要有政府部门、生产厂家、科研院所、销售商家等多方通力合作和相互支持。④消费者欢迎：消费者欢迎口感好、对预防营养素缺乏有效的强化食品。生产优质高效的强化食品是食品强化计划成功的关键。此外，适时用食品强化计划成功的实例以及有关营养基本知识启发开导消费者，使其对强化食品持欢迎态度是其成功的另一关键。

我国国家标准GB 14880—1994及至2000年增加或扩大使用的食品营养强化剂约70种，

分为氨基酸及含氮化合物、维生素、矿物质与其他等四大类，在标准中规定了每种强化剂的使用范围和使用剂量。

强化食品计划举例：

（1）维生素和铁强化面粉：20 世纪 70 年代早期，巴基斯坦针对 2100 万人使用维生素 B_1、维生素 B_2、尼克酸和铁强化全麦面粉。由于在食用该强化食品的人群中未发现这几种营养素缺乏的任何证据，加之所使用的载体本身就富含这些 B 族维生素；即使缺铁性贫血在当地是一个问题，但也无证据表明该强化食品的有效性，且实施如此大规模的强化计划又没有充分的科学依据，故未被批准实施。

（2）氨基酸强化谷物：美国国务院在 20 世纪 60 年代晚期决定资助三个有关强化食品的现场研究，即在泰国用赖氨酸和苏氨酸强化大米、在突尼斯用赖氨酸强化小麦、在危地马拉用赖氨酸和黄豆粉强化玉米，这些谷物也用一种维生素和矿物质的混合物进行强化，期望能预防研究人群中的微量营养素缺乏。这三个研究按计划进行了实施，但遗憾的是所有三个研究都没有可测量的健康效益的证据。

（3）微量营养素强化面粉：中国公众营养改善项目"面粉强化"是用维生素 A （2mg/kg）、维生素 B_1（3.5mg/kg）、维生素 B_2（3.5mg/kg）、尼克酸（35mg/kg）、叶酸（1mg/kg）、铁（40mg/kg）、锌（25mg/kg）、钙（1000mg/kg）等强化面粉，并结合西部退耕还林地区开展补贴强化面粉工作，该项工作取得成功。

（4）铁强化酱油：中国另一个公众营养改善项目"酱油铁强化"是用 NaFeEDTA 强化酱油，一项在 300 名贫血学生中进行的干预试验证明，每天补充 5mg NaFeEDTA 的铁（5ml 酱油）可以在 3 个月内完全纠正贫血。另一项在贫血高发地区开展的 1 万人干预试验表明，每天补充 4mg NaFeEDTA 的铁（15ml 酱油），一年后受试人群的贫血率明显下降（20%～70%），同时，学龄前儿童生长发育明显改善。这一研究在中国 1.3 亿危险人群中完成了 NaFeEDTA 强化酱油的生物利用率和营养功效的观察，其在中国膳食中吸收率达 11%。

（5）维生素 A 强化食用油：这个项目也是中国公众营养改善项目，是用维生素 A 强化食用油，强化剂量是 7 000～7 500g/kg；如采用色拉油，应采用不透明包装；烹调时应尽量避免高温、重复加热；其保质期应经过稳定性试验后才能确定。强化载体还可选择黄油和糖。

（6）加碘食盐：在《食品营养强化剂使用卫生标准》中，碘在食盐中的强化剂量为20～60mg/kg。中国的食盐加碘工程是食盐工业与卫生部门配合默契的成功范例。

2. 新资源食品开发

随着地球上人口增加和人均可耕地面积减少，人类已经面临食物资源紧缺的严峻事实，明智政府和有识之士已经把开发食物资源和计划生育一样，视为同等重要的两件大事，列为人类生存发展的战略问题。开发本地区新食品资源是解决本地区营养问题的重要膳食计划，也是使本地区脱贫致富的有效措施。

我国卫生部于 1990 年发布了《新资源食品卫生管理办法》和《新资源食品审批工作程序》，在这些文件中称"食品新资源系指在我国新研制、新发现、新引进的无食用习惯或仅在个别地区有食用习惯的、符合食品基本要求的物品"。以食品新资源生产的食品称新资源食品（包括新资源食品原料及成品）。

新资源食品要求：①要明确食品新资源的自然情况与处理利用历史、资源价值等必要信息；②要保证食用安全，要按照国家有关规定，做好一切必要项目的安全测试，提供权威性的论证报告；③要经过化学分析、动物试验和必要的人体试验，确实起到预期的营养效应；④需要有企业标准、检测方法以及工艺保证条件；⑤不得宣扬疗效（如以治疗为目的，则应按药物要求报批，不得假冒食品名义）；⑥须符合国家规定的审批手续，资料齐全；⑦一般应经试产试销阶段（暂定 2 年），在试产试销过程中加强监督、检测和考察。

新资源食品开发方向：能量和蛋白质是人类食物营养是否满足需要的基本标志。我国居民在基本解决了温饱问题后，最突出的营养问题就是提高蛋白质的数量和质量，在生活质量提高后，最重要的营养问题就是提高微量营养素的数量和质量。

（1）蛋白质资源：蛋白质资源包括动物蛋白质和植物蛋白质两大类。开发植物蛋白质，特别是开发大豆蛋白质，是有效解决我国居民蛋白质营养问题的最佳策略。

大豆原产于中国，豆腐等豆制品为中国所发明，它是东方食品的精华和瑰宝，是具有中国特色又有很大发展优势的食品，现已在世界范围内形成一股"大豆热"，大豆食品工业应当而且很可能成为我国 21 世纪的一大支柱产业。

大豆被誉为"植物肉"，大豆中蛋白质含量高达 35% 以上，蛋白质功效比值与牛肉相近，与谷类一起食用有良好的蛋白质互补作用，人体消化利用率高（豆腐、豆浆可达 95%），亚油酸、卵磷脂和大豆异黄酮含量高，饱和脂肪酸和胆固醇含量低，其对人体健康的有利作用优于动物蛋白质。大豆是廉价的蛋白质来源，无论从国际或国内的市场价格看，大豆蛋白质价格比动物蛋白质低得多，加之单位面积大豆蛋白质的产量比动物蛋白质高得多，因此开发大豆蛋白质资源是快速、有效、经济地解决我国蛋白质营养问题的一种切实措施。

大豆食品除了传统豆制品（豆腐、豆腐干、豆浆、腐竹等）外，还有大豆分离蛋白、浓缩蛋白、组织蛋白、大豆保健食品、大豆仿肉食品等深加工食品，还应努力开发大豆卵磷脂、大豆异黄酮、低聚糖等营养保健食品，并注意豆渣的充分利用。

（2）维生素资源：人体维生素的主要来源是蔬菜和水果。不少研究结果表明，富含维生素的食品对人体的健康作用明显优于维生素纯品。猕猴桃、沙棘、刺梨、黑加仑、酸枣、金樱子等野果是维生素 C 的良好来源，这些野果不仅维生素 C 含量高，而且维生素 C 在这些食品中的稳定性高，主要是由于野果含有有机酸和生物类黄酮等有利于其稳定性的物质。开发野果资源，将其加工成果汁、果酒、果酱、果脯、罐头等多种产品，是开发利用维生素资源、改善我国居民维生素营养状况的一条切实有效的途径。此外，野菜和野生植物，比如蕨菜、灰菜、土三七等比常用食品含有更丰富的蛋白质、碳水化合物、维生素和矿物质。

（3）矿物质资源：动物全血是蛋白质的良好来源，更是优质卟啉铁的良好来源，目前急需开发优质动物血；骨粉、贝壳粉是钙的良好来源，但特别要注意重金属（如铅）不要超标；矿泉水、麦饭石、富锌蛋、富硒蛋等也可提供不少矿物质。

（4）能量资源：人类能量的主要来源是提供碳水化合物的谷类、提供蛋白质和脂肪的动物性食品，植物油除提供能量来源外，还可提供脂溶性维生素、改善食物美味，提高人民的生活质量。因此，应开发高质量的植物油，如富含单不饱和脂肪酸的茶油（油酸含量为78.8%）和橄榄油、调和油及色拉油、核桃油、松子油、米糠油等。

（三）社区、人群、个体水平膳食计划

从社区、人群、个体水平制定膳食计划，除了配合执行国家水平和省级、地区水平膳食计划外，还要注重解决本社区、本单位实际存在的重点营养问题。比如通过营养干预、媒体宣传、营养教育，推行学校营养餐、单位营养工作午餐、举办卓有实效的营养改善活动等措施来解决本社区、本单位存在的营养问题；针对脆弱人群、高危人群和病人，编制食谱、进行营养咨询、营养教育、营养交流活动。以下重点介绍学生营养午餐的配制原则及管理。

我国有两亿多学生，特别是中、小学生处于人生中第二个生长发育高峰期，对营养的需求更高，营养午餐是提高青少年学生营养状况、纠正营养不良、引导其建立健康生活方式和饮食行为，保证其健康成长的重要措施，在国外已推行了半个世纪，在国内也有十余年历史。这不只是学校膳食计划的重要内容，机关、团体、部队等基层单位也可效仿之，作为改善本单位人员营养状况的重要措施。

学生营养午餐指在一天提供在校中、小学生一餐营养价值较高的、符合平衡膳食要求的午餐，所提供的营养素不应低于一天所需营养素的40%。

制定学生营养午餐的原则有：①在有条件的地区或学校进行试点，以点带面逐渐展开；②推行营养午餐，实行自愿的原则；③学校营养午餐不以赢利为目的；④营养午餐应是平衡膳食。

学生营养餐管理系统采用食品良好生产规范（good manufacture practice，GMP）系统，GMP是国际上普遍采用的食品生产先进管理方法。学生营养餐的GMP，要求制作学生营养餐的公司具备合理的生产过程、先进的生产设备、科学的生产规范、完善的质量控制以及严格的操作程序与成品质量管理体系，并通过对生产工艺流程系统的正确控制，达到全面提升学生营养餐质量的目标。

学生营养餐的GMP系统的基本内容和要求是：①科学合理布局生产功能区：营养餐公司要合理布局，包括生食物存放、拣、洗、切和烹饪、成品分装、储存以及清洗保洁。②科学设计、设备先进：要求各条生产加工线最大限度地科学设计，如蔬菜线、肉禽线、水产品线、炒烧线、制汤线、煮饭线等实现连续化、自动化、密闭化作业流程与设备。③严格的质量控制体系：从食品原料到成品的每一个环节，从食品的营养、卫生、色香味形、保温，从营养餐公司的各个职能部门和各类人员均有工作手册和操作规程，建立"三级检测网"（自检、互检、专职检）和奖惩竞争机制。④不断提高人员素质：每个员工要有工作责任心，严格按照规程操作，定期接受培训，不断提高思想素质和业务素质。

学生营养餐管理采用危害分析关键控制点（hazard analysis critical control point，HACCP）方法，它是一种食品安全保证体系，对食品加工过程中可能出现的危害进行分析，找出关键控制点以及对其进行有效控制的各种措施，包括控制方法、控制限量、监测方法、纠正措施、验证程序、文件记录等内容。其基本要求是：①制作工艺流程图：在营养餐加工过

程中，对以下每道工序，按食谱采购、挑拣、洗切；按食谱烹调和分装、运送、用餐，进行危害分析，确定关键控制点。②确定关键控制点的控制标准和控制程序：比如对各类食物分区挑拣，物流方向为原料、半成品、成品，先洗后切，切菜生熟要分开等。③确定偏离关键控制点标准时的纠正措施：比如，发现切熟肉时用的是切过生肉的菜板，就应当把切好的肉再加温后分装，并将生、熟菜板做好明显的标志，以防今后错用。④建立检测监控系统：对所确定的关键控制点，进行不定时的现场监测和抽检，做食品微生物和理化分析。⑤建立HACCP 文件管理系统：营养餐公司业务主管要经常记录、分析各个生产环节的关键控制点，找出切实可行的措施予以解决，并及时记录在工作程序中，不断完善 HACCP 管理系统。

营养餐 HACCP 监控，以下为关键控制点：①食品原料：采购、挑拣、洗切，食品质量，肉鱼类腐败。②储存保质：储存地点、温度、方式（散装混放）。③交叉污染：容器混用，水池混用，生熟混用，刀、菜板混用，用具叠放，熟食不用盖。④操作时间：原料暂存、餐具消毒、烹调时间、冷冻。⑤中心温度：烹饪、库存冷链、分装整箱、配送储藏。⑥健康监督：患病传菌、健康带菌、个人卫生。⑦其他要点：投毒防范、设备维护、意外事故（停电、停水、机械故障）。

（黄承钰）

第二节　食谱编制原则与方法

一、概念

将每日各餐主、副食的品种、数量、烹调方法、用餐时间排列成表，称为食谱。食谱有一日食谱、一周食谱和一月食谱等。

二、食谱编制的目的

食谱编制是家庭和社区营养的重要工作内容。对正常人来说是保证其合理营养的具体措施，对营养性疾病患者来说是一种基本的治疗措施。食谱也是烹调人员配餐的依据，可提高其工作效率，保证工作质量。

食谱编制是将"中国居民膳食指南"和"膳食营养素参考摄入量"具体落实到用膳者每餐的膳食中，使其按照人体生理需要摄入足够的能量和各种营养素，以达到合理营养、促进健康的目的。

根据人体对各种营养素的需要，结合当地食物的品种、生长情况、经济条件和个人饮食习惯等合理选择各类食物，可提高人民的生活质量，用有限的经济开支来取得最佳的营养效果，节约食物资源。

三、食谱编制原则

总的原则是满足平衡膳食和合理营养的要求。

1. 满足每日膳食营养素及能量的供给量

要根据用膳者的年龄、生理特点、劳动强度,选用食物并计算其用量,使一周内平均每日能量及营养素摄入量能达到膳食供给量标准,以满足人体的需要。

2. 各营养素之间比例适当

除了全面达到能量和各种营养素的需要量外,还要考虑到各营养素之间的合适比例,充分利用不同食物中营养素之间的互补作用,使其发挥最佳协同作用。

3. 食物多样

"中国居民平衡膳食宝塔"将食物分成谷薯、蔬菜、水果、豆类、奶、瘦肉(含鱼虾)、蛋、油脂(含硬果)等八类,每天应从这八大类食物的每一类中选用1~3种适量食物,组成平衡膳食,对同一类食物可更换品种和烹调方法,尽量做到主食有米有面有杂粮,副食有荤有素有菜汤,注意菜肴的色、香、味、形。

4. 食品安全无害

食物要新鲜卫生,符合国家卫生标准;注意防止食物再污染。

5. 减少营养素的损失

选择食物烹调方法时,要尽量减少营养素的损失。

6. 其他因素

考虑用膳者饮食习惯、进餐环境、用膳目的和经济能力,结合当时气候情况、食物供应情况、食堂的设备条件和厨师的烹饪技术等因素,以编制切实可行的食谱。

7. 及时更换调整食谱

食谱执行一段时间后应对其效果进行评价,不断调整食谱。

四、食谱编制步骤

通常有两种食谱编制方法,即营养成分计算法和食品交换份法。目前已有一些食谱编制软件可以使用。

这里以4岁女童食谱编制为实例,主要介绍用营养成分计算法来编制食谱的步骤:

1. 查找总能量和各营养素供给量 从"膳食营养素参考摄入量"中找出4岁女童能量参考摄入量为5.9MJ(1 400kcal),蛋白质为50g。

2. 计算碳水化合物、蛋白质、脂肪供给量

蛋白质为50g,供热比为14%;脂肪为30%;碳水化合物为56%。

$$蛋白质 = 1\ 400 \times 14\% = 50g$$
$$脂肪 = 1\ 400 \times 30\% \div 9 = 47g$$
$$碳水化合物 = 1\ 400 \times 56\% \div 4 = 196g$$

3. 确定常用食物

参照表7-1确定常用食物(牛奶、鸡蛋、蔬菜、水果等)的用量。

4. 计算主食用量

用每天碳水化合物摄入总量(196g)减去以上常用食物中碳水化合物量,得谷薯类碳水化合物(153g),再除以谷类碳水化合物含量(75%)得谷类用量(205g)。

表 7-1　　　　　　　　　　　　　　　　　食物用量计算表

食物	用量（g）	蛋白质（g）	脂肪（g）	碳水化合物（g）
牛奶	250	$250 \times 3.0\%^* = 8$	$250 \times 3.2\%^* = 8$	$250 \times 4.6\%^* = 12$
鸡蛋	60	$60 \times 12.7\% = 8$	$60 \times 9\% = 5$	
蔬菜	150			$150 \times 3.2\% = 5$
水果	200			$200 \times 13\% = 26$
谷类	200	$200 \times 8\%^* = 16$		$196 -（12+5+26）= 153$
瘦肉类	95	$50 -（8+8+16）= 18$	$95 \times 28\%^* = 27$	
豆油	14		$47 -（8+5.4+26.6）= 7$	

* 查附录-1 食物成分表得营养素含量。

5. 计算副食、油脂用量

计算方法同上，瘦肉蛋白质含量以 20％计，食用油的脂肪含量以 99％计。

6. 粗配食谱

以表计算出来的主副食为基础，粗配食谱（表 7-2）。

表 7-2　　　　　　　　　　　　　　　　　4 岁女童粗配食谱

餐　　次	饭菜名称	食物名称	食物数量（g）
早餐（8：00～）	花卷	富强粉	50
		食油	3
	牛奶		125
早点（10：00～）	蛋糕	面粉	10
		鸡蛋	7
		油	2
午餐（11：30～）	米饭	中熟米	50
	肉末蒸蛋	瘦猪肉	25
		鸡蛋	40
	虾皮圆子	虾皮	5
	白菜汤	瘦猪肉圆子	25
		大白菜	100
		豆油	2
	柑橘		100
午点（14：30～）	牛奶		125
	饼干		10
晚餐（17：30～）	饺子	瘦猪肉	45
		韭菜	50
		鸡蛋	13
		标准面粉	75
		豆油	3
	苹果		100

7. 调整食谱

根据粗配食谱中选用食物的用量，计算该食谱的营养成分，并与食用者的营养素供给量标准进行比较，如果不在 80％～100％之间，则进行调整，直至符合要求。

8. 编制一周食谱

一日食谱确定以后，可根据食用者饮食习惯、市场供应情况等因素在同一类食物中更换品种和烹调方法，编制成一周食谱。

（黄承钰）

第三节 食谱的计算与评价

以下是某 19 岁男大学生的一日食谱，我们将以此食谱为例，介绍如何对现有的食谱进行计算和评价。

1. 计算食谱中各种营养素的摄入量

（1）首先按类别将食物归类排序，并列出每种食物的数量，如表 7-3。然后从食物成分表中查出各种食物每 100g 的能量及各种营养素的含量，然后计算食谱中各种食物所含能量和营养素的量。

表 7-3　　　　　　　　　　　　　某 19 岁男生一日食谱

早　餐		午　餐		晚　餐	
食物名称	原料毛重	食物名称	原料毛重	食物名称	原料毛重
馒头	富强粉 100g	米饭	粳米 150g	米饭	粳米 150g
牛奶	牛奶 200g	红烧肉	肥瘦猪肉 100g	肉丝炒芹菜	瘦猪肉 50g
榨菜	榨菜 25g	炒黄豆芽	黄豆芽 150g		芹菜 100g
酱蛋	鸡蛋 50g		植物油 10g	菠菜豆腐汤	菠菜 100g
	酱油 10g		酱油 10g		豆腐 100g
			盐 3g		植物油 10g
					盐 3g

以计算 300g 粳米中所含营养素为例，从附表 1 的食物成分表中查出粳米：食部为100％，每 100g 食部含能量 347kcal，蛋白质 8.0g，脂肪 0.6g，碳水化合物 77.7g，硫胺素0.22mg，核黄素 0.05mg，尼克酸 2.6mg，钙 3mg，铁 0.4mg。

净重（g）＝毛重（g）×食部（％）

故 300g 粳米的净重量为：300×100％＝300g，所以 300g 粳米可提供：

能量＝347kcal（1.456MJ）×300/100＝1 041kcal

蛋白质＝8.0×300/100＝24g

脂肪＝0.6×300/100＝1.8g

碳水化合物 77.7×300/100＝233.1g

硫胺素＝0.22×300/100＝0.66mg

核黄素＝0.05×300/100×0.15×300/100＝0.15mg

尼克酸＝2.6×300/100＝7.8mg

钙＝3×300/100＝9mg

磷＝99×300/100＝297mg

铁＝0.4×300/100＝1.2mg

其他食物计算方法和过程与此类似，见表 7-4。

表 7-4　一日各种营养素的摄入量

食物名称	毛重(g)	食部(%)	净重(g)	蛋白质(g)	脂肪(g)	碳水化合物(g)	热能(kcal)	硫胺素(mg)	核黄素(mg)	尼克酸(mg)	胡萝卜素(μg)	维生素A(μg)	视黄醇当量(μg)	抗坏血酸(mg)	钙(mg)	磷(mg)	铁(mg)
富强粉	100	100	100	10.3	1.1	74.6	350	0.17	0.06	2	—	—	—	—	27	114	2.7
粳米	300	100	300	24	1.8	233	1 041	0.66	0.15	7.8	—	—	—	—	9	297	1.2
榨菜	25	100	25	0.55	0.08	1.1	7.25	0.008	0.015	0.125	122.5	—	20.75	0.5	38.75	10.25	0.975
肥瘦猪肉	100	100	100	13.2	37	2.4	395	0.22	0.16	3.5	—	116	116	—	6	162	1.6
瘦猪肉	50	100	50	10.2	3.1	0.75	71.5	0.27	0.05	2.65	—	22	22	—	3	94.5	1.5
菠菜	100	89	89	2.6	0.3	4.5	24	0.04	0.11	0.6	2 920	—	487	32.0	66.0	47.0	2.9
黄豆芽	150	100	150	6.75	2.4	4.5	66	0.06	0.105	0.9	45	—	7.5	12	31.5	111	1.35
鸡蛋	50	87	43.5	6.35	4.5	0.75	69	0.045	0.158	0.1	—	155	155	8	24	88	1
芹菜	100	67	100	1.2	0.2	3.3	20	0.02	0.06	0.4	340	—	57	8	80	38	1.2
牛奶	200	100	200	—	6.4	6.8	108	0.06	0.28	0.2	340	48	48	2	208	146	0.6
豆腐	100	100	100	8.1	3.7	3.8	81	0.04	0.03	0.2	—	—	—	—	164	119	1.9
植物油	20	100	20	—	20	—	180	—	—	—	—	—	—	—	2.6	1.4	0.4
酱油	20	100	20	1.12	0.02	1.98	12.6	0.01	0.026	0.344	—	—	—	—	13.2	40.8	1.72
盐	6	100	6	—	—	—	—	—	—	—	—	—	—	—	1.32	—	0.06
合计				90.3	80.6	337.5	2 425	1.6	1.2	18.8	3 382	341	913.3	54.5	674	1 269	19.1

（2）合并所有食物的营养素含量：将各食物的能量和营养素累计相加，就得到该食谱提供能量和营养素的合计为：能量 2 425kcal（10.146MJ），蛋白质 90.3g，脂肪 80.6g，碳水化合物 337.5g，硫胺素为 1.6mg，核黄素为 1.2mg，尼克酸为 18.8mg，抗坏血酸为54.5mg，视黄醇当量为 913μg，钙为 674mg，磷为 1269mg，铁为 19.1mg。

18 岁以上成年男子轻体力劳动者 DRIs 为：能量 2 400kcal，蛋白质 75g，硫胺素为1.4mg，核黄素 1.4mg，尼克酸 14mg，抗坏血酸 100mg，视黄醇当量 800μg，钙 800mg，磷700mg，铁 15mg。参照该男子的 DRIs 发现，其核黄素、抗坏血酸、钙偏低，其余均满足。

2. 计算能量、蛋白质、脂肪的食物来源分布

表 7-5   该男生摄入的能量、蛋白质、脂肪的食物来源分布

	食物分类	摄入量合计	占总能量（%）
能量的食物来源（kcal）	谷类	1 391kcal	57.4
	豆类	147kcal	6.1
	薯类	—	—
	动物性食物	643.5kcal	26.6
	纯能量食物	180kcal	7.4
	其他植物性食物	61.25kcal	2.5
能量的营养素来源（g）	蛋白质	89.4g	14.74
	脂肪	80.6g	29.91
	谷类	34.3g	38.3
蛋白质的食物来源（g）	豆类	14.85g	16.6
	动物性食物	34.92g	39.1
	其他食物	5.36g	6.0

由表 7-5 可以得出：

蛋白质供能占总能量比例＝（90.3g×4kcal/g）/2 425kcal×100% ＝14.9%

脂肪供能占总能量比例＝（80.6g×9kcal/g）/2 425kcal×100% ＝ 29.9%

碳水化合物提供能量占总能量比例＝100%－14.7%－29.9%＝ 55.4%

优质蛋白为动物性食物及豆类食物的蛋白质总和：

动物性及豆类蛋白质占总蛋白质比例＝39.1%＋16.6%＝55.7（%）

合理的三大营养素占总热能比为：碳水化合物占 55～65%，蛋白质占 10%～15%，脂肪占 20%～30%，优质蛋白的摄入占总蛋白的比例以 30%～40% 为宜。经过比较认为该男生三种供能营养素的供能比例适当，动物性及豆类蛋白质占总蛋白质比已足够。

3. 计算三餐提供能量占全天摄入总能量比例

将早、中、晚三餐所有食物提供的能量分别按餐次累计相加，得到每餐摄入的能量，然后除以全天摄入的总能量，得到每餐提供能量占全天总能量的比例：

早餐   540kcal÷2 425kcal×100%＝22.3%

午餐　1 077kcal÷2 425kcal×100％＝44.4％

晚餐　807kcal÷2 425kcal×100％＝33.3％

合理的早、中、晚三餐的能量分配比应该是：30％、40％、30％，该男生的早餐能量偏低、中餐偏高、晚餐基本满足。

4. 膳食模式分析

将该男大学生各种食物摄入量与平衡膳食宝塔建议中等能量膳食参考摄入量进行比较（表7-6），发现水果和鱼虾明显缺乏，肉禽类、豆类和豆制品奶类、奶类及奶制品偏高，可以适当降低。

表 7-6　　　　该男生与平衡膳食宝塔建议膳食参考摄入量比较（g/d）

食　　物	男大学生	食物中能量 （约 2 400kal）
谷类	400	400
蔬菜	425	450
水果	—	150
肉、禽	150	75
蛋类	50	40
鱼虾		50
豆类和豆制品	250	50
奶类及奶制品	200	100
油脂	20	25

（戴秋萍）

第八章
营 养 监 测

由于营养问题涉及社会、经济、农业等多方面的因素，营养与农业、畜牧业、食品经济结构、经济发展趋势等有着必然的联系，营养工作者必须与有关学科的专家如农学家、经济学者、社会学家、政治家、医学和教育界的专业人员等共同合作，对上述各方面的因素进行综合分析，分析人群中出现营养问题的原因，分析公众营养状况的制约因素和公众营养问题形成的条件，包括环境条件和社会经济条件，连续地进行观察，并采取一定的措施，才能解决问题。于是，20 世纪 70 年代初出现了一个新的概念，就是营养监测。

第一节   概   述

为了解和掌握公众的营养状况，除使用营养调查的方法外，还可以采用营养监测的方法。通过营养调查和监测，可以确切地掌握某一时间断面公众的营养状况，以及公众营养状况连续的动态变化。通过营养监测，可以搜集和分析对公众的营养状况有制约作用的因素和条件，预测公众营养状况可能发生的动态变化，以便及时地采取措施，引导这种变化向人们期望的方向发展。营养监测就是通过连续地、系统地收集资料，调查和发现问题，提出改善措施。国外有人把公共营养工作概括为由规划、实施和评估三个环节组成的往复循环的监管螺旋，简称为 plan-do-see，其中的评估（see）必须依靠营养状况调查与营养监测。营养调查与监测相辅相成，既反映已经采取的公共营养改善措施的效果，也是下一阶段开展公共营养工作的基础和出发点。

一、营养监测的定义

营养监测（nutrition surveillance）是指长期动态地监测人群的营养状况，收集与人群营养状况有关的社会经济等方面的资料，探讨从政策上和社会措施上改善营养状况的途径。或者定义为，营养监测就是搜集和分析对居民营养状况有制约作用的因素和条件，预测居民的营养状况在可预见的将来可能发生的动态变化，并及时采取措施，引导这种变化向人们期望的方向发展。也可定义为，对人群营养状况进行连续性描述，特别注重按社会经济状况划分的各类亚人群，其目的是制定解决问题的方案，例如，实施营养改善政策和营养改善项目，分析方案实施的效果，并预测未来的发展趋势。WHO、联合国粮农组织（FAO）和联合国儿童基金会（UNICEF）专家联席会议对营养监测下的定义是：营养监测就是对社会人群营养进行连续的监护，以便做出改善居民营养的决定。

一个理想的营养监测系统（图 8-1）要收集包括来自生态学、气象学、农学、经济学及卫生学等多学科的情报和资料，因而需要政府的各个机构和部门如卫生部、农业部、计划部、教育部、社会福利部的通力合作。

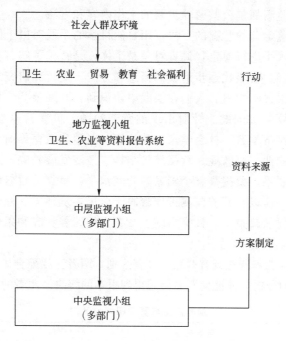

图 8-1 营养监测系统示意图

　　一个完善的营养监测系统，不仅力求全面，更要保证及时发现问题，迅速做出决定和尽早做出适当的反应。

　　WHO 提出的营养监测的组织形式见图 8-2。

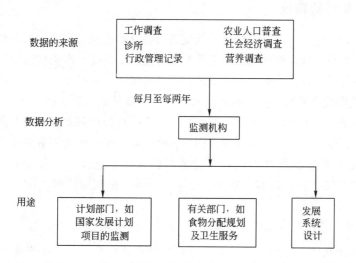

图 8-2 WHO 提出的营养监测的组织形式示意图

二、营养监测与营养调查的区别

营养调查和营养监测都是公共营养主要的工作内容和方法。

营养调查是传统鉴定营养状况的方法，用自然科学的手段对以个体为基础的人群膳食摄入情况及人体的营养水平进行鉴定，调查对象是个体，是直接了解营养状况的方法。

营养监测是 20 世纪 70 年代逐步形成的概念和方法，是营养研究工作深入提高的必然产物。营养学是实践性很强的学科。人们在实践中认识到，开展公共营养工作不仅仅是为了发现问题，更重要的是要解决问题。针对出现的营养问题，单靠营养学工作者不能很好地解决，必须与农业家、经济学者、社会学家、政治家、医学和教育界通力合作才能根本地解决问题，因为，营养与农业、畜牧业、食品经济结构、经济发展趋势、国家营养政策、食品经济政策等有着必然的联系，要提高整个国家的营养水平，单靠给营养调查的对象提出膳食指导改进意见是不行的。所以，营养监测工作着眼于全局，从环境、社会经济条件等方面调查人群的营养状况，探讨从政策上、社会措施上改善人们营养状况和条件的途径，从宏观上采取措施，以改善人群的营养状况。

因此，营养监测与营养调查既有联系，又有区别，两者互相配合，交叉渗透。通过对两者获得的资料进行综合的分析，才能使营养问题得到根本的解决。两者的主要区别见表 8-1。

表 8-1　　　　　　　　　　　营养监测与营养调查的区别

	营养调查	营养监测
目的	了解居民的营养状况	分析、预测、解决营养问题
时间	某时段个体或人群调查（横断面调查）	多时段、连续、动态观察
手段	人体测量、生化、临床检查	收集资料、进行分析
指标归类	营养、人体测量、生化、体征、症状等	营养、经济、社会、医疗保健

三、营养监测的特征

营养监测的特征是对被选人群的营养状况进行持续的监测，定期提供人群营养状况、人群食物消费状况和影响人群营养状况的因素等方面的信息，为政府有关部门的决策、制定营养改善政策和营养改善项目提供依据。与传统的营养调查比较，营养监测有它自己的特点：

1. 调查的范围较营养调查广。营养监测的工作对象是整个国家、地区的各种不同的人群，特别是需要重点保护的人群，如儿童、孕产妇等。它重点分析和发现影响人群营养状况的社会因素，包括社会、政治、经济、农业等方面的各种因素，探讨可能采取的社会性措施。

2. 它在分析营养状况及其影响因素之后，将这些信息及时地反馈，直接研究、制定、修订和执行营养政策，研究营养政策是它的主要任务，是利用情报、决定行动、及时实施的过程。

3. 它的着眼点是一个国家或一个地区的全局，以有限的人力、物力分析和掌握全局的常年动态，在工作方式上倾向于进行宏观分析，其工作内容服从于完成宏观分析的需要。

4. 在材料的取得上，为保证广度，提倡尽可能收集现成的资料，而不强调获得直接测定的第一手数据。

四、营养监测的目的

营养监测可为政府制定与食物、营养有关的政策、措施及确定营养科研工作的重点提供信息和数据库。人们的食物消费行为随着社会经济的发展而改变。这些改变不但会对人们的营养状况和健康状况产生影响，还会使食物的需求发生变化，进而对食物的生产和国民经济发展规划产生影响。在社会的发展过程中，通过营养监测，可以了解和掌握食物消费的变化及其对国民营养和健康状况产生的影响，分析发展趋势，为决策者提供信息，从而有的放矢地解决存在的营养问题，预防和阻止营养相关疾病的发生和发展，通过对食物生产、流通、分配、消费等环节的政策进行调整，保证食物生产、健康与环境的平衡发展。因而，营养监测的目的是：早期发现人群中营养不良的发生情况及其产生的因素，以便及时采取改善措施，预防人群营养不良的发生；评价营养改善政策和措施的效果；为政府制定相应的食物与营养政策、措施提供科学依据。简单地说，就是利用情报、决定行动、具体实施。

营养监测的目的可概括为以下几个方面：①了解营养问题在时间、地点和人群中的分布情况；②动态地观察人群营养状况的变化趋势；③发现出现营养问题的易感人群，为制订合理的干预措施提供依据；④发现人群营养状况的制约因素；⑤通过连续监测资料的分析，评价干预措施的效果；⑥确定食品与营养规划的工作重点；⑦为国家制订或修订与营养工作有关的各项政策和规划提供基础资料。

五、营养监测的分类

可以将营养监测简单地分为如下三类。

1. 为制定保健和营养发展计划而进行的营养监测

对社会人群的营养状况及制约因素如自然条件、经济条件、文化科技条件等进行长期动态的观察、分析和预测，为制定与公共营养有关的各项政策和规划提供科学依据。

2. 为评价已有的营养规划实施的效果而进行的评价性营养监测

通过监测人群营养指标的变化，对已制定的营养政策和规划实施的效果进行评价。

3. 为及时预报营养不良和制定干预规划而进行的营养监测

这种营养监测的目的在于发现、预防和减轻重点人群营养状况的短期恶化。例如控制和缓解区域性、季节性和易发人群的某种营养失调的出现等。

六、营养监测的功能

如前所述，营养监测主要功能包括：为国家、地区和部门的规划和政策的制定提供依据；对食品和营养规划的执行情况进行监控和评价；对食品短缺进行及时的预警。

近年来，营养监测的功能进一步扩大，还包括营养问题的确定、论证以及食物和营养结构调整政策的效果评价和监测。然而，一个营养监测系统很难执行所有的功能。此外，还应根据信息使用者（决策者和管理者）的意愿和需求对营养监测系统的功能进行设计和调整。营养监测的主要功能有如下几个方面。

1. 制定国家及部门的规划和政策：在制定和调整国家和部门的营养规划和政策时，必须发挥营养监测系统的作用，通过对各种来源的数据进行分析、整理和解释，使各地处理食品、营养问题的经验得到综合的反映。因此，营养监测在国家和部门的营养规划与政策的制订和调整方面具有重要的作用。

2. 对项目进行监控和评价：作为公共营养的主要工作方法，营养监测可对营养改善项目的执行情况进行监控，通过收集和分析效应指标，对项目的效果进行评价。

3. 对食物短缺进行及时的预警：通过营养监测系统收集和分析人口状况、农业生产状况、居民的支付能力和食物的产储运销等社会经济状况资料，特别是农业产量、农户收入、降雨量、作物病虫害、牲畜疫病情况和存栏数等农业资料，可以对干旱、虫害等因素引起的食物危机进行预警，营养监测是防止食物短缺的有力工具。

4. 确定问题和宣传动员：许多有关社会团体、为贫困和残疾人群服务的非政府组织和个人，愿意支持目的在于改善特定人群营养状况的营养改善项目。营养监测系统可以提供公众营养问题的特点、严重性、范围等方面的信息，引起和增强社会及有关人士对营养问题的重视和认识，因而有助于营养改善项目的制订和实施。同时，营养监测对项目有效性评价的信息可以为支持者决策的正确性提供佐证，增强他们的信心。

5. 对结构调整政策的效果进行监控：正确的产业结构调整政策可以提高政府的财政效益，偿还国际债务，而营养监测是这些政策的制定和调整的基础。对过去制定的营养政策和与营养有关的食品经济政策在食物保障和改善贫困人口营养状况方面的效果在经过一定时间的实践后有必要进行监控，以便政府官员和行政管理人员对政策进行调整，使政策发挥更大的效益，减少不利的影响。

第二节　营养监测的工作程序

营养监测的工作程序包括收集数据、分析数据、发布和利用信息三个方面。

营养监测的工作程序就是不断地收集、分析、传播和使用与营养有关的资料，包括各人群的营养状况和健康状况；这些人群食物的消费量与供给的可能性；各种可能影响营养状况、食物生产和消费的可变因素等。在分析他们的营养状况及其影响因素后，研究、制定、修订和执行营养政策，实施营养改善措施。也就是说，从饮食习惯、经济条件、经济体制与政策、农业生产和食物的分配等方面分析和寻找出现营养问题的原因；对问题的严重程度进行评价；寻找改善措施，并分析措施实施的效果。

一、监测点的选择和监测人群的确定

监测点的选取和监测人群的确定是建立营养监测系统的基本环节。

1. 监测点的选择和监测人群的确定

要求既要保证样本有代表性，又要避免过多地耗费人力和财力。可以采用随机抽样的方法，也可以根据监测目的采用其他的抽样方法。样本的大小依据监测目的的不同而不同。监测点可以是一个行政区（县），也可以是一个社区、一个学校、一个幼儿园或一个其他单位。为了了解营养现状，所需的监测人群的人数（样本量）应该多一些，而在监测营养状况的变化趋势或对趋势进行预测时，样本量可以少一些。

2. 对监测点的要求

选择的监测点要具备基本的条件，否则就收集不到所需的数据，或者收集的数据存在很大的偏性，不能真实地反映情况。对监测点的要求包括如下几个方面：①只有领导重视，组织健全，才有利于营养监测的开展。在营养监测点要成立营养监测领导小组，领导和协调营养监测工作；②具体负责营养监测工作的人员要经过专门培训；③有健全的营养监测工作网络；④有健全的工作制度、工作程序、质控和考核制度、资料管理制度；⑤能保质保量地完成监测任务；⑥能分析利用当地的营养监测资料，为制订当地的规划和政策提供科学依据。

抽到的监测点必须经过建设才能成为合格的监测点。重点抓工作制度的建立、必要设备的配备和人员的培训。如果经过建设仍不符合上述的要求，可在同类地区进行调换。

二、确定监测指标

营养监测就是定期、有规律地收集有关指标，以监测各类人群的营养状况，尤其是婴幼儿、学龄前儿童、青春期青少年、孕妇、乳母、老年人等特殊生理状况的人群及在高温、高空、高寒、水下、含有毒有害物质等环境生活和工作的人群存在的营养问题的范围、严重程度及其变化，分析营养问题的原因及有关因素。通过对指标的分析和评价，来说明被监测人群当前或未来的营养状况，以便较早地把握营养失调的征兆和变化动态，及时地采取必要的措施。

（一）影响食物供给和消费的因素

人群营养和健康状况的好坏依赖于食物的供给是否充足，消费是否合理。而食物的生产是从农牧渔等种植业、养殖业开始的，经过食品工业部门、商业部门的加工、储运，通过食物市场供消费者选择，中间经过多个环节。要使供给的食物满足人们的营养需要并不是一件容易的事，受多方面因素的影响。换句话说，公众的食物消费和营养状况不仅受农业发展水平、食品工业发展水平的影响，还受饮食习惯、消费心理、文化水平、营养指导方针等诸多因素的影响。了解影响食物供给和消费的因素，有助于监测指标的选择。

总的说来，人们是否得到充足的食物主要考虑两个方面：食物的生产和分配。

1. 影响食物生产的因素

（1）政治、经济因素：充足的食物供给依靠农业的繁荣及农业政策的正确，这在人类历史上得到多次证明。第一次世界大战的前150年，西方国家的主要精力放在工业革命，供给工业原料的农业也有了很大的发展。我国"文化大革命"期间由于农业政策的失误，挫伤了农民的积极性。十一届三中全会以后，在农村进行的经济体制改革使农业有了很大的发展。

（2）自然灾害：降雨量对农作物的生长有很大的影响。干旱有时使农业颗粒无收，洪水、水灾又使农作物遭到破坏，水利工程对确保农业的丰收起重要的作用。农作物病虫害、牲畜疫病都影响食物的供给。

（3）土地的贫瘠、牧场遭到破坏：除了自然因素引起外，人为的因素也很重要。如北非曾经是罗马帝国的繁荣之地，罗马帝国崩溃后，水坝、水库被破坏，而任意的放牧又破坏了自然森林，太阳、风、雨使山上的泥沙冲入农田，肥沃的土地变得贫瘠。所以应保护耕地、牧场这些不可再生、不可替代的生产资源，并备有一定的可复种耕地。

（4）战争：战争使劳动力从农业中抽走，土地被破坏，牲畜减少，农业、畜牧业的生产秩序遭到破坏。

（5）技术支撑有限，生产者素质较低：目前，世界上欠发达国家仍靠原始的技术进行农业生产，效率低下，农民缺乏基本的教育，不能接受先进的农业技术，无力投资，农业机械化程度不高。这些都是造成农业生产落后、食物短缺的原因。

（6）基础设施条件差：农田水利设施建设投入不足，农田水利体系缺乏维护和管理，损坏严重，农田排涝抗旱能力差，均影响食物的生产。

（7）饲料短缺：在整个食物的供应方面，大米、小麦、玉米等谷物起基础性的作用，而多样化的食物，如肉类、禽类、蛋类、奶类、水产品、食用油、食糖及果蔬等起不可替代的辅助作用。随着城乡居民生活质量的提高和家庭食品消费的日益多样化，谷物在食物中所占比重已经大大降低，其他食品的需求量则迅速增加。而肉类、禽类、蛋类、奶类、水产品等动物性食物的生产需要饲料，故加大饲料资源开发的力度，提高饲养业和加工业的效率，增加谷物替代品的生产，可为食物的供应提供保障。

2. 影响食物分配的因素

（1）社会、政治和文化因素：政治、法律和文化因素均会影响一个国家、一个地区的食物在每个成员之间的分配，如妇女和女童的权利受法律和传统保护的程度、决定收入和资产分配的政治和经济体制以及控制社会各部门的意识形态和政策等。

在许多国家，贫穷与营养和健康的关系甚至更明显，这主要是社会制度所造成的。据美国的研究人员估计，即使在美国这样发达的国家，仍有 1 300 多万儿童（占不满 12 岁少年儿童的 1/4）经常难以得到所需的全部食物。这个问题在每月的最后一周最为严重，因为那时家庭的收入或者工资基本都已用完。美国有 20% 以上的儿童生活在贫困之中，这一数字是大多数其他发达国家的两倍多。在第一、第二次世界大战期间，英国约有 10% 的人口能量、蛋白质、维生素 A、维生素 C、维生素 B_1、铁、钙没有达到供给量的要求，这些人都是最低经济阶层的人群。一项研究表明，英国贫困家庭的儿童和成人都面临着与饮食有关的健康危险。这项研究引用了儿童和成人的高贫血率、早产和低出生体重、牙科疾病、糖尿病、肥胖症和高血压作为例证。

在中欧和东欧经济体制向市场经济转轨期间出现的经济混乱对最脆弱群体的食物供给产生了更为深刻的影响。

受传统思想的影响，在有些国家和地区，家庭及社会的资源分配偏向男性，妇女和女童受到歧视，她们的食物得不到满足。

（2）贫穷：在世界范围内，一边是发达国家的农产品过剩，一边是贫穷国家的无钱购买，且又靠出口农产品换取工业产品，形成非常矛盾的局面。1995 年，发展中国家外债总额高达 2 万亿美元。例如，撒哈拉以南的非洲 1995 年支付的债务达 1 360 亿美元，是该地区保健服务支出的近两倍。发展中国家承受的疾病负担份额为全球之最，耗尽了他们的人力和财力。在面临经济危机时，食物就成为家庭预算中需要削减的项目。

（3）经济收入：不管在哪个国家，不管是穷人还是富人，蛋白质的供能比均可以达到 10% 以上，但动物蛋白的比例随经济收入的增加而增加。最穷的国家碳水化合物的供能比超过 75%，最富的国家碳水化合物的供能比在 50% 以下，并且近 20% 来源于精制糖。可能经济收入中等的国家膳食结构更合理。

（4）无闲暇时间：食物的制备和食用均需要时间，家庭成员均工作，无人购买食物及制备食物，在热带地区的一些国家，儿童营养不良的原因就在于此。

（5）运输问题：世界上许多人群生活的地方远离食物的产地，火灾、地震、洪水等自然灾害可能切断食物的供给，如 1945 年约有 500 万南斯拉夫山区人民由于公路、铁路、桥梁被战争破坏而出现食物短缺。

（6）愚昧：在许多发展中国家，人们不能获得良好的教育和正确的营养信息，许多营养价值高的食物无人问津，而听信广告大量购买营养密度低而能量密度高的食品。在发达国家，愚昧导致的不良饮食习惯是肥胖、糖尿病的原因。

（7）宗教习惯：由于宗教的影响，许多食物被禁忌，如犹太人和穆斯林忌食猪肉，非洲部落民族在妊娠、哺乳期有许多食物禁忌；由于担心胎儿过大而引起难产，亚洲一些国家不允许孕妇进食鱼、肉、蛋和脂肪。我国也有类似的情况。

（8）人口问题：FAO 提供的数字表明，1961～1965 年，粮食产量的增长赶不上人口的增长，人均得到的粮食减少。

（9）食物的价格：食物的价格除了受供求关系影响外，还受人们的消费观念等许多因素的影响。而食物的价格对食物的分配产生影响。粮食和其他食物的价格机制不合理，均对食物的分配产生影响。种粮效益偏低，会"谷贱伤农"；粮食价格的变化，会引起其他食物价格的变化；油脂的价格较低，使油脂的消费量增加。

（10）政策措施：在市场经济条件下，食物的生产者最关心的是如何提高效益，经营者最关心的是如何实现效益最大化，消费者最关心是品种是否丰富、价格是否合理。通过采取一定的政策措施，如通过市场机制、补贴机制，让生产者有增加食物生产的主观积极性，通过各种服务和帮助，让生产者有增加食物生产的客观可能性；通过市场机制和政策引导，调动食物经营者的积极性，培育和规范市场，对保证食物的供应有重要的意义。

（二）确定指标应考虑的问题

1. 指标的多寡适宜

为了使营养监测工作顺利地进行，选择的指标并非多多益善，而是宜少不宜多。可借助于营养状况的因果关系图（图 8-3）选择和确定监测指标，并尽可能选择无损伤的指标。身高、体重等人体测量学指标因具有无损伤的特点而常被采用。在评价营养改善措施的效果时，要考虑尽可能选用措施实施前后变化明显的指标。同时，应根据营养监测的主要目的来对指标进行筛选。

2. 灵敏性

灵敏性指检测出真阳性的能力。选用的指标必须是很灵敏的，最好在明显的营养失调症状出现以前就能较早地把握征兆，并能够预示变化的趋势。

指标是由一组数据组成的。指标又可分为绝对指标和相对指标。例如，儿童的体重是一个测量数据，可作为一项评价儿童营养状况的绝对指标，每一个儿童的体重都是一个数据，

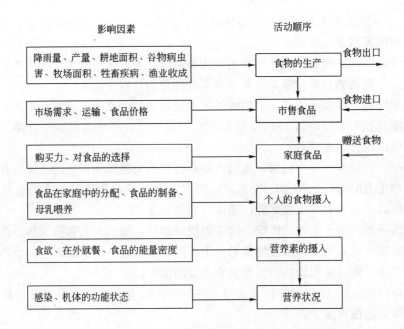

图 8-3　营养状况因果关系图

而一群儿童的体重则构成了一组数据。还可将在这群儿童中按年龄的体重低于某一水平（临界值）的儿童所占的比例作为一项评价儿童营养状况的相对指标，在评价时，可用这一比例的大小来反映这一群体存在问题的严重程度。由于临界值往往是人为确定的，在一个群体中，可能会有一部分正常人的测量数据落在临界值以下，所以在评价时应予以注意，可根据当时的具体情况对临界值进行修正。

3. 特异性

特异性是指排除假阳性的能力。好的指标即可发现真正的阳性者，又可排除假阳性者。例如，血红蛋白在发现缺铁性贫血者方面是一个特异性很好的指标，但它在发现其他原因引起的贫血方面的特异性则不强，不是好的指标。

4. 可行性

可行性是指所选择的指标是否被监测的地区和人群接受。指标的可行性同样很重要，会对分析评价结果产生重要的影响。指标的可行性可从人群的参与程度、仪器设备和操作方面的复杂程度、所需费用的多少、结果统计分析处理的难易程度等方面考虑。另外，应尽可能采用现成的资料，以增加指标的可行性。

（三）营养监测的常用指标

1. 健康指标

在营养调查中采用的临床检查、人体测量、生化测定指标等都可以作为营养监测的指标。医疗保健等健康方面的指标可采用现成的资料。这些指标可以通过医疗和妇幼保健系统、全国学生体质健康监测网络、卫生防疫部门得到。但是，在预测人群的营养状况是否恶化方面，这些指标可能不如社会经济、农业方面的指标用处大。例如，在食品的供应明显减少、食品的价格大幅度上涨后，这些指标才会出现异常。

选择健康状况指标的主要原则是：①反映营养问题有针对性；②符合需要重点保护的人群的特点，如身高和体重在反映营养状况方面更适合于儿童；③指标的选择依地区的不同而不同；④是容易收集又经常能收集到的；⑤根据基线调查而定，特别是在评价改善营养的政策和措施实施的效果时，实施前后选用的指标最好一致，以增加可比性；⑥有可供比较的标准及参考值。一般不直接用指标的绝对数字直接进行分析，而是折算成相当于参考值的百分比，或用参考值减几个标准差来分析。相当参考值的百分比＝测定值/参考值×100％。例如，6个月男婴体重的实测值为7kg，参考值为7.5kg，则该男婴体重相当于参考值的百分比＝7.0/7.5×100％＝93％。一般体重中位数的80％或身高中位数的90％，大体上相当于均值±2SD，通常将－2SD作为下限，而把＋2SD（一般相当于中位数的120％）作为上限。

表8-2和表8-3是WHO西太区办事处在1978年召开的营养监测研讨会上推荐的与健康有关的指标。WHO推荐的一些指标，如不同年龄（1～5岁）儿童的死亡率、婴儿出生体重、儿童身高和体重、哺乳和断奶情况、某些简单的实验室检查等一些基本的数据对评价发展中国家人群的营养状况极为有用。

表 8-2 　　　　　　　　　　**WHO推荐的反映健康状况的营养监测指标**

测量项目	设备	工作人员	临界值	指标	汇总次数
出生体重	人体称	保健人员、接生员	＜2 500g	＜2 500g的人数％	季度
年龄别体重	人体称	保健人员、社会工作者	＜或＞参考值±2SD	＜或＞临界值的人数％	季度
身高别体重（2岁以后）	人体称、身高测量尺	保健人员、社会工作者	＜或＞参考值±2SD	＜或＞临界值的人数％	季度
年龄别身高（入学时）	身高测量尺	学校保健人员	＜或＞参考值±2SD	＜或＞临界值的人数％	年度
特殊年龄（0～4岁）死亡人数	死亡登记卡	地方官员、保健人员	—	均数和变化趋势	年度
哺乳/喂养方式（3个月）	记录卡	保健人员	—	每种喂养方法的人数％	年度
某种营养缺乏病新病例	体检记录	保健人员	—	新病例的人数％	必要时

表 8-3 　　　　　　　　　　**特殊情况下营养监测的附加指标**

测量项目	年龄组	临界值	意义
上臂围	1～5岁	参考值的85％	蛋白质-能量营养不良
毕脱斑伴有结膜干燥症角膜干燥＋角膜干燥伴有角	0～5岁	2.0％的儿童	干眼病-活动期
膜溃疡＋角膜瘢痕	0～5岁	0.01％的儿童	干眼病-活动期
角膜瘢痕	0～5岁	0.1％的儿童	干眼病-陈旧
血清维生素A＜100μg/L	0～5岁	5％的儿童	维生素A缺乏病
血红蛋白	0.5～6岁、妊娠妇女	轻度110g/L，中度90g/L	贫血
血红蛋白	6～14岁、＞14岁的女子	轻度120g/L，中度100g/L	贫血
血红蛋白	＞14岁的男子	轻度130g/L，中度110g/L	贫血
地方性甲状腺肿Ⅰ度和Ⅱ度以上	青少年	5％青春期和青春前期青少年	碘缺乏
Ob度和以上 ·	30％的成人	成人	碘缺乏

美国的疾病预防控制中心曾提出用简化的现场调查的方法评价儿童的营养状况，因为6岁以下儿童的营养不良能够反映整个社会的营养状况。

可以选用以下指标：①新生儿死亡率：即出生后28天内死亡的婴儿数占出生婴儿总人数的百分率；②新生儿出生体重；③儿童的生长发育状况；④各年龄组特别是成年人的身高和体重（＞中位数＋2SD或＞参考值的120％）；⑤居民的平均寿命及其城乡差别；⑥慢性疾病的年度变化；⑦肥胖和慢性非传染性疾病患者的血清胆固醇和甘油三酯、血压、三头肌皮褶厚度（＞中位数＋2SD）；⑧冠心病死亡率。

以上指标只供参考。其发病率、死亡率受多种因素的影响，如受卫生状况、医疗保健、免疫程度及身高、体重、感染、腹泻等因素的影响。

2. 食物消费和饮食行为方面的指标

（1）食物消费方面的指标：①年人均粮食的占有量和消费量；②年人均动物性食品的占有量和消费量；③日人均能量和蛋白质的摄入量；④谷类食物与动物性食物的供能比；⑤人均动物性食物消费的增长率等。

（2）饮食行为方面的指标：偏食率、每天吃早餐率、饮酒率、人均酒的消费量、在外就餐频率等。

3. 社会经济指标

如前所述，人群的营养状况受诸多因素的影响，包括当地的生态环境、农业的生产状况和社会经济状况，如海拔高度、气候、地形、水源、可耕面积、农业生产技术、农作物的类型、耕作方式、收割方式以及家庭拥有土地的面积、信贷、生产投资、家庭成员的职业、收入、教育水平、与服务部门（卫生、教育、银行附设的农业服务机构）的距离等。社会经济和农业方面的指标是可以测量的，可作为营养监测的重要指标。可以选用的社会经济和农业方面的指标有：

（1）恩格尔指数：其计算式为：

$$恩格尔系数＝用于食品的开支/家庭总收入×100\%$$

该指数是19世纪德国统计学家E. Engel提出来的。作为营养监测的常用指标，它反映经济收入与食物消费水平的关系，也是反映生活水平变化的标志性指标，可作为划分贫富的标准。近年来恩格尔指数受到特别的重视。

在恩格尔指数的计算式中，"家庭"指一个经济生活最小的单元，家庭总收入包括家庭所有成员的全部收入，如工资、奖金、抚养费、赡养费、社会福利折合费、自家生产的农副产品折合费等。该指数受多种因素的影响，在不同国家、不同地区之间，不能进行简单地对比。

根据联合国确定的标准，恩格尔系数与居民生活水平的关系是：＜30％为最富裕，30％～39％为富裕，40％～49％为小康水平，50％～60％为温饱生活，60％～70％为勉强度日，70％～80％为贫困，＞80％为绝对贫困。目前日本为20％～30％，美国为15％。1990～2000年，我国的恩格尔系数从60.3％下降到46.0％，2002年城镇居民下降到37.9％，农村居民下降到47.7％。我国正在从温饱型向小康型过渡，总体水平向全面小康社会过渡。

（2）收入弹性指数：计算式为：

$$收入弹性指数＝食品购买力增长（\%）/收入增长（\%）$$

收入弹性指数可反映居民改善营养的经济条件发生变化的速度。经济落后地区为 0.7～0.9，其含义是如果收入增加 10％，用于购买食品的能力增长7％～9％。美国收入弹性指数为 0.1～0.4。

（3）人均收入及人均收入增长率：计算式为：

$$人均收入＝家庭实际收入/家庭人口数$$

$$人均收入增长率（％）＝（当年人均收入－上年人均收入）/上年人均收入×100$$

这两个指标可以相对地表明富裕与贫困的程度。由于食品开支的增加一般总是随总收入的增长而增长的，所以，虽然这两个指标直接反映的是购买力的大小，但也可反映食物购买力的大小。用这两个指标可进行不同地区、不同时期的对比。从 1990～2000 年，全国的平均人均收入已从 904 元增加到 1625 元（以 1990 年不变价计）。

（4）食品深加工比值：计算式为：

$$食品深加工比值＝人均食品工业净产值/人均农牧业食品原料产值$$

式中食品工业净产值为总产值中扣除原料产值后的价值。按人均计算可以消除人口变动因素的影响。

（5）食品深加工增长率：计算式为：

$$食品深加工增长率＝（当年食品深加工比值－上年食品深加工比值）/上年食品深加工比值×100$$

（6）食品深加工增长率与平均收入增长率比值：计算式为：

$$食品深加工增长率与平均收入增长率比值＝年度（或一定时间）深加工增长率/年度（或一定时间）人均收入增长率$$

该指标反映食品深加工的发展速度是否合理。深加工增长率快，说明食品工业发展快，经济效益显著，但它的增长率若超过平均收入增长率，就意味着购买保证合理营养最低开支占收入的比例在增加。

（7）人均动物性食品增长率：该项指标可以反映动物蛋白质的增长速度，从而反映居民膳食的质和量在不同时期的变化。

WHO 推荐的营养监测指标有农业产量、农户收入、食物进出口情况、降雨量、作物病虫害、牲畜疫病情况和存栏数、饮食开支与经济收入的对比等。表 8-4 和表 8-5 是 WHO 推荐的常用于营养监测的社会经济指标。

表 8-4　　　　　　　　常用于营养监测的社会经济指标（WHO）

1. 经济状况
  （1）再生的物质财富
    ①住房
      结构类型
      房间数
      每间住的人数
      电器化
      供水
    ②耐用消费品，如拥有电视机、机动车、家畜
    ③储蓄存款

　　④设备，如农具、经商用具
　（2）不再生的自然财富（自然资源）
　　　①拥有土地的面积
　　　②农业供水
　（3）无形财富
　　　①教育水平、受教育年限
　　　②文化程度
2. 环境
　（1）供水
　　　①家庭水源类型
　　　②离水源距离
　　　③可利用水量
　　　④供水质量
　（2）粪便及垃圾处理
　　　①厕所设施类型
　　　②处理垃圾类型
　（3）拥挤情况
3. 有无各种服务
　（1）卫生机构
　（2）农业推广
　（3）灌溉
　（4）信贷
　（5）生产投资（种子、肥料等）

表 8-5　　　　　　　　**WHO 营养状况医学评价专家委员会报告**

营养监测时用于营养评价所需的资料

资料来源	资料的性质	营养学含义
农业资料	农业产品的粗略估计 农业生产方法 土地肥沃程度 可供销售的农作物比重 主要农作物生产过剩的情况	人群食物的可得性
食物销售、分配、储存方面的社会经济学资料	食物的进出口情况 购买力 食物的分配情况 食物的储存情况	社会经济阶层和家庭之间食物分配的均匀性
食物消费模式、文化、人类学资料	缺乏知识、信仰错误 偏见、不在乎	食物的消费偏向
膳食调查	食物的消费情况	营养摄入过少、过多、不平衡
食物的特殊研究	生物学价值 干扰因素的存在 食物加工过程的影响	营养素的利用情况、对人群危害的程度
生命及健康统计	发病率、死亡率资料	高危人群的确定
人体测量学资料	生长发育情况	营养对生长发育的影响
临床营养调查	体征	由于营养不良偏离健康的程度
生化研究	营养素、代谢物和其他组织、体液成分含量	体内营养素供应、生化功能损伤的情况
其他医学资料	疾病流行模式，包括感染和传染病	营养与疾病的关系

三、营养监测数据的收集

在收集营养监测数据时，除了依靠营养工作者以外，还要依靠相关部门的人员，甚至要雇佣一些人员。

营养监测资料的质量控制应该贯穿于整个监测工作的全过程。质量控制涉及调查人员，收集的方法、要求和标准，数据的填写、复核、录入、汇总等诸多方面。及时发现和纠正人为因素造成的错误，特别是保证各监测点都能按照统一的要求收集资料，对提高资料的准确性有重要的意义。

要求资料完整，不要有遗漏。工作人员要有较高的专业素质、一定的业务水平及责任心。对工作人员进行培训，明确职责，并有考核标准。同时，取得调查对象的配合。

为了保证监测资料的质量和资料的可比性，各监测点要按照统一的标准进行资料的填写、收集、复核、录入、汇总和整理。

四、营养监测资料的分析和利用

选择合理的统计指标和统计方法对收集的资料进行分析，得出有价值的结论。数据的分析不一定是全国性的，也可以分地区进行，进行地区之间的比较分析。可征集专家的意见，以充分利用资料。

可通过学术会议、新闻发布会、简报、杂志、报纸、电视等形式将监测的结果公布，提供给信息的使用者。更重要的是，信息的利用要与营养政策和规划联系起来，要与制定和评价特定的营养改善项目联系起来。

第三节 营养监测的内容

如前所述，营养监测的目的和功能是多种多样的，可用于营养监测的指标也是多种多样的；为了使营养监测工作顺利地进行，选择的指标并非多多益善，而是宜少不宜多。监测的目的不同,选择的指标也应有所不同。为了与上节的表述有所区别，本节用营养监测的内容，而不是用营养监测的指标来阐述不同目的或功能的营养监测应该选择哪些指标。

一、用于制定国家发展规划及政策的营养监测内容

营养监测的资料对制订国家的发展规划及政策是至关重要的。根据营养监测提供的包括不同人群的营养状况及其变化和原因等信息，还可以确定是否需要对与营养有关的规划和政策进行修改。同时，营养监测也可为制订与营养有关的卫生政策和规划、营养改善计划、食品援助计划、食品强化计划以及食品安全、食品标签、食品生产和流通方面的法规提供信息和资料。WHO推荐的监测指标见表8-6。

表 8-6	制订国家发展规划和政策的营养监测指标（WHO）

1. 卫生政策指标
  (1) 卫生资源的分配及公平程度
  (2) 社区卫生保健的实施
  (3) 组织机构和管理程序
2. 与营养有关的社会经济指标
  (1) 人口增长率
  (2) 国民总产值和家庭总产值
  (3) 收入分配
  (4) 工作条件
  (5) 成人识字率
  (6) 居住条件
  (7) 可获得的食品
3. 卫生保健指标
  (1) 卫生预防措施
  (2) 初级卫生保健范围
  (3) 免疫接种
  (4) 转院治疗系统范围
4. 营养健康状况指标
  (1) 儿童的营养状况及社会心理发展
  (2) 婴幼儿死亡率
  (3) 出生体重
  (4) 出生或某个年龄的预期寿命
  (5) 母亲死亡率

二、用于评价营养改善计划的营养监测内容

营养改善计划包括公共卫生措施、卫生预防措施及营养补充、营养康复、营养教育、食品强化等营养干预项目。为了评价这些营养改善计划的效果，需要对计划的实施过程进行监测，监测实施前后相关指标的变化。WHO 推荐的监测指标见表 8-7。

表 8-7　　　　　用于评价某些营养改善计划的营养监测指标（WHO）

营养改善计划	目标	指标	
		广泛推荐	不常用（主要用于研究）
学龄前儿童营养干预	1. 降低蛋白质-能量营养不良的发生率 2. 降低发病率 3. 降低婴幼儿死亡率	身高和体重的变化、年龄别身高、年龄别体重、身高别体重以及疾病的发病率、发生次数、持续时间	临床症状、膳食摄入量、上臂围、皮褶厚度、幼儿死亡率
学校供膳计划	1. 改善营养状况 2. 增加食物摄入 3. 提高入学率和出勤率 4. 提高教学质量	身高、体重的纵向观察以及入学、到校人数	其他人体测量和生化指标、食物消费量、教学质量指标

续表

营养改善计划	目标	指标	
		广泛推荐	不常用（主要用于研究）
营养加餐	提高生产率	家庭支出调查	体力活动、能量消耗
营养康复	1. 儿童康复	临床症状、人体测量、体重的变化	
	2. 成人康复		
孕妇营养加餐	1. 降低分娩危险	孕期体重的变化、婴儿出生体重的变化	围产期死亡率、婴儿死亡率
	2. 降低低出生体重儿的发生率		
	3. 降低婴儿死亡率		

三、为预警和实施干预计划而进行的营养监测内容

如前所述，在影响食物的因素中，水灾、洪水、地震、干旱、农作物病虫害、牲畜疫病以及食物生产的不足、运输问题、食物价格的上涨等都可导致食物供给的不足，甚至导致暂时性食物短缺，引起人群的营养不良。这类营养监测具有较好的预见性，可以定期地、经常地对收集的信息进行评估,尽早地掌握食物供给不足的征象，通过预警和实施有针对性的干预计划，避免严重的食物短缺，预防和减轻人群，特别是重点人群的短期营养状况恶化。

与这类营养监测关系最密切的指标有降雨量、种植条件、庄稼的长势、牲畜的状况、粮食的价格、就业情况和营养状况。

在各种营养状况指标中，身高别体重可能是反映近期的短期的食物短缺最有用的指标。年龄别身高、年龄别体重可能在很大程度上可以反映以往的长期的食物短缺。为了使数据的收集和分析更为准确有效，应把监测的重点集中于易受影响的家庭和个人，即对"警戒"样本进行监测，监测指标包括身高、体重、临床症状和体征。当食物的短缺影响到他们的营养状况时，应同时对家庭及其所在的地区实施干预计划，采取紧急救援行动，进行食物救济或补助。

可以针对引起食物短缺的原因实施早期、中期和后期干预。通常有四个水平的干预：

（1）针对引起食物供给不足的基本因素：播种季节过早降雨，需重新播种，应提供种子；发生病虫害，特别是又逢干旱，会使食用农作物减产，应提供杀虫剂和灌溉设备；牧区发生旱情时，应供给饲料；农产品，特别是出口农产品跌价时，可给予补贴。

（2）针对引起食物供给不足的继发因素：常见的继发因素有收入减少、消费品涨价、食物库存减少等。在这些因素尚未引起食物供给不足前即应进行干预。可以采取实施市政工程规划以增加收入、主食实行价格补贴、消费品限价、将主食调运至该地区等措施。

（3）启动供膳和营养康复规划：如果上述的干预未能产生预期的效果，则需要启动发放食物、供膳、营养康复规划。

（4）减轻或消除长期的不良影响：包括旨在减轻或消除长期的不良影响和避免再度发生

饥荒的措施。例如，在下次播种季节供应种子和杀虫剂。

四、针对与膳食有关的慢性病危险因素而进行的营养监测内容

在发达国家和经济快速发展的国家，营养对心脑血管疾病、肿瘤、高血压、糖尿病、肥胖症等慢性病的发生、发展和预后的影响越来越明显。必须对这些慢性病的营养危险因素进行监测。基于这些慢性病是从儿童时期发展起来的和其发生有年轻化趋势的考虑，监测的对象应扩大到所有的年龄组。

在 2002 年卫生部疾病控制司公布的慢性非传染性疾病预防医学诊疗规范中，基本的流程是：周期性健康检查→发现健康危险因素、亚健康者和患者→健康危险因素综合评价，拟订健康维护计划→进行健康生活行为方式指导→对亚健康者或患者进行健康促进诊疗管理。

在周期性健康检查中，应根据不同性别、不同年龄的健康危险因素、易患疾病和死亡原因的不同，确定检查项目。对慢性病常用的监测项目有：人群的死亡情况、死亡原因；人群的营养状况，包括食物和营养素的摄入量、钠摄入水平、膳食结构；个人不良的行为（吸烟、酗酒、运动不足、膳食不平衡、生活无规律等）、家族史、职业等；与健康促进有关的政策法规的颁布和实施情况；健康教育和健康促进开展的情况；暴露于不良的生活环境和生产环境中的环境因素；身高、体重、臀围、腰围、血压、血脂、血糖、心电图、B 超、X 线检查等。

第四节 国内外营养监测系统的介绍

营养监测是 20 世纪 70 年代才发展起来的公共营养工作方法。不同的营养监测系统在监测的对象、监测的范围、监测的指标和方法、运行方式以及所具有的某些属性上均有所不同。虽然许多国家都建立了营养监测系统，但仍然存在不完备的地方。多部门协作开展营养监测，资源共享，是今后营养监测的发展方向。

一、国外的营养监测

美国的营养监测系统（the national nutrition monitoring system）在 1977 年建立，现称为全国营养监测与相关研究项目（the national nutrition monitoring and related research program，NNMRRP），由联邦和各州的一系列联动性的监测活动构成，拥有 50 多个监测和评价美国人群健康和营养状况的项目，汇总了全国和各州的各种来源的资料。NNMRRP 提供有关美国人群的膳食和营养状况及其影响因素、膳食与健康关系等方面的信息，包括五个方面的内容：营养及其相关的健康检查；食物和营养消费情况；知识、态度和行为评价；食物成分和营养素数据库以及影响食物供应的因素。由图 8-4 可知，这五项 NNMRRP 的估测内容均与营养有密切的关系。

营养及相关健康检查提供美国人群营养状况、膳食摄入量和健康方面的信息。检查包括身高、血压以及口腔、生化和血液检查等，主要用于研究膳食摄入、营养状况与健康状况的关系。

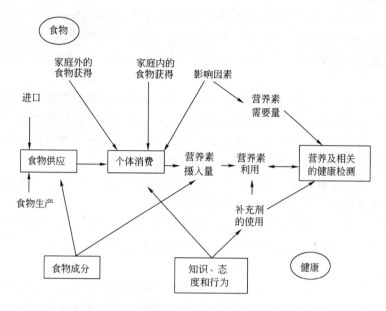

图 8-4　NNMRRP 的五项估测内容与营养的关系

食物和营养消费情况不但包括对个体食物、饮料和营养补充剂摄入量的估计，还包括非必需营养素如膳食纤维的摄入情况。

关于膳食和营养的知识、态度、行为及其与健康关系的全国调查也纳入到了营养监测项目中。对一些特殊问题的调查，如婴儿喂养方式、减肥方法、实现全国健康目标的进展情况以及医务人员对胆固醇的了解等定期进行，以满足对特殊资料的需要。

食物成分和营养素数据库：1982 年以来，为了得到有代表性的美国食物的营养素含量，美国农业部建立了美国营养素数据库（the national nutrient data bank，NNDB），并定期更新。

影响食物供应的因素：美国的食品供应数据显示可供消费的食物和营养素的量随时间的变化，用于评价美国食物供应满足人群营养需要的能力，估计技术改变和市场变化对食物供应的影响。农业部每年修订并公布这些资料。

1990 年 10 月 22 日，全国营养监测和相关研究法案（the national nutrition monitoring and related research act）即公法 101—445（Public Law 101—445）生效。这部法案保证了联邦机构以及州和地方政府之间在营养监测工作方面相互协作和配合。

全国的营养监测体系由中央疾病预防控制中心制定统一的规划，有一套完整的工作制度，通过营养监测网进行经常性、连续性的营养监测工作。

通过监测，发现与营养有关问题的高危人群和地区，为政府采取一系列的营养改善措施提供科学依据。这些营养改善措施包括：①营养教育项目，如美国膳食指南（the dietary guidelines for americans）；②公共健康项目，如全国胆固醇教育项目（the national cholesterol education program）、全国高血压教育项目（the national high blood pressure education program）；③联邦资助的食品服务与援助项目，如全国学校午餐计划项目（the national school lunch program）、妇女和婴幼儿辅助食品项目（the supplemental food program for women，infants，and children，WIC）；④食品生产与市场方面的项目；⑤食品安全规划等。营养监测资料也被用于评价2000年健康目标（the year 2000 health objectives）的进展情况。

通过监测，可以评价农业政策改变对食物营养质量和对健康的影响，评价军队供给系统的营养计划所产生的效果，审查美国的食品强化政策，估计营养素和非营养食物成分的摄入水平，监测食物的生产和市场销售，研究膳食与健康的关系以及膳食与健康知识和态度的关系，酝酿和开展国内和国际的营养监测研究；开展食物成分分析。

全国的营养监测资料还被国家健康统计中心用于绘制1977年的生长参考曲线，被疾病预防控制中心用于绘制生长曲线（2000年修订版）。

营养监测资料还被用于确定市场需求，指导科研方向。如食品行业将食品消费量资料用于评估消费者对某种特定品牌食品的信任度，研究其与营养状况的关系。有关人群中膳食补充剂使用情况的监测资料被用于其营养学效应。

在发展中国家与其他发达国家，营养监测包括食物平衡表的使用、家庭预算监测、个体膳食摄入量的监测、消费者支出监测，以及人群中个体营养和健康状况的定期评价等。

在发展中国家，监测活动常使用食物平衡表，因为它们更易获得，且较其他监测方法花费少。在发达国家，监测活动常包括营养状况测量。卢森堡的营养监测系统长期进行膳食摄入量和基于家庭预算表的家庭食物消费量的监测，直到20世纪90年代中期才增加了对营养状况和社会经济成分的监测。荷兰的营养监测系统则使用食物平衡表、家庭成员的2天食物记录以及对某些人群的营养状况测量。意大利开展全国性家庭监测，内容包括食物和营养素的摄入量以及健康状况、人体测量、血液检查等信息。澳大利亚评价食物供应与个体膳食摄入量的变化以及社区和亚人群营养状况的变化。英国则收集食物称重记录以估计膳食摄入量，收集血、小便标本，采集血压与人体测量数据等评价营养和健康状况。日本自1946年起在全国范围内监测膳食摄入量，并不断地将监测的重点从食物供应转到膳食与慢性疾病的关系方面。

许多欧洲国家虽然也有营养监测系统，但健康报告系统很少或几乎没有涉及营养指标。德国的一个长期性健康报告系统始于20世纪70年代初，但该系统对营养状况没有反映。虽然德国的各州或共和国分别报告营养和健康相关数据，但没有一个全国性的营养系统，资料的收集尚不连续，资金方面也不充足，设计不够全面，不能满足对健康资料的需求。然而，欧洲联盟健康指标系统的建立已在计划之中，可实现各欧盟国家共享，分析或报告公众健康信息。在欧盟的该计划中，营养（膳食）在生活方式与卫生习惯之后，居第五位。

二、我国的营养监测

我国的营养监测系统是在各种人群和各地区营养调查的基础上逐步建立和发展起来的。从1988年开始至今，该食物营养监测系统经历了试点、建立和发展三个阶段。经过十余年的努力，该系统不断得到完善，从抽样方法到调查内容，更加符合我国的国情。在分析方法和监测对象方面，更是将改善儿童营养状况，特别是对贫困地区儿童营养状况的分析研究作为重点。

中国预防医学科学院的公共卫生信息中心和营养与食品卫生研究所、国家统计局的城市住户调查总队和农村住户调查总队组成的联合项目组于 1988～1992 年进行试点工作，于 1996 年正式建立全国营养监测体系，目的是就食物保障及其对健康和营养的影响不间断地向政府各有关部门的决策者提供信息。

在联合国行政协调委员会/营养分委员会（ACC/SCN）的食物与营养监测合作计划（interagency food and nutrition surveillance program）及联合国儿童基金会（United Nations Children's Fund）的支持下，中国营养监测系统的试点工作分两个阶段进行。第一阶段（1988～1989 年）包括干部培训、历史资料分析、信息使用者调查、制订计划；第二阶段（1990～1992 年）包括数据收集、分析、报告。

在监测系统设计的过程中，充分借鉴了国外的经验，并结合中国的实际情况，使食物营养监测系统更具有中国特色。该食物营养监测系统的一个重要特点，就是在开始阶段就把目光对准信息的使用者，对准信息的"用户"。因此，监测系统开展的第一项工作就是对监测信息的使用者以及"潜在"的用户进行调查，其目的是使监测信息真正地能适合"用户"的需要，使监测信息更有针对性，能最大限度为使用者所利用。

国家统计局所属的城市社会经济调查总队和农村社会经济调查总队的城乡住户调查始于 50 年代。1978 年后，该调查系统更加正规化、规范化。经过数年的工作，积累了大量的社会经济与食物消费方面的资料。城乡调查队的住户调查资料以季度为单位，由专门的机构（各省、市、县级的专业城调队、农调队）、专门的人员（专业调查员）及经过专门培训的基层人员（辅助调查员）深入住户收集、整理住户的日记账本，这样可以得到每个住户一年 365 天的食物消费资料。由于食物消费的数据包括全年四个季度，而且每天都有记录，比采用 3～5 天称重记账法得到的膳食调查数据更接近实际情况，更具有代表性。同时还可以从国家统计局的数据库得到有关家庭社会经济状况的资料，这样大大丰富了辅助材料的内容。由于每年均进行住户社会经济状况的调查，对食物数据不但可以进行现状分析，还可以进行动态研究，不仅可以分析食物消费行为，还可以与社会经济因素相联系。

为了借鉴历史经验，对国家统计局主持的"1987 年儿童情况抽样调查"的数据和住户调查数据进行了分析。目的是通过历史资料的深入分析，制定 1990 年的试点调查方案。除了原有的社会经济指标外，增加了 6 岁以下（2000 年改为 5 岁以下）儿童的体格测量指标以及婴儿喂养、疾病、卫生状况、卫生服务等内容，并且对国家统计局原来使用的食物分类进行了修改和补充，在此基础上形成了调查方案。

对 1987 年儿童情况抽样调查获得的九省市自治区 91 011 名学龄前儿童的体格测量资料，第一次全面使用世界卫生组织推荐的国际标准对我国儿童生长发育状况进行评价（过去我国一直使用自己制定的城市、农村标准进行计算，无法与其他国家进行比较，在每年的世界儿童状况报告的数据表中儿童营养不良一栏中我国均无数据），这样计算出的结果科学性强，可与国际接轨，从此世界儿童状况报告中有了中国 5 岁以下儿童营养不良的数据，对我国儿童营养状况有了客观的评价。

在第一阶段充分分析历史数据的基础上，我国于 1989 年正式确定了营养监测方案。

1990 年的试点监测在六省一市（黑龙江、河北、宁夏、四川、广东、浙江和北京）进行，数据分析于 1992 年完成。

1993 年颁布的《九十年代食物结构改革与发展纲要》把营养监测作为实现食物发展基本目标的政策措施之一，要求建立和完善各级营养管理体系，监测不同地区、不同人群的营养状况，发布营养监测信息，为改善营养状况提供科学依据。

1995 年，在第 1 次试点的基础上开始了第 2 次试点监测，共抽取城市住户 8 492 户，农村 17 398 户，体格测量仍然是 6 岁以下儿童。在数据分析时，详细比较了城市、农村住户的收入以及食物消费、膳食模式的变化。根据监测结果明确提出，在农村应将营养改善的重点放在贫困地区，而城市的重点应放在防止营养不平衡上。

中国预防医学科学院与国家统计局联合项目组认真总结了前两次试点的经验，认为前两次的试点工作对于全面了解我国儿童的营养状况及变化发挥了重要的作用。但是原国家统计局的住户样本采用分层随机抽样方法取得，住户比较分散，增加了儿童体格测量等调查工作的难度，又由于客观上 6 岁以下儿童数量不足，使进一步的深入分析和研究受到限制。

在总结了试点的经验后，1996 年卫生部决定建立国家食物营养监测系统，该系统于 1996～2000 年建立。它以卫生部在全国 30 个省市自治区设立的 145 个疾病监测点为基础，参照国家统计局城乡社会经济调查队在全国设立的 600 多个样本县，依照卫生部统计信息中心的指标体系，根据经济发展水平，分为城市、一般农村和较贫困农村三个层次，进行 2 次抽样，在全国范围内确定了 40 个监测点，其中农村 26 个，城市 14 个，覆盖了全国的 26 个省、市、自治区，形成了营养监测网。这些监测点既是国家疾病监测点，又是国家统计局的常规抽样点，有利于利用国家统计局和卫生部两方面的数据。通过对监测点的监测，定期收集各点学龄前儿童、成人的体格测量资料，母乳喂养、辅食添加情况及健康状况和住户卫生设施情况等公共卫生基础资料，同时收集城市和农村住户的全年食物消费数据及社会经济发展指标，结合来自疾病监测点的公共卫生基础资料，进行全面、综合分析，从而取得我国人民的膳食结构和营养健康状况的资料，为国家制定相关政策提供科学依据。该系统营养监测、疾病监测、城乡社会经济调查三网合一，资源共享，很有特点。

1998 年进行了建立正式食物营养监测系统后的第一轮食物消费监测。监测点共有农村住户 1 857 户，城市住户 869 户。内容包括：住户食物消费与膳食营养、儿童体格测量以及儿童喂养状况及家庭基本情况的调查。

基于对 1998 年调查结果的分析，对 2000 年的监测又作了一些调整和修改，一是为了使样本更具有代表性，在具体点的抽样中，每个点先抽 2 个办事处或乡，每个办事处或乡再抽 2 个居民委员会或村，保证每个基层样本点不少于 400 户。为了与国际通用的分析方法一致，调查对象由 6 岁以下儿童改为 5 岁以下儿童。2000 年监测数据来自全国 40 个食物营养监测点，总共抽取 5 岁以下儿童 16 491 人，其中男童 9 099 名，女童 7 392 名。按城市、一般农村和较贫困农村三个层次进行分析，并与 1998 年数据进行比较，同时将西部作为一个"样本"加以分析。在 26 个农村监测点中有 10 个属于西部地区，其余属东部地区。

为了进一步完善我国的食物营养监测系统，发挥系统在儿童生长发育状况监测、评估的作用和提供城市、农村食物消费情况，扩大它的内涵与外延，食物营养监测系统的研究对象上使用了两个群体，一个是全国，另一个是国家确定的西部地区，并于 2001 年选择在甘肃建立了西部省级监测系统的试点。

2005 年，全国食物营养监测在 1998 和 2000 年的 40 个监测点进行。

通过对"国家食物与营养监测系统"的 40 个监测点的监测工作，定期收集不同地区住户中儿童营养状况、家庭健康状况等有关方面的资料，同时通过收集相应点的上一年的住户全年食物消费资料，以及相应的基础卫生资料，通过对数据的综合分析，得到食物营养与健康的信息。

每次的监测结果都已通过新闻发布会和"用户会"的方式及时提供给有关政府部门和相关单位。该监测系统得到的数据已经作为"国家数据"存入相关数据库，成为国家有关部门制定儿童发展计划及制定营养政策和食物发展纲要的重要依据。通过十余年的监测工作所得到的有关儿童生长发育的数据由卫生部报告给联合国儿童基金会和世界卫生组织。数据被联合国儿童基金会和世界卫生组织认可，并作为中国唯一的代表数据，正式发表在每年一期的"世界儿童状况"（1994—2002）及相关文件中。国务院妇女儿童工作委员会也把我们的监测数据作为评价 90 年代我国儿童发展纲要和执行《九十年代儿童生存、保护和发展世界宣言行动计划》的代表数据，发表在"中华人民共和国九十年代儿童发展状况"国家报告中。由该系统监测得到的食物消费数据已作为"中国食物与营养发展纲要（2001—2010）"中关于我国居民营养结构的基础数据使用。相关的食物消费数据还被原国家计划委员会作为"西部地区退耕还林食物强化"工作的依据。

（高永清）

第九章

食物资源的利用与改造

第一节 食品强化

食品的主要作用是为人体提供营养素以满足人体的营养需要，但针对人体需要、不同人群的生理状态、工作性质而言，天然的食品会存在某种营养素不完全或某种营养素含量不足、比例不适等情况。

食品营养强化最早起源于 1833 年，当时有一法国化学家提出向食盐中加碘以防止南美的甲状腺肿。食品营养强化真正得到普遍的认可和应用是在第二次世界大战之前，当时美国的营养缺乏病增多的现象受到各方的重视。于是在 20 世纪 30 年代美国的营养学家提出了食品强化的概念并首先在牛奶和人造奶油中强化维生素 A 和维生素 D。而后，随着营养科学和食品科学的发展和疾病的调查，有针对性地对多种食品进行一种或多种营养素的强化，并制定了相关的法规。美国 FDA 规定大米、面粉、玉米粉等必须进行营养素强化。目前，美国大约有 92％以上的早餐谷类食物是强化食品。我国近二十年来才涉足这一领域，最初食品强化主要针对碘缺乏问题进行，在食盐中强化碘，收到很好的效果。现在在许多居民常用的食品，如米、面、酱油和奶粉等特殊用途的食品中也逐步强化某些易缺乏的营养素。

一、食品强化的定义及意义

1. 食品强化的定义

根据营养需要，向食品中添加一种或多种营养素或者某些天然成分，用以提高食品营养价值的过程称为营养食品强化或简称食品强化。这种经过强化处理的食品称为强化食品。所添加的营养素（包括天然的和合成的）称为营养强化剂（食品强化剂）。

2. 食品强化的意义

食品强化已成为世界各国营养界主要的研究内容之一，也是人类积极干预自身营养需要的一种社会进步，其意义是：

（1）弥补天然食物营养成分的缺陷：没有一种完整的天然食品能满足人体的各种营养素需要。例如，米、面除了可能有多种维生素缺乏外，其蛋白质的种类和含量也不足，特别是赖氨酸等必需氨基酸的不足严重影响其营养价值。至于那些含有丰富蛋白质的乳、肉等食物，其维生素含量则多不能满足人类的需要，特别是它们缺乏维生素 C。因此，有针对性地进行食品强化，增补天然食物缺少的营养素，可大大提高食品的营养价值。

（2）补充食品在加工、储存及运输过程中营养素的损失：多数食品在消费之前需要储存、运输、加工、烹调，才能到达消费者手中。在这一系列过程中，机械的、化学的、生物的因素均会引起食品部分营养素的损失。例如，碾米和小麦磨粉时有多种维生素的损失，而且加工精度越高，损失越多。又如在加工水果、蔬菜罐头时，很多水溶性和热敏性维生素损失 50% 以上。果汁饮料若放在冰箱中，7 天后维生素 C 可减少 10%～20%。因此，为弥补营养素在食品加工、储存等过程中的损失，适量增补一些营养素对满足人体需要是非常有意义的。

（3）使某种食品达到营养需要的某种目的：对于不同年龄、性别、工作性质以及处于不同生理、病理状况的人来说，他们对各类营养素的需要是不同的，对食品进行不同的强化可分别满足各自的营养需要。例如，婴儿配方奶粉、宇航员食品、糖尿病病人食品等。

（4）预防营养不良：对全世界来说，维生素 A、铁和碘缺乏是三个主要的营养素缺乏问题，特别是在发展中国家有较高的发生率。食品营养强化对预防和减少营养缺乏病，特别是某些地方性营养缺乏病具有重要的意义。例如，缺碘地区人群食用碘盐后甲状腺肿的发病率大大降低。

二、食品强化的原则

强化食品的功能和优点是多方面的，但其强化过程必须从营养、卫生及经济效益等方面全面考虑。进行食品强化时应遵循的基本原则有以下几个方面：

1. 有明确的针对性

进行食品强化前必须对本国本地区的食物种类及人们的营养状况做全面细致的调查研究，从中分析缺少哪种营养成分，然后根据本国本地区人们膳食的食物种类和数量选择需要进行强化的食品载体，以及强化剂的种类和数量。例如，日本多以大米为主食，其膳食中缺少维生素 B_1。他们根据其所缺少的数量在大米中增补。对于地区性营养缺乏症和职业病等患者的强化食品更应仔细调查，针对所需的营养素选择好适当的载体进行强化。

2. 符合营养学原理

人体所需要各种营养素在数量之间有一定的比例关系，所强化的营养素除了考虑其生物利用率之外，还应注意保持各营养素之间的平衡。强化食品的主要目的是改善天然食物存在的营养素不平衡的关系，即通过加入所缺少的营养素，使之达到平衡，适应人体需要。这些平衡关系大致有：必需氨基酸之间的平衡，产能营养素之间的平衡，维生素 B_1、维生素 B_2、烟酸与能量之间的平衡，以及钙、磷平衡等。

3. 符合国家卫生标准

食品营养强化剂的卫生和质量应符合国家标准，同时还应严格进行卫生管理，切忌滥用。特别是对于那些人工合成的衍生物更应通过一定的卫生评价方可使用。强化的剂量要适当，由于营养素为人体所必需，往往易于注意到其不足或缺乏的危害，而忽视过多时对机体产生的不良作用。生理剂量为健康人所需剂量或者用于预防缺乏症的剂量。但是，每个营养素的适宜剂量和过量的倍数都不相同，强化剂量的制定应参照各国的营养素摄入量参考值和最高耐受量。

4. 易被机体吸收利用

食品强化时尽量选取那些易于吸收和利用的强化剂。在强化某些矿物质和维生素的同时，还要注意相互之间的协同或拮抗作用。

5. 尽量减少营养强化剂的损失

许多营养强化剂遇光、热、氧等会发生分解、转化而遭到破坏，因此可在强化食品生产时适当提高营养素的添加量，抵消食品的加工及储存等过程中会发生的部分损失。

6. 保持食品原有的色、香、味等感观性状

食品大多有其特有的色、香、味等感观性状。而食品强化剂也多具有本身特有的色、香、味。在食品强化的过程中，不应损害食品的原有感观性状而影响消费者的接受性。

7. 经济合理，有利于推广

食品营养强化的目的主要是提高人们的营养和健康水平。通常食品的营养强化需要增加一定的成本。但注意价格不应过高，否则不易推广，起不到应有的作用。食品营养强化时必须选择大众都需要、消费得起的食品作为载体食品。

三、常用强化剂的种类

从广义的范围来讲，营养强化剂主要包括必需氨基酸、维生素、矿物质和功能因子四类。我国规定用于食品营养强化的品种为前三种，其使用范围和使用量见《食品营养强化剂使用卫生标准》。像其他食品添加剂一样，营养强化剂质量标准一般包括产品外观形态、食量、纯度、物化性质，甚至色泽、气味、微生物指标等都是影响食品强化成败的指标。

（一）维生素类强化剂

维生素是调节人体各种新陈代谢过程必不可少的营养素，它几乎不能在人体内产生，必须从体外不断摄取。当膳食中长期缺乏某种维生素时就会引起代谢失调、生长停滞，以至进入缺乏和病理状态，因此维生素在人体营养上有重大的功用。维生素强化剂在强化食品中占有重要的地位。

1. 维生素 A 类

维生素 A 是指含有视黄醇（retinol）结构，并具有其生物活性的一大类物质。维生素 A 粉末，一般为维生素 A 醋酸酯、棕榈酸酯等，主要用于面粉、乳粉、固体饮料强化。维生素 A 油是将鱼肝油用真空蒸馏等方法精制成含高浓度维生素 A 的维生素 A 油，亦可将维生素醋酸结晶加精制植物油制成。维生素 A 油不溶于水，可用表面活性剂使之在水中形成混悬液。其中最普遍采用的是维生素 A 醋酸酯及维生素 A 棕榈酸酯，后者的稳定性更好。维生素 A 对光和氧不稳定，亦可被脂肪氧化酶分解，在添加时应予注意。

某些有色的植物中含有类胡萝卜素（carotenoids），已发现的类胡萝卜素约有 600 种，其中 α-胡萝卜素、β-隐黄素、γ-胡萝卜素等可在小肠和肝细胞内转变成视黄醇和视黄醛，又称为维生素 A 原。β-胡萝卜素是在许多植物性食品中均含有的色素物质，它既具有维生素 A 的功效，又可作为食用天然色素使用，是一比较理想的食品添加剂。

2. 维生素 B 类

通常用于强化的维生素 B 类包括：维生素 B_1，即硫胺素，又称抗脚气病维生素或抗神经炎维生素，实际多使用盐酸硫胺等硫胺素衍生物。维生素 B_2，即核黄素。维生素 B_5，即烟酸或尼克酸，又称抗癞皮病维生素或维生素 PP。

（1）维生素 B_1 强化剂：包括硫胺素盐酸盐即维生素 B_1 的盐酸盐形式、硝酸硫胺素等。硫胺素盐酸盐多用来强化面包、饼干等面制品。制面包、饼干时可在和面时加入，使之分散均匀。此外，还可用以强化面粉以及牛乳和豆腐等。本品添加后稳定性差，损失较大，且可被亚硫酸盐与硫胺分解酶所破坏，使用时应予注意。贮藏应置于遮光容器中，密封保存。硝酸硫胺素吸湿性较小，对碱或在空气中稳定性较好。贮藏应置于避光容器内，密封保存。其稳定性比盐酸硫胺素高，添加于面包等食品中效果比盐酸硫胺素好。

（2）核黄素：核黄素对热和酸比较稳定，在中性及酸性溶液中，即使短时间高压消毒也不被破坏。但在碱性溶液中易被破坏，特别对紫外线敏感，对还原剂也不稳定。目前多用亲油性的核黄素丁酸酯，其用量每 1.75g 相当于 1g 核黄素；液体食品强化剂型为核黄素磷酸钠，其用量每 1.37g 相当于 1g 核黄素。因本品对碱和光，特别是对光不稳定，故使用时应予注意。

（3）烟酸和烟酰胺：烟酸耐酸、碱和热，将溶液加热几乎不分解。可用于面包、饼干、糕点及乳制品等的强化，也可作为肉制品的发色助剂使用。

烟酰胺由烟酸与氨作用后，通过苯乙烯型强碱性离子交换树脂过滤，再经氨饱和滤液制得。除用于以上食品强化外，还可作为核黄素的溶解助剂，也可助肉色良好。

3. 维生素 C 类

强化用的维生素 C 主要为 L-抗坏血酸。对婴儿食品与保健食品来说，抗坏血酸是常用的强化剂。L-抗坏血酸除用于维生素 C 强化外，还广泛用于防止氧化、保持鲜度及作为肉的发色助剂等使用。主要用于强化果汁、面包、饼干、糖果等。在橘汁中添加 0.2～0.6g/kg，则具有维生素 C 效果及提高制品风味的作用。若隔绝空气，避免混入铜离子，则 6 个月后还可保留维生素 C 90% 以上。此外，也可添加于清凉饮料中。在水果罐头中添加，可具有维生素 C 的效果，防止制品氧化变色及风味变化等，添加量为 0.3g/kg 左右。贮藏时分解量为 10%～20%。

（二）矿物质元素强化剂

常用的矿物质如钙、铁、锌、碘、锰等。以钙为例，大致可分为无机和有机两种。如葡萄糖酸钙、乳酸钙、骨粉等为有机钙；碳酸钙、磷酸氢钙等为无机钙。

1. 碘

碘、铁和维生素 A 缺乏被 FAO/WHO 认为是全世界消灭营养素缺乏病的主要任务，为此我国政府曾保证在最近几年内降低三种营养素缺乏病的发生率。

碘经常以碘化钾或碘酸钾、碘酸钙或碘酸钠的形式存在。碘化钾是经济但最不稳定的化合物，在潮湿的环境、日照、受热、酸性环境、与氧接触，以及食盐不纯的情况下碘化钾很容易丢失。通过加入稳定剂如硫代硫酸钠、碳酸氢钙后能减低碘化钾由于氧化产生的副作用。然而，在大多数情况下，碘酸钾是最合适的化合物。它不需要加入稳定剂且具有抗氧化的特点。碘酸钾比碘化钾不易溶解，因此不易损失，但目前在食用盐中还没有被广泛应用。

2. 铁

当选择一种铁源来强化食物产品时，必须考虑强化铁对强化食品中有机元素特性的影响。这种铁来源是否有足够的生物利用率，在储藏或混合过程中是否会发生分离，以及在食物强化过程中的费用如何。依铁来源的不同可分为血红素铁与非血红素铁两类。

血红素铁化合物是动物屠杀后的副产物。它是素食主义者强化食物的优良强化剂。蔬菜食物中的非血红素铁化合物和抑制剂并不干扰血红素铁的吸收。然而，遗憾的是血红素铁对强化食品中有机元素有影响，并且不适合做多种产品的强化剂。其中血红素铁化合物制作的曲奇饼干是一项很成功的强化应用。

食物中广泛应用的铁资源主要有四种，分别是元素铁、硫酸亚铁、磷酸铁、焦磷酸钠铁。它们在微量元素补充中经常使用。NaFeEDTA是非血红素铁化合物中一种具有良好生物利用率的物质，抵抗植物性食物中铁吸收抑制剂的作用。但关于NaFeEDTA作为食品强化剂的确切地位还不清楚，FAO/WHO联合出口委员会运用NaFeEDTA在铁缺乏人群进行的食品强化监控项目中的作用已得到了肯定。

一般来说，铁化合物的溶解度与储藏时间成反比。其溶解度越大，化学分解速度就越快。尽管从生物利用率和经济的角度来看，硫酸亚铁作为铁的强化剂最合适，但它不稳定。好在加入稳定剂后，并不影响铁的生物利用率。磷酸铁和其他不溶的铁化合物都非常稳定，但铁的吸收相当低，尤其和食物一起消化吸收时更是如此。有人认为可以寻找或选择吸收促进剂，在保证食物质量的前提下提高铁强化剂的生物利用率。

抗坏血酸被认为是在提高非血红素铁化合物的吸收方面一种很强的促进剂，并且能够抑制鞣酸的抑制作用，是目前最熟悉的铁促进因子。在控制缺铁性贫血（IDA）的试验性目标中，应用抗坏血酸的主要困难是高费用和食物储藏过程中的不稳定性。大量的研究表明，维生素A缺乏可能在某种方式上造成人体贫血，维生素A缺乏可抑制铁吸收。在发展中国家，对营养素水平低下的儿童补充维生素A可提高其体内铁的储备水平。

3. 锌

锌也是人体易缺乏的微量元素，世界许多国家和地区都普遍缺锌。尽管机体可以通过增加或减少肠道锌吸收和内源性肠道锌分泌来维持平衡，决定锌缺乏的关键因素在于摄入不足和生物利用率低。肉和海产品是锌的良好来源。然而，在很多发展中国家，大多锌来源于谷物和豆类食物，这些食物植酸含量高，抑制了锌的吸收。目前，常用的锌强化剂有硫酸锌、氯化锌和葡萄糖酸锌等可溶解的锌化合物，锌的无机酸盐对胃黏膜刺激性很大，且人体吸收也很困难，大多数锌离子未经吸收就排出体外，补锌效果差。许多研究和实践证明葡萄糖酸锌效果优越，将在国内大量生产和应用。

（三）氨基酸类强化剂

蛋白质中各种氨基酸之间的平衡与该蛋白质在人体吸收利用的比例直接有关。在营养学中衡量蛋白质质量常用的指标是蛋白质功效比值（PER）。研究表明，若在质量较差的蛋白质中强化缺乏的氨基酸，则可以大大提高其功效比值。氨基酸的强化，不但具有营养意义，而且还具有经济意义，例如在谷物类食品中强化所缺乏的氨基酸，提高蛋白质的生物效价，这样就等于增产了粮食。

氨基酸强化应注意以下几点：①如果在食品中增加一种氨基酸（第一限制），可能会发生第二种氨基酸的减少；②如果增加第二限制氨基酸，则会加剧第一限制性氨基酸的缺乏症状；③过量增加任何一种氨基酸，均会导致其他氨基酸生理价值的降低，甚至会出现氨基酸缺乏症；④过量增加一种氨基酸会使其他营养素的需求量增加，如维生素 B_6。总之，必须避免杂乱增补氨基酸，仅在某些氨基酸显著缺乏时才给予合理强化。

如果食物中氨基酸量均已足够，增补单一氨基酸无助于生理价值的增加，反而会出现氨基酸的不平衡而对人体产生不良后果。

目前国际上生产氨基酸的主要方法有：①水解动植物蛋白质（主要为小麦、面筋及脱脂豆粒）；②由甜菜及糖蜜废液中回收；③化学合成法；④氨基酸发酵法。

以上四种方法中，前两种方法沿用已久，产量也极高。化学合成法在 19 世纪已获得成功，但由于所获得的产品为消旋型（DL），其中一半无生物活性，难以分离，再加上设备条件复杂，成本高，至今不能推广。发酵法则利用现代工程微生物或转基因微生物在糖类培养液中蓄积或在菌体内积累氨基酸，然后采取适当的后续工艺分离、提取氨基酸。发酵法具有原材料要求及消耗低、易于控制、成本低等优点，适合大规模、低成本的现代工业化生产，这是目前许多国家大力投入和迅速发展的氨基酸生产方法。目前工业化生产的氨基酸有：L-谷氨酸、L-缬氨酸、L-异亮氨酸、L-赖氨酸、L-色氨酸、L-天门冬氨酸等。我国赖氨酸、蛋氨酸、色氨酸、苏氨酸等氨基酸已有大规模生产和出口。

目前我国批准使用的氨基酸强化剂仅有几种赖氨酸强化剂，暂未将其他氨基酸列入营养强化剂。

（四）蛋白质及其他强化剂

蛋白质是食品中最重要的营养素。从经济上考虑，用天然蛋白质或稍加提取、加工的蛋白质来补充谷类中蛋白质和氨基酸的缺憾，显然优于完全人工生产的纯氨基酸。植物蛋白质中大豆蛋白质是优质蛋白质，是理想的蛋白质强化物。目前常用于强化目的的蛋白质有以下几种。

1. 大豆蛋白质

目前大豆蛋白质制品有以下几种：①大豆粗粉和细粉：大豆粉制品含有很高的蛋白质（40%～50%），因含油量不同而略有不同。最简单的大豆制品为全脂粉。②浓缩蛋白质：脱脂大豆片或粉可以通过去除 50% 左右的碳水化合物和一部分其他成分，使其蛋白质含量升级，这种产品成为大豆蛋白质浓缩物，蛋白质含量至少 70%。③分离蛋白质：大豆分离蛋白质是高度分离工艺制品，目前不仅用于谷类的强化，而且在肉制品，如香肠、火腿等的加工中也有大量的应用。

2. 乳清蛋白质

乳清和乳清粉是干酪、干酪素、白脱等乳品工业的副产品，价格低廉，但富含蛋白（各种乳球蛋白和乳清白蛋白、肽等）和乳糖成分，适合作为蛋白质强化剂。

3. 脱脂乳粉

脱脂乳粉含蛋白质 35% 左右，广泛用于面包和营养食品的配料和营养强化剂，或作为某些谷物类主食中限制性氨基酸的增补剂。

4. 酵母粉

酵母粉是用酵母菌培养经杀灭后干燥而得到的菌体。食用酵母蛋白质含量为 40％～60％，蛋白质含量可与大豆粉媲美，并富含 B 族维生素和矿物质。酵母含有较多的麦角固醇，是维生素 D_2 的前体，酵母中含 3％～5％的卵磷脂。酵母蛋白质富含赖氨酸，平均含量为 10％，因而适宜作为谷类食物的蛋白质补充剂。

5. 鱼粉

鱼类是一种很好的蛋白质资源，以固形物计算，鱼肉中蛋白质高达 80％，是所有天然食品中蛋白质含量最高的一种。鱼类蛋白质氨基酸比值与人体肌肉蛋白质的氨基酸比值十分接近，因而以优质鱼粉作为婴儿食品及其他食品强化剂也较多见。

四、强化剂的选择及剂量依据

1. 强化剂的选择

选择食品强化剂时必须注意以下原则：首先不损害食品原有的风味，不导致食品的品质下降。其次，应注意维生素和某些氨基酸等在食品加工及制品的保存过程中易损失，故应使其在消费者食用前很少分解和损失；同时加入强化剂后，其食品的颜色和价格也是应该考虑的。按照 FAO 的提示，选择食品强化剂应注意的事项和一般原则如下：

（1）食品强化剂选择注意事项：①能否集中式加工；②强化的营养素和强化工艺应该是低成本和技术简便；③在强化过程中，不改变食物原有感观性状（有载体的深色与强烈气味来掩盖强化剂带来的轻微的颜色与气味的改变）；④终产品中微量元素的稳定性与生物利用率高；⑤强化剂与载体亲和性高；⑥储藏过程中的良好稳定性；⑦微量元素间不发生相互作用；⑧包装运输对于强化剂的质量也是一个重要环节，如合适的外包装以确保稳定性；贴上描述各种标准的标签，以明示注意事项等。

（2）食品强化剂选择的一般原则：①在正常保质期内有良好的生物利用率；②对载体的口感、风味和颜色不发生改变；③成本低；④可接受的颜色、溶解度和颗粒大小；⑤商业上易得而且合法；⑥有较好可加工性能（如微胶囊、干粉或喷雾包衣形式）。

2. 强化剂量的依据

国际上选定强化剂适宜剂量的标准没有统一规定，但各国都有强化营养素使用范围和剂量的标准或者法规。制定的强化剂推荐标准受很多因素的影响，具体添加的数量应根据各国和地区的营养调查为基础，其他因素还应该包括：①本国微量营养素的每天推荐摄入量（RNI）和最高耐受量（UL）；②微量营养素缺乏的发生率；③在食物加工、转运、储藏和食物准备过程中的损失率；④目标人群食物载体的消费量；⑤其他食物成分是否影响强化微量元素的吸收和生物利用率。

各国营养素的每天推荐摄入量是营养素强化的主要依据，也是适宜强化剂量制定的依据。中国强化剂量的制定可参考中国营养学会 2000 年发布的《中国居民膳食参考摄入量》的具体数据。

五、食物载体的选择

食物载体的选择除了经济上合理和便于推广外，覆盖率高、接受性好等也是科学选择载体食品的关键，当地环境、膳食习惯是考虑接受性和覆盖率的重要方面。

1. 食品载体的选择标准

（1）食物的消费覆盖率高：载体食物的消费覆盖率指应用人群广泛与否的程度，特别是能覆盖营养素缺乏最普遍的农村和贫困人群，而这种食物应该是可以工业化生产的。

（2）食物的摄入量均衡：稳定的或者相似的消费量是便于比较和方便准确的计算营养素添加量的基础，尤其是同时能避免由于大量摄入（如软饮料、零食）而发生过量的可能性。

（3）个体变异小：地区间和个体间变异小，指制作方式和食用方法的相对变化小，利于考虑强化食品中营养素的损失、变化和相互作用。

（4）不因强化而改变品质：注意载体食物和强化营养素之间的匹配，防止由于食品强化所造成的微量元素强化剂或者载体食物在质量上的改变。

（5）不因强化而改变口感。

2. 载体应用现状

下列强化技术已得到广泛应用与发展：①食盐碘强化；②动物油、植物油、食糖、牛奶、奶制品、谷类食品的维生素 A 强化；③面粉、谷类食品、断奶食品、饼干、面包、奶改良剂的铁强化；④奶改良剂、奶粉、饮料粉、汤料调味剂和糊状产品的各种营养素复合强化。

六、强化关键点

微量元素添加的方法常常依赖于生产工艺系统、包装和食品保藏技术、载体食物的特性、强化剂的特性以及生产者的偏爱。为了使所添加的营养素更加稳定，像麦片、玉米片类的食品中强化剂应在生产后加入。而在某些情况下，如罐头食品的强化剂必须在包装工艺前加入。为了确定强化剂最经济、最方便的关键加入点，必须对整个产品的生产工艺和消费者的购买力等进行研究。

1. 加工过程

影响微量元素或预混料添加关键点的最重要因素之一是微量元素的稳定性。像清洗、烹调、暴露空气、加热、积压以及干燥等操作可能会显著的影响强化剂的生物活性和稳定性；如碘，若在生产过程中暴露在过热的环境中很容易升华而损失；金属化合物则容易氧化和变色；维生素 A 容易氧化、发生生化反应，这些都能使其减低效能。因此，强化剂宜在加热、空气暴露、洗涤等加工之后加入。

2. 包装和储存

为了使微量营养素在储存中损失最少，强化食品应该有合适的包装。食品中微量营养素的保留率与应用的强化剂、主要的环境温度条件以及强化和实际销售、食用之间的时间有关。特别是在发展中国家由于缺乏可用的包装材料，包装显得更加重要。包装材料一般有两种：硬容器和软包装。硬容器主要包括玻璃瓶、罐子、陶瓷、木盒、筒、锡器、塑料容器和复合膜等。他们在不同程度上对内部食品起到物理保护作用，这是软包装所不能提供的。软包装主要有塑料、纸、箔、一些植物纤维和布等。

强化食品在包装、运输、储存和销售中的保护原则：①在储存、运输和销售的任何环节，不能使食品暴露在水、过度潮湿和阳光直射的条件下；②只能以原始包装运输、储存和销售食品，不能拆开和重新包装；③袋装食品应存放在木板垫上（至少比地面高 10cm）；④避免袋装食品与储藏室或仓库的墙壁直接接触；⑤搬动袋装食品时不能用锯子以及带尖或锋利的工具；⑥保留一个包装批号、入库时间和出库时间的储存明细表；⑦运送、批发和直接销售食品要按照先入先出的原则；⑧代理商、批发商和零售商应该在强化食品的检查和抽样过程中与政府检查人员配合；⑨零售商在包装袋上的保质期之前 6 个月内销售强化食品；⑩零售商应该指导顾客存放强化食品时不要直接暴露在潮湿、热和光线直射的环境条件下；⑪袋装强化食品必须总是保持封口状态，如打开应及时封好。

（仲伟鉴、王李伟）

第二节　营养素补充剂

人体的营养主要依赖平衡膳食。所谓平衡膳食是指食物中的各种营养素不仅在数量上应满足机体的生理要求，还应避免膳食构成的比例失调和某些营养素过多或过少而引起机体不必要的负担和代谢上近期或远期的紊乱。营养补充剂虽然不能替代健康的平衡膳食，但在补充因饮食摄入不足者、营养素需要增加者、防治慢性疾病者所需营养素方面起到重要作用。

一、营养素补充剂的定义

营养素补充剂（nutritional supplementation）是以一种或数种经化学合成或从天然动植物中提取的营养素（如维生素和矿物质）为原料制成的产品，以补充人体所需营养素和以预防疾病为目的。在国外多用膳食补充剂（dietary supplement）这一概念，是指含有营养辅助成分及健康辅助成分的产品。它包括维生素、微量元素、中草药成分、氨基酸、酶类、植物提取物、代谢产物等。

营养素补充剂有多种形式，包括片剂、胶囊、粉剂、软胶囊、液体等。片剂是最普遍的，服用方便、携带容易，且比粉末或液体容易长期保存。特别是采用微囊技术的制造工艺，将易挥发、不稳定的营养成分用一种高新技术包埋起来，形成微囊颗粒，不仅防止了加工过程中营养成分的破坏，同时也保护营养素在储存过程中不受损失，而且在服用过程中，减少胃黏膜刺激。药片遇胃液才溶解，把有效营养素完好无损地释放。咀嚼片是加入香料等，使补充剂更易服用，口感更好。胶囊一般用于脂溶性维生素。粉剂可不含填充剂、黏合剂，有过敏体质的人可以使用。液体制剂保存较困难，但可以简单地与饮料混合饮用，适用于难以吞服片剂的人服用。

营养素补充剂一般为强化食品中所用到的维生素和矿物质元素强化剂，这里不再详细阐述。目前，含有多种维生素和矿物质元素的补充剂已被广泛应用。

二、营养素补充剂的特点

营养素补充剂的特点主要是不需要以食物为载体，也不是药物，不宜当作药物来使用；不可替代正常膳食，因为营养素补充剂的成分除了要补充人体的微量元素及少量的填充剂或赋形剂，并不含有能量和其他营养素。营养素补充剂适合于有某些症状的或者已知的危险（缺乏或者辅助治疗）个体；在解决这些已知人群的营养素缺乏和疾病预防方面，营养素补充剂有着广泛的用途。表 9-1 列出了营养素补充剂与强化食品的作用特点。

表 9-1　　　　　　　　　营养素补充剂和强化食品的作用特点

	营养素补充剂	强化食品
效果和时间	产生效果快，短期达到目的	产生效果慢一些，中、长期效果好
投放要求或方式	无需食物载体，需要医药卫生系统相关人员有指导地摄入	需要一种合适的食品作载体，需要有组织的生产
覆盖率	覆盖率低，只涉及可以得到服务的地区和人群	覆盖率高，能涉及所有目标人群
维持费用	高	相对低
可持续性	需要目标个体的依从性和补充的持续性	目标人群无意识地接受，容易长期进行

三、不同人群营养素补充剂的需求

（一）不同年龄阶段的人群

在生命中的不同阶段，人体的代谢状况是各不相同的，其对维生素和矿物质补充剂的需要也不相同。

1. 婴儿

婴儿期是人类一生中生长发育最快的时期，但有几点值得注意：

（1）由于阳光照射有限，大多数母乳喂养的婴儿也应该补充维生素 D。维生素 D 不能通过乳腺屏障，故乳汁中该维生素含量极少。但如果有充分的阳光照射，人体皮肤可自己合成维生素 D 以满足需要。通常婴儿所受日光照射的时间较少，为预防维生素 D 缺乏所致的佝偻病，营养专家建议新生儿从 2～4 周起，每日添加鱼肝油 1 滴。

（2）出生 4～6 个月后，母乳喂养的婴儿还应从其他来源获得铁，如铁补充剂或铁强化谷类食物。母乳含铁甚微，出生至 4 个月之内的婴儿，体内有一定数量的铁贮存，4 个月后体内贮存的铁逐渐耗尽，即应开始添加含铁辅助食品。人工喂养婴儿 3 个月后即应补充。

（3）新生儿和婴幼儿尤其是纯母乳喂养儿较易出现维生素 K 缺乏，因为婴儿出生时几乎无维生素 K 贮备，出生的最初几天，肠道无细菌，不能合成维生素 K；母乳中维生素 K 仅为牛奶的 1/4。因此，单纯母乳喂养的婴儿缺乏维生素 K 的可能性更大。在美国，主张给新生儿一次性肌注维生素 K 0.5～1.0mg 作为保护性措施。

用配方奶粉喂养的婴儿无需额外补充维生素和矿物质，因为配方奶中已含有婴儿所需各种营养素。虽然商业配方奶营养素齐全，但其吸收率常较母乳低。

2. 儿童

儿童时期生长发育迅速，代谢旺盛，必须由外界吸收各种营养素，尤其是保证足够的能量、优质蛋白质、矿物质（包括微量元素），以及各类维生素，保证生长发育的物质基础。营养状况的良好与否，将从形态、功能、智力及健康等方面对儿童生长发育产生暂时和永久的影响。

一般而言，平衡饮食即能提供所需的维生素和矿物质。然而，孩子的饮食习惯往往缺乏定性，通常会挑食或偏食，有的东西吃，有的东西不吃，这种饮食习惯不能保证满足机体需要的各种营养素，特别是维生素和矿物质。对于这些不能采用平衡膳食的儿童应服用多种维生素或矿物质补充剂。

研究表明，维生素 A、维生素 B_1、维生素 B_2、维生素 C、维生素 D、铁、锌、钙等营养素的缺乏在我国儿童中常见。当然，首先应考虑尽量用食物满足儿童的营养需要。饮食习惯无定性是儿童的饮食特征，但对大多数儿童来说，这种习惯并不一定会导致营养缺乏，许多家长给予孩子营养素补充剂通常是基于一种保险的心态，以满足孩子正常生长所需的维生素和矿物质。

3. 青少年

由于旺盛的生长发育和性激素带来的身体正常变化，使青少年对营养素需求增加，对维生素和矿物质也如此。

青少年是人类对营养素需要最多的时期，对营养素缺乏或不足也最为敏感。营养素对其生长发育、身体健康和智力发展，以及学习、运动成绩有重要的影响。相对需求量最多而又容易导致缺乏的营养素有钙、铁。青少年对钙的需要量超过成人，中国营养学会建议 11～18 岁的人群钙的每日适宜摄入量为 1 000mg，而成人为 800mg。青少年钙的摄入与其强健的体魄、坚固的牙齿直接相关。由于快速生长、组织需要更多的氧，因此对铁的需要量也高，女孩因为月经的出现所需铁更多。男孩的能量需求比女孩多，因此与能量代谢有关的维生素 B_1、维生素 B_2、烟酸等 B 族维生素的每天推荐摄入量也比女孩多。

4. 50 岁以后

维生素和矿物质，特别是其中的抗氧化营养素，对维持 50 岁以后人群的健康、预防疾病的发生有重要意义，但由于生理特点及社会环境因素，这个年龄段容易产生维生素和矿物质的缺乏，导致这种"供求"矛盾的具体原因如下：

（1）需求量不变而摄入量下降：年龄增大，体内脂肪比例升高，代替原来对能量需求的肌肉组织，使人体的新陈代谢下降，再加上活动量下降，使这个年龄段对能量的需求降低，但对维生素和矿物质的需求保持不变。为满足维生素和矿物质的摄入量，进食与原来一样量的食物会导致能量过剩而肥胖。另一方面，为控制体重而采取的节食行为，能量摄入减少的同时，维生素和矿物质的摄入也减少。

（2）蔬菜、水果摄入量下降：蔬菜、水果富含维生素和矿物质，是维生素 C、维生素 B

族、β-胡萝卜素、钙、铁等的重要来源，特别是维生素 C 和 β-胡萝卜素，几乎仅存在于蔬菜、水果中，动物性食物的含量微乎其微。味觉和嗅觉的日渐减弱将影响食欲以及对食物的兴趣，这也成为膳食情况不理想的原因之一。

（3）抗氧化营养素、钙等需求量增加：蔬菜、水果在预防疾病、肿瘤、抗衰老等方面的作用已被一致公认，这主要是蔬菜、水果含有丰富的抗氧化营养素，如维生素 C、β-胡萝卜素等。钙对男性和女性而言，都十分重要。50 岁以后，当骨量丢失增多时，钙摄入的每天推荐量跃至 1 000mg。对于绝经的妇女，钙需要量可能更高，因为雌激素水平下降，对骨的保护作用减弱。同样，如果未摄入足够的维生素 D 强化食品或经常待在室内，那么必须补充维生素 D。

（二）怀孕期和哺乳期妇女

女性在怀孕期和哺乳期面临着对某些维生素和矿物质需求增加的情况，"生命周期中的营养"这一章节阐述较为详细，这里不作介绍。

（三）特殊人群

某些饮食习惯或出于某种目的的所作所为会影响机体补充维生素和矿物质，如吸烟者、素食者、运动员等。

1. 吸烟者

吸烟者体内氧化应激反应加强，产生的氧自由基增多，需要更多的抗氧化营养素如维生素 C、维生素 E、硒等参与体内的氧化防御。吸一支烟可以破坏 25～100mg 维生素 C。研究证实，吸烟者较非吸烟者的血维生素 C 水平更低。但通常存在这样的情况，忽视吸烟对健康损害的人也不在乎他们的营养如何。研究还发现吸烟者体内血清叶酸水平降低和同型半胱氨酸浓度升高，而这被认为是多种疾病的危险因素，定期补充多种维生素可使血清叶酸浓度增高 4 倍，同型半胱氨酸浓度降低 2 倍。

总之，吸烟导致体内维生素水平失衡，补充多种维生素和矿物质特别是抗氧化营养素和矿物质对该人群是有益的。但并不是说补充了这些营养素就可以完全弥补吸烟对人体所造成的危害，吸烟对健康的威胁必须通过戒烟解除。

2. 素食者

根据排斥食物的种类可将素食者分为几类。主要由植物性食物组成的乳素食者不拒绝乳制品，而乳蛋素食者的饮食中还包括蛋。严格的素食主义者，或称为绝对素食者排斥所有的动物源性食物。

除了绝对素食者，素食者的饮食若基于膳食指南金字塔达到五大类食物的推荐量，他们的饮食也是健康膳食。但绝对素食者排斥乳制品，而乳制品又是钙的主要来源，因此，绝对素食者补钙也是必需的。

由于素食者不吃肉和家禽，故无法得到此类食物中容易被机体吸收的铁的形式——血红素铁。而植物中的非血红素铁必须在胃酸作用下，分解为亚铁离子后，才能被吸收。食物中的柠檬酸、抗坏血酸、维生素 A、动物蛋白质、半胱氨酸、铜、果糖、山梨酸等都能促进铁的吸收；而食物中的植酸、草酸、鞣酸及高磷低钙膳食则抑制铁的吸收。一般而言，素食者则需要补充大量的维生素 C 以帮助植物性食物中非血红素铁的吸收，并且适当考虑补充铁元素。

有些绝对素食主义者可能需要补充维生素 B_{12}，该维生素主要存在于动物性食物，如果不经常进食有维生素可靠来源的食品如强化的谷类食物、强化的豆类饮料等，那么就需要补充维生素 B_{12}。

素食的儿童和青少年也应该有维生素 D 的可靠来源，除非有充足的户外活动和阳光的照射，否则在必要时需每日补充。钙、铁和锌也值得特别关注。总之，素食者由于不能完全得到良好的平衡膳食，应考虑选用多种维生素和矿物质补充剂，得到素食中没有的必需营养素。

3. 运动员

运动期间维生素和矿物质的消耗增加，需要量增大。运动员每人每日的维生素供给量一般为维生素 A 2 500～3 000μgRE、硫胺素 5～10mg、核黄素 2.5mg、烟酸 25mg、抗坏血酸 200～250mg。每人每日的矿物质供给量应为铁 20～25mg、钾 4～4.5g、钙 1～1.5g，钙与磷的比例为 1：（1.5～2）。

某些维生素和矿物质在运动营养中具有特殊意义：可及时清除体内代谢中产生的活性氧。激烈运动时，骨骼肌中活性氧的产量骤然增加。活性氧有一定的生理功能，但超过利用浓度时必须及时清除，否则会损伤肌肉、关节等组织。能够直接或间接清除活性氧的营养素有维生素 A、胡萝卜素、维生素 E、抗坏血酸及构成金属酶的硒、铜、锌、锰等，因而这些营养素也可称之为抗氧化剂，供给运动员充裕的抗氧化剂，有助于延长运动年龄。

核黄素在碳水化合物、蛋白质和脂肪的代谢中起重要作用。核黄素缺乏时，运动员会过早地出现疲劳，运动耐力下降。大量的膳食调查资料表明，仅靠天然食物的膳食，很难满足核黄素的需要量，剧烈运动时核黄素的摄入量，有时还达不到需要量的 1/2。因此，对能量消耗大的运动员必须供给足量的核黄素。

有人建议每天补充钙 500～1 000mg，同时补充镁 250～500mg，因适宜的钙、镁比例有助于钙的吸收。

缺铁性贫血在运动员中并不少见，男性中约占 10%、女性中约占 25%，应适当增加铁的供给。补铁还可增加最大吸氧量和耐力。碰撞性运动，如篮球、足球、摔跤等在剧烈撞击中可能引起外伤或组织内微细胞破裂，所以更应增加铁和抗坏血酸、维生素 E、硒、锌的供给量。补铁的同时最好配以抗坏血酸等抗氧化剂。

剧烈运动时，体内乳酸和其他酸性离子增加，使体液偏酸而引起疲劳。为了预防疲劳过早出现，赛前应少吃含硫、磷、氯等酸性食物（如肉、鱼），多吃含钾、钠、钙、镁等碱性食物（如海带、蔬菜等），以调节酸碱平衡。

（四）接触有毒有害物质的人群

1. 铅作业人群

铅作业常见于冶金、蓄电池工厂。人体因职业接触铅时，铅可通过呼吸道和消化道进入人体，引起神经系统的损害和血红蛋白合成障碍。

鉴于铅对神经系统和造血系统的毒性，在铅中毒的预防和治疗时，要适当补充对铅中毒靶组织和靶器官有保护作用的营养素，如维生素 B_1、维生素 B_{12} 及叶酸，其中充足的维生素 B_{12}、叶酸可促进血红蛋白的合成和红细胞的生成。临床上维生素 B_1、维生素 B_{12}、维生素 B_6 通常作为神经系统的营养物质用于铅作业人群。

2. 二硫化碳作业人群

二硫化碳主要用于制造粘胶纤维，也可作为橡胶、树脂、樟脑等的溶剂。二硫化碳中毒时，脏器中维生素 A、维生素 B_1、维生素 B_2 和维生素 C 含量减少。需要适当补充维生素 A、维生素 B_1、维生素 B_2 和维生素 C。由于二硫化碳代谢物导致维生素 B_6 失活，需增加其摄入量。此外，还要注意增加含铜丰富食物的摄入。

3. 苯作业人群

苯及其化合物苯胺、硝基苯均是脂溶性可挥发的有机化合物，主要通过呼吸道进入人体，其毒性的靶器官是神经组织和造血系统。

（1）补充维生素 C：苯进入体内后主要在肝细胞内经混合功能氧化酶进行生物转化，羟化是其解毒的途径。维生素 C 是体内重要的氧化还原体系组成成分之一，也是体内羟基的供体。故建议对苯作业人群在平衡膳食的基础上补充维生素 C 150mg。

（2）补充促进造血有关的营养素：鉴于苯对造血系统的毒性，在苯中毒的预防和治疗时，要在平衡膳食的基础上适当补充铁、维生素 B_{12} 及叶酸，以促进血红蛋白的合成和红细胞的生成。对苯毒性引起的出血倾向者，除补充维生素 C 外，也应补充维生素 K。

4. 采矿作业人群

采矿作业有井下和露天之分。井下环境和作业特点是不见阳光，空气不如地面新鲜，空气中常含有各种矿体特有的粉尘和气体，高温、高湿、劳动强度大、噪声震动强。露天采矿环境和作业条件虽然与井下有所不同，但劳动强度大、粉尘多、噪声大等特点相似。

采矿作业者的维生素代谢可受以下几方面因素的影响：长期不见阳光的井下作业者不易得到紫外线照射，皮肤上 7-脱氢胆固醇不能变成维生素 D，因此容易发生维生素 D 不足；矿井中的照明度远低于一般工厂，周围常有暗视野，因此维生素 A 的消耗量较大；矿井中的温度较高，劳动强度大，出汗多，随汗流失的水溶性维生素多，硫胺素、核黄素、抗坏血酸的需要量随之增加；不同矿体可使矿井空气中出现相应的粉尘和气体，它们通过呼吸道等途径进入人体而影响营养代谢，这就要求增加某些维生素的供给。

5. 镉作业人群

接触镉及其化合物的作业主要见于电镀、颜料、焊接以及制造合金镍镉电池、半导体元件、果树杀虫剂等工业。镉化合物可经呼吸道和消化道摄入。镉急性中毒可引起化学性支气管炎和肺气肿。慢性中毒则引起神经系统、肺部和肾脏的病变，出现神经衰弱症候群、肺气肿和蛋白尿等症状。日本居民因长期食用含镉的米和水而发生的"痛痛病"，主要出现骨软化症及肾小管病变，如骨骼变形、蛋白尿、糖尿和慢性肾衰竭等。为预防镉中毒，镉作业者注意摄入以下营养素补充剂：

（1）钙的摄入量：每日不应低于 800mg，因高钙膳食对镉中毒有保护作用，能减轻慢性镉中毒所引起的体重增长变慢、生长抑制、神经症候群、肾脏病变和精子功能降低等。

（2）摄入适量的锌：在镉中毒过程中，肝肾中的金属硫蛋白与镉结合而致耗竭，这是镉造成肝肾损害的重要原因。而补锌则能促进金属硫蛋白的合成，对镉导致的肝肾损害不仅有预防作用，而且还能促进镉引起的临床及生化变化的恢复。

（3）摄入足量的抗坏血酸：可对镉的毒性产生拮抗作用。

6. 噪声与振动环境中的工作人员

噪声可使机体代谢增高，尿中硫胺素、烟酰胺和吡多醇排出量减少。维生素 A 或抗坏血酸缺乏时，可使耳蜗细胞发生变化而影响听力。在 85 分贝（A）条件下工作 7 小时，血清中镁含量和尿中镁排出量均增加，机体缺镁还会增大对噪声的敏感性。在噪声作用下，红细胞的钠含量减少。振动的影响是使人体内红细胞中的铜含量升高而锌含量减少。近年来还发现体内缺铁可导致听毛细胞功能障碍，从而导致感觉神经性耳聋。

以下几种制剂可用于消除噪声与振动对身体的不良影响。

（1）复合维生素：其中含硫胺素 4mg、核黄素 4mg、吡多醇 4mg、烟酰胺 30mg、抗坏血酸 200mg。适用于每日于 110 分贝噪声环境中工作 3 小时的人，可明显提高他们的工作效率。

（2）吡多醇：为生理量的 4 倍（8mg），还加有硫胺素、核黄素、谷氨酸等。

（3）维生素、微量元素和氨基酸的复合制剂：曾有人试用大量维生素 A 预防噪声环境中的听力损伤，结果是原来体内维生素 A 不足者，听力损伤较少或损伤恢复较快，但对原来体内维生素 A 营养状况良好者的听力损伤防护并无作用。

维生素和矿物质在体内有相互影响的作用。维生素 E 能促进维生素 A 在肝脏内的贮存。维生素 B_1 能提高维生素 B_2 的利用率，当食品中缺乏多种 B 族维生素时，若仅补充维生素 B_1，则会加剧烟酸缺乏症的发展。大剂量维生素 C 能破坏体内的维生素 B_{12}，而大剂量维生素 B_{12} 又可导致叶酸的缺乏。因此，各种维生素和矿物质的含量不能太高，必须保持严格的平衡关系。

四、服用多种维生素和矿物质补充剂的安全问题

随着人们生活水平的提高，各种维生素和矿物质补充剂的消耗量越来越大，维生素和矿物质的安全问题也就越来越引起人们的关注。针对维生素和矿物质的安全性，中国营养学会 2001 年在新制定的膳食营养素参考摄入量（DRIs）中设定了可耐受最高摄入量（UL），这个量对一般人群中的几乎所有个体不至于损害健康，从而避免摄入过高，发生中毒的可能。

1. 维生素 B_1 的安全性

摄入过量的维生素 B_1 很容易经肾脏排出。尽管大剂量维生素 B_1 非胃肠道途径进入人体时，有毒性表现，但没有经口给药中毒的证据。每天口服 500mg，持续一个月未发现毒性。因此，每日摄入维生素 B_1 50～500mg，未见不良反应。

2. 维生素 B_2 的安全性

由于维生素 B_2 吸收有上限，大剂量摄入并不能无限增加其吸收，健康成年人一次性口

服维生素 B_2 最高吸收上限为 27mg 左右。肾脏对维生素 B_2 的重吸收也有一定的阈值。目前尚无维生素 B_2 毒性的报道。对成年男子及未怀孕或哺乳期的妇女美国 RDA 是每天 1～1.3mg，而对有剧烈体力活动者（如运动员等），其需求量会增加。大量的研究表明大剂量摄入维生素 B_2（每天 400mg）也有副作用。

3. 烟酸的安全性

烟酸及烟酰胺都有维生素活性。烟酸用于降低血浆胆固醇，高剂量的烟酸能够降低总的 LDL 胆固醇和三酰甘油水平，增高 HDL 胆固醇水平，长期使用可以降低冠状动脉疾病的死亡率。

烟酸剂量每天超过 300mg 时，可能发生短暂的皮肤潮红、恶心、腹泻。剂量每天超过 2.5g 时，会出现高尿酸血症、肝酶不正常、高血糖和某些胃肠道反应。研究表明，长时间大剂量服用烟酸对肝脏有毒副作用，因此应在医生指导下作常规肝功能检查。

4. 维生素 B_6 的安全性

维生素 B_6 的功能是复杂多因子及相互关联的。剂量超过美国 RDA（2mg）100 倍的维生素 B_6 已经用于某些疾病的治疗而没有任何不良反应。然而，有文献报道，长期大剂量服用维生素 B_6 会伴有神经病。1990 年 Bendich 等考察服用维生素 B_6 引起神经病的剂量或时间关系。结果表明：2 年内每天服用少于 500mg 的维生素 B_6 与其神经病无关联；每日剂量超过 1 000mg 或总摄入量超过 1 000g 时，会引起神经病。神经病在停药后通常可自愈。因此，建议避免服用每天 500mg 以上的剂量，如因治疗需要大剂量时，也应该在医生指导下服用。

5. 叶酸的安全性

过量摄入叶酸会增加 B_{12} 的缺乏。一般认为从饮食摄入的叶酸盐没有副反应，美国 FDA 和中国营养学会提出的成人和孕妇叶酸的 UL 为每天 1mg。

6. 维生素 C 的安全性

单一维生素 C 补充剂是美国公认服用最广泛的维生素补充剂，每片 500mg。美国成人每日维生素 C 摄入 RDA（60mg）10 倍的量相当普遍。

有人提出长期大剂量服用维生素 C 是安全的。有 8 项长达数年，服用剂量高达每天 10g 的双盲对照研究未见不良作用。其他的 5 项临床研究表明，服用剂量超过每天 5 000mg 的维生素 C，连续 3 年，同样无副作用。因而所有较好对照的临床试验数据表明：摄入量超过美国 RDA 水平 100 倍的维生素 C 不出现副作用。

7. 维生素 A 的安全性

1985 年 Stewart 指出：美国人除膳食外，已广泛服用市售维生素 A 的补充剂，其大多数每片含维生素 A 5 000IU，为 RDA 的 1.5 倍，有助于增强免疫功能、消除自由基和预防某些癌症等。这远低于维生素 A 的 NOAEL（不伴有任何不良反应的最高摄入量）10 000IU 和 LOAEL（伴有不良反应的最低摄入量）21 600IU。同时，这些含维生素 A 补充剂未见有不良反应的报道。

引起维生素 A 中毒的摄入量：

（1）成人：绝大多数维生素 A 中毒病人有颅内高压、头痛和皮肤病症主诉。这些病人中的大多数每天膳食和营养素补充剂摄入的维生素 A≥50 000IU。肝脏疾病可能增加对维生素 A 毒性的敏感性。研究结果表明，每日服用维生素 A＜50 000IU 的成人，产生中毒主要是由于饮食含维生素 A 高、患肝病、营养不良、服药或饮酒。老年人对摄入高剂量维生素 A 的耐受性有很大差异。一般认为：美国 RDA 水平的维生素 A（5 000IU），没有不良作用，包括对肝功能的影响。

（2）孕妇：高剂量维生素 A 摄入可以导致新生儿畸形。1978 年 Stange 等报道，早孕妇女每日摄入维生素 A 150 000IU 在数周以上时，能产生新生儿中枢神经系统畸形。美国 FDA 报告：畸形儿的母亲维生素 A 摄入更高，为每天 25 000～100 000IU。

我国城乡居民维生素 A 摄入量仅为 DRIs 的 60% 左右，长期的维生素 A 摄入不足导致健康人群中存在大量亚临床维生素 A 缺乏患者，因此，根据情况适当补充含维生素 A 制剂是有益的。

8. 维生素 E（脂溶性）的安全性

维生素 E 是一种很强的抗氧化剂，在体内保护细胞免受自由基损害。1988 年 Bendich 和 Machlin 全面综述维生素 E 安全性的问题，认为长期摄入高剂量的维生素 E 是安全的。对服用抗凝剂的病人建议避免摄入高剂量的维生素 E（超过 4 000IU），因为维生素 E 和这类药物有协同作用。自 1986 年来，进行了多项研究。结果表明，高剂量维生素 E 摄入不伴有高血压发生；维生素 E 每天摄入 200～2 400IU，持续 4～5 年，无不良反应的报告。

9. 铬的安全性

膳食中大多为三价铬，其口服毒性很低。有些研究已确定以氯化铬的形式补充 $200\mu g$ 铬是安全的。我国制定食品中铬限量标准（ADI）为每天 $1\mu g$。铬的无毒副反应水平（NOAEL）为每天 $1 000\mu g$。中国营养学会提出的铬 UL 为每天 $500\mu g$。

10. 镁的安全性

在正常情况下，肠、肾、甲状旁腺等能调节镁代谢，一般不易发生镁中毒。镁的 NOAEL 和中国营养学会提出的镁 UL 均为每天 700mg。

11. 铜的安全性

对于人来说，铜是相对无毒的。一般认为成年人每天摄入 2～3mg 铜是安全的。人的铜中毒很少见，从食物中摄入的铜水平高达每天 10mg 未见中毒现象。铜的 NOAEL 为每天 9mg。中国营养学会提出的铜 UL 为每天 8mg。

12. 锰的安全性

与其他微量元素相比，口服锰的毒性很小。在我国尚未发现因膳食锰过多而引起的锰营养问题。美国国家环保局（EPA）提出锰的 NOAEL 和中国营养学会提出的锰 UL 均为每天 10mg。

13. 钼的安全性

一般认为，钼是一种相对无毒的元素。钼的 LOAEL 和中国营养学会的钼 UL 均为每天 $350\mu g$。

无论是脂溶性、水溶性维生素，还是矿物质元素，为了保持机体健康，预防某些慢性疾病，适当摄入含有维生素和矿物质的营养素补充剂是科学的、有效的、安全的。相反，如果长期摄入不足会导致相应的缺乏病。

（仲伟鉴、王李伟）

第三节 保健食品

一、保健食品的概念

世界上并未形成保健食品统一的定义，大多数国家对保健食品仅仅有学术上的概念和分类，保健食品所包括的范围各不相同。日本最早于 1982 年由日本厚生省提出："功能食品是具有与生物防御、生物节律调整、防止疾病、恢复健康等有关的功能因子，经设计加工，对生物体有明显调节功能的食品。"后来不断完善，1991 年又改称为特定保健用食品。美国称为"健康食品"包括了狭义的健康食品、自然食品、有机食品和食疗食品。我国将以往所称的"功能性食品"、"健康食品"等统一称为"保健食品"。在 GB 16740—97《保健（功能）食品通用标准》第 3.1 条将保健食品定义为："保健（功能）食品是食品的一个种类，具有一般食品的共性，能调节人体的机能，适用于特定人群食用，但不以治疗疾病为目的。"尽管表述不完全一致，但分析保健食品的定义，我们可以从中得出保健食品具有以下几个方面的特征：

1. 保健食品首先必须是食品，必须具备食品的基本特征。按照《中华人民共和国食品卫生法》中对食品的定义为"食品是指供人食用或饮用的成品和原料以及按照传统既是食品又是药品的物品，但是不包括以治疗为目的的物品"。食品应具备的基本特征包括食品应当无毒、无害，符合应有的营养要求，同时具有相应的色、香、味等感官性状。对于一些加工的保健食品而言，应当含有一种或数种营养素并达到一定含量水平，但不能要求保健食品等同于普通食品，为人体提供各种营养素，而且更不能将保健食品视为正常膳食，作为各种营养素来源的主要途径。实际上大部分保健食品不能像普通食品那样用来满足多方面营养和饱腹效果，但以普通食品做载体的保健食品是可以满足日常食用和具有饱腹作用的。

2. 保健食品必须具有特定的保健功能，使之与普通食品相区别。所谓特定的保健功能，首先，这种特定的功能在管理上可以作为食品的功能来受理；其次这种功能必须是明确的、具体的，其功能的确定性和稳定性必须经科学实验加以验证。

3. 保健食品是针对特定的人群而设计的。这一特点是与其特定的保健功能相对应的，其食用的范围不同于一般食品，如辅助降血脂功能只能限定于高血脂人群及高血脂发生的高危人群，而不能给儿童食用。普通食品适宜于所有人群食用，不具备特定功能，无特定的人群食用范围。但一般说来没有适宜于任何人群的保健食品。

4. 保健食品与药品有本质的区别。保健食品是针对亚健康人群而设计的，尽管在某些方面与药品有一定的一致性，如不同特征的亚健康人群需要具有相应保健功能的保健食品来调节，但保健食品是以调节机体功能为主要目的，而不是以治疗为目的，它是人体机理调节剂、营养补充剂。应该强调的是保健食品即便在某些疾病状态下也可以使用（如高血压人群可以服用辅助降血压功能的保健食品），但它不能代替药物的治疗作用。另外，保健食品中禁止加入药物，这也是保健食品与药品的本质区别。

5. 保健食品的成分构成应明确其功效成分，除功效成分外尚有其他营养素或主要由营养素构成。至于营养素的种类和含量目前没有统一规定。既然是食品可否要求保健食品至少含几种营养素并规定其含量值得探讨。

6. 保健食品的产品属性既可以是传统的食品属性，也可以是胶囊、片剂等类似药的属性。目前我国市场上的保健食品产品属性有的是传统的食品属性，如保健酒类、保健茶等，也有的是以胶囊、片剂等以往人们认为的药品属性形式，可以说我国保健食品产业的发展赋予了食品以胶囊和片剂、冲剂等新的食品属性。据 2001 年的资料表明，我国报批的保健食品中，以胶囊、片剂为多，42.1％的保健食品含中药，70％产品采用非食品形态。

二、保健食品的功能定位和功能因子

1. 保健食品的功能定位

从保健食品对人体健康发挥的作用和《保健食品管理办法》法定定义两方面综合考虑，保健食品的功能定位可归属于以下几个方面：①调节机体的生理功能，如更年期问题；②亚健康状态的调理，如免疫功能问题；③预防疾病的发生，减缓或控制疾病发展，如高血压、高血糖等；④减轻生产、生活环境中有害因素对健康的影响，如对辐射危害有辅助保护作用；⑤促进机体内有毒有害物的分解与排泄，如促进排铅功能；⑥改善各种营养素的代谢与平衡，如补铁、补钙、补锌等；⑦增强机体对应激状态的适应能力，如耐缺氧功能；⑧帮助机体从异常状态恢复到正常状态，如抗疲劳、润肠通便、改善睡眠、控制高血脂等；⑨辅助临床治疗，如辅助降血糖作用和降血压作用等；⑩减轻临床治疗过程中的毒副作用，如减轻肿瘤放、化疗的毒副作用等。

1996 年卫生部继颁发《保健食品管理办法》后，颁布了第一稿的《保健食品功能学评价程序和检验方法》，规定了当时卫生部受理的 12 项保健食品功能，包括免疫调节、延缓衰老、改善记忆、抗疲劳、抗辐射、抗突变、减肥、调节血脂、促进生长发育、耐缺氧、改善性功能和辅助抑制肿瘤作用。到 1998 年卫生部又增加了新 12 项功能的受理，但同时也取消了改善性功能和辅助抑制肿瘤作用的受理，以后对有些功能的具体作用名称进行了修整，如抗疲劳作用修改为缓解体力疲劳作用、免疫调节作用修改为增强免疫力作用等。至 2003 年 5 月，卫生部已同意审批并已经提出验证方法的保健功能有 27 种，分别为：增强免疫力、辅助降血脂、辅助降血糖、抗氧化、辅助改善记忆、缓解视疲劳、促进排铅、清咽、辅助降血压、改善睡眠、促进泌乳、缓解体力疲劳、提高缺氧耐受力、对辐射危害有辅助保护、减肥、改善生长发育、增加骨密度、改善营养性贫血、对化学性肝损伤有辅助保护功能、祛痤疮、祛黄褐斑、改善皮肤水分、改善皮肤油分、调节肠道菌群、促进消化、通便、对胃黏膜有辅助保护作用。

2. 功能因子

保健食品的保健功能来源于其中所含的功效物质（功效成分或功能因子）。其来源：一是现已认知或以前未曾强调过其功能的已知营养素，如维生素 A、维生素 E、维生素 C、胡萝卜素、硒等抗氧化剂，作为葡萄糖耐量因子（GTF）有效降低 2 型糖尿病人血糖的微量元素铬与锌等；二是本来就存在于天然食品中的成分，以前不仅未承认其为营养物质，而且对其保健功能也未能认知，例如大豆异黄酮、大豆皂苷等各种植物化学物；三是来自中药材的功效物质。我国已批准的保健食品，在原料中不用中药材的极少。卫生部已批准 87 种"既是食品又是药品"，具有特定的保健功能，可作为一类特定食品，纳入营养学的研究应用范畴。目前国际上已确定的活性物质有以下九大类（具体品种有上百种）：①活性多糖，包括膳食纤维、抗肿瘤多糖和降血糖多糖等；②功能性甜味料（剂），包括功能性单糖、功能性低聚糖、多元糖醇和强力甜味剂；③功能性油脂，包括多不饱和脂肪酸、油脂替代品、磷脂和胆碱等；④自由基清除剂，包括非酶类清除剂和酶类清除剂等；⑤维生素，包括维生素A、维生素 E 和维生素 C 等；⑥微量活性元素，包括硒、锗、铬、铁、铜和锌等；⑦肽、蛋白质及氨基酸，包括谷胱甘肽、降血压肽、促进钙吸收肽、易消化吸收肽和免疫球蛋白等；⑧乳酸菌，特别是双歧杆菌等；⑨其他活性物质，例如二十八烷醇、植物甾醇、黄酮类化合物、多酚类化合物和皂苷等。

三、保健食品的管理和政策

（一）英国、日本、美国等国家对保健食品的管理

日本是较早提出保健食品概念的国家，1987 年日本文部省在《食品功能的系统性解释与展开》报告中最先使用了"功能性食品"这一新措词。1991 年，日本官方建立了"特殊健康用途食品"的审批政策。日本对特殊营养食品功能的规定比较明确，要求保健食品必须是天然食品形态，相应的管理也比较严格。企业申报特殊健康用途食品时，需要提供食品或其有关成分的保健用途以及摄取量设定的医学、营养学方面的材料，其中有关成分的定性定量测试、成分分析，以及热能量试验必须由国家或政府县所设立的负责管理食品保健的试验检查机构检测完成。（财团法人）日本健康与营养食品学会首先对这些材料的合格性作出内部评价，由专门委员会及学术委员会进行两阶段评价，通过后再向厚生省提出申请，根据由设立在厚生省卫生局内的由学术界人士构成的特定保健用食品评价审议会以及由国立健康与营养研究所进行的对产品的分析结果做出判断，合格的发给许可证。

截止到 1998 年 5 月为止，厚生省批准的特殊健康用途的食品有 108 个，功效成分主要为不消化的寡糖、膳食纤维、乳酸菌和双歧杆菌及钙剂、铁剂等。产品的形式为：饮料、糖果、酸奶、饼干、固体饮料、口香糖、香肠、巧克力、汉堡、速食面、豆腐等。应该说日本第三代保健食品较多，对功能因子特别强调，据日本千叶英雄教授的意见，保健食品必须具备下列条件：①制作目标明确；②含有已被阐明化学结构的功能因子；③功能因子在食品中稳定存在，有特定存在形态和量；④经口摄取有效；⑤安全性高，不作为药；⑥作为食品被消费者所接受。日本 1980 年保健食品销售总额为 3 600 亿日元，1989 年达 7 000 亿日元，1991 年为 10 000 亿日元。

美国将保健食品称为健康食品或营养食品，其生产和发展已经成为经济发展的重要组成部分。美国在 1972 年以前，对功能食品的管理相当严格，之后才逐步放开，但始终是以保护消费者利益为出发点来进行管理的。为证明食品具有一定的保健功效，是一种有益于健康

的、安全的食品或食品组分，而不是一种药品，生产者必须提供有关营养保健功能的证明。

美国FDA于1987年公布了健康食品规定方案，指出食品的健康提示应该是：①真实确切；②明确特定的生理功能、所针对的疾病和作用程度；③要有科学依据；④标明注意事项等。健康提示要为消费者提供严格、准确和科学的信息和饮食方法，例如低钠食品对高血压患者是有益的；食用含不饱和脂肪酸的食品可降低人体血液中胆固醇含量，防止心血管疾病等。但对提出产品安全性及有效性的证明要做哪些试验，目前还没有明确的规定。1990年FDA又制定了《营养标志教育法》，1994年美国国会通过了《膳食补充品、健康与教育法案》之后，保健食品迅速发展，以年产值计算，自20世纪70年代起，每年以20％递增，1997年增加到50亿美元。

相对而言，美国对功能食品的管理比较宽松、灵活，不要求对每一种产品逐一审批，只规定含有新膳食成分的产品在上市前应向卫生与人类服务部或FDA提交有科学依据的资料，以证明这些组成是安全的或合理安全的，而且必须在产品标签中提供有关食物成分和含量的详细信息，以利于消费者正确选择适合自己的保健类食品。

美国对营养素或膳食补充剂与疾病关系的保健作用声明（即保健功能的宣传）已获批准的保健宣传方式为有食用富含膳食纤维的谷类与果蔬食品能预防肿瘤；食用低脂肪食品能预防肿瘤；摄取钙能预防骨质疏松症；丰富的膳食纤维能预防冠心病；膳食中的低饱和脂肪酸和低胆固醇能预防冠心病；食用低钠盐能预防高血压；摄取叶酸能预防胎儿、婴儿的神经管缺陷等。未经FDA批准，不得声称具体保健功能。对一些已经科学证实具有调节人体机能的营养素在确保其宣传真实的前提下，允许使用"保健作用声明"。但要求其在上市前30天，通报FDA并在标志中用黑体显著注明：本声明未经FDA评价，本产品不用于诊断、治疗或预防疾病。据资料统计，美国1970年保健食品销售总额为1.7亿美元，1983年为34亿美元，14年增加20倍。到1994年为止，美国市场上的膳食补充物已达4 000种。

1995年，英国农渔食品部（MAFF）为了将"功能食品"与强化维生素、矿物质的早餐谷物类营养强化食品相区分，提出了"功能食品"的概念：即含有某种具有医学和生理作用（而非仅仅营养功能）成分的食品。1998年欧盟学术界对功能食品（即保健食品）规定的定义是"一种食品如果具有一种或多种与保持人体健康或减少致病危险有关的靶功能，能产生适当的良性影响，它就是功能食品"。并称此类食品主要是有一定功能的天然食品、添加或去除某种成分的食品、或兼有这些情况的食品。欧盟目前与保健功能食品有关的法律文件有：食品标签、标识和宣传框架法令（AL）79/112；食品营养标签法规（AL）90/496；食品宣称的使用法令；特殊营养用食品法令（AL）89/398。特殊营养用食品法令包括九类食品：婴儿配方食品、断奶期食品、幼儿食品、为控制体重而设计的低能食品、特殊医疗用膳食食品、低钠或无钠食品、不含谷蛋白食品、运动食品（补充肌肉运动的能量缺失），以及为糖代谢障碍的人群（糖尿病）设计的食品。

（二）我国对保健食品的管理

1. 保健食品管理的法规标准体系

根据《中华人民共和国食品卫生法》的有关规定，1996年3月15日卫生部发布了《保健食品管理办法》，2005 年 6 月国家食品药品监督管理局局务会审议通过《保健食品注册管理办法（试行）》并于 2005 年 7 月 1 日起施行。《中华人民共和国食品卫生法》以及《保健食品注册管理办法（试行）》对保健食品的定义、申报保健食品的要求、保健食品的审批工作程序、保健食品的生产经营、保健食品标签、说明书及广告宣传、保健食品的监督管理等内容做出了明确规定。另外，营养素补充剂作为保健食品的补充剂类型，如：补钙、补铁、补充多种维生素、矿物质等，并入保健食品管理。一部法律、一部规章以及有关的配套技术性标准等构成了中国保健食品管理的法规标准体系。

法律——《中华人民共和国食品卫生法》。

规章——2005 年 6 月国家食品药品监督管理局局务会审议通过《保健食品注册管理办法（试行）》并于 2005 年 7 月 1 日起施行。《保健食品注册管理办法（试行）》共分九章，包括总则、申请与审批、原料与辅料、标签与说明书、试验与检验、再注册、复审、法律责任和附则。

规范性文件——《保健食品检验与评价技术规范》（2003 年版）、《保健食品评审技术规程》、《保健食品通用卫生要求》、《保健食品标识规定》、《生产组合式保健食品的规定》以及《保健食品管理中若干问题的通知》等。

标准——《保健食品良好生产规范》。

2. 受理单位

从 1996 年 6 月起，凡在我国境内生产与销售的保健食品一律由卫生部（2003 年 5 月前）或国家食品与药品监督管理局（SFDA）进行终审（2003 年 5 月后），审查通过的保健食品发给《保健食品批准证书》，准许使用特定的保健食品标志。

3. 与保健食品相关的法规和政策

(1)《中华人民共和国食品卫生法》：我国 1995 年 10 月 30 日所颁布的《中华人民共和国食品卫生法》对保健食品的监督管理做出了一系列的规定，其中第二十二、二十三条规定："表明具有特定保健功能的食品，其产品及说明书必须报国务院卫生行政部门审查批准。"保健食品"不得有害于人体健康，其产品说明书内容必须真实，该产品的功能和成分必须与说明书相一致，不得有虚假"。

(2)《保健食品注册管理办法（试行）》：2005 年 7 月 1 日起施行的《保健食品注册管理办法（试行）》中一个大的变化是明确了国家食品药品监督管理局主管全国保健食品注册管理工作，负责对保健食品的审批。省、自治区、直辖市（食品）药品监督管理部门受国家食品药品监督管理局委托，负责对国产保健食品注册申请资料的受理和形式审查，对申请注册的保健食品试验和样品试制的现场进行核查，组织对样品进行检验。也规定了国产和进口保健食品的申请与审批的工作程序、原料与辅料的要求、试验与检验的要求及关于复审的要求等。

(3)《卫生部关于保健食品标识的规定》[卫生监发（1996）第 38 号]：规定了保健食品标识与产品说明书的所有标识内容的基本原则、保健食品标识与产品说明书的标示方式的基本原则等，尽管现在的标识已经换为国家食品与药品监督管理局的图标，但总的内容仍在执行。其中保健食品标识与产品说明书的所有标识内容的基本原则如下：

保健食品名称、保健作用、功效成分、适宜人群和保健食品批准文号必须与颁发的《保健食品批准证书》所载明的内容相一致。

《卫生部关于保健食品标识的规定》的附件 1 对保健食品标识和产品说明书的内容包括保健食品名称、保健食品标志与保健食品批准文号、净含量及固形物含量、配料、功效成分、保健作用、适宜人群、食用方法、日期标示、贮藏方法、执行标准、保健食品生产企业名称与地址和特殊标识内容做了具体的规定。

(4)《保健食品通用卫生标准》(GB 16740—1997):国家技术监督局发布,1997 年 5 月 1 日实施。标准规定了保健(功能)食品定义、产品分类、基本原则、技术要求、试验方法和标签要求。

(5)《保健食品良好生产规范》(GB 17405—1998):1998 年卫生部以卫通〔1998〕第 15 号通告颁布了《保健食品良好生产规范》(GB 17405—1998),并于 1999 年 1 月 1 日起实施。该规范的颁布是针对保健食品是食品,同时又是特殊的食品,保健食品的功效、毒性、原料、产品质量都不同于一般食品。除了严格和规范地对保健食品的功能、毒性、功效成分稳定性等进行评审外,应用该规范加强对保健食品企业的监督管理,保证审批后的产品能按照审批时的标准进行生产,使保健食品真正实现规范化管理。《保健食品良好生产规范》属强制性国家标准,内容包括保健食品生产过程的全部内容,是保健食品生产中发生的差错和失误、各类污染的可能性降到最低程度的必要条件和管理措施,是保健食品生产全过程的质量管理制度,这也就是一般所说的 GMP 的内容。保健食品具有功效成分,在许多方面类似于药品,是一类介于药品和食品之间的食用产品,制定和实施 GMP 管理,对于保证我国保健食品生产的质量,规范我国保健食品生产经营活动,具有重要的意义。

(6)《卫生部关于进一步规范保健食品原料管理的通知》〔卫法监发(2002)51 号〕:

①在该通知中印发了《既是食品又是药品的物品名单》、《可用于保健食品的物品名单》、《保健食品禁用物品名单》。

既是食品又是药品的物品名单:丁香、八角茴香、刀豆、小茴香、小蓟、山药、山楂、马齿苋、乌梢蛇、乌梅、木瓜、火麻仁、代代花、玉竹、甘草、白芷、白果、白扁豆、白扁豆花、龙眼肉(桂圆)、决明子、百合、肉豆蔻、肉桂、余甘子、佛手、杏仁(甜、苦)、沙棘、牡蛎、芡实、花椒、赤小豆、阿胶、鸡内金、麦芽、昆布、枣(大枣、酸枣、黑枣)、罗汉果、郁李仁、金银花、青果、鱼腥草、姜(生姜、干姜)、枳椇子、枸杞子、栀子、砂仁、胖大海、茯苓、香橼、香薷、桃仁、桑叶、桑椹、橘红、桔梗、益智仁、荷叶、莱菔子、莲子、高良姜、淡竹叶、淡豆豉、菊花、菊苣、黄芥子、黄精、紫苏、紫苏籽、葛根、黑芝麻、黑胡椒、槐米、槐花、蒲公英、蜂蜜、榧子、酸枣仁、鲜白茅根、鲜芦根、蝮蛇、橘皮、薄荷、薏苡仁、薤白、覆盆子、藿香。

可用于保健食品的物品名单:人参、人参叶、人参果、三七、土茯苓、大蓟、女贞子、山茱萸、川牛膝、川贝母、川芎、马鹿胎、马鹿茸、马鹿骨、丹参、五加皮、五味子、升麻、天门冬、天麻、太子参、巴戟天、木香、木贼、牛蒡子、牛蒡根、车前子、车前草、北沙参、贝母、玄参、生地黄、生何首乌、白及、白术、白芍、白豆蔻、石决明、石斛(需提供可使用证明)、地骨皮、当归、竹茹、红花、红景天、西洋参、吴茱萸、怀牛膝、杜仲、杜仲叶、沙苑子、牡丹皮、芦荟、苍术、补骨脂、诃子、赤芍、远志、麦门冬、龟甲、佩兰、侧柏叶、制大黄、制何首乌、刺五加、刺玫果、泽兰、泽泻、玫瑰花、玫瑰茄、知母、罗布麻、苦丁茶、金荞麦、金樱子、青皮、厚朴、厚朴花、姜黄、枳壳、枳实、柏子仁、珍珠、绞股蓝、胡芦巴、茜草、荜茇、韭菜子、首乌藤、香附、骨碎补、党参、桑白皮、桑枝、浙贝母、益母草、积雪草、淫羊藿、菟丝子、野菊花、银杏叶、黄芪、湖北贝母、番泻叶、蛤蚧、越橘、槐实、蒲黄、蒺藜、蜂胶、酸角、墨旱莲、熟大黄、熟地黄、鳖甲。

保健食品禁用物品名单：八角莲、八里麻、千金子、土青木香、山莨菪、川乌、广防己、马桑叶、马钱子、六角莲、天仙子、巴豆、水银、长春花、甘遂、生天南星、生半夏、生白附子、生狼毒、白降丹、石蒜、关木通、农吉痢、夹竹桃、朱砂、米壳（罂粟壳）、红升丹、红豆杉、红茴香、红粉、羊角拗、羊踯躅、丽江山慈菇、京大戟、昆明山海棠、河豚、闹羊花、青娘虫、鱼藤、洋地黄、洋金花、牵牛子、砒石（白砒、红砒、砒霜）、草乌、香加皮（杠柳皮）、骆驼蓬、鬼臼、莽草、铁棒槌、铃兰、雪上一枝蒿、黄花夹竹桃、斑蝥、硫黄、雄黄、雷公藤、颠茄、藜芦、蟾酥。

同时还规定申报保健食品中含有动植物物品（或原料）的，动植物物品（或原料）总个数不得超过 14 个。如使用《既是食品又是药品的物品名单》之外的动植物物品（或原料），个数不得超过 4 个；使用《既是食品又是药品的物品名单》和《可用于保健食品的物品名单》之外的动植物物品（或原料），个数不得超过 1 个，且该物品（或原料）应参照《食品安全性毒理学评价程序》（GB 15193.1—1994）中对食品新资源和新资源食品的有关要求进行安全性毒理学评价。

②申报保健食品中涉及的物品（或原料）是我国新研制、新发现、新引进的无食用习惯或仅在个别地区有食用习惯的，按照《新资源食品卫生管理办法》的有关规定执行。

③申报保健食品中涉及食品添加剂的，按照《食品添加剂卫生管理办法》的有关规定执行。

④申报保健食品中涉及真菌、益生菌等物品（或原料）的，按照《卫生部关于印发真菌类和益生菌类保健食品评审规定的通知》[卫法监发（2001）84 号]执行。

⑤申报保健食品中涉及国家保护动植物等物品（或原料）的，按照《卫生部关于限制以野生动植物及其产品为原料生产保健食品的通知》[卫法监发（2001）160 号]、《卫生部关于限制以甘草、麻黄草、苁蓉和雪莲及其产品为原料生产保健食品的通知》[卫法监发（2001）188 号]、《卫生部关于不再审批以熊胆粉和肌酸为原料生产的保健食品的通告》[卫法监发（2001）267 号]等文件执行。

(7)《卫生部关于印发核酸类保健食品评审规定的通知》[卫法监发（2002）27 号]：核酸类保健食品系指以核酸（DNA 或 RNA）为原料，辅以相应的协调物质，表明具有特定保健功能的食品。申报核酸类保健食品，除按相关要求提交资料外，还应当提供以下资料：产品配方及配方依据中应明确所用核酸的具体成分名称、来源、含量；与所申报功能直接相关的科学文献依据；企业标准中应明确标出所用核酸各成分的含量、纯度和相应的定性、定量检测方法以及质量标准；提供所用核酸原料的详细生产工艺（包括加工助剂名称、用量）；卫生部认定的检验机构出具的核酸原料的纯度检测报告。同时规定不得以单一的 DNA 或 RNA 作为原料申报保健食品，保健食品中所使用的核酸，其单一原料纯度应大于 80%，核酸类保健食品的功能申报范围暂限定为免疫调节功能。核酸类保健食品按照保健食品功能学评价程序和方法进行保健功能学评价试验时，除按每天推荐摄入量规定倍数设立高、中、低三个剂量组，还需增设中剂量配料对照组（产品除核酸外的所有其他配料），核酸类保健食品产品说明书中功效成分一项，应当根据卫生部认定的检验机构出具检测报告实测值，明确标出产品中具体核酸成分的含量，其每日推荐食用量为 0.6～1.2g，所有保健食品均不得以"核酸"命名，核酸类保健食品说明书及标签中的"不适宜人群"除按保健食品相关规定标注外，应明确标注出"痛风患者"。

(8)《卫生部关于印发以酶制剂等为原料的保健食品评审规定的通知》[卫法监发(2002) 100 号]：未列入《食品添加剂使用卫生标准》或卫生部公告名单中的食品添加剂新品种的酶制剂不得用于保健食品的生产。使用微生物发酵直接生产保健食品的，除按保健食品申报与受理的规定提交相关资料外，还需提供下列资料：菌种来源及卫生部认定的检定单位出具的菌种检定报告；菌种的毒力试验报告；菌种的安全性评价报告；国内外该菌种使用于食品生产的文献资料；发酵终产物的质量标准（包括纯度、杂质成分及含量）。

(9)《保健食品检验与评价技术规范》（2003 年版）：包含《保健食品功能学评价程序和检验方法规范》、《保健食品安全性毒理学评价程序和检验方法规范》两个部分。前者规定了适用范围、保健食品功能评价的基本要求、保健食品评价试验项目及试验原则和结果评定、具体的检验方法；后者对保健食品安全性毒理学评价程序和检验方法的适用范围、受试物的要求、对受试物处理的要求、保健食品安全性毒理学评价试验的四个阶段和内容、选择毒性试验的原则要求、目的与结果判定及保健食品毒理学安全性评价时应考虑的问题和检验方法做了具体规定。该技术规范是保健食品检验机构进行保健食品功能和毒理学检验的依据。

七、保健食品的选择原则

从目前的情况看，保健食品的适用对象主要包括下列人群：①亚健康人群：介于健康与疾病之间的中间状态（亚健康状态），某些生理功能减弱或紊乱，某些特殊功能物质缺乏，但尚未达到病理状态形成疾病，例如年老、体弱、失眠、生理性肥胖等；保健食品的使用用以调整或改善某些生理功能，使之恢复正常。②健康的特定人群：如儿童、孕妇、哺乳妇、重体力劳动者、高温辐射等不良环境工作者及运动员等，在某些方面有特殊生理需要或物质需求的健康的特殊人群。③某些患者的辅助医疗应用：如肾炎的低钠食品、糖尿病的低糖食品、癌症的辅助食品、病后康复食品等，可辅助药物或其他治疗措施，促进患者康复，但不能代替药物等治疗措施。④预防保健作用：保健食品不是特异性免疫制剂，但可提供一些特殊保健功能，辅助预防某些疾病的发生，例如香菇类、大蒜类保健食品有一定防癌作用；山楂、洋葱等制品有一定调节血脂作用；冬虫夏草、乌骨鸡等制品有一定调节免疫作用等。但应该明确，保健食品的防病作用是非特异性的，作用较弱，不能代替免疫制剂及特效预防措施，仅可配合应用，起辅助作用。

消费者在购买保健食品时，要充分利用产品的标签及说明书所提供的信息。检验标签标志的含义如主要配料、功能、功效成分、推荐食用量、适宜人群与不适宜人群、生产日期和保质期，了解后知道如何去利用它们，这些资料才有价值。保健食品的选择应注意以下几个方面：

1. 弄清适用人群与产品禁忌

保健食品适用于特定人群需求。特别要注意的是产品的禁忌，保健食品批准证书上注明了一些不适宜人群或禁忌，并要求企业标注在产品包装的说明书上，消费者在选用这类保健食品时，要注意是否适合自己或自己要送的对象，特别是年老体弱的老人、患有慢性病的老人、儿童及青少年、孕妇，要谨慎选择保健品。根据自己的病症选择不同产品的保健功能，如具有降血脂、降血压、降血糖的产品都有辅助治疗作用，应确定自己是否属于该产品所指的适宜人群。对于具有增加免疫作用等预防保健作用的保健食品，对人群的限定可以放宽一些。

2. 应充分认识保健食品中的原料和有效成分及其相应的产品

任何保健食品都要标明主要原料和功效成分。保健食品生产中采用的中药材主要有西洋参、虫草、黄芪、当归、枸杞子、首乌、阿胶、绞股蓝、枇杷叶等，以滋补类为主。保健食品功效成分主要有营养素类（包括膳食纤维）、黄酮、皂苷、洛伐他丁、褪黑素、双歧杆菌、低聚糖等，认识了保健食品产品的原料和有效成分，就可以明确该产品所具有的保健功能是否与将食用人群的需要相符合。例如目前批准的具有"改善睡眠"作用的近百种保健食品中，大多数以褪黑素为原料，广告中称为"脑白金"的产品就是这种产品，卫生部也只是批准它为"改善睡眠"的功能食品。还要注意不要食用引起过敏的保健品，看产品所使用的原料，并结合自己的体质，注意原料中是否有自己已食用过并曾引起过敏的物质。

3. 应购买适宜于自身食用的剂型

目前我国保健食品的剂型，有传统食品形态的剂型，如袋泡茶、谷类制品、酒类制品等；有药品剂型，如胶囊、口服液、冲剂、片剂等。药品剂型占当前保健食品产品的80％。由于各种适用人群存在差异（如有的人群不适宜酒类等），故应按自身特点选购适用剂型。

4. 保健品不是人人都能食用的食品

"平衡即健康"，人体内的动态与相对的平衡是生命与健康的基础。人们在选购保健食品时，不要盲目随着广告走，而应根据健康状况有目的、有针对性地选择，看清标签上的明示适宜人群，不能泛用保健品，因为每个保健食品的保健功能也只能适用于其特定人群食用。同时还要认识到保健食品虽具有特定的保健功能，但却不是万灵丹。保健食品作为辅助治疗的物品能有益健康，可减少药物的用量和减少药物的副作用。但如果正在服用某种药物治疗某种疾病时，绝不可擅自停药而去专吃一种保健食品。此外，最重要的一点是，保健食品不能替代健康的生活方式和良好的生活习惯，这一点必须清楚。

（孙桂菊）

第四节　转基因食品

自 1983 年世界上试验成功第一棵转基因植物以来，以转基因技术为核心的现代生物技术迅速发展。转基因技术已被科学和产业界视作改善农业技术，提高农业经济效益的先进技术，是继第一次农业革命的"传统育种"以来，又一次农业革命。这个革命不但是减少污染，而且将提高产量、改善粮食品质，极大缓解全球的粮食供应问题。目前转基因成功的植物已超过 120 多类，3 000 多种转基因植物已被各国批准进入田间试验。全球转基因农作物种植面积大幅度增长，到 2001 年全世界的转基因作物播种面积已超过 5 000 万公顷，其中主要是大豆、玉米、棉花、油菜等。转基因食品将在未来的国际市场占据越来越重要的地位。

一、转基因食品的定义和分类

1. 定义

转基因食品（genetically modified food，GMF）就是利用分子生物技术，将某些生物的基因转移到其他物种中去，改造生物的遗传物质，使其在性状、营养品质、消费品质方面向人类所需的目标转变，以转基因生物为直接食品或为原料加工生产的食品就是转基因食品。在卫生部发布的《转基因食品卫生管理办法》中规定：转基因食品系指利用基因工程技术改变基因组构成的动物、植物和微生物生产的食品和食品添加剂。

2. 分类

按照供体来源，转基因食品大体上可以分为 3 类：

（1）转基因植物食品：如转基因的玉米、大豆等，是转基因食品中种类较多的一类，主要是为了提高食品的营养及抗虫、抗病毒、抗除草剂和抗逆境生存以降低农作物的生产成本和改良品质，以及提高单位面积的产量。

（2）转基因动物食品：如转基因的鱼、肉类等，主要是通过转入适当的外援基因或对自身的基因加以修饰的方法，来降低结缔组织的交联度，从而使动物肉质得到改善，或获得风味及营养价值符合消费者需求的食品。

（3）转基因微生物食品：如转基因微生物发酵而制得的葡萄酒、啤酒、酱油等，此类食品是利用转基因微生物（如转基因酵母和酶）的作用而生产出来的食品。

按照最终产品的类型和特征，转基因食品包括：①转基因动物、植物和微生物产品；②转基因动物、植物、微生物直接加工品；③以转基因动物、植物、微生物或者其直接加工品为原料生产的食品和食品添加剂，涵盖了供人们食用的所有加工、半加工或未加工过的各种转基因物品和所有在食品的生产、加工、制作、处理、包装、运输或存放过程中由于工艺原因加入食品中的各种转基因物品。

一般认为转基因食品主要涉及农业基因工程和食品基因工程。前者强调提高农作物产量和改善农作物的抗虫、抗病、抗除草剂能力；而后者则强调改善食品的营养学价值和食用风味，如营养素含量、风味品质、储藏、保存性质及用食品工程菌生产食品添加剂和功能因子等。

二、转基因食品的特征

目前多数的转基因食品来自植物性转基因作物，相对而言世界范围内转基因动物和微生物方面的研究和产品都在植物性作物之后。概括起来，转基因食品以提高产量、改善品质为主要目标，其主要特点有以下几点：

1. 耐除草剂植物

除草剂是一类农业上应用广泛的化合物。耐除草剂基因的获得常有以下策略：①抑制除草剂的吸收和转运；②除草剂敏感的靶蛋白代偿性增加；③使靶蛋白改变为不敏感的形式；④使除草剂代谢失活。如磺酰脲和咪唑啉类除草剂抑制植物呼吸链和氨基酸合成途径中的乙酰乳酸合成酶（acetolactate syn-thase，ALS）。从烟草和拟兰芥中分离出 ALS 的两个天然突变基因可以耐受磺酰脲和咪唑啉类除草剂。现已从土壤细菌上分离出几个除草剂失活的酶基因。

2. 抗病虫害

农药的使用曾经有效地控制了病虫害，但杀虫剂的使用不仅污染了我们赖以生存的环境，也由于病虫害对其产生抗药性，效果大大降低。转基因植物的一个主要应用领域即是生物防治病虫害。如苏芸金杆菌（Bt）产生的特有蛋白质，对螟虫具有天然的杀虫作用，将 Bt 中抑菌基因 crylAb 分离出来，并成功地转入棉花、玉米、大豆、西红柿中等，可发挥其特有的抗虫作用。此外，我国已经将抗黄瓜花叶病病毒的基因导入青椒和西红柿中，也取得良好效果。

3. 改善食物成分

遗传工程为改善食物成分提供了新的可能，特别是改善谷物和豆类蛋白质品质。例如，以植物为主食的国家，植物性食品的氨基酸不平衡是一个主要的营养学问题；豆类通常缺乏硫氨基酸——蛋氨酸和半胱氨酸；谷物缺乏色氨酸和赖氨酸等。通过遗传工程技术可以增加这些氨基酸的含量，改变氨基酸组成和转入其他植物蛋白基因可以来获得蛋白质高效表达。此外，还可以通过转基因食品减少大米中米胶蛋白含量，以减少对大米食物不耐受症状的发生。

4. 改善品质、增加产量

对于解决人口增长和土地缺少的问题来说，改进农业生产品质是一个良好的途径，如动物和植物增加产量、增强耐热或耐寒冷的能力、植物抗干旱能力，以及耐受盐碱地的能力。目前这样的转基因食物也比较常见。

5. 延长食品的货架期

通过转移或修饰与控制成熟期有关的基因可以使转基因生物成熟期延迟或提前，以适应市场需求。许多食物如西红柿、柿子等，如果在成熟以后采摘，需要尽快销售，否则就会软化腐烂。聚半乳糖醛酸苷酶是果胶降解酶，可使西红柿成熟并与水果软化和腐烂有关。为了降低聚半乳糖醛酸苷酶的活性，在西红柿的聚半乳糖醛酸苷酶基因上导入一个控制活性的 DNA 序列，从这个序列转录的信使 RNA（mRNA）可以抑制西红柿中聚半乳糖醛酸苷酶的表达。这样转基因西红柿就可以抵抗软化和微生物感染，延熟西红柿，保持较长的货架期。

三、转基因食品与现有食品品种的特性比较

1. 转基因食品与普通食品的比较

现有的转基因食品基本上是以传统的农业生物为受体进行研究和生产的。在传统食品中

引入了外源基因，虽然其外源基因的来源非常广泛，可来自于传统的农业生物，也可来自于非农业生产，还可通过人工合成，但外源基因与受体生物的原基因组在组成元素上是相同的，都由相同类型的单核苷酸组成，两者之间的差异只在于核苷酸排列顺序的不同。采用传统农业生物为受体的转基因食品与传统食品的本质差异在于食品中增加的某些原来不存在的成分，或消除、减少的某些原来存在的成分，并因此造成食品中组成成分及比例的改变。

2. 转基因食品与新资源食品的比较

食品新资源系指在我国新研制、新发现、新引进的无食用习惯或仅在个别地区有食用习惯的，符合食品基本要求的物品。如单细胞蛋白、叶蛋白等及野生植物资源或天然物质。《转基因食品卫生管理办法》将转基因食品作为一类新资源食品进行管理。由于转基因食品特有的生产技术和工艺，从而赋予了转基因食品与以往已受理审批的新资源食品一些不同的特性：① 转基因食品中外源基因所表达的产物为新引进的成分。如果外源基因来自传统的农业生物，并且没有发生变异，其表达的产物常常是某些传统食品中的食物成分，如特殊的氨基酸成分等；如果外源基因不是来自传统的农业生物，或者外源基因在基因工程操作过程中进行了剪接，或者外源基因在转基因生物的培育生产过程中发生了变异，其表达的产物往往与传统食品中的食物成分有很大不同，如抗虫蛋白、抗除草剂蛋白等。②转基因食品中的新基因或新基因组的表达行为在受体生物不同的遗传背景中、不同的生长发育期、不同的组织部位中可能存在较大的差异。因此，转基因食品中新引进成分的性质、分布、含量及形式都可能发生较大的改变。③ 转基因食品中新引进成分的含量一般都比较低。

3. 转基因食品与保健食品的比较

保健食品系指表明具有特定保健功能的食品，即适宜于特定人群食用，具有调节机体功能，不以治疗疾病为目的的食品。现有很多部分的转基因食品，通过基因工程技术改造原有的生物，使其产品中增加了新的功效成分，或提高了原功效成分的含量，或改变了原食品营养成分的种类、含量及配比，从而增加了产品的保健功能。如改善人体免疫调节功能的转基因食品、改善食物吸收利用的转基因食品、增加人类必需氨基酸含量的转基因食品等。随着对食物资源中功效成分来源及其保健机制的揭示，在转基因食品的研发和生产中，必然更多地利用与功效成分相关的目的基因和基因修饰，从而极大地丰富保健食品的种类和功能。由于转基因食品中的功能成分是通过外源基因的表达或调控生产的，不是按配方人为添加的，在目前的技术水平下，还难以实现对功效成分定量表达的有效调控。因此，在转基因食品中，功效成分的含量及与其他成分的搭配就难以实现配方化，从而对转基因食品所设计的保健功能的实现产生各种影响。另一方面，由于基因工程技术可以实现在各种食物中表达产生各种营养保健成分，甚至是一些过去在食品中极为罕见或很难获取的成分，更有利于营养成分的全面均衡补充和减少药食两用原料带来的副作用，亦会进一步降低保健食品的研发及生产成本。

4. 转基因食品与辐照食品的比较

辐照食品是用钴-60、铯-137 产生的 γ 射线或电子加速器产生的低于 10Mev 电子束辐照加工处理的食品，包括辐照处理的食品原料、半成品。食品辐照技术主要用于食品杀菌防腐、防治仓虫、抑制生芽来保藏食品，也有用于食品改性促熟。在农业育种中，辐照技术还常被用于诱导食物种子的基因组产生突变，从而使产品产生新的和有利的性状。因此，在食品保藏和食品改性促熟中，辐照的作用机制还应当包含致使食物的基因组产生突变。转基因食品的生产工艺是通过基因工程技术将外源基因导入受体生物，并利用外源基因的表达产物使食品产生新的和有利的性状。辐照诱变或基因导入方法可能造成的非期望效应包括：①两者都可能产生对受体生物基因组中非目标基因的影响，从而产生非目标效应。② 两者都可能造成对目标基因的非定向改造，从而造成非目标产物的产生。为了实现对受体生物目标基因和基因组的定向改造，在辐照食品中主要通过控制所采用的辐射源及其强度，而在转基因食品中则通过对基因重组体的构建、导入方法及筛选方法等进行控制。总体而言，后者的控制效果较前者好，所能实现的目标也远较前者多。

四、转基因食品的安全性评价

人们对目前转基因食品的担忧基本可归为以下三类：①转基因食品中转入的新基因在无意中对消费者造成健康威胁；②转基因作物中的新基因给食品链其他环节造成无疑的不良后果；③人为强化转基因作物的生存竞争性，对自然界多样性的影响。其中人们最为关心的是转基因食品对人体健康是否安全? 转基因食品与市场销售的常规食品相比，有无不安全的成分? 这样就需要对其主要营养成分、微量营养成分、抗营养因子的变化、有无毒性物质、有无过敏性蛋白以及转入基因的稳定性和插入突变等进行检测。

转基因食品的评价方法在研究和争论中不断发展，目前较为统一的评价原则包括三个方面：危险性评价、实质等同性和个案处理原则。这些原则是制定相应的评价方法、标准和控制措施的依据。

1. 危险性评价原则

危险性评价是国际食品法典委员会（CAC）在 1997 年系统提出的用于评价食品、饮料、饲料中的添加剂、污染物、毒素或病原菌对人群或动物潜在副作用的科学程序。现已成为国际上开展食品危险性分析、制定标准和管理办法以及进行危险性信息交流的基础和通用方法。

危险性评价由危害的识别、危害的特征描述、暴露量的评估和危险特征的描述等几个环节构成。

（1）危害的识别：对被评价对象中存在的对人和动物的健康造成不可接受的生物性、化学性、物理性危害因素进行识别和分析。根据流行病学、动物试验、体外试验、结构-反应关系等科学数据，确定人体暴露于某种危害后是否会对健康发生不良作用。

（2）危害的特征描述：对各种确定的危害因素的危害性进行评估。主要是通过剂量反应半定量或（和）定量评估暴露于某种或某些危害因素对人和动物的健康所造成的危害，以及危害因素、环境因素、宿主因素的条件和状态等对危害产生的影响程度。

（3）暴露量的评估：对个体或人群暴露于各种确定的危害因素概率的测算。主要通过特定的数学模型对暴露的途径、数量、概率、变异性、不确定性进行评估。

（4）危害特征的描述：根据危害的特征描述和暴露量的评估所得到的资料和数据，对发生危害事件的概率及严重性进行评估。可按高、中、低和忽略不计四种危害水平进行危险特征的描述。对于有阈值的化学物，可用人群的摄入量与该化合物的每人每天允许摄入量（ADI）比较，或用人群的暴露量与该化学物的每人每周耐受量（PTWI）比较。对于没有阈值的化学物，则需要计算人群的危险性。

2. 实质等同性原则

实质等同性原则（substantial equivalence）是经济合作组织1993年提出的。其概念是：如果某种新食品或食品成分与已经存在的食品和成分在实质上等同，那么在安全性方面，前者可以与后者等同对待，认为新食品是安全的。转基因食品实质等同性分析包括几个层次的内容：①表型性状等同，如植物的形态、生长、产量、抗病性及育种的农艺性状；②成分等同，包括主要营养成分和有害物质；③插入性状安全，指转基因食品与原型食品除具有以上同等性外，特定插入基因的安全性如过敏、抗性、基因转移等分析。

实质等同性分析实际上是进行比较评价的动态分析过程。在确定实质等同性时，需要收集供体、基因修饰及插入DNA、受体这三个方面的资料：①供体：来源、分类、科学名称、与其他生物体间的关系、作为食物资源的食用历史、毒素产生的状况、致敏性、感染性（如果是微生物时）、抗营养因子或生理活性物质、营养素状况等；②基因修饰及插入的DNA：包括介导物和基因构成、DNA成分描述（包括来源、转移方法）、助催剂活性等；③受体：包括与供体相比的表型特征、引入基因表现水平和稳定性、新基因拷贝量、引入基因移动的可能性、引入基因的功能、插入片段的特征等。确定实质等同性需要表明转基因生物或由此衍生的某种食品与食物供应中已经存在的普通食品或食物成分具有相同的特性，因此，确定实质等同性包括了研究转基因生物的分子特征、表形特征和关键组成成分（如营养素和毒性物质）等。

产品营养性评价和比较的主要内容包括四个方面：①表型性状：如色泽、粒度、大小等表观特征，因为这些表观特征是受基因组的遗传特性所决定的；②营养学成分及抗营养因子：包括宏量营养素（蛋白质、碳水化合物、脂肪、水分）、微量营养素（维生素、矿物质），以及抗营养因子根据不同食物而确定（豆类之中的胰蛋白酶抑制剂、菜子油中的芥酸、大米中的植酸）等；③致敏原：特别是受体生物为常见的过敏性食物时，需分析致敏成分的变化；④天然毒性成分和致病微生物。

实质等同性的概念将转基因食品归为三类：

（1）基因食品或食品成分等同于现有的食物：如果某一转基因食品或成分与某一现有食品具有实质等同性，那么就没有必要考虑更多的营养和安全性方面的问题，两者应同等对待。如转病毒外壳蛋白质基因的抗病毒植物及其产品。因为传统产品就含有病毒，人们长期使用后并未见有中毒史，故对这类产品可不必进行进一步的安全性评估。

（2）除了某些特定差异外，与现有食品具有实质等同性：如果除了新出现的性状，该食品与现有食品具有实质等同性，则应该进一步分析两种食品确定的差异，包括：①引入的遗传物质是编码一种蛋白质还是多种蛋白质，是否产生其他物质；②是否改变内源成分或产生新的化合物，引入DNA和信使RNA（mRNA）本身不会有安全性问题，因为所有生物体的DNA都是由四种碱基组合而成的，但应对引入基因的稳定性及发生基因转移的可能性作必要的分析。比如转Bt基因的抗虫植物，或转入新的蛋白基因后获得的抗病植物及其产品。

其安全性评估应集中针对插入基因的表达产物，不应过分强调分析其他性状，也不必考虑 DNA 或 mRNA 本身是否有毒性，因为所有生物的 DNA 构成元素都是一样的。

（3）某一食品没有比较的基础，即与现有食品没有实质等同性：若某一食物或食物成分没有比较的基础，也就是说，没有相应或类似的食品作为比较，这并不意味着它一定不安全，但必须考虑这种食品的安全性和营养性。首先应分析受体生物、遗传操作和插入 DNA 、遗传工程体及其产物特性如表型、化学和营养成分等，若插入基因功能不很清楚，同时应考虑供体生物的背景资料。

总之，如果转基因食品与传统食品比较除植入基因外没有差别，此时的安全性评价就应该集中于植入基因和表达的相应蛋白。如果转基因食品未能满足实质等同的要求也并不意味着其不安全，只是需要进行更广泛的安全性评价。

3. 个案处理原则

个案处理是目前国际上用于转基因食品安全性评价的另一个重要的原则，其精髓是强调产品和管理的"个体化"。个案处理的定义是对接受评价的每一个转基因食品个体，根据其生产原料、工艺、用途等方面的特点，借鉴现有的已经通过评价的相应案例，通过科学的分析，发现其可能的特殊效应，以确定其潜在的安全性问题，为安全性评价和验证工作提供目标和线索。个案处理为评价和验证各类采用不同的原料、不同的工艺和具有不同的特性、不同用途的转基因食品的安全性提供了有效的指导，尤其是在发现和确定某些不可预见的效应及危害中起到了独特的作用。

个案处理原则主要内容与研究方法包括：①根据每一个转基因食品个体或相关的生产资料、工艺、用途的不同特点，通过与相应或相似的既往评价案例进行比较，应用相关的理论知识进行分析，提出潜在的安全性问题的假设；②通过制定有针对性的验证方案，对潜在安全性问题的假设进行科学验证；③通过对验证个案的总结，为此后的评价和验证工作提供可借鉴的新案例。

五、转基因食品的管理现状

世界各国在积极发展转基因技术的同时，加强了对转基因产品的监控和管理。目前国际上对转基因生物及其产品安全管理有两种较具代表性的模式，一种是以产品为基础的管理模式，另一种是以技术为基础的管理模式。前者的指导思想是如果没有证据表明转基因食品是不安全的，那么它就可能是安全的；后者的指导思想是如果没有证据表明转基因食品是安全的，那么它就可能是不安全的。前者对转基因食品持认同态度：通过安全性评价和管理，确认其安全等级，描述其安全性；如果发现其危害因素，采取适当的措施防止和减轻其对人类健康和环境的危害，扶持其健康发展，使其造福人类；后者则对转基因食品持怀疑态度：强调基因工程技术本身具有的潜在危险性，在没有充分证据证明其安全性之前，在没有完善的技术检测和验证其安全性之前，限制这一技术及产品的应用。

1. 国外转基因食品安全管理的现状

目前，全球许多国家均已制定了转基因生物及其产品安全管理法规和条例，一个全球性的监督管理网络正在逐步形成并发挥着日益重要的作用。但是由于各个国家对生物技术，特别是基因工程技术的认识和理解上存在较大的差距，导致各国转基因食品安全管理的指导思想和行动策略都有较大的差异。目前国际上对转基因食品有两种较具代表性的管理模式：一种是以产品为基础的管理模式，以美国、加拿大等转基因食品生产和出口大国为代表。认为基因工程技术与传统生物技术无本质区别，管理应针对生物技术产品，而不是生物技术本身；另一种是以技术为基础的管理模式，以欧盟为代表。认为基因重组技术本身具有潜在的危险性，只要与基因重组相关的活动，都应进行安全性评价并接受管理。不同的管理模式直接影响到各个国家以及广大消费者对转基因食品的接受、准入、管理的政策和态度。

联合国环境署和《生物多样性公约》秘书处于 1996 年开始就《生物安全议定书》组织了多轮谈判，终于在 2000 年得以通过。共有 130 多个国家参加，我国是第 70 个签署国。该议定书的生效实施，对世界各国生物多样性保护和生物技术的发展及其产品贸易产生了重要的影响。

2000 年 3 月，在日本召开了"国际食品法典委员会生物技术食品政府间特别工作组第一次会议"。标志着制定转基因食品标准的工作已提到各国有关部门的议事日程。会议还确定建立食品转基因的控制、监督机制和标识，将转基因食品成分检验方法纳入其工作范围。参加会议的中国代表团建议加快引进、研究和开发转基因生物及其产品的检测技术，特别是定量检测技术。应该投入资金并购置必要的仪器设备，组织联合攻关，尽快研究出精确可靠的定量检测技术和方法。

2000 年 3 月，中国科学院和英国皇家学会及美国、巴西、印度、墨西哥等科学院，以及第三世界科学院就"转基因植物与世界农业"发表联合声明，指出转基因技术在消除第三世界的饥饿和贫穷方面具有不可替代的作用。同时认为应加强转基因生物的安全性研究，以保证转基因生物研究与应用的健康发展以及环境和食用的安全性。

总之，随着转基因生物技术带来的巨大利益和对安全性认识的逐步深入，不少国家已从一开始的恐惧和极其严格的控制，逐步转向通过科学的安全性检测和评价，强化对转基因生物的安全性管理，控制转基因生物可能带来的负面影响。因此，严格管理和正确引导转基因生物的健康发展代表了目前和今后转基因食品安全管理的方向。

2. 我国转基因食品安全管理的现状

我国从 1989 年开始着手制定重组 DNA 工作的安全管理条例，经过反复讨论和修改，于 1993 年 12 月 24 日以中华人民共和国国家科学技术委员会第 17 号令颁布了《基因工程安全管理办法》，这是我国第一部基因工程安全管理的法规。农业部依此为基础，于 1996 年颁布了《农业生物基因工程安全管理实施办法》。2001 年，中华人民共和国国务院颁布了《农业转基因生物安全管理条例》，对在我国境内从事农业转基因生物的研究、试验、生产、加工、经营和进口、出口活动的管理作出了全面的规定。规定了国务院农业行政主管部门负责全国农业转基因生物安全的监督管理工作，卫生行政主管部门依照《中华人民共和国食品卫生法》的有关规定，负责转基因食品卫生安全的监督管理工作。

2002 年，卫生部依照《中华人民共和国食品卫生法》和《农业转基因生物安全管理条例》，制订了《转基因食品卫生管理办法》，对在我国境内从事转基因食品生产或进口活动的管理作出了全面的规定。卫生部建立转基因食品食用安全性和营养质量评价制度，制定和颁布转基因食品食用安全性和营养质量评价规程和相关标准，根据转基因食品食用安全性和营养质量评价工作的需要，认定具备条件的检验机构承担对转基因食品食用安全性和营养质量评价的验证工作。

我国《农业转基因生物安全管理条例》在第一条表明了转基因生物安全管理的目的是："为了加强农业转基因生物安全管理，保障人体健康和动植物、微生物安全，保护生态环境，促进农业转基因生物技术研究。"《转基因食品卫生管理办法》在第一条也表明了转基因食品安全管理的目的是："为了加强对转基因食品的监督管理，保障消费者的健康权和知情权。"我国相关的法律法规充分体现了对转基因生物及其产品安全管理的指导思想是积极、稳妥、引导和扶持。

转基因食品安全管理相关法律法规的颁布和相关工作程序、方法的不断完善，标志着我国转基因食品安全管理开始进入法制化、程序化管理的时代。

六、转基因食品的发展前景

基因工程的主要技术特点是：利用载体系统的重组 DNA 技术或利用物理、化学和生物等方法把重组 DNA 导入有机体的技术，使产品的基因组构成发生改变并存在外源 DNA，或者产品的成分存在外源 DNA 的表达产物及其生物活性，获得基因工程所设计的性状和功能。在转基因食品中常用的手段有蛋白质工程、碳水化合物工程（基因调控技术）、油脂工程（基因调控技术）和微生物工程。简单地讲，转基因技术的特点是把一个品种特性按人们的意愿改变，使其更适应环境，具有抗耐性，更大的满足人类生活的需要，丰富生物多样性。代表当今生物技术最高水平的基因工程技术，是建立在对生物基因组全面深入了解、对传统生物技术的继承和发展的基础上的。从本质上讲，基因工程技术并不违背生物生长发育的自然规律，其操作和改造对象也未超出传统生物技术的范畴。从另一方面来讲，当今资源日益匮乏，人口日益膨胀，环境日益恶化，安全的开发利用食物资源显得比任何时候都更为重要和紧迫。有"第二次绿色革命"之誉的转基因生物为缓和"人口"与"资源"，对实现现代农业的可持续发展提供了一种良策。

基因工程技术是一柄双刃剑，在为人类生活和社会进步带来巨大利益的同时，也可能对人类健康和环境安全造成负面影响。安全性评价可以利用科学系统的方法和技术，发现转基因生物及其产品潜在的安全性问题，反过来又指导在研发、生产、消费和管理过程中采用适当的措施消除或降低危害性，保证以较小的代价，赢取最大的利益。同时，基因工程技术实现了任何物种间基因的无障碍转移。大量的异源基因介入生物体及转基因生物介入自然界的速度超过了自然进化速度的千百万倍。其带来的危险，或者风险将会是长期的，很多影响需要足够的应用时间和空间才能显现出来。因此，转基因食品的安全性评价必须充分认识和针对基因工程技术的这一显著特点。人类历史上任何一种新技术，包括在现在看来已经相当成熟的技术，在其产生的初期都会产生正负两方面的效应。人类借助于有效的安全性评价，不断发现和消除其存在的安全性问题，趋利避害，从而促进新技术的不断完善和发展，使之造福人类。

（仲伟鉴、王李伟）

第五节　食品新资源的开发

　　自然界中存在的生物种类繁多、形态各异、分布广泛。据估计，在自然界生活着的生物约有 2 000～5 000 万种，目前已经鉴定的生物物种有 174 万余种，它是人类现在和未来生活中的食品资源库。在人类近 100 万年的进化和发展过程中，人类不断地在挖掘新的物种作为食物。那些能够解决人类饥饿，提供人类生存、生长和活动所需的营养和能量而且无毒或低毒的物质就称为人类的食物。近年来，经过营养学家的不断探索和发现，又有一些营养价值丰富，有益于人类健康的新食品进入我们的生活。

一、食品新资源定义

　　食品新资源是指新发现、新引进、新研制的无食用习惯或仅在个别地区有食用习惯，符合食品基本要求的物品。由这些新资源加工而成的食品即为新资源食品。

　　1987 年我国卫生部制定了《食品新资源卫生管理办法》。该办法所称的"食品新资源"，系指我国传统上不作或很少作食用的和只在个别地区有食用习惯的，拟利用其生产食品（包括食品原料）、食品添加剂的物品，以及用于生产食品容器、包装材料、食品用工具、设备的新的材料。

二、食品新资源的特点

1. 营养性

　　食品新资源种类繁多，包括了蛋白质、脂肪、碳水化合物、维生素、矿物质、膳食纤维和水分等营养素。除营养素外，现代科学研究认为，食物中还含有一些非营养成分，他们具有重要的生理活性或保健作用，这将是今后开发食品新资源要重点注意的问题。

2. 系统性

　　食品新资源是处于生态系统中，各物种之间相互依赖，彼此制约，协调进化，使整个生态系统成为协调的整体。因此，我们在利用生物资源时，必须从整体出发，坚持全局的观点，进行综合评价、合理开发及利用。根据其在的生态系统食物链中所处的营养级别制定不同的利用政策。

3. 再生性

　　食品新资源属于可再生资源，通过繁殖而使其数量和质量恢复到原有的状态。对动物资源来说，它还可以通过从未开发或开发轻度区向开发区或开发重度区的迁移来恢复其资源的数量和质量，供人类重复开发利用。

4. 地域性

　　由于地球表面所处地理位置的差异，形成了各种各样的环境条件，如森林、灌木丛、草原、沙漠和湿地，使生物资源的分布形成了明显的地域性，从而使食品新资源在不同地区存在差异性。

5. 周期性

食品资源数量的周期性表现为随着时间的变化，食品资源的数量发生变化，如秋季大量水果成熟，而冬季水果数量很少；食品新资源的周期性表现为随着时间的变化，食品资源的成分发生变化，如银杏叶中黄酮的含量在一年中发生周期性的变化，在9～10月黄酮含量达到最高。

6. 有限性

食品新资源虽然具有再生性，但其更新的能力有一定限度，并不能无限地增长下去，如果人类的开发利用超过了其所能负荷的极限，就可能导致整个资源因过度消耗而枯竭，破坏自然界的生态平衡；其次，由于人类的活动，使自然界生物破坏、环境污染、气候变化，引起一些生物物种的灭绝或濒临灭绝，因而生物资源是有限的。

7. 增殖性

一些作为食品资源的生物资源在一定的条件下其利用价值不断提高，如家禽、家畜和栽培植物，他们的资源利用价值比野生祖先物种均不同程度地提高。一些新发现的野生动植物资源通过人工驯化、育种，以及不同地区、不同国家引进新品种，一旦培育成功和推广可创造巨大的经济效益。

8. 发展性

事实上，食品新资源的概念是相对的，过去一些被称为"新"的资源，一旦成为食品被消费后，就成为日常的或普通的资源。而过去的一些传统的食品或资源，由于受到科学技术或方法的限制，不能认识到或无法制备出相应的食品或食品配料，现在通过高新技术已成为可能，特别是一些新的食品功能性成分，如大豆中通过膜分离技术加工得到的大豆低聚糖；过去一些有害的资源现在可以转化为有用的资源，如苍蝇，由于传播疾病，被人们称之为"四害"之一加以消灭，但现在如果在无菌条件下饲养，则称为"工程蝇"，其幼虫蛋白质含量高，可成为人类的高级营养食品，还能从其表皮中提取甲壳素，用于食品、化妆品等，从而成为有用的资源；还有一些非传统资源或具有很大潜力但尚未被很好开发的资源，现在将有可能成为食品新资源，如昆虫、微生物等；以前一些高蛋白、高营养食物，由于经济生活水平或资源量有限，不被大量消费，而今天则成为时尚，如鳖、螃蟹等。

按照新资源食品的主要用途分为：蛋白质新资源、食用油料新资源、淀粉新资源和膳食纤维。

三、蛋白质新资源

蛋白质是生物体的主要组成物质之一，是一切生命活动的基础，尤其是构成人体一切细胞组织的主要物质。人体内的蛋白质处于不断分解与合成的动态变化之中，所以人体必须从食物中摄取一定量的蛋白质，以满足组织生长、补偿新组织和修复所消耗的蛋白质的需要，从而使人体内的蛋白质处于平衡状态。随着人口数量的不断增长及人们生活水平的提高，对蛋白质的需求量越来越多，质量要求越来越高，因此禽畜类动物及血液、水产动物、昆虫类及微生物蛋白质新资源得到广泛的关注。

1. 畜禽类动物蛋白新资源

(1) 黑豚：原名豚狸，又称中华黑豚，由我国有关专家经过 5 年多时间选育而成，是一种小型哺乳类草食动物，原产于云南、广西等地，它们三五成群的掘洞穴居。现经人工驯养，已在各地推广。

黑豚肉质细嫩，香味浓郁，富含人体所需的 17 种氨基酸、维生素、黑色素及铁、钙、磷、锌、硒等多种微量元素。蛋白质必需氨基酸的生物价为 82，比牛奶、鱼肉价值高出许多，属高蛋白、低脂肪、低胆固醇的天然黑色食品。

黑豚含铁质高，还含有丰富的锌和硒，能防止脂质过氧化、降血脂、抗肿瘤，对胃病、高血压、冠心病等有明显的食疗作用。

(2) 鸵鸟：是目前世界上体形最大的鸟类，具有寿命长、繁殖率强、饲养成本低、产肉率高等特点。鸵鸟肉现被认为是人类最理想的健康食品。在鸵鸟可观的经济效益和社会效益的驱动下，美国、澳大利亚、南非等国家在 20 世纪 80 年代初已经开始大规模养殖鸵鸟和进行鸵鸟产品的深度开发。随着社会对肉类需求标准的不断提高，鸵鸟的肉用价值开始得到生产者、消费者的认同。我国也开始发展鸵鸟产业并得到政府部门的高度重视。

鸵鸟肉味道鲜美、无异味、嫩滑可口。其肉中蛋白质含量为 19.8%，脂肪为 1.2%。通过对鸵鸟肉的氨基酸组成进行分析并与 FAO/WHO 所建议的标准比较，发现鸵鸟肉含有 21 种氨基酸，8 种必需氨基酸含量均衡，且高于 FAO/WHO 所建议的标准，其中亮氨酸是 FAO/WHO 所建议值的 1.85 倍，赖氨酸是其 2.44 倍。此外，鸵鸟肉中还含有大量的矿物质和维生素。

鸵鸟的全身都是宝，鸵鸟的肉含高蛋白、低脂肪，且鲜嫩可口，是现代生活水平下人类比较理想的肉类健康食品。鸵鸟皮中含有一种天然油脂，能抵御其龟裂变硬及干燥，使其柔软而坚牢，同时由于其具有独特的毛孔图案，而成为当今世界上最为名贵的皮革之一。有些方面认为它可与鳄鱼和蛇皮相媲美，有的甚至认为其轻柔美观和耐用，比鳄鱼皮更名贵，可用其制造防毒衣。鸵鸟羽毛由于不产生静电作用而被用于电脑等精密仪器和高级汽车在喷漆前的清扫工作，还被用于装饰业和时装工业。此外，鸵鸟背上的脂肪袋可用于制造高级的化妆护肤品。

(3) 火鸡：又称七面鸡，农村俗称橡皮鸡，最初由野生驯化而成。火鸡从国外引入我国已有 100 多年历史。由于其生长发育快，饲料回报率高，肉质细嫩，味道鲜美，加之饲养技术要求不高，故省工、省料、见效快、收益高。

火鸡营养丰富，肉中蛋白质含量高于 20%；肉中还富含维生素和脂肪，脂肪中富含不饱和脂肪酸和亚油酸。另外，胆固醇含量是所有禽肉中最低的，这对人类的健康非常有利。因此，火鸡是一种理想的禽肉，尤其适合老年、儿童及患高血压、冠心病者等食用。

(4) 鹌鹑：具有生长快、适应性强、成熟早、产蛋率高、生长周期短等特点，并且容易饲养，所需设备简单，投资少，周转快，适于家庭养殖，在世界上是仅次于鸡的家养。近年来，鹌鹑饲养业在我国广大城乡兴起，很多城乡出现了工农一体化的企业，有饲养、饲料与加工，在我国已形成一个良好的开端，正在逐渐向前发展。

鹌鹑不仅肉嫩味香，而且营养极为丰富。据分析测定：鹌鹑肉含蛋白质 22%，脂肪 3.4%，碳水化合物 0.7%，铁、钙、磷都比鸡肉高，胆固醇比较低。鹌鹑肉脂肪少，食而不腻，尤其含有较高的人体所必需的氨基酸，如苯丙氨酸、酪氨酸、亮氨酸等，对合成体内甲状腺素和肾上腺素、组织蛋白等都有较好的作用。鹌鹑肉中的谷氨酸含量较其他的畜禽肉高几倍到几十倍，所以格外鲜美，吃起来芳香可口。

鹌鹑蛋蛋黄脂肪中有脑素、脑磷脂，具有补脑功能；鹌鹑蛋中有丰富的维生素和矿物质，且含有胆碱以及降压的芦丁，这些都是鸡蛋所不能及的。芦丁用于高血压、贫血、结核和代谢障碍病人时，可收到食疗之效。

2. 畜禽类动物血液

我国畜禽类动物血液资源十分丰富，但利用很少，尤其是牛、马、羊的血液基本上未被利用，有些地区还造成严重的环境污染。血液中含有丰富的蛋白质，人体所需的多种矿物质，以及各种酶、维生素、激素等。

（1）血液制品在食品工业中的应用

①肉制品：在香肠、灌肠、西式火腿和肉脯中添加适量的血浆蛋白，脂肪相对含量略有降低，蛋白质含量提高、特别是血浆蛋白乳化性能好，对产品的保水性、切片性、弹性、粒度及产品率等均有提高，成本降低。脱色血蛋白粉目前也开始应用。

②糖果、糕点：血浆或全血经水解后，其蛋白质含量比奶粉的含量要高，经过处理的血蛋白粉掺入面包、饼干、蛋糕等产品中提高了蛋白质含量。经研究发现，血浆蛋白粉是一种良好的发泡剂，比鸡蛋发泡快，且口味好，是一种很好的乳化剂，如加入京果粉中，有牛奶味，可代替牛奶蛋白；添加到面包中，使面包外观色泽更好，保型佳，不易老化。

③营养补充剂：由于血中含有丰富的蛋白质、微量元素和铁质等，特别适宜作营养添加剂。例如作为铁补充剂，血色素铁可预防和治疗缺铁性贫血。

（2）血液制品在医药工业中的应用

血液制品在医药工业中有广泛的用途：①血卟啉衍生物：血卟啉衍生物是在原卟啉基础上经过分子结构修饰而制得，该物质有与癌细胞中的核糖核酸紧密结合的作用，可作为荧光注射剂，定位癌细胞；②原卟啉钠：采用脂化法研制的原卟啉钠有保肝和降转氨酶的作用，用于治疗急性肝炎、慢性迁延性肝炎及慢性活动性肝炎；③超氧化物歧化酶（SOD）：从猪血中采用生化方法制取。该物质是具有重要保护作用的一种酶，能有效清除超氧化自由基，保护细胞免受自由基的损害，对风湿性关节炎和自身免疫、老年保健等均有疗效；④球蛋白制剂：目前主要应用于兽医上；⑤血活素：血活素是从发育旺盛的幼牛血液中除去蛋白质的提取物，具有抗溃疡、愈合创伤皮肤的作用；⑥生化试剂：由于畜禽血液中所含物质极为丰富，目前已使用或正在研制的生化试剂有血纤维蛋白溶酶原、血红蛋白氧化血红素、组氨酸、精氨酸、苯丙氨酸及其衍生物等。

3. 水产动物蛋白新资源

我国水产品有广阔的市场，水产业在新中国成立后发展极为迅速。随着我国经济建设的发展，人们收入的增加和生活水平的不断提高，人们对水产品需求由"数量主导型"向"质量主导型转变"。水产品是提供人类消费的蛋白质的主要来源之一。它们含有丰富的蛋白质、脂肪、核酸、酶、多糖、维生素、矿物质元素等具有生理活性的物质，有些还含有某些特有的物质。目前，利用海洋生物研究和开发的海洋功能性食品已形成多个系列，如鱼油功能性食品、海洋蛋白功能性食品、海藻功能性食品、微藻功能性食品、贝类功能性食品等。水产品作为食品不仅具有高蛋白、肉味鲜美、营养丰富的特点，而且还具有生理活性，可用于特殊滋补和药物开发方面。

(1) 鳗鱼：学名海鳗，别名狼牙鳝、门鳝、鲫勾鱼等，营养价值很高，也是药用鱼类，有"水中人参"之美称，在国内外享有盛名。

每100g鱼肉含蛋白质17.2g、脂肪2.7g、糖0.1g、能量3 941kJ、钙110mg、磷235mg、铁1.2mg，还富含维生素A、维生素B_1、维生素B_2、烟酸、维生素C等。鳗鱼脂肪大部分为软脂酸。

鳗鱼肉质细嫩、味道鲜美，为上等食用鱼品，鲜食可做溜鳗鱼片、烧鳗鱼段、炖鳗鱼段等，风味颇好。鳗鱼还可加工成多种产品，如速冻鳗鱼、鳗鱼干、鳗鱼酱、鳗鱼罐头、鳗鱼火腿等。

鳗鱼性味甘、平、无毒。具有补虚损、祛风明目、活血通络、解毒消炎等功效，对肺结核、神经衰弱有一定疗效。

(2) 泥鳅：又名鳅、鳗尾鳅、真泥鳅等。我国除西北高原地区外，各地湖泊、河川、沟渠、沼泽等均产。目前已经可人工养殖，其中长薄鳅为最大品种，主要产于长江上游。

泥鳅肉质细嫩、味道鲜美、营养丰富，每1000g可食部分的泥鳅中含蛋白质96g、脂肪37g、碳水化合物25g，并含有丰富的维生素A、维生素A原、维生素B_1、维生素B_2、烟酸、钙、磷、铁，以及其他营养物质。

由于泥鳅营养成分丰富，并且有滋补强身的独特功效，素有"天上斑鸠，地上泥鳅"之称。近年来，随着人们物质生活水平的不断提高，泥鳅愈来愈受到消费者的青睐，已在许多地区成为广大消费者必备的餐桌佳肴。泥鳅的食用方法有干炸鳅段、鲜蘑泥鳅、三鲜鳅汤等多种食法。

现代医学研究表明，泥鳅中的泥鳅多糖，具有提高人体免疫力的作用；泥鳅滑涎具有很强的抗菌消炎作用。

(3) 蜗牛：多见于田野及潮湿处，现多为养殖，是营养价值高且受人喜欢的食品之一。在西方许多国家，蜗牛肉极受人们的欢迎，属高级佳肴。

蜗牛是一种高蛋白、低脂肪食品。据分析每100g干蜗肉含蛋白质60.42g、脂肪3.85g、粗纤维4.5g、无氮浸出物18.9g、灰分9.6g。蜗牛蛋白质含18种氨基酸，还有钙、磷以及生物碱、酚类和鞣质等。

近代中医认为，蜗牛可入大肠、肺、肝、肾经，具有祛斑、清热、解毒、利尿等功效。此外，还有对血液研究有应用价值的凝血素。据报道，目前已有8种蜗牛作为中药材入药：褐云玛瑙螺、同型巴蜗牛、江西巴蜗牛、灰巴蜗牛、条华蜗牛、皱巴坚螺、褐带环口螺和三带状蜗牛。

目前，蜗牛已被加工成多种食品，如速冻蜗牛肉、蜗牛罐头、蜗牛肉酱、蜗牛肉脯等。

（4）田螺：在我国素有"盘中明珠"之美誉。田螺肉中含有人体必需的 8 种氨基酸、碳水化合物、矿物质、维生素 A、维生素 B_1、维生素 B_2、维生素 D 和多种微量元素，是一种营养价值极高的动物性天然食品，其营养成分的含量和组合优于鸭肉、鸡肉、鹅肉等，在常见的 60 多种水生动植物中其营养价值仅次于虾。田螺中的蛋白质及钙质的含量特别高，而脂肪含量却很低。

田螺可直接作为菜肴食用，也可加工成速冻螺肉、田螺罐头和螺肉水解液等。

4. 昆虫蛋白资源

随着昆虫学研究的不断深入和发展，人们越来越认识到昆虫蛋白的价值，以及开发昆虫蛋白对人类的重要作用。据统计当今世界约有 8 类、63 属、500 种左右的昆虫被纳入人类的食谱。印度人爱吃蜈蚣、蚱蜢；中美洲人爱吃蛾子饼；美国人善吃蚯蚓；瑞典有道名菜叫"家蝇龙虾"，其风味独特，营养丰富；我国也将蚕蛹加工成多种形式的食品。目前，昆虫食品不仅在高营养方面受到人们的青睐，而且昆虫食品的医疗保健作用也引起了人们的瞩目。下面主要介绍蜂体、蝇蛆、蚕蛹等几种昆虫蛋白。

（1）蜂体：作为一种食品，主要指蜜蜂的幼虫和蛹。蜜蜂的幼虫具有很高的营养价值和良好的保健医疗作用。蜂幼虫及蜂蛹含有丰富的蛋白质、多种游离的氨基酸、维生素、脂类、糖类，还含有胆碱、激素和多种酶类等活性物质。蜂蛹的维生素 A 的含量仅次于鱼肝油，大大超过牛肉和鸡蛋的含量。维生素 D 的含量则超过鱼肝油的近 20 倍。蜂蛹中含有丰富的矿物质，其中锌的含量是蜂王浆的 2 倍，是花粉的 4 倍。硒的含量达到 $2.4 \sim 2.8 \mu g/100g$。

有人认为，在蜂王幼虫体内含有较为丰富的保幼激素和蜕皮激素，人体食用后能通过刺激环状磷酸腺苷的合成促使蛋白质螺旋结构和氨基酸序列正常化，从而有助于破坏肿瘤使细胞的结构正常化，因而蜂王幼虫有一定的防癌抗癌作用。

（2）蝇蛆：家蝇的生长发育过程包括卵、幼虫、蛹、成虫四个生长阶段。蝇蛆是其幼虫阶段。蝇蛆蛋白质中氨基酸比较齐全，所提供的氨基酸均能满足儿童和成人建议的氨基酸需要量。蝇蛆油脂中不饱和脂肪酸占 68.2%，必需脂肪酸占 36%（主要为亚油酸）。蝇蛆皮是一类品质极高的壳聚糖资源。同时，蝇蛆体内还含有脂溶性维生素 A、D 和水溶性维生素 B族，以及多种生命活动所需要的微量元素，如铁、锌、锰、磷、钴、镍、硼等。此外，蝇蛆中还含有多种生物活性成分，如抗菌性蛋白、凝集素、溶菌酶等。

（3）蚕蛹：蚕蛹的营养成分含量高，18 种氨基酸齐全。此外，还含有丰富的维生素和矿物质。蚕蛹具有降血脂、抗氧化、提高免疫功能、抗肿瘤、护肝、降血糖等生理功能。急性毒性、长期毒性试验证明蚕蛹氨基酸无毒，使用安全。因此，将蚕蛹加工成保健食品，具有广阔的发展前景。

5. 微生物蛋白资源

细菌、真菌和某些低等藻类生物，在其生长过程中创造了丰富的微生物菌体蛋白，简称微生物蛋白，习惯上也称之为单细胞蛋白。微生物细胞中蛋白质极为丰富，而且还含有丰富的维生素和矿物质，所以这种蛋白质资源即可供食用，也可供饲料用。微生物种类多、数量大、分布广、繁殖快，作为蛋白质的资源，开发的潜力很大。目前微生物开发的重点集中在酵母、霉菌蛋白和微藻蛋白，这里主要介绍微藻中的螺旋藻蛋白。

螺旋藻蛋白质含量可达到藻体干重的 58.5%～71.0%，比大豆、小麦、玉米、水稻等农作物都高。而且组成和比例也很适合人体的需要，这是其他动物蛋白和谷类蛋白所无法比拟的。由此可知，螺旋藻作为人类食品，当其与谷类食品混合食用时，还起到氨基酸互补、提高蛋白质利用率的作用。且螺旋藻核酸含量低，对人类安全性高。

螺旋藻脂肪含量低，主要是两种重要的不饱和脂肪酸：亚油酸和亚麻酸。

螺旋藻极易被消化吸收，螺旋藻的细胞壁是以蛋白质和胶原物质为主组成的，与其他藻类和食品相比所含的纤维素很少，所以，螺旋藻及其制品极易被人体和其他动物消化吸收。不必经过复杂的加工即可被消化利用，消化率一般可达 80%以上。

总而言之，螺旋藻含有极为丰富而全面的营养成分，曾被联合国世界食品协会誉为"明天最理想的食品"，被联合国教科文组织推荐为"21 世纪最好的食品"，在我国亦被学生营养促进会推荐为五种营养食品之一。除此之外，它还含有多种生理活性物质，如螺旋藻多糖是一种广谱免疫系统促进剂。

开发微生物蛋白的意义：①可以变废为宝：微生物能利用多种原料，甚至许多种工业废物转化成蛋白质，供人类利用；②可提供稳定的蛋白质来源：微生物蛋白的生产可以连续进行，受土地、气候、条件的影响很小，并且生产速度既快又稳；③可以改善人们的食物结构：我国人民的传统食物以淀粉为主，蛋白质含量低，利用微生物可将淀粉和其他原料转化成高蛋白、低脂肪的营养保健品；④可以使人类减少对大自然的依赖，走一条工业化生产微生物蛋白之路。

四、食用油料新资源

脂类包括油脂和类脂。油脂是甘油和各种脂肪酸所形成的甘油三酯的混合物。类脂是一种在某些理化性质上与脂肪相似的物质，如磷脂、固醇和脂蛋白等。人类食物诸成分中，油脂作为生命能源的价值很高，是人类必需的七大营养素之一。油脂除提供 37.7kJ/g 的生理热能之外，还是必需脂肪酸的来源和脂溶性维生素的载体，并赋予各种食品以诱人细腻的风味和口感特性。目前，油料的开发和应用主要集中于以下几个方面：

1. 草本作物油料

包括向日葵子油、秋葵子油、红花油、紫苏子油、月见草油以及胡麻子油等。它们含有丰富的不饱和脂肪酸以及亚油酸、亚麻酸等，对机体有十分重要的作用。其中，红花子油是目前亚油酸含量最高的油脂，是绝好的亚油酸来源；还有一定的药用价值，对防治原发性脂肪酸缺乏症和治疗心血管疾病有良好的效果。紫苏子油中含丰富的 α-亚麻酸，具有降血压、降血脂、抑制血小板凝集、减少血栓形成以及抑制乳腺癌细胞生长和代谢的作用。

2. 木本作物油料新资源

木本作物油料占食用油的比例很大，并且越来越具有重要的意义。其中包括澳洲坚果油、茶子油、沙棘油、葡萄子油、元宝枫油等。我国有关部门对油茶生产非常重视，除制取食用茶子油之外，油茶子饼粕的综合利用有很好的前景。从油茶子饼粕提取的茶皂素是一种性能良好的天然表面活性剂，是配制天然香波和洗涤剂的理想原料，还可作为发泡剂、分散剂、润湿剂等广泛用于工业生产。油茶饼废渣可作为食用菌生产的氮源和碳源。

3. 微生物油脂

通常微生物细胞中含有 2%～3% 的油脂，在一定培养条件下，其干细胞中油脂含量可达 60% 以上，比一些植物种子含油量高。能够产生油脂的微生物有酵母、霉菌、细菌和藻类，为了区别植物油脂，如同单细胞蛋白一样，科学家们也把微生物油脂称为单细胞油脂。目前研究较多的是酵母、霉菌、藻类，能够产生油脂的细菌则较少。微生物油脂生产的原料有碳源（糖源）、氮源和无机盐类，值得注意的是食品工业的废弃物，如淀粉厂废水、糖厂的废糖蜜、乳品厂的乳清等，也是产油微生物的好原料。因此，利用食品工业废弃物生产油脂具有重要意义，既可减少环境的污染，同时又获得了微生物油脂。影响微生物积累油脂的主要因素有温度、生长期、pH、糖浓度、通风量、光照周期和强度以及无机盐类等。

4. 油脂替代品和油脂模拟品

油脂在维持人们生命活动中起重要作用，是食品工业的大宗原料之一。然而，油脂尤其是富含脂肪酸的脂肪，其摄入量过多被认为与严重危害人类身心健康的肥胖症、动脉硬化和冠心病等密切相关。因此，脂肪替代品应运而生，一跃成为健康食品的重要配料，分为油脂替代品和油脂模拟品两种。

（1）油脂替代品：是以脂肪酸为基料成分的酯化产品，但其酯键不同于油脂的酯键，而是将原来脂肪中的酯键改变或引入分支的羧基结构，使之不受脂酶分解。油脂替代品的开发主要基于两种观点：一是采用代谢途径差异，不会提供热量的脂肪；二是采用其他能提供脂肪类似风味和结构特性的配料。

（2）油脂模拟品：是以碳水化合物或蛋白质为基础成分的产品，是以水状液体系来模拟被代替的油状液体系。

一种理想的油脂替代品或模拟品应具有以下特性：①类似油脂滑腻的口感；②无色无味；③在中高温条件下性质稳定；④低能量或无能量；⑤与宏量营养素、维生素和风味物质不发生相互作用；⑥无生理副作用，如摄入后不会出现轻泻或渗透性腹泻现象。

5. 粉末油脂

粉末油脂是以油脂为基料，通过特殊的加工工艺制成的粉末或细颗粒状的油脂制品。该制品解决了传统油脂在称量、包装、运输、使用、贮存上的不便以及容易造成容器及加工机械清洗困难等缺陷，为食品工业化生产提供了一种取用方便、性质稳定、流动性能好且营养价值高的优质原料。目前，随着技术的进步，采用喷雾干燥法制取的粉末油脂产品的应用范围不断扩大，在面制品、肉制品、冷冻食品以及饮料制品和功能性产品的生产过程中得到应用。

五、淀粉新资源

淀粉是多糖的一种，大多数高等植物的所有器官中都含有淀粉。含淀粉的食品一直是人类的食物。早期食用的淀粉主要有小麦和大麦淀粉、玉米淀粉、稻米淀粉、马铃薯淀粉等。随着科技的发展，人们对淀粉的认识越来越深入。随着人口的增加和人们生活水平的提高，越来越需要寻找新的淀粉资源，且一些淀粉新资源的食用价值与药用价值对人类健康也起到了重要作用。

1. 茎类植物淀粉新资源

包括魔芋、竹芋、莲藕、棕榈、荸荠等。魔芋是近年来研究开发的热点。块茎淀粉含量为 43.21%，属高淀粉植物，魔芋含有一种许多植物都没有的特殊成分——葡甘露聚糖，能扩张毛细血管、降低血压、兴奋肠管，是一种降低胆固醇、防止高血压、抑制人体肥胖的理想药物。此外，魔芋含有丰富的钙、镁等矿物质元素及多种氨基酸。魔芋精粉在食品工业中用途很广。利用魔芋精粉制成的保健食品和疗效食品可用于刺激肠病、增加肠道蠕动，防止便秘、胆结石症及肥胖症等，并且对预防消化道疾病、心血管疾病及糖尿病和部分肿瘤有一定的作用。魔芋精粉有极强的膨胀作用以及较好的增稠和悬浮性，能改善饮料的透明度和稳定性，提高肉类罐头及果酱的黏度，调节食品口味，改善外观质量。利用魔芋的特殊性能制造出新兴的魔芋食品也受到广大消费者的欢迎。

2. 根类植物淀粉新资源

包括葛根、木薯、马铃薯等。由于葛根既是传统的药用植物，又是很好的保健食品，人们对葛根产品开发较为热衷。葛粉中淀粉含量为 76.14%、蛋白质 0.082%、纤维素 0.36%，灰分 0.224%。以葛粉为原料开发出了一系列保健食品，如葛根面包、葛根面条、葛根粉丝等。葛根中主要的药效成分是葛根素和葛根总黄酮，能扩张冠状动脉和脑血管，尤其对冠心病、心绞痛、高血压及动脉硬化病人改善心、脑血液循环有特效。木薯淀粉可制高纯度果糖，称第二代果葡糖浆，是国际上近年来发展起来的一种新型营养甜味剂。其风味好、甜度大，除对预防糖尿病的急性和慢性并发症有很好的作用外，还可以广泛用于食品、化学、医药、造纸、纺织等方面。马铃薯为低热量、高蛋白食品，含多种维生素和矿物质元素。马铃薯在工业生产上具有较广泛的用途。它可以制作各类食品和淀粉，是食品业和制糖业的好原料，也是酿酒和生产酒精、食醋的原料。马铃薯不仅营养价值高，还有较广泛的药用价值。我国传统医学认为，马铃薯有和胃、健脾、益气的功效，可以预防和治疗十二指肠溃疡、胃炎、习惯性便秘和皮肤湿疹等疾病，还有解毒、消炎之功效。

3. 改性淀粉

将植物中的非淀粉物质如蛋白质、纤维、油脂等分离开，可获得原淀粉。不同来源的淀粉，其物理和化学性质有一定差别，主要取决于淀粉颗粒的大小、形状及淀粉分子的直链与支链比例，以及分子某些基团等因素，因而使原淀粉在应用中存在这样或那样的不足。为此，将原淀粉用物理、化学或酶的方法进行处理，改善原淀粉的分子结构和性质，增强某些功能或形成新的物化特性，这个过程称为淀粉的改性。通过改性处理所获得的产物称为改性淀粉。淀粉的改性处理把此前不能用或使用不理想的淀粉通过一定的处理改性成为比较理想的淀粉，不仅在食品工业中得到广泛应用，也为淀粉的用途开辟了更广阔的空间，例如羟乙基淀粉用作代血浆、高度交联淀粉用作橡胶制品的润滑剂、淀粉原黄酸酯用于处理电镀废水等。

六、膳食纤维

国内外大量的研究已经证实，膳食纤维有许多重要的生理功能，包括降低胆固醇及预防肥胖、糖尿病、胆结石、结肠癌等疾病的发生。为此，膳食纤维成了继蛋白质、脂肪、碳水化合物、矿物质、维生素和水之后被建议列为影响人体健康所必需的"第七大营养素"。膳食纤维目前尚无统一的定义，比较一致的观点是一系列以多糖为主体的高分子化合物的总称；是经人体消化酶水解后的植物细胞残留物，其中部分被结肠细菌分解。还有人给膳食纤维这样定义"那些不被人体所消化吸收的多糖类碳水化合物与木质素称为膳食纤维"。

膳食纤维可以根据其溶解性分为不溶性和水溶性膳食纤维。不溶性膳食纤维是构成植物细胞壁的结构成分，主要是结构多糖（纤维素、部分半纤维素）、非多糖聚合物（木质素）和壳聚糖，主要来源于植物的叶、茎。水溶性纤维素主要是植物细胞内的非结构成分，包括：果胶、植物胶汁、树脂、藻类多糖和部分半纤维素。大部分植物性食物都有以上两种膳食纤维，只是不同食物的两类膳食纤维含量的比例不同。一般来说，蔬菜和谷类食品是纤维素的主要来源；豆类中含有丰富的树胶；水果中含有丰富的果胶。此外，人们也注意到了从霉豆渣、苜蓿叶、甜菜粕、蔗渣、玉米芯及麦麸中提取膳食纤维，使其变废为宝。

世界上一些发达国家十分重视膳食纤维的开发利用，且已有一定的开发应用，如已被用于面制品、饮料食品及果酱、果冻食品等，我国也开始重视此项研究，可以预见，随着人们膳食结构的变化以及对膳食纤维作用认识的逐步深入，膳食纤维作为一种与人类健康密切相关的保护性因素，将受到临床医学、预防医学及营养学界的更大重视。

（仲伟鉴、王李伟）

第十章

营养改善的政策
和社会性措施

营养改善是指在了解居民营养素摄入水平、食物结构变化趋势的基础上，国家对农业生产进行宏观指导，对食品生产加工进行综合调控，并在社会中提供合理膳食指导，以达到改善公众的营养状况、增进健康、提高身体素质的目的。营养改善包括居民营养状况调查、社会营养监测、营养法规和政策的制定和实施、食物资源的开发和利用、营养咨询和营养教育指导、营养信息的提供等。其中有些内容已在前面的章节中介绍，本章主要介绍与食物、营养有关的法规、政策的制定和实施、营养咨询、营养教育和不良饮食行为的干预等。

第一节 营养改善的相关政策法规与措施

与食物营养有关的法规、政策可为营养工作的开展、食物的生产和消费、人群营养与健康状况的改善、综合国力的增强提供强有力的法律和政策保障。

营养法规和政策的制订和实施是营养改善措施中最为重要的部分，因为有些营养改善措施具有公益性的特点，或投资收益不相匹配，或是长期的投资，必须得到国家法规和政策的支持。通过营养立法和发布行政法规、条例、规章等来对公共营养进行宏观调控是改善国民营养状况的重要措施。国家有关食物与营养的法规、政策规定了各级行政部门及其工作人员对公共营养应该履行的法律义务和行政职责，并赋予相应的权利。

一、人口政策

近年来，人口与发展成为国际社会广泛关注的重大问题。走人口与经济、社会、资源、环境相互协调，可持续发展的道路正成为世界各国的共同选择。

世界粮农组织在《第五次世界食品调查》中指出，随着发展中国家人均食物供应量的增长，遭受营养不良的人所占的百分比已有下降。尽管如此，由于人口增长率相当高，世界上患营养不良的人数仍在继续增加，而且集中在那些人口多、资金和物资负担重的国家。如巴基斯坦的人口出生率极高，该国营养状况的改善落后于经济的发展，儿童的营养不良率居于世界的前列。

我国自改革开放以来，由于农业政策的正确和农业生产技术的提高，基本解决了温饱问题，但每年增产的粮食等农产品一半以上被增加的人口消耗。另外，由于都市化和乡镇企业发展等原因，总耕地面积以惊人的速度下降。同时，从人口结构看，儿童及青少年的比重大，老年人口增加，对食物质量的要求更高。因此，控制人口增长的速度，降低人口的增长率，对满足人口对食物的需求、改善公众的营养状况具有十分重要的意义。

20 世纪 70 年代以来，我国确立了控制人口增长、提高人口素质的人口政策，全面推行计划生育的基本国策。为了实现人口与经济、社会、资源、环境的协调发展，推行计划生育，维护公民的合法权益，促进家庭幸福、民族繁荣与社会进步，根据宪法，我国制定了《中华人民共和国人口与计划生育法》。该法规定，国务院编制人口发展规划，并将其纳入国民经济和社会发展计划；县级以上各级人民政府根据人口发展规划，制定人口与计划生育实施方案并组织实施；人口与计划生育实施方案应当规定控制人口数量，加强母婴保健，提高人口素质的措施。国家稳定现行生育政策，鼓励公民晚婚晚育，提倡一对夫妻生育一个子女；符合法律、法规规定条件的，可以要求安排生育第二个子女。20 世纪 90 年代以来，中央政府每年召开一次关于人口与发展问题的座谈会，研究分析重大问题，制定重大决策和措施。

经过近 30 年的努力，我国人口的过快增长得到了有效的控制。人口出生率、自然增长率分别由 1970 年的 33.43‰ 和 25.83‰ 下降到 1999 年的 15.23‰ 和 8.77‰。实行计划生育以来，全国累计少出生 3 亿多人，为国家和社会节约了大量的抚养成本，缓解了人口过多对资源和环境的压力，促进了经济发展和人民生活水平提高。到 1999 年底，中国农村尚未解决温饱的贫困人口已经从 70 年代末的 2.5 亿以上减少到 3400 万，占农村人口的比例从 33% 下降为 3% 左右，农村贫困人口的温饱问题基本解决，基本实现了人人享有初级卫生保健服务的目标。1999 年，人口平均预期寿命提高到 71 岁，达到中等发达国家水平。计划生育政策的实施延长了怀孕的间隔时间，有利于母亲体力的恢复和营养补充，对于防止母亲和儿童营养不良的发生是十分重要的。同时父母有更充足的精力和时间照料孩子，提高婴幼儿的成活率。

我国的耕地仅占世界的 10%，而人口却占世界的 22%。由于我国的人口基数较大，使一个资源总量位居世界第三位的大国仍然退居到人均资源小国的行列。随着人口的增加和生活水平的提高，食物消费的需求越来越大，今后粮食继续增产的难度也越来越大，这样一个人口大国的吃饭、营养问题仍然是一个非常严重的问题。《中国二十一世纪人口与发展》白皮书指出，"中国政府清醒地认识到，中国人口与发展的矛盾依然尖锐，面临诸多困难和挑战：人口数量将在较长时期内继续增长，预计未来十几年每年平均净增 1 000 万人以上，给经济、社会、资源、环境和可持续发展带来巨大的压力"。该白皮书在论及中国解决人口与发展问题所遵循的基本原则时指出，"加快经济和社会发展，高度重视科技和教育，努力提高人民生活水平和国民素质，把解决人口问题纳入到国民经济和社会发展总体规划，制定并完善各项配套政策，促进人口与经济、社会、资源、环境协调发展"。

二、农业补贴政策

国家对农业的高保护、高补贴的政策对于保障民众生存与健康所需的食物供给、保护农业资源和生态环境、促进农业的发展有积极的作用。

对农业给予支持和保护是世界各国提高本国农业的国际竞争力的通行做法，特别是美国、欧盟、日本、加拿大等发达国家，均给农业以大量的补贴。1998 年，美国、欧盟和日本的农业补贴占 WTO 农业补贴总额的 89％，其中欧盟占 44％、美国占 24％、日本占 21％。2001 年美国对国内农业的支持为 970 亿美元，相当于农业总产值的 50％。

在 1995 年 1 月 1 日 WTO 的农业规则生效前后，美国、日本和欧盟都先后调整了自己的农业保护政策。主要原因是价格支持、出口支持及进口关税等政策越来越受到 WTO 农业规则的限制，同时也是因为对农产品价格的高补贴措施的弊端如影响农业生产效率、扭曲市场价格等逐渐显露。

1996 年 4 月，美国出台了新的农业法案。对保护农业资源环境、乡村基础设施建设、农业科技、农产品市场信息等方面的国家财政投入政策变化不大，但改变了过去对农产品价格支持的政策，转而直接补贴给农民。2002 年 5 月美国政府颁布的《2002 年农业安全与农村投资法案》对农业的支持以直接补贴为主，包括直接的收入补贴和投资补贴等补贴给农民，达到增加农民收入、提高农业竞争力的目的。

1992 年欧盟开始调整农业政策，最主要的措施是到 1995 年 WTO 的农业协定生效时，将欧盟主要农产品的价格降到国际市场价格水平，农民因降价的收入损失由欧盟补贴。另外，还向农民提供土地休耕、保护农业生态和提前退休等方面的财政补贴。修改的共同农业政策（2000～2006 年），即"2000 年议程"改革方案的重点是降低价格支持和出口补贴，减少政府的干涉，采取直接补贴农民的手段。具体内容主要有：两年内（2000～2001 年）将谷物的价格补贴减少 15％，给农户的直接补贴为价格损失的 50％；3 年内（2000～2002 年）对牛肉的价格补贴减少 20％，其中 80％的价格损失采取直接补贴方式等等。欧盟计划在 2003 年取消对农产品的价格补贴，采取直接对农民收入补贴的政策。欧盟对农业支持的国内措施还有投资援助（占 28.5％），主要方式是给予农业投资补贴和贷款贴息，重点支持农产品加工、包装和储藏中心的建设，支持农业基础设施的建设，如土地整治、围栏等，支持农业现代化，如购买机器设备、扩大农业经营规模等。

为了适应农产品贸易自由化及 WTO 农业规则的要求，日本从 1995 年开始大幅度修改本国的农业政策。1995 年实行的新粮食法减少政府管制的大米流通份额，允许第一年进口的大米占国内消费量的 4％，5 年后达到 8％。1997 年出台大米流通法。1999 年颁布新的农业基本法及农业改革方案。日本在逐步减少对粮食的直接价格补贴的同时，加大对农业资源和环境保护、培养农业人才、农业基础设施投入、调整种植结构的财政支持力度，以保证农业的持续发展，如日本的农民如果想建立或改造农业生产设施，可以从政府获得其投资额 65％～85％的财政补贴，其余部分还可以贷款。

三、保障粮食安全政策

中国随着城市化进程的推进，耕地面积不可避免地大量减少，而农民为追求现金收入的增加所进行的种植结构的调整以及国家为保护生态环境而采取的退耕还林措施都占用了大量的粮田，而土地的生产率有极限，我国人口的数量还在继续增加，粮食安全问题不可避免地会成为我国要面对的严重问题。

1990 年国务院作出《关于建立国家专项粮食储备制度的决定》，确定筹建国家粮食储备局，建立储备基金和风险基金，当年专项粮食储备 175 亿～225 亿千克，加快粮食基础设施特别是仓储设施的建设，省、地（市）、县也分别建立粮食的地方储备，农民个人也要建立家庭储备，形成覆盖城乡的粮食储备系统。到 1993 年底，国家粮食储备已达到 675 亿千克。

1994 年我国某些地方粮食供应出现紧张，粮食价格随之上涨，中央政府采取措施，加强粮食合同定购，确保国家控制商品粮的 70％～80％，即 900 亿千克左右，其中 500 亿千克为国家任务，由各级政府落实到生产单位和农户，确保完成，其余 400 亿千克由各省、自治区、直辖市政府按市价组织收购。采取措施限定粮食的销售价格，对主要粮食品种的销售价格实行国家定价，清理整顿粮食批发企业，控制多渠道粮食批发企业的活动。

2001 年我国政府发表的《中国粮食问题》白皮书明确表示，我国能够依靠自己的力量实现粮食基本自给，这是我国政府解决粮食安全问题的基本方针。高度重视保护和提高粮食的综合生产能力，建立稳定的商品粮生产基地，建立符合我国国情和社会主义市场经济要求的粮食安全体系，确保粮食供求基本平衡，这既是我国政府解决粮食安全问题的基本方针，也是实现粮食安全的总目标。

我国的粮食生产在 1996～1999 年连续四年大丰收，2000～2003 年连续四年减产。虽然库存充裕，粮食供给一直都有保障，但国务院根据粮食库存减少较多、粮食生产连续下滑的情况，采取一系列调动农民种粮积极性的政策措施。在农业基础设施建设方面，国家在预算内资金和国债投资上，都加大了投入力度。国家在风险基金中拿出资金，对主产区种粮农民进行直接补贴。国家对主要粮食品种进行了最低收购价政策，有效保护了种粮农民的积极性，也调动了地方政府抓粮的积极性。为了稳定粮食产量，确保国家粮食安全，2005 年，财政部安排 55 亿元资金，对全国近 800 个产粮大县进行直接奖励。同时，我国从 2004 年开始增加了粮食进口。

2005 年我国政府提出，在加大使农民增收减负力度的同时，进一步加强农村工作，通过严格保护耕地和改善生态环境、加强农田水利建设、促进农业科技进步、搞好农村基础设施建设、大力发展农产品加工业以及加强对农民的培训来提高农业综合生产能力，保证粮食稳定增产。

四、改善妇女儿童营养状况的措施

确保妇女儿童获得充足的营养在许多国际宣言和人权文件中都有阐述。最早的此类文件是 1924 年通过的《儿童权利宣言》。1979 年通过了《消除对妇女一切形式歧视公约》，签约国都必须保证全部妇女平等地享受卫生保健，包括在怀孕和哺乳期间获得充足的营养。1989 年的《儿童权利公约》第 24 条规定，缔约国必须采取"适当的措施"，通过采用现有的技术和提供充足并有营养的食物及安全饮用水，降低婴幼儿的死亡率，与疾病和营养不良作斗争。1990 年召开的世界儿童问题首脑会议通过了一项"行动计划"，该计划阐述了营养不良对妇女儿童的破坏性影响，制定了具体的妇女儿童营养目标，包括妇女在怀孕和哺乳期间应得到充足的食物；促进、保护和支持母乳喂养，采用正确的辅助食品添加方法；采取适当的措施对儿童的生长发育和营养状况进行监测。针对母乳代用品（主要是婴儿奶粉）生产厂商铺天盖地、不适当的广告和促销活动，1981 年，几乎世界上所有国家的卫生部长都出席的世界卫生大会通过了由世界卫生组织、联合国儿童基金会、非政府组织及婴儿食品业的代表共同起草的《国际母乳代用品销售守则》。该守则通过规定公司、卫生保健工作者、政府及其他部门的责任，确立了管理销售行为的最低标准，并提出了母乳代用品标签标准。该守则的内容还包括医疗卫生机构不得参与代乳品的促销活动以及不得向孕妇或年轻母亲提供免费样品。

为了提高母乳的喂养率，国际社会将保护、促进和支持母乳喂养被列为妇幼卫生和营养工作的重要内容。1990 年，世界儿童问题首脑会议通过了《儿童生存、保护和发展世界宣言》和《九十年代行动计划》两个文件，到 2000 年将使 4 个月的纯母乳喂养率提高到 80%列为全球保护儿童生存与发展规划的奋斗目标之一。1992 年我国国务院批准的《九十年代中国儿童发展规划纲要》和 1995 年国务院颁布的《中国营养改善行动计划》也明确提出，提高 4～6 个月以内婴儿的纯母乳喂养率，到 2000 年使母乳喂养率以省为单位达到 80%。

作为社区保护、促进和支持母乳喂养和宣传《国际母乳代用品销售守则》的一项辅助性措施，1989 年，世界卫生组织和联合国儿童基金会发表《保护、促进和支持母乳喂养的联合声明》，要求每个妇幼保健机构的工作人员以及他们所在的卫生机构的主管承诺实行"促进母乳喂养成功的十项措施"：①有书面的母乳喂养政策，并常规地传达到所有保健人员；②对所有保健人员进行必要的技术培训，使其能实施这一政策；③要把有关母乳喂养的好处及处理方法告诉所有的孕妇；④帮助母亲在产后半小时内开奶；⑤指导母亲如何喂奶以及在必须与婴儿分开的情况下如何保持正常的泌乳；⑥除母乳外，禁止给婴儿吃任何食物和饮料，除非有医学指征；⑦实行母婴同室——让母亲与婴儿一天 24 小时在一起；⑧鼓励按需哺乳；⑨不要给母乳喂养的婴儿吸橡皮奶头或使用奶头作安慰物；⑩促进母乳喂养，支持组织的建立，并将出院母亲转给这些组织。

联合国儿童基金会和世界卫生组织于 1991 年开始集中精力改造妇产医院，倡议创建爱婴医院，目的是支持母乳喂养，改革不利于母乳喂养的医院制度，终止奶粉商廉价供应奶粉的活动。要求医院认真实施"促进母乳喂养成功的十点措施"，重点是：①开展母乳喂养指导；②尽早开始母乳喂养；③母婴同室；④建立母乳喂养支持组织。医院经过自我评估和国际组织的评估可被命名为爱婴医院。在短短 6 年的时间里，在这个倡议之下，114 个国家的 12 700 家医院转变为婴儿喂养支持中心。爱婴医院的倡议实施后，许多国家母乳喂养下降的趋势发生了逆转，尤其是在城市地区。这一倡议的成功还表现在儿童的健康状况上。据巴拿马卫生部报告，在阿马多·格雷罗爱婴医院，仅在 1 年之内，婴儿呼吸道感染的发病率便减少了 58%，腹泻的发病率减少了 15%。由于响应了创建爱婴医院的倡议，在巴西东北部的阿卡里医院，婴儿的住院率和病死率明显降低，从而节省了大量的费用。在创建爱婴医院的最初两年里，加蓬利伯维尔中心医院新生儿的腹泻发病率减少了 15%，脱水率减少了 14%，死亡率减少了 8%。

提高妇女受教育的机会、保护妇女母乳喂养的权利、通过提高食品的营养价值改善主食的质量、强化含基本营养素的主食、提高营养监测的水平、加强营养实用信息的传播以及增加政府在社会领域的投入等多方面的社会性措施已使一些国家的营养状况得到了改善。这些方面的社会性措施的实施最终都要依靠政府的食物和营养政策的支持。要想取得改善营养的成功，必须制订出解决营养问题的总体战略。

五、中国的综合性改善营养政策

1. 颁布《九十年代中国食物结构改革与发展纲要》

1993 年 2 月 9 日《九十年代中国食物结构改革与发展纲要》经国务院第 220 次总理办公会议审议通过。

该纲要指出，20 世纪 90 年代是我国人民消费水平向小康迈进的重要发展阶段，食物供需状况迅速变化，是调整食物结构的关键时期，也是有利的时机。这一时期是食物观念转变的时期：一是由传统的粮食观念向现代食物观念转变，人们对食物的需求逐步转向多样化；二是由不合理的食物消费习惯转向科学、文明的膳食消费，需要运用现代营养知识加以指导。这一时期是协调食物生产、消费和营养的关键时期：一方面，在解决温饱之后，增加食物生产的主要目的应是用于改善膳食构成；另一方面，科学、合理的膳食结构必须适合中国的国情，必须与我国食物生产能力和人民消费习惯相结合。这一时期是食物生产发展的重要时期：一是人民购买力的增加将有力地推动食物生产；二是在 90 年代实现小康目标的进程中，大力发展优质食物生产，发展多种多样的食品加工业，将是促进农村经济综合发展，提高农业生产效益，增加农民收入的重要途径。

90 年代我国食物发展的指导思想是：坚持食物生产与消费协调发展，根据营养和消费的要求，进一步大力发展食物生产，全面开发利用各种国土资源和食物资源，发展农林牧副渔各业的食物生产和食品加工业，重视生产、加工、流通各环节的统筹安排。要按照"营养、卫生、科学、合理"的原则，继承中华民族饮食习惯中的优良传统，吸收国外先进、适用的经验，改革、调整我国的食物结构和人民消费习惯。经过不断努力，使我国人民食物消费与营养整体水平有较大的提高和改善，走出一条符合中国国情的食物发展道路。

实现食物发展目标的政策措施是：制定系统配套的食物发展政策；保障粮食生产的稳定增长，调整种植业生产结构；大力发展畜牧食物的生产；提高水产品在动物食物中的比重；全方位开发国土资源，走食物生产多样化的道路，发展食品国际贸易；积极发展食品加工业，搞好食品的贮藏、运输和保鲜。重点发展"营养、保健、益智、延衰"的妇幼食品、学生食品、老人食品、保健食品，发展系列化的方便食品、快餐食品、调味品和各种果汁、菜汁等天然、营养饮料。有条件的地方，要逐步建立中小学生营养餐制度；引导食物消费，建立科学、合理的膳食与营养结构；增加投入，加强食物发展的基础建设；依靠科技进步，提高食物生产的集约化水平；健全和完善营养管理体系。

《九十年代中国食物结构改革与发展纲要》是新中国成立以来第一部较为完善的食物与营养发展纲要，对指导我国农业、卫生、食品、加工、科技等与食物生产相关部门和行业的发展，改善食物发展的宏观环境，增强食物的综合生产能力，提高居民食物消费和营养水平，促进和保障我国 20 世纪 90 年代的食物和营养的发展均发挥了积极的指导作用，对促进我国食物发展与世界接轨产生了重大影响。

2. 颁布《中国营养改善行动计划》

1992 年 12 月在罗马召开的全球性部长级营养会议通过了《世界营养宣言》和《世界营养行动计划》，号召各国政府保障食品供应，控制营养缺乏病，加强宣传教育，并制定国家营养改善行动计划。包括中国在内的 159 个国家的代表作出承诺，要尽一切努力在 2000 年以前消除饥饿和营养不良。1993 年国务院批准，由卫生部牵头组织《中国营养改善行动计划》起草小组，四易其稿，最后形成了报批稿。1997 年 12 月 5 日，国务院办公厅以国办发 [1997] 45 号文件印发各省、自治区、直辖市人民政府、国务院各部委、各直属机构，要求贯彻执行。

（1）总目标：通过保障食物供给，落实适宜的干预措施，减少饥饿和食物不足，降低热能-蛋白质营养不良的发生率，预防、控制和消除微量营养素缺乏症；通过正确引导食物消费，优化膳食模式，促进健康的生活方式，全面改善居民的营养状况，预防与营养有关的慢性病。

（2）方针与政策：将提高居民的营养水平作为国家长期发展战略的一部分；加强部门间的合作；进一步加强促进农业发展的政策，以科学引导生产，因地制宜，不断扩大农作物品种，提高产量和质量；实行引导消费和鼓励生产相结合的政策；重点解决贫困地区的营养改善问题，在坚持从经济开发入手开展扶贫工作的同时，重视健康及营养问题并将之纳入扶贫计划。在营养改善行动中，应特别注重改善儿童、妇女、残疾人、老年人及低收入人群的营养状况；继续推行控制人口数量，提高人口素质的基本国策，保持人口、环境与食物供给的平衡；加强对营养相关法律、法规的执行力度；加强对粮食、肉类、水果、蔬菜等食品流通渠道的管理；加强对各类人员的营养知识培训；加强营养科研事业的建设，特别是营养基础科学研究的建设。

（3）策略与措施：将营养目标纳入到有关法律、法规、政策和计划中去；加强有关营养与食品卫生工作的法制建设；增加食物生产及改善家庭食物供应；提高食品和饮用水质量，预防传染性疾病；提倡母乳喂养，改善儿童营养；预防微量营养素缺乏症；保护处于困难条件下的人群；加强营养人才培训及营养教育。

《中国营养改善行动计划》的颁布表明我国政府对提高全民营养水平，改善全民身体素质的重视。该行动计划要求各部门通力合作，互相配合，在 20 世纪末达到各项目标，圆满地实现我国政府在世界营养大会上作出的承诺。

3. 颁布《中国食物与营养发展纲要（2001—2010 年)》

2001 年 11 月 3 日，国务院办公厅以国办发 [2001] 86 号文件颁布了《中国食物与营养发展纲要（2001—2010 年)》。

该纲要指出，"今后十年，将是我国居民食物结构迅速变化和营养水平不断提高的重要时期。食物与营养发展的指导思想是：适应我国人民生活水平提高和营养改善的要求，为提高中华民族素质、实现中华民族伟大复兴，动员和号召全社会力量，加快我国食物与营养的发展。紧紧围绕食物发展的重点领域、重点地区、重点人群，分类指导，全面推进，建设现代食物生产、加工和市场体系，调整引导我国食物结构向营养、卫生、科学、合理方向发展，经过不懈努力，使我国居民的食物消费与营养整体水平有较大幅度提高。食物与营养发展的基本原则是：坚持食物生产与消费协调发展的原则，适应居民营养改善的需要，建立以农业为基础、以食品工业为龙头的现代食物产业体系；坚持食物资源利用与保护相结合的原则，合理开发利用各种食物资源，实现可持续发展；坚持食物质量与安全卫生管理相结合的原则，加强对食物质量的监测和管理，全面提高食物质量和安全卫生水平；坚持优化结构与预防疾病相结合的原则，调整优化食物与营养结构，预防营养性疾病，提高全民营养和健康水平；坚持继承与创新相结合的原则，发扬中华饮食文化的优良传统，全面提高食物发展的科技水平，走有中国特色的食物与营养发展道路"。

该纲要确定了未来 10 年三个重点领域（加快发展奶业、大力发展大豆产业、加速发展食品工业），两个重点地区（农村地区、西部农村地区），三个重点人群（儿童青少年群体、妇婴群体、老年人群体）。

该纲要提出了未来 10 年促进食物与营养发展的政策措施："调整农业结构，提高食物质量；加强管理，加快食品工业发展；加强食物市场体系建设，提高食物国际竞争力；加强食物与营养法制建设，完善食物与营养标准体系；保护食物资源环境，保障食物质量、安全与卫生；加强科技研究，提高食物与营养发展的科技水平；全面普及营养知识，提高全民营养意识；实施有关营养改善行动计划。继续和规范实施国家营养改善行动计划、国家大豆行动计划、国家学生饮用奶计划等。积极推广学生营养餐，作为国民营养改善的一项重要工作，成立相应协调机构，制定相关法规，依法加强管理；加强营养监测，建立食物安全保障系统。同时强调要加强食物与营养发展的组织领导"。

《中国食物与营养发展纲要（2001—2010 年）》的颁布实施，对促进我国食物生产、营养和消费的协调发展，把握 21 世纪初我国食物发展的方向，增强国民的身体素质具有重大的意义。

4. 成立国家食物营养咨询委员会

国家食物与营养咨询委员会，是根据 1993 年 220 次总理办公会议批准实施的《九十年代中国食物结构改革与发展纲要》第 22 条规定，于 1993 年 6 月成立的。经农业部、卫生部协商，并经国务院批准，国家食物与营养咨询委员会挂靠农业部，由农业部负责其同有关部委的工作联系。委员会办公室设在中国农业科学院，负责委员会日常工作。国家食物与营养咨询委员会主要由农业、食物、营养、卫生、加工、经济、贸易等领域的有关专家组成。

国家食物与营养咨询委员会主要职能，是对我国食物与营养工作及相关工作进行调查研究，向主管部门提出建议，提供咨询服务等。《中国食物与营养发展纲要（2001—2010 年）》第 28 条"进一步发挥国家食物与营养咨询委员会的作用"，更加明确了国家食物与营养咨询委员会的职能为开展国家食物与营养重大问题调研，提出议事、咨询意见，宣传普及食物与营养知识，推动居民食物结构改善。

根据国务院及农业部、卫生部等对国家食物与营养咨询委员会职能定位的要求，经国家食物与营养咨询委员会研究决定，国家食物与营养咨询委员会的主要任务是：根据国家食物与营养发展总体目标，广泛联系与组织有关专家，针对食物发展与营养改善的重大问题，开展调查研究，向国务院与中央有关部委提供决策咨询建议；接受委托，草拟有关政策、规划与计划；宣传普及食物与营养的科学知识，开展领导干部和科技人员的专业培训；组织实施国家有关食物与营养发展专项计划；促进与指导地区食物及营养工作的开展。

十年多年来，国家食物与营养咨询委员会充分利用自身的科技积累优势，在开展国家食物与营养重大问题调研、提出议事咨询建议、起草国家食物与营养发展纲要、宣传普及食物与营养知识、推动居民食物结构改善等方面发挥了重要的作用。

5. 成立学生营养促进会

1989 年 1 月 15 日，中国学生营养促进会在北京中南海怀仁堂成立。其宗旨为：促进政府有关部门、家长、校长、教师、学生、社会各界、国内外专家和知名人士的广泛参与，积极发展中小学、职业学校和大学生的营养事业，关心和保护他们的身心健康成长，为提高中华民族身体素质作贡献。其后，全国又有 11 个省市相继成立了学生营养促进会。为了加大宣传的力度，使营养知识成为每个国民掌握的基本知识，中国学生营养促进会将每年的 5 月 20 日定为"中国学生营养日"。从 1992 年开始，每年确定一个全国统一的主题。1992 年 5 月中国学生营养促进会主办的《中国学生营养小报》正式创刊，以学生们喜闻乐见的形式报道学生营养工作动态和营养科普知识，成为小学生们的良师益友。

6. 营养立法

法律是由国家颁布、体现统治阶级意志、以国家权力保证其实施的行为规范。营养立法基本上包括三个方面：①营养工作机构组织法：以法律的形式规定营养工作由什么部门主管，这些部门的组建、人员构成、工作职责及其作为法人的权利和义务等，如保健所法；②营养实体法：是保证推行各项重大营养措施的法律，如营养改善法；③对营养专业人才规定资格、职称、培训、考试、任职等事项的法律，如营养师法。

营养不良主要危害特殊人群和贫困人口这些弱势群体。依靠现有的政策性指导和社会资助难以保障他们的基本营养权利和营养需要。只有通过营养立法，规范各级行政部门及其工作人员对公共营养应该履行的法律义务，并赋予相应的权利，明确各级部门和个人的职责，才能有效地推动营养工作的开展。我国近 10 年颁布了许多有关营养工作的计划、纲要和行动方案，但由于没有立法保证，在实施过程中遇到了很多困难。如 1997 年由国务院颁布《中国营养改善行动计划》并没有很好地得到落实。我国营养相关部门存在的诸多问题以及营养工作开展中面临的诸多困难，如营养专业机构不健全、营养工作人员缺乏、营养工作队伍不稳定、营养工作不受重视、开展困难等，究其原因，也是缺乏法律的保障。营养立法是公共营养工作的根本保证。通过营养立法，可以对全国的营养改善工作起到统管的作用，可保障营养改善措施的落实。例如，可保证营养监测制度和工作的开展，定期进行全国营养调查，了解全体国民的营养状况和食物摄入情况；可以促进和监管营养标签、学生营养餐、学生奶及营养人才培养、使用和考核等工作的进行。

1991 年 3 月，中国政府签署了《儿童生存、保护和发展世界宣言》及《执行九十年代儿童生存、保护和发展世界宣言行动文件》两个文件，并做出庄严承诺。1992 年，中国政府对《世界营养宣言》和《世界营养行动计划》两个文件做出承诺。这些具有国际公法性质文件的签署表明我国政府对全民营养健康水平改善与提高的重视。

但营养立法不同于其他立法，营养改善工作本质上是一种公共福利，政府需要掌握相当多的资源进行动员和调配，公众也需要拥有相应的资源迎合立法。法律的制定是一个复杂的系统过程，营养立法在我国经历了漫长的过程。当前，我国经济有了很大的发展，已经具备了社会经济基础，多年来，一些营养专业人士参与了国家和有关部委的营养政策和法规的起草和制定，我国在营养的教育、科研和实际工作中积累了大量的经验和成果，营养立法的条件逐渐成熟。

关于营养立法的动议早在 20 世纪 80 年代就开始，但一直未引起相关部门的重视。20 世纪 90 年代，开始研讨"制定营养师法"草案。为了推动此项工作，2002 年举办的"香山科学会议"主题为"营养立法、营养与健康及社会发展"。在 2003 年的中华人民共和国第十届全国人大代表大会第一次会议和中国人民政治协商会议第十届全国委员会第一次会议上，由多个代表团作为正式提案提出营养立法的建议。

2004 年初，46 名专家联名写信给总理呼吁营养立法，经批示后国务院法制办、卫生部政策法规司和疾病预防与控制司召集营养与食品科学方面的专家及相关食品企业的代表举行了多次营养立法研讨会，就营养立法的必要性开展了广泛深入的讨论。国务院法制办起草的"首先颁布中国营养条例，待时机成熟后颁布中国营养法"的研究报告得到总理同意批示。

通过制定营养条例，可以强化国民的营养意识，推动国家和地方制定营养政策和采取行动，保障营养工作的顺利开展，达到预防和控制营养不良和营养相关疾病，最终实现提高我国居民的营养水平，增进中华民族整体素质和健康状况的目的。

制定营养条例是营养立法的初级阶段。受卫生部的委托，中国营养学会承担了起草《中国营养条例》的工作。中国营养学会第六届理事成立了"政策法规委员会"，并于 2004 年 10 月 30 日召开了第一次工作会议，确定了营养条例的主要内容：提高政府部门和公众的营养意识、营养工作组织和人员的保障、明确各级政府的职责、重点人群的援助和保护、营养信息系统的建设、逐步建立和完善营养法律体系。目前，《中国营养条例》的制定工作正在稳步进行中。

第二节 营养改善项目介绍

一、学校午餐

在英国，大规模、综合性的学校午餐供应系统已有一定的历史，现在几乎全由国家资助，同时也有私人赞助。1864 年英国就成立了贫困儿童午餐协会，5 年后由私人赞助在伦敦开设了 58 个餐厅，以后扩大到其他大的工业城市。英国的小学教师和其他有关人士不久意识到，这并不能满足全国儿童的需要。1906 年，英国国会同意用地方财政为一部分儿童提供免费午餐。1939 年，大约有 25 万儿童在学校享用午餐，并规定午餐提供的能量占全天供给量的 1/3，提供的蛋白质占全天供给量的 42%。英国还曾经给每个在校学生免费供应 200ml 牛奶。

在第二次世界大战后的 1946 年，日本重新在全国的中小学推行营养午餐制度，并于 1954 年在《学校给食法》中正式规定，各小学、初中及各养护学校必须实行营养午餐制。随后，日本全体国民的健康状况大有改善。到 1951 年，结核病已不再是日本人的第一死因，而脑卒中、癌症、心脏病等慢性病逐渐成为日本人的主要死因。日本文部省主管全国初中、小学及幼稚园的午餐。每建一个学生食堂，文部省拨款 1 兆日元，并配备一定比例的营养师和调理师（厨师）。

1994 年南非总统曼德拉在国情咨文中宣布："在需要营养餐计划的每一所小学校中都要实施"。南非把学生餐和学生奶纳入政府"一体化营养计划"中实施，1997～1998 年度共有 14 549 所小学的 500 万学生参加。

美国早在 1946 年就颁布了《国家学生午餐法》。挪威、瑞典都实行了学校午餐制度。

中国的学生营养餐计划是在政府的倡导和推动下，主要在大中城市实施的以午餐为重点、以中小学生为主要对象的营养改善专项计划。推行学生营养午餐被中国学生营养促进会确定为改善学生营养状况的关键和突破点。

从 1998 年 10 月 1 日起实施的卫生部《学生营养午餐供给量》（WS/T100－1998）明确了学生营养餐的概念，着重提出"要逐步建立中小学生营养餐制度"，规定了对学生营养午餐营养素摄入标准值及各类食物的供给量，内容包括学生营养午餐的定义、学生营养午餐的标准、营养教育以及食谱编制的原则和方法。

1999 年 7 月 1 日，卫生部发布的《学生营养餐生产企业卫生规范》（WS103－1999）规定了学生营养餐生产单位的生产、运输、销售等卫生要求，内容包括学生营养餐和学生课间餐的定义，工厂设计与设施的卫生要求，原料采购、运输、储藏的卫生要求，食品的初加工，烹调熟加工，营养餐的包装、运输与分发等。

2001 年 2 月 12 日，原国家经济贸易委员会同教育部、卫生部联合颁布了《关于推广学生营养餐的指导意见》，要求各地要把推广学生营养餐作为推进素质教育、提高中华民族素质的重要措施列入工作计划，纳入教育工作之中，积极创造条件，抓好试点，总结经验，逐步扩大推广。在营养餐推广的过程中还存在一些问题，如感官性状不好，学生不爱吃，甚至偷偷倒掉或带回家的现象时有发生，在管理上也存在一些问题。

二、学生奶计划

芬兰于 1943 年通过法律，规定免费为 7～18 岁学生提供牛奶，所有学校每天向学生提供 200ml 的牛奶，在午餐时饮用。

1979 年，肯尼亚总统发布关于开展学生饮用奶计划的法令，目的是改善学龄前儿童的营养和健康状况，提高入学率、出勤率和学习成绩。目前，该国约有 670 万城乡小学生和学龄前儿童受益。

泰国人原来没有喝牛奶的习惯，1985 年人均牛奶的消费量只有每年 2L。由于国王的重视与倡导，泰国政府下决心改变这种状况，在总理府办公室下设了"全国喝奶运动委员会"，并由一位部长担任主席。随后在全国范围内开展了大规模的喝奶运动，建立 4 万个牛奶配送中心，推动了学生奶的普及。1992 年有 20 万学龄前儿童和小学生参加，1998 年猛增到 580 万人，人均奶消费量从 1985 年的 2L 增加到 1999 年的 20L。小学生营养不良率从 1990 年的 19％下降到 10％，身高和体重增加，体质加强。

沙特阿拉伯于 1995 年成功地召开了"学生营养状况研讨会"，会议就学生营养问题提出一系列建议，由教育部签发，并发布了新的管理条例，奶和奶制品取代了软饮料，"一杯奶"成为学校营养教育的座右铭。1997 年估计有 1 500 万升奶分发到各学校。

中国的学生饮用奶计划是一个专项计划，采取政府引导、政策扶持方式，通过向在校的中小学生提供由定点企业按照国家标准生产的学生饮用奶，以改善我国中小学生的营养状况，保证他们的健康成长。这项计划不仅是改善学生营养和健康状况的需要，也是扩大内需，加快农业结构调整，发展奶业，增加农民收入的一项有效措施。

1998 年 5 月，首次中国牛奶科学论坛大会在北京召开，专家们呼吁，"为了民族的未来，请给孩子们一杯牛奶"。1999 年 6 月，农业部组织在北京召开了第一次学生奶工作会议，会议对在北京、天津、上海、沈阳、广州等五个城市进行学生饮用奶试点工作进行了部署。以"一杯牛奶强壮一个民族"作为口号。

2000 年 8 月 29 日，农业部、国家发展计划委员会、财政部、教育部、卫生部、国家质量技术监督局、国家轻工业局等七部委局联合发出《关于实施国家"学生饮用奶计划"的通知》。《通知》指出，实施国家"学生饮用奶计划"，必须坚持"安全、营养、方便、价廉"的原则和"统一部署、规范管理、严格把关、确保质量"的工作方针，并发布了国家"学生饮用奶计划"实施方案。《通知》要求，按统一标准生产的、印有"中国学生饮用奶"专用标志的学生饮用奶，专供在校学生饮用，不得进入市场。同时鼓励信誉好的大型骨干企业或公司进行规模化的生产、储运、配送，实行有限的市场竞争。学校可通过在定点企业中公开招标的形式，自主选择质优、价廉的供货单位，运用契约的方式确定各方的责任。为保证实施"学生饮用奶计划"的工作健康有序地开展，由农业部牵头，成立了由中宣部、国家发展计划委员会、财政部、教育部、卫生部、国家轻工业局、国家质量技术监督局和国家食物与营养咨询委员会等部委局参加的国家"学生饮用奶计划"部际协调小组，负责"学生饮用奶计划"的组织与实施工作。2000 年 11 月 15 日在人民大会堂召开了实施国家"学生饮用奶计划"新闻发布会。这项计划作为一项改善青少年营养与健康状况的重要措施也被列入《中国儿童发展纲要（2001—2010)》和《国务院关于基础教育改革与发展的决定》。

2000 年 10 月 13 日，农业部、教育部、国家质量技术监督局发布了《国家"学生饮用奶计划"暂行管理办法》，对学生饮用奶定点生产企业资格认定制度、学生饮用奶生产企业的基本条件及申报程序、学生饮用奶的质量监督与价格管理、学校准入与配送以及有关的法律责任等做出了相应的规定。

2000 年 10 月 20 日，根据上述两项文件，农业部发布了《中国学生饮用奶计划标志暂行管理办法》和《中国学生饮用奶计划标志使用规范》，对中国学生奶的标准图形与使用办法做出了具体规定。

2001 年 1 月 5 日，农业部、教育部、国家质量技术监督局、国家轻工业局发布了《学生饮用奶定点生产企业申报认定暂行办法》，要求学生饮用奶定点生产企业应当有足够、稳定和优质的奶源基地。合同供奶牛场日供应鲜奶大于 50 吨以上，应当具有机械化挤奶设备。供生产学生饮用奶的原料奶应当符合 GB 6914—1986《生鲜牛乳收购标准》的规定。生产学生饮用奶执行 GB 5408.2—1999《灭菌乳》中全脂灭菌纯牛乳的规定。生产全脂灭菌调味乳作为学生饮用奶，纯牛奶的比例不低于 80%。禁止用复原奶生产学生饮用奶。

为了进一步贯彻落实《国家"学生饮用奶计划"暂行管理办法》，规范学生饮用奶供应秩序和定点生产企业的行为，确保国家"学生饮用奶计划"健康、有序地实施，2002 年 8 月 29 日，国家"学生饮用奶计划"部际协调小组办公室下发了关于加强学生饮用奶的质量及安全工作的通知。

为了进一步加强和规范"学生饮用奶计划"在学校的实施，确保"学生饮用奶计划"健康、有序地运行，2002 年 12 月 12 日，教育部、农业部发布了关于加强"学生饮用奶计划"管理的意见。

在实施学生饮用奶计划的过程中，各地广泛开展了饮奶与健康的宣传教育，改善了我国儿童青少年的营养状况，拉动了乳制品的消费与奶业生产的发展，出现了积极建设奶源基地、开办奶牛养殖区、扩建厂房的热潮。

三、食品补贴和食品券政策

食品补贴政策就是由政府人为地降低食品的价格，以帮助低收入的家庭能够购买足够的食品。在第二次世界大战期间，英国政府通过补贴降低和控制了牛肉、羊肉、腊肉、面包、牛奶、马铃薯、人造奶油（麦淇淋）、黄油、奶酪、鸡蛋的价格，降低的幅度为原来价格的 20%～50%。在战争期间，这个政策显著地改善了国民的营养状况。1974 年，由于人民要求增加工资，国家对面包、牛奶进行直接补贴，并且仍然对农业进行补贴，使每个家庭不必支付更多的钱来购买食物。

美国的食品补贴政策最早从 20 世纪 30 年代配给剩余物质开始。最初是从预算中拨出经费购买农副业剩余物质，后来逐步转向对低收入阶层给予补贴，以改善其营养状况。从 50 年代开始对学校午餐进行补贴，对早餐实行部分补贴。到 1981 年，政府为实行食品补贴政策支出了 170 亿美元。

食品券政策就是实行食品的定量供应。在第二次世界大战期间，美国政府为了保障士兵不得营养缺乏病，建立了战时食物配给制度。20 世纪 80 年代，美国对处于贫困线以下的居民发放食品券的开支占各项食品补贴总额的 2/3。英国在第二次世界大战期间定量供应的食品有猪肉、腊肉、牛奶、奶酪、砂糖、油脂类。1946～1948 年，加上面包。1947～1948 年，加上马铃薯。实行食品的定量供应要有强有力的管理制度，否则是不切合实际的。第二次世界大战后的法国曾将谷类、马铃薯、油脂类、砂糖、猪肉、奶酪、鱼、牛奶、干果实施定量计划供应，结果政府控制不了局势，黑市猖獗。西方学者认为，黑市交易严重妨碍了食品定量计划供应的作用，控制黑市交易是一项重要的任务，不能让从事黑市交易的人从中谋取暴利，必要时要用法律手段制裁。

美国政府还对特殊人群实施补贴，如贫困儿童可享受早餐和更广泛的补贴，妇女可享受妊娠、抚养儿童期间的特殊补贴。日本则实行学校午餐补贴。

印度实行的是"政府粮食配售制"，以保证向居民供应低价的粮食。"政府粮食配售制"是通过政府补贴和加强消费管理来保证城镇居民特别是低收入者稳定地按低价获得粮食。由中央政府的粮食机构——印度粮食公司把政府收购的粮食通过邦的民用供应部批发给设在各城镇的粮食"平价商店"，再由"平价商店"按政府规定的价格零售给居民。政府给登记的每户居民核定供应标准，并发给供应卡，居民凭卡向"平价商店"购买定质定量的粮食。

四、福利食品与保健餐

福利食品的主要供给对象是妇女、儿童和老人。1940 年，当食品紧张时，英国向妇女儿童供应了大量的福利食品，在其后的 5 年当中，他们的健康状况明显改善，儿童的生长率增加，死亡率下降。

福利食品在世界上的贫穷地区有重要的作用。一些国际组织如联合国儿童基金会和一些自愿组织将北美、澳大利亚、新西兰奶油工业的剩余物质脱脂奶粉分配给贫穷地区，以改善其蛋白质的营养状况。

许多公司都认识到班中餐对提高工人工作效率的重要性，为雇员安排保健饭盒和餐馆。在一些国家，政府以较低的价格为工人供膳。

五、中国国家大豆行动计划

国家大豆行动计划是针对我国居民普遍存在蛋白质，尤其是优质蛋白质摄入量不足的情况，结合我国以植物性食物为主的膳食结构的国情，提出应充分利用在我国改善居民蛋白质营养中发挥重要作用的大豆优质蛋白，实行植物蛋白质与动物蛋白质并重、充分开发利用我国大豆蛋白质资源的战略，以改善中小学生的营养状况为突破口，采用传统的大豆加工技术制作豆奶及其他豆制品，以植物蛋白代替动物蛋白，解决学生优质蛋白供给不足的问题。

1993 年 3 月，专家们向党中央、国务院领导提出了《关于加速优质蛋白质资源开发利用，优化食物结构的建议》，呼吁"制定大豆和食用豆的扶持政策"、"大力发展高蛋白食品工业"，并加强综合利用，以适应居民日益增长的需求。1994 年 4 月，专家向国务院送交了《关于贯彻〈九十年代中国食物结构改革与发展纲要〉，实施"优质蛋白质开发工程"计划的建议》。1995 年 4 月，专家向国务院提出了《关于实施"大豆行动计划"的建议》。经国务院领导批示，1995 年 6 月成立了由农业部、卫生部、教育部和中国轻工总会等四部委组成的国家"大豆行动计划"领导小组，国家食物与营养咨询委员会办公室负责具体落实。1996 年 3 月，《农业部、卫生部、国家教育委员会、中国轻工总会关于研究实施"大豆行动计划"的通知》发布。

1996 年，国家大豆行动计划的试点工作启动，在全国的十二个县（市）进行。1999 年，示范和推广工作全面铺开。大豆行动计划的实施有效地改善了中小学生，特别是农村和贫困地区中小学生的营养状况，促进了大豆的生产、大豆资源的利用和当地大豆及系列化制品加工业的发展，也为调整农村产业结构，促进农产品的加工，振兴大豆产业开辟了道路。而且，通过大豆行动计划的实施，为学生营养专项计划的运作积累了经验。

为了进一步深入规范实施国家"大豆行动计划"，以充分挖掘我国丰富的大豆资源与开发潜力，促进我国大豆产业健康、快速地发展，带动居民食物营养结构的改善，国家食物与营养咨询委员会于 2005 年开始实行"大豆行动计划"标志商标许可使用制度，并确定了今后发展的基本思路：①全面推进"大豆行动计划"，实现 4 个扩展：推广工作由农村向城镇扩展；推广对象由试点群体向广大居民扩展；推广产品由单一品种（豆奶）向多样化和深加工产品扩展；推广工作重点由消费者环节向生产、加工、销售、科研领域扩展；②产品的供应方式由自我服务的小生产变为社会化服务的产业生产；重点发挥加工企业的作用，建立以加工企业为龙头的现代大豆产业体系；③在充分发挥市场机制的基础上，积极争取政府政策、宣传、引导和协调等方面的支持，不断提高广大人民群众对大豆食品的认可程度；④积极引导有关地方把实施国家"大豆行动计划"和调整种植结构、振兴地方经济、提高农产品的经济效益和人民收入水平结合起来，使这一项目的实施更有生命力。

六、食盐加碘

中国的水土资源普遍缺碘，故食物也普遍缺碘，即使是海盐和普通的海产品（海带除外），含碘量也很少，远远达不到人体对碘正常的生理需求。

根据1994年的统计结果，中国生活在缺碘地区的人口达7.27亿，占全国人口总数的60％，轻度缺碘或碘营养不足已波及所有省、市的所有人群。1995年的儿童碘营养调查结果表明：许多经济发达的大城市，儿童尿碘也在$100\mu g/L$以下，甲状腺肿大患病率在5％以上。而公认的标准为：儿童尿碘中位数在$100\mu g/L$以上，才能基本上消除碘缺乏危害。

为了控制碘缺乏病的流行，我国从20世纪60年代开始实施病区推广碘盐的政策，有效地遏制了碘缺乏病的流行，但没有实际消除碘缺乏病，特别是没有彻底纠正碘缺乏对智力发育的损伤。

食盐加碘是防治碘缺乏最适用、最经济、最根本的办法，不仅安全、有效、经济和容易推广，还符合微量、长期及生活化的要求。无论种族、民族、年龄、性别如何不同，人们必须每日吃适量的盐，所以食盐是补碘的最好载体。通过吃碘盐，能保证补碘的生活化，适量化及持久化。食用碘盐很经济，只需花少量的钱即可解决防治疾病的大问题，即使对一个十分贫困的地区或家庭也是可以接受的。用加碘食盐防治碘缺乏病是世界上公认的方法。

1979年12月21日，国务院批准了《食盐加碘防治地方性甲状腺肿暂行办法》，从1980年1月1日起施行。

为了实现在2000年消除碘缺乏病的阶段目标，消除碘缺乏危害，保护公民身体健康，1994年8月23日，我国以国务院令第163号的形式发布了《食盐加碘消除碘缺乏危害管理条例》，确定国家对消除碘缺乏危害采取长期供应加碘食盐（以下简称碘盐）为主的综合防治措施。国务院卫生行政部门负责碘缺乏危害防治和碘盐的卫生监督管理工作；国务院授权的盐业主管机构（以下简称国务院盐业主管机构）负责全国碘盐加工、市场供应的监督管理工作，并对碘盐的加工、运输和储存、碘盐的供应、监督和管理以及处罚做了具体规定。从1995年起推行全民食用加碘盐。

我国规定的食盐含碘的标准为，在加工出厂时含碘量为每千克碘盐不低于40mg，销售部门不低于30mg，用户不低于20mg。食用这种碘盐即可保证每日对碘的需要量。

我国在实施"食盐加碘"的过程中建立了一套监测——反馈——调整策略的运行机制，这个机制可动态了解我国人群碘营养状况处于最理想的水平。

2000年的全国考核评估结果显示：17个省达到了消除碘缺乏病的目标，7个省达到了基本消除的目标，7个省未达到消除目标，但中国从总体上达到了消除碘缺乏病的阶段目标，受到了国际社会的高度赞扬。我国推广全民食用加碘盐后几乎没有新发克汀病人的出生，人群的智商提高了 12 个百分点，而推广碘盐前人群因缺碘而造成智商的损失达 10～11 个百分点。实践证明，碘盐防治碘缺乏病是最安全有效的。

第三节 营 养 咨 询

"咨询是一种磋商的行动，磋商的目的在于通过对事情的商讨，有关的意见的交换，以达到增长见闻，获取建议的目的。""咨询"一词的含义有商议、建议、忠告和给人以帮助的意思，最早的应用是在上世纪初，心理学家为人们选择职业提出有价值的建议，以后咨询广泛应用于各行各业。

营养咨询（nutrition consultation）是一个调查过程，它通过个人或家庭膳食、生活方式和健康史的调查，并运用营养学的理论知识和营养状况的体格检查、必要的化验检查等技术，帮助咨询者发现营养问题及其根源，提出解决问题的方案，提供个性化的营养膳食指导，使其处于最佳的营养状况，达到量体裁衣的效果。在美国等一些国家，营养咨询由注册营养师承担。

营养咨询的对象或称之为客户可以是患病的住院病人和门诊病人，也可以是健康的正常人，或尚无症状的亚临床病人，对儿童、老人或是重病人来说，也可以是他们的家人。不同的人群营养咨询的侧重点不一样，对健康者和处于亚临床状况者主要是帮助他们合理地安排自身的饮食；对门诊病人主要是帮助他们发现营养问题，并有针对性地进行饮食指导；对住院病人则应给予相应的治疗饮食，并观察饮食治疗的效果。营养咨询的方式已由简单的口头咨询发展到书面和利用计算机软件以及利用电话甚至电视等媒体进行。

在开展营养咨询的过程中，与咨询者建立良好的关系有利于双方的交流，使咨询者对被咨询者产生信任感，接受被咨询者的指导意见。

一、营养咨询的意义

随着经济的不断发展和生活水平不断提高，我国居民的膳食结构在不断地改变。从 1959 年、1982 年、1992 年、2002 年进行的 4 次全国营养调查结果来看，虽然我国居民的膳食结构已有明显改善，但食物消费中不合理的现象明显。如：20 世纪 90 年代以后，居民的植物性食物消费增长幅度变缓，而动物性食物消费量大幅度增加；蛋白质含量较低且耗粮较多的猪肉比重大，蛋白质含量较高而耗粮较少的禽、蛋、奶、鱼类和草食性动物的比重低，集中消费食物造成的浪费现象严重；由于饮食营养不够合理而导致的疾病与日俱增，营养不足和营养过剩同时并存等。不良的或不符合中国国情的饮食习惯，不但将对食物生产造成巨大压力，而且也不利于国民身体素质的提高。

随着高收入人群的迅速扩大、人们健康观念的改变及营养教育的开展和营养知识的普及，人们的营养意识逐渐增强，人们想了解自身营养状况的愿望越来越迫切。作为一个个体来说，其自身的营养状况如何、自己的饮食习惯和饮食行为是否科学合理、如何吃得科学、吃得符合合理营养原则、还有哪些方面需要改进、如何使用营养补充剂、怎样补充才对健康有益等诸如此类的问题，必须具有专业知识和专业技能的营养专业人员和机构才能给予科学、全面的回答。

加强营养咨询实际上也是对国民的营养与健康状况进行干预的手段，是全面建设小康社会、保证居民身体健康的重要工作。

二、营养咨询的方法

SOAP 营养咨询方法是国外较为流行的营养咨询方法。此法方便、简单、易行，包括了咨询的主要内容。SOAP 是主观询问（subjective）、客观检查（objective）、评价（assessment）和营养支持计划（plan）英文字头的缩写。

1. 询问饮食情况

包括饮食史、过去和现在的饮食习惯和嗜好、餐次和分配比例、有无偏食的习惯以及烹调加工的方法等。

2. 客观检查营养状况

可根据咨询者的饮食情况或根据其咨询的目的有针对性地选择一些反映营养状况的客观指标。

3. 营养评价

根据饮食情况和反映营养状况的客观指标进行综合评价。

4. 饮食营养计划

结合经济条件和饮食习惯，在饮食营养原则方面给予指导，包括饮食宜忌、参考食谱及注意事项。对一些为特殊的目的而来的咨询者，要有针对性地回答问题，提出解决问题的方案。

三、营养咨询的程序

1. 一般的营养咨询

解答病人提出的关于营养方面的问题，可以通过发给咨询对象关于疾病的营养治疗手册等资料，宣传和普及营养知识。在营养咨询门诊，可以利用营养软件，通过对身高、体重及皮褶厚度等营养监测指标对病人进行综合的营养评价。

2. 一般资料及病史的收集

影响营养状况的因素很多，包括生理、心理和社会因素，如健康状况、体重的变化、排便情况、活动情况、吸烟、饮酒、经济状况、职业、生活习惯、服药情况、罹患与营养有关的急性和慢性疾病，以及目前或不久前接受的治疗手段如外科手术、化学治疗、放射治疗等均对营养状况产生影响。这些情况都要认真地了解。

3. 饮食资料的收集

饮食资料的收集是营养咨询的基础。要收集咨询者的饮食习惯和饮食方式等资料，包括食物购买力、吃零食、进餐地点、饮食嗜好、食物过敏史、饮食制度、营养补充剂的使用、口味的变化等情况。通过这些资料可以了解咨询者的饮食习惯和饮食方式是否科学合理，从中找出问题，拟订有针对性的解决方案。这些资料对营养教育计划的制订也有重要的意义。食物摄入量的资料可用膳食调查的方法收集，如常用 24 小时回忆法简便易行。

食物摄入量的资料可采用人工和计算机软件两种方法计算。在人工计算时，应根据《食物成分表》计算每人每天各种营养素的平均摄入量，与《中国居民每日膳食营养素参考摄入量》比较进行评价。计算机软件方法可快速地计算出结果，并能显示和打印，已被广泛地应用于营养咨询工作中。

4. 临床检查

包括症状和体征及人体测量学指标在内的体格检查和实验室检测。第六章营养状况评价方法中介绍的体格检查指标和实验室检测指标都可采用。形态学指标如身长、体重、体脂、皮下脂肪厚度、上臂围、头围、胸围、坐高、腰围、臀围等都是常用的指标。同时可进行营养缺乏症的检查。实验室检测的常用指标有白细胞计数、淋巴细胞分类、血清总蛋白、白蛋白、血清蛋白及其分类等。实验室检测可在临床或亚临床症状未出现之前为早期发现营养缺乏的种类和缺乏程度提供依据。随着人们健康和营养意识的提高，人体营养水平的鉴定作为早期发现营养问题的手段会越来越受到人们的欢迎。

5. 分析并做出评价

对前述几步收集的资料进行分析和评价是提出指导意见的基础。分析时应注意资料的取舍，充分考虑混杂因素的影响，采用第六章中营养状况评价的方法全面、综合、客观、合理地对咨询者当前的营养状况做出评价。指出哪些营养素（包括能量）过多或过少，同时分析其食物结构是否合理。对病人还可采用本节下述的方法进行评价。

6. 提出指导意见

营养咨询的目的就是从饮食行为、膳食结构、膳食质量等方面发现问题及其根源，提出解决问题的方案，进行膳食干预，以改善咨询对象的营养状况。提出指导意见的原则是：结合咨询对象的实际情况，做到切实可行、具体、重点明确。

7. 追踪与反馈

提出指导意见并不意味着营养咨询的结束，还需进行定期的随访，以观察方案的执行情况和效果。对营养相关性疾病的患者可建立个人的营养和健康档案。

四、营养咨询的形式

1. 面对面咨询

营养专业人员与咨询者面对面地交流。可在医院的门诊、社区卫生服务中心进行。住院病人的会诊也属于这种形式。面对面咨询有利于营养专业人员与咨询者的沟通，简单快捷，营养专业人员通过对咨询者的直接观察发现一些临床症状和体征及一些形态学方面的异常。虽然这种形式速度较慢，能够获得帮助的人较少，但通过这种形式可以完成整个咨询程序。

2. 电话咨询

指通过专门设置的营养咨询热线电话进行的营养咨询。电话咨询方便、迅速，特别适合于针对某些具体的问题寻求指导的咨询者，尤其是营养知识方面的咨询。但这种形式不如面对面交流那么形象，无法利用语言以外的媒介进行讲解。

3. 广播电视咨询

指通过广播电台和电视台的专栏节目进行的营养咨询，通常为现场直播。这种形式的优点是可同时有许多听众和观众参与，覆盖面广，受益面大；缺点是节目的时间有限，没有足够的时间交流，影响听众和观众参与的积极性。这种形式要求被咨询者具有较高的专业知识水平、语言表达能力和应变能力。

4. 书信咨询

包括通过普通书信和电子邮件进行咨询。因空间距离和其他条件限制不能进行面对面咨询时，可采用这种形式。这种形式简便易行，成本低，但无法保证双方交流的信息可靠、真实。

5. 计算机咨询

利用营养咨询软件在计算机上进行，甚至可利用网络工作环境进行。将咨询者的饮食情况输入电脑进行营养分析，根据分析结果给以营养指导，提出针对性的建议。

五、病人营养状况综合评价

1. 预后营养指数

预后营养指数（prognostic nutritional index，PNI）是评价外科病人术前营养状况及预测术后并发症发生危险性的综合指标。在通常的情况下，随着营养预后指数的增高，患者感染等并发症的发生率和死亡率增加。预后营养指数的计算公式为：

$$PNI（\%）=158-16.6（ALB）-0.78（TSF）-0.20（TFN）-5.8（DHST）$$

式中   ALB——血清白蛋白（g/L）

TSF——三头肌皮褶厚度（mm）

TFN——血清运铁蛋白（mg%）

DHST——迟发性皮肤超敏试验（硬结直径为毫米。无反应者，DHST=0；硬结直径<5mm者，DHST=1；硬结直径>5mm者，DHST=2）

评价标准：PNI<30%，表明术后并发症的发生和死亡概率均较低，预后危险性小；在30%～40%之间，表示存在轻度手术危险性；若在40%～50%之间，表示存在中度手术危险性；若>50%，则并发症发生和死亡的概率显著升高，预后危险性大。

2. 营养评定指数

营养评定指数（nutritional assessment index，NAI）主要用来评价食管癌患者的营养状况。营养评定指数的计算公式为：

$$NAI=2.64（UAMC）+0.6（PA）+3.76（RBP）+0.017（PPD）-53.8$$

依据上臂肌围（upper arm muscle circumference，UAMC，cm）、血清前白蛋白（PA，mg%）、视黄醇结合蛋白（RBP，mg%）、用纯化蛋白质衍生物进行延迟超敏皮肤试验（PPD。硬结直径>5mm者，PPD=2；<5mm者，PPD=1；无反应者，PPD=0）等项指标，经逐步回归算出。

评价标准：NAI<40表示营养不良；40～60为营养状况中等；≥60为营养状况良好。

3. 住院患者预后指数

住院患者预后指数（hospital prognostic index，HPI）的计算公式为：

$$HPI=0.92（ALB）-1.00（DH）-1.44（SEP）+0.98（DX）-1.09$$

式中　ALB——血清白蛋白（g/L）

　　　　DH——延迟超敏皮肤试验（有一种或多种阳性反应，DH＝1；所有均呈阳性，DH＝2）

　　　　SEP——败血症（有败血症，SEP＝1；无败血症，SEP＝2）

　　　　DX——诊断患癌（有癌，DX＝1；无癌，DX＝2）

评价标准：若 HPI 为 −2，表示仅有 10% 的生存几率；HPI 为 0，表示有 50% 的生存几率；HPI 为 +1，则表示有 75% 的生存几率。

4. 营养危险指数

营养危险指数（nutritional risk index，NRI）的计算公式为：

$$NRI = 1.719 + ALB（g/L）+ 0.417 × 实际体重/通常体重 × 100$$

式中　ALB——血清白蛋白（g/L）

评价标准：NRI＜83.5% 时，如 ALB＜33g/L 而体重减少＞20%，或 ALB＜27.8g/L 而体重减少＜20%，定为严重营养不良；NRI 在 83.5%～97.5% 为中度营养不良。

5. 主观全面评定

主观全面评定（subjective global assessment，SGA）也称全面临床评价。其理论基础是，身体组分改变与进食、消化吸收功能、肌肉的消耗、身体功能及活动能力的改变等相关，内容见表 10-1。

表 10-1　　　　　　　　　　　　　SGA 的主要内容及评定标准

指　标	A　级	B　级	C　级
近期（2 周）体重改变	无/升高	减少＜5%	减少＞5%
饮食改变	无	减少	不进食或低能量流食
胃肠道症状（持续 2 周）	无/食欲不减	轻微恶心、呕吐	严重恶心、呕吐
活动能力改变	无/减退	能下床走动	卧床
应激反应	无/低度	中度	高度
肌肉消耗	无	轻度	重度
三头肌皮褶厚度	正常	轻度减少	重度减少
踝部水肿	无	轻度	重度

在上述 8 项中，至少有 5 项属于 C 或 B 级者，可分别被定为重度或中度营养不良

6. 微型营养评价

微型营养评价（mini nutritional assessment，MNA）是一种简单、快速，适用于评价病人（特别是老年人）营养状况的方法。内容包括人体测量、整体评价、膳食问卷及主观评价等。各项评分相加即得 MNA 总分。

先按以下内容进行筛选，根据程度不同给予量化评分：

（1）既往 3 个月内是否由于食欲下降、消化问题、咀嚼或吞咽困难而摄食减少：0＝食欲完全丧失；1＝食欲中等度下降；2＝食欲正常。

（2）既往 3 个月内体重下降情况：0＝大于 3kg；1＝不知道；2＝1～3kg；3＝无体重下

降。

(3) 活动能力：0＝需卧床或长期坐着；1＝能不依赖床或椅子，但不能外出；2＝能独立外出。

(4) 既往 3 个月内有无重大心理变化或急性疾病：0＝有；1＝无。

(5) 神经心理问题：0＝严重智力减退或抑郁；1＝轻度智力减退；2＝无问题。

(6) BMI：0＝小于 19；1＝19～20.9；2＝21～22.9；3＝大于等于 23。

筛选总分为 14，≥12 为正常，无需往下评价；≤11 为可能营养不良，继续往下评价。

在筛选基础上按以下指标进行评价：

(7) 独立生活（无护理或不住院）：0＝否；1＝是。

(8) 每日应用处方药超过三种：0＝是；1＝否。

(9) 褥疮或皮肤溃疡：0＝是；1＝否。

(10) 每日几次完成全部饭菜：0＝1 餐；1＝2 餐；2＝3 餐。

(11) 蛋白质摄入情况：每日至少一份奶制品：①是；②否。每周二份水果或蛋：①是；②否。每日有肉、鱼或家禽：①是；②否。0＝0 或 1 个"是"；0.5＝2 个"是"；1＝3 个"是"。

(12) 每日两份以上水果或蔬菜：0＝否；1＝是。

(13) 每日饮水量（水、果汁、咖啡、茶、奶等）：0＝小于 3 杯；0.5＝3～5 杯；1＝大于 5 杯。

(14) 进食方式：0＝无法独立进食；1＝独立进食稍有困难；2＝完全独立进食。

(15) 自我评定营养状况：0＝营养不良；1＝不能确定；2＝营养良好。

(16) 与同龄人相比，如何评价自己的健康状况：0＝不太好；0.5＝不知道；1＝好；2＝较好。

(17) 中臂围（cm）：0＝小于 21；0.5＝21～22；1＝大于等于 22。

(18) 腓肠肌围（cm）：0＝小于 31；1＝大于等于 31。

总分为 16。

MNA 总分为 30。评分分级标准：＞24 表示营养状况良好；17～23.5 表示存在发生营养不良的危险；＜17 表示有明确的营养不良。

第四节　营养教育

营养教育已被各国政府和营养学家作为改善公众营养状况的主要有效手段之一，是一项投入少、产出高、效益大的改善公众营养的措施。

美国饮食协会提出：营养教育是"根据个体的需要与食物来源，通过认识、态度、环境作用以及对食物的理解过程，形成科学、合理的饮食习惯，从而达到改善公众营养状况的目的"。按照世界卫生组织的定义，营养教育是"通过改变人们的饮食行为而达到改善营养状况目的的一种有计划的活动"。由此可见，营养教育主要是通过营养信息的交流和行为干预，帮助个人和群体掌握食物与营养知识和健康生活方式的教育活动与过程。

一、营养教育与健康教育、健康促进的关系

健康教育（health education）是通过有组织、有计划、有系统的教育和社会活动，帮助个人和群体掌握卫生保健知识，树立健康的观念，促使人们自觉地采纳有益于健康的行为和生活方式，消除或减少影响健康的危险因素，预防疾病，促进健康，提高生活质量。

健康教育的核心是教育人们树立健康意识，养成良好的行为和生活方式，以减少和消除影响健康的危险因素。通过健康教育，使人们了解自己的健康状况，增进健康的意识，获得改变不良行为和生活方式所需的知识、技能和服务，并促使人们合理地利用这些服务，达到预防疾病、治疗疾病和促进康复的目的。

许多不良的行为和生活方式不仅仅是个人的因素造成的，还受工作条件、教育水平、社会关系、社会经济状况、市场供应、文化背景、社会规范、风俗习惯等许多外部因素的影响。因此，虽然传播正确的健康信息是健康教育的重要基础工作，但通过健康教育还必须使影响健康行为和生活方式的其他条件得到改善，如政策、文化氛围、物质环境，得到家庭、社区和政府以及社会的支持，逐步形成健康促进的氛围，促使个体、群体和全社会行为和生活方式的改变。

健康促进（health promotion）近年来受到广泛的重视。1986 年在加拿大渥太华召开的第一届健康促进国际大会发表的《渥太华宪章》指出，"健康促进是促使人们提高、维护和改善自身健康的过程"。健康促进涉及的范围更广，包括人们日常生活的各个方面，核心是把健康的目标转化为社会行动。健康教育在健康促进中起主导作用，不仅是因为健康教育在促进个体行为改变方面起重要作用，而且在激发领导者拓展健康教育的政治意愿、促进公众的积极参与、寻求社会的全面支持、促使健康、促进氛围的形成等方面都有极其重要的作用。

《渥太华宪章》提出了健康促进的五个主要活动领域：①制订促进健康的公共政策，把健康问题列入各个部门、各级政府和组织的议事日程；②创造支持的环境，包括生活、工作、自然和社会环境；③强化社区的行动，确定优先解决的健康问题，充分发动社区成员参与制定并执行解决问题的方案；④发展个人的技能，通过提供健康信息，帮助人们提高做出健康选择的技能，使人们能够更好地维护自己的健康和环境，有准备地应付人生各个阶段可能出现的健康问题，要发挥学校、家庭、工作单位和社区在这方面的作用；⑤调整卫生服务方向，要求卫生部门更加重视预防，建立一个有助于健康的卫生保健系统，个人、社会团体、卫生专业人员、医疗保健部门、工商机构和政府共同分担卫生保健服务的责任。第二届健康促进国际大会的主题是健康的公共政策，第三届健康促进国际大会的主题是建立支持的环境。WHO 号召各国把这些原则和概念转化为行动。当今国际社会把健康教育和健康促进提高到前所未有的地位，特别强调个人、家庭、专业人员、非政府和政府组织共同参与。

健康教育是健康促进的基础和先导，而健康教育如果不向健康促进发展，其作用就会受到极大的限制。只有健康教育发展到健康促进的水平，健康才可能成为包括政府和居民在内的全社会参与和多部门合作的社会工程。

　　健康教育与健康促进引导人们自愿放弃不良的行为与生活方式，减少自身制造的危险，追求健康，从成本-效益的角度看远远低于医疗资源和高昂医疗费用的投入，是低投入、高产出、高效益的保健措施。近20年来，一些发达国家由于致力于健康教育与健康促进，使吸烟率每年以1.0％～1.5％的速度下降，冠心病和脑血管病的死亡率分别下降了1/3和1/2。专家预测，未来中国心脑血管疾病死亡率的下降主要依靠健康教育和健康促进的大力开展。

　　营养教育是健康教育的一个分支和重要的组成部分，它通过影响健康和行为问题的倾向因素、促成因素和强化因素，直接或间接地改善个体与群体的知（知识）、信（态度）、行（行为），通过营养信息的交流和行为干预，帮助个人和群体掌握食物与营养卫生知识，采纳健康的生活方式，消除或减轻影响健康的膳食营养的危险因素，改善营养状况，预防营养性疾病的发生，促进人们的健康水平和生活质量的提高。

二、营养教育的意义与目的

1. 营养教育的意义

　　随着物质生活水平的逐步提高，人们对健康更加关注，但对处于健康与疾病之间的亚健康（或亚临床）状态认识模糊，往往走向两个极端，要么紧张过度，片面追求药物、保健品，滥用营养补充剂，要么抱着无所谓的态度，不注意均衡膳食，不注意良好饮食和生活方式的培养，等酿成不良后果再"亡羊补牢"，以至于慢性非传染病的发病人数逐年攀升，给社会经济的发展和家庭带来沉重的负担。

　　2002年中国居民营养与健康现状调查结果表明，我国正面临着营养缺乏与营养结构失衡的双重挑战。食物短缺在我国已不多见，人们缺乏的是营养知识。

　　在城市，由于经济的发展和物质供应的日益丰富，人们的购买力增强，选择食物的余地越来越大。但由于营养知识普及的力度不够，人们对食物的选择还存在一些误区。

　　在一些经济落后的地区，儿童营养不良主要是由于缺乏喂养知识、卫生保健落后及患病等原因所致。即使是贫困的农村，营养不良的主要原因也不是缺乏食物，而是缺乏营养知识。我国农村地区因喂养不当造成婴幼儿健康损害的现象仍较为普遍，父母缺乏营养知识是造成这一严重后果的主要原因之一。由于缺乏营养知识，人们不知道如何利用当地的食物资源，例如，在内蒙古的赤峰地区，虽然有丰富的大豆资源，但由于缺乏有关大豆营养、加工及利用方面的知识，没有将大豆很好地开发利用，当地学生的营养状况较差。北京大学在山西农村调查时发现，许多农民依然恪守着"养牛为种田，养猪为过年，养鸡为换钱"的祖训，但却为了少生病，经常用卖鸡蛋的钱买些抗生素来吃。掌握了营养知识，就可以因地制宜，在经济允许的范围内实行合理膳食，满足营养的需要。

　　在经济条件较好的地区，由于营养知识的缺乏，不少的人对"吃好"的认识出现偏差，误认为"吃好"就是选择价格高、稀有、精致的食物，精米白面替代了五谷杂粮，鸡鱼肉蛋奶排挤着水果蔬菜，结果摄入了过多的高蛋白、高糖、高油脂的食物。有些人认为，花钱多营养就好；一些人认为，名贵、高价的食品就是营养丰富的食品，食用名贵食品可以获得更多更好的营养；许多人热衷于购买"保健品"、"补品"，把人参当食品，而不注意考虑日常饮食如何进行科学合理的安排，盲目服用鱼肝油，各种包装精美的营养液、营养制剂成为望子成龙、益寿延年的希望。

调查表明，近10年来，我国城市居民粮食类食物的消费量逐年下降，动物性食物的消费量逐年上升，脂肪提供的能量占总能量的比例接近或超过合理膳食的上限。在城市，有的青春期女生为了追求身材苗条而过度节食。一项在心血管内科进行的调查发现，在78名高血压患者中，不知道高血压的占44%；不知道高血压饮食治疗的占47%；医护人员未向其介绍有关高血压饮食知识的占33%；平时饮食偏咸或偏肥腻的占58%；家庭成员不能配合患者饮食的占38%。调查发现，有71.3%～96.4%的小学生不能回答或不能正确回答所问的营养问题。即使是大学生，也缺乏营养知识。2002年中国居民营养与健康现状调查结果也表明，我国人群高血压的知晓率为30.2%，治疗率为24.7%，控制率为6.1%，虽然与1991年的26.6%、12.2%和2.9%相比有所提高，但仍处于较差水平。

当今我国和发达国家一样，疾病谱和死因顺位发生了很大的变化。近年来，《中国卫生年鉴》汇总的各地疾病统计资料表明，脑血管病、恶性肿瘤和心脏病已跃居死亡原因的前三位。这些疾病均与不良的行为和生活方式有关。

肥胖的发生和发展是遗传和文化、饮食、活动量、心理和社会等多种环境及行为因素影响的结果。由于人类基因的变化在短期内不会太大，环境和社会因素的影响是主要的，它们影响能量的摄入和消耗。高层建筑、人口密集、交通工具的发达、工作和生活节奏的加快以及电视、电脑、通讯工具和网络的普及导致了活动减少和不良饮食习惯的形成（如边看电视边吃零食），包装食品、快餐食品、超市和社区杂货店的普及以及食物供应的丰富，再加上广告、降价、搭配等促销手段，增加了食物的消费，使人们的膳食结构失衡，使人们摄入了更多的能量。多食、贪食、暴饮暴食、进食过快以及爱吃零食、甜食和油腻食物均是导致肥胖的因素。动物性食品多、高脂肪（尤其是动物脂肪）、高糖、低纤维的膳食和优越的生活条件使人的体力活动减少的弊端越来越显现出来。调查显示，儿童体力活动的减少主要是由于看电视和玩电子游戏机时间的增加引起，这种生活方式在我国儿童及青少年中正在成为时尚。有些家长可能正在因频频带着孩子进出西餐馆而津津乐道。在我国，传统的观念认为体重和腰围的增加是财富的象征，把胖称为"发福"。

引起肥胖的原因和肥胖本身又成为糖尿病、高血压、血脂异常、心脑血管疾病、脂肪肝的致病因素。肥胖还与胆结石、血管细化、心脏衰竭、关节磨损、痛风，以及某些癌症有密切关系。这些疾病及其并发症均不同程度地降低了人们的寿命。

许多学者认为，解决这些营养问题的关键在于营养教育。大力普及营养知识，提高全民营养意识，使各项改善营养的措施都围绕解决营养问题这个中心，并得到社会各行各业的大力支持，解决问题才有保证。大量的调查研究表明，营养教育具有多途径、低成本和覆盖面广等特点，对提高广大群众的营养知识水平、合理调整膳食结构，以及预防营养相关性疾病等切实有效，对于提高国民的健康素质、全面建设小康社会具有重要的意义。

为了减少高血压、脑卒中的发生，美国卫生部除了通过立法以减少食盐量，如规定出售的食品要标记每百克食品的含盐量外，还进行少吃盐有益于健康的大力宣传。我国的《九十年代中国食物结构改革与发展纲要》指出，要加强膳食营养知识的舆论宣传和科技普及工作，宣传和推广营养科学界推荐的我国人民膳食指南。今后要从中小学生抓起，增加食物和营养方面科普知识的教育，以不断提高人民膳食营养的知识水平，提高科学消费的自觉性。

2. 营养教育的目的

对一般人群而言，他们缺乏食物营养和健康的相关专业知识，对饮食的质与量难以做出合理的取舍。我国的科盲多于文盲，营养盲更是多于科盲。在漫长的人类发展历史中，人们曾因为营养知识的缺乏、无知，甚至对营养错误的认识而多次付出惨痛的代价。

营养教育的目的在于提高各类人群的营养知识水平和对营养与健康的认识，消除或减少不利于健康的膳食营养因素，改善营养状况，预防营养性疾病的发生，提高人们的健康水平和生活质量。按照现代健康教育的观点，营养教育并非仅仅传播营养知识，还应提供促使个体、群体和社会改变膳食行为所必需的操作技能和服务能力。

营养教育通过有计划、有组织、有系统和有评价的干预活动，鼓励人们采用和坚持符合合理营养要求的饮食行为和生活方式，能够做出决策来改变自己的不良饮食行为和生活方式及其环境，使人们获得改变不良饮食行为和生活方式所需的营养科学知识、技能和社会服务，增强人们的营养意识，养成良好的饮食行为与生活方式，使人们在面临营养与食品卫生方面的问题时，有能力做出有益于健康的选择。

三、营养教育的工作内容

1. 营养教育的重点人群

（1）儿童及青少年：儿童及青少年正处于生长发育期，营养因素对他们的形态、机能、智力的发育及健康状况均产生不同程度的影响。同时，儿童青少年期也是行为习惯形成的关键期和接受外界信息的敏感期，此时开展营养教育，不仅有利于改善他们的发育和健康状况，而且有利于使他们养成良好的饮食习惯。通过他们，使营养知识由学校传播到家庭，进而传播到整个社会。

（2）妇女：妇女担负着生育、哺乳的重任，同时多数家庭仍由妇女安排饮食。通过对她们进行营养教育，使她们能够对食物做出合乎营养的选择，进行合理的搭配，不仅有利于改善她们自身的营养状况，还会影响到整个家庭的饮食、营养与健康，减少婴幼儿营养性疾病的发生。调查发现，在流动人口中，文化程度低的孕妇营养知识缺乏表现得更为突出，应该成为重点教育的人群。

（3）农村人口：由于文化水平较低，获得信息的渠道较窄，又受传统习俗的影响，农村人口普遍缺乏营养知识，在饮食习惯和饮食行为方面存在的问题较多。这将影响到他们的膳食结构，进而影响到他们的营养和健康状况。因此，农村人口应作为营养教育的重点人群。

（4）医护人员及患病人群：饮食不但关系到正常人的健康，对病人的健康也有重要的影响。近代医学主张，采取包括医疗、护理和营养三方面密切配合的综合治疗才能获得最好的疗效。许多疾病的治疗需要营养的配合，而且有些疾病或创伤主要依靠营养支持和调养。即使是就一般患者来说，合理的营养也能使疾病向好的方向转化，使其早日痊愈。无论是临床医师、社区医生，还是公共卫生医师，在营养知识的普及方面都担当重要的角色。

调查显示，医护人员营养知识水平不高、知识老化的现象普遍存在，有时给患者提供一些不完全正确的营养信息，即便是儿科医生、妇幼保健医生、儿童保健医生也是如此。

在医护人员中开展营养教育，不但可使其增强营养意识，用营养的基本原理去指导预防、康复，甚至治疗，自觉地配合营养医师对病人的营养状况做出评价，找出病人存在的营养问题，确定病人的营养需要，为病人提供适宜的营养，而且可使其成为营养知识的传播者，将营养知识传授给病人及家属。通过对病人进行营养教育，可使病人自觉地接受饮食指导，服从并配合饮食和营养治疗，而且，此时接受的营养教育印象更深刻，对改善营养态度、饮食行为的作用也较明显。

2. 营养教育的层面

（1）个体层面：指公共营养和临床营养工作者的工作对象。

（2）组织机构层面：包括学校、部队或企业等。

（3）社区层面：包括餐馆、食品店、医院、诊所等各种社会职能机构。

（4）政策和传媒层面：包括政府部门、大众传播媒介等。

3. 实施营养教育的场所

（1）幼托机构：全民营养知识的提高，必须从幼儿抓起。幼儿期是生长发育最为旺盛的时期，营养是关系儿童乃至人的一生发展的重要因素。幼儿的可塑性很大，他们在身心发育的过程中不断受到各种外界环境的影响，容易形成一些不良的饮食行为和习惯。因此，在幼托机构中开展营养教育十分必要，这样可使儿童从小就养成良好的饮食行为和习惯，终生受益。

在幼托机构开展营养教育的目标与内容必须符合幼儿的年龄特征，目的在于让幼儿对食物产生浓厚的兴趣，使他们懂得食物与健康有着密切的关系，使他们乐于接受及尝试多种食物，知道如何去选择食物，形成符合营养原则和健康准则的饮食习惯和饮食行为。我国的幼托机构已由"照管型"变为"照管教育结合型"，为开展这种早期营养教育提供了良好的课堂。幼儿期和学龄前期是习惯成型的关键时期，周围环境对其有重大的影响，此时在幼托机构这个教育环境中将营养教育有机地结合到儿童早期启蒙教育中，是绝好的时机，这样既不影响正常的启蒙教育，又能传授营养知识，使儿童从小形成正确的营养概念，养成良好的饮食习惯，这种教育将对其一生产生深远的影响，可能比其他时期开展营养教育收到的效果更好。利用儿童的好奇心，让他们参加有趣、新奇的配餐操作，既提高了他们的生活动手能力，又培养了他们热爱劳动的情操，还培养了他们对食物的情感，对增强食欲以及避免出现偏食、挑食而获得均衡的营养会起到积极的作用。独生子女往往不听家长的话而相信保育人员、幼儿教师，更为营养教育创造了良好的条件。

幼儿和学龄前儿童的生理、心理发育等诸方面已具备了受教育的条件，只是接受教育的方式与正规教育有所不同，应灵活多样、寓教于乐，但也应有明确的学习目的，并应随年龄的增长逐步深化。早期营养教育不强调较深的理论，而注重感性认识和实践，为以后的营养教育打下良好的基础。教育的内容主要包括：①向幼儿传授营养和健康的正确观念。使幼儿了解营养是食物转变成身体组织一部分的过程，只有吃东西才能获得身体生长发育所需的营养物质和活动所需的能量。人体的健康离不开营养，食物的选择对人体健康会产生重大的影响，长时期的营养摄入不足、过剩或不均衡会导致营养性疾病。②向幼儿讲解平衡膳食的搭配原则，使他们乐于接受多种食物。在幼儿期，并不要求孩子能说出各种营养素的名称，但要让孩子知道食物是由五类营养素组成的，知道每一类营养素在体内都有特定的用途。没有任何一种天然食品具有人体需要的全部营养素。不同的食物有不同的营养，多种食物搭配在一起吃才更有营养，使他们能够接受各种食物，养成不偏食、不挑食的良好习惯，要吃饭，也要吃菜，要吃荤食，也要吃素食，喜欢吃的食物也不过分多吃，不喜欢吃的食物也要吃。③培养幼儿良好的饮食卫生习惯。幼儿良好的饮食卫生习惯包括定时定量就餐，不暴饮暴食；固定就餐地点，不边吃边玩；细嚼慢咽，不吃水泡饭；不挑食、不偏食、不过食；少吃零食和冷饮，特别是当他们面对糖果、糕点、巧克力、冰淇淋、膨化小食品和饮料等营养价值低的零食时，能够有所克制，不至于因吃这些食物过多而影响正餐的进食。懂得"病从口入"的道理，做到饭前洗手。

在幼托机构开展营养教育的对象除了幼儿外，还有他们的家长。幼儿的许多不良饮食行为和习惯往往是从家长那里模仿来的，幼儿在家的饮食是由家长安排的。如果没有家长的配合，孩子在幼托机构中获得的营养知识就不能得到巩固，养成的饮食卫生习惯就不能持续下去。教育对象不同，采用的教育方法也不相同。国内一项在幼儿园以幼儿园大班和中班的儿童和家长为研究对象开展的早期营养教育，根据儿童的特点，通过看图说话、讲故事、猜谜语、做游戏、演木偶话剧、唱歌、绘画、手工劳动、实践操作、讨论等形式向幼儿传授营养知识，寓教于乐，寓教于动，让幼儿在亲身实践的过程中接受教育，引起孩子们极大的兴趣。对家长实施营养教育的形式为定期举办家长营养知识培训班；将幼儿营养知识读本发给家长，通过提高其营养知识水平，转变其态度和行为方式去改善幼儿的营养状况。通过一学年的营养教学活动，营养教育组儿童的挑食、偏食、经常吃零食、边吃边玩等不良饮食习惯在不知不觉中得到了纠正，生长发育水平明显高于对照组。家长在选择食物时，注重食物营养和孩子营养需要的人数增加。这一项目也受到了老师和家长的广泛好评。许多幼儿园也纷纷要求参与这项活动。

园长是营养教育工作的管理者，保健医师是营养教育工作的组织者和把关者，幼儿教师是营养教育的执行者和幼儿愉快进餐的引导者，炊事员是幼儿愉快进餐的实践者。在营养教育过程中，要取得他们的积极支持和参与。在开展营养教育前，首先要提高他们的营养知识水平，这样才能开设系统的营养教育课程，能结合日常生活中的点滴小事有效地开展营养教育。

（2）学校：在学校开展营养教育要注意取得教育部门和学校的领导、校医、教师以及家长的支持和配合。

在中小学校，可以在生物学、生理知识、健康教育等课程中，将营养学基础知识作为重要的内容讲授，在早期营养教育的基础上，向理论化方面迈进一步。对学生的营养教育可以采用举办营养知识主题班会、发放营养知识小册子、营养知识竞赛等多种形式。对家长的营养教育可以利用家长学校、开家长会等形式进行。可以为教师举办营养知识讲座，发挥教师在营养教育活动中的作用。在大学，可以利用学生的社团组织，或成立学生营养协会，吸引有活力、对营养教育活动感兴趣的学生参与。学生食堂也是开展营养教育的重要阵地，可以通过办专栏、放录像等方式宣传营养基础知识，批评不良的饮食习惯，介绍当天的营养配餐。

1995 年以来，WHO 开始在我国实施健康促进学校行动，通过学生、教职工、家长乃至社区成员的广泛参与，改善学生的学习和生活环境，提高学生的身心健康水平，并通过学校向家庭、社区传播健康信息，促进全社区成员的健康。可以运用健康促进学校模式开展营养教育。按照健康促进学校的健康政策、物质环境、社会环境、社区关系、个人健康技能和健康服务等六个领域的内容，在创建健康促进学校的活动中，以营养教育为切入点，将营养教育的内容纳入其中。在健康教育课中讲解营养知识；开展"营养健康与我"征文征画及书法比赛、营养餐制作比赛及主题班队会评优等活动；利用宣传窗、卫生角、口号牌、走廊墙壁、图片展览、看录像及发放材料等形式进行营养教育；对教师、食堂厨师及家长进行膳食营养知识的培训；就食品销售的有关问题加强与社区的合作；向家长提供儿童营养食谱，通过活动前后学生、教师和家长与膳食营养有关的知识、信念和行为的改变进行效果评价。

也可以运用儿童互助式的 Child-to-Child 健康教育模式，以干预学生饮食行为作为切入点，对学生开展营养教育。该方法相信儿童在合作的基础上有能力发现问题、解决问题。该方法鼓励儿童参与自身的营养促进活动，发展积极学习和传播健康与营养知识的技能。首先由指导教师对传授组学生直接进行营养教育，再由传授组学生通过调查、表演、广播、办板报、张贴宣传画、举办营养知识展版等形式，对其他学生进行营养知识的宣传和传播。

原国家教委、卫生部颁布的《学校卫生工作条例》规定：学校应当把健康教育纳入教学计划中。为了贯彻落实国务院关于学生营养健康问题的指示精神，加大对学生营养工作的宣传力度，持之以恒地进行营养健康教育，为学生营养工作的开展营造一个良好的环境，2000年 4 月 15 日，教育部下发了教体艺司［2000］10 号文件，对学生的营养教育活动提出了具体的要求：①各小学、初中学校要按照国家的规定要求，切实落实每周 0.5 学时的健康教育时间，并安排一节健康教育课专题讲解营养科学知识；高等学校、职业中学、普通高中要安排一次有关营养与健康知识的专题讲座。②有条件的地区和学校要因地制宜地开展形式多样的大型课外或校外宣传教育活动，向社会各界广泛宣传学生营养工作的意义，普及营养科学知识，以唤起全社会对学生营养工作的重视和支持。③教育行政部门要积极争取各种新闻媒体的支持，邀请营养学方面的专家、学者和实际工作者在报刊、杂志上撰文或举办电视讲座、咨询活动等宣传营养科学知识。④教育行政部门要集中印制一批有关学生营养科普知识的宣传资料或宣传挂图，面向基层学校及学生广为散发或张贴，营造一个有利于广大师生学习营养科普知识的环境。⑤ 实施"学生奶计划"、"学生豆奶计划"及学生营养午餐的地区和学校，尤其要重视学生营养健康教育工作。要把对学生及其家长进行营养健康教育作为进行"学生奶计划"、"学生豆奶计划"及学生营养午餐的首要任务来抓，在对学生进行营养健康教育的同时，要利用家长学校、家长信等形式对家长进行相应的营养健康教育，提高家长对学生营养工作的认识和营养科普知识水平，使之支持和参与学生营养工作。

近年来学校卫生工作者及校医的调查研究报告提供的信息显示，在学生中进行这样的教育，学生及其家长的营养知识水平明显提高，对纠正学生偏食、挑食等不良饮食习惯，改善其营养状况，起到了积极的作用。

（3）妇幼保健机构：胎儿的营养由孕妇提供，婴幼儿的营养环境主要由家长提供，所以孕妇和家长的营养知识水平就显得尤为重要。有些孕妇在孕期营养素摄入过多、体重增长过快，以至胎儿过大，造成难产；有些孕妇担心吃得太多会引起身体发胖、影响身材而进食过少，以至胎儿过小，甚至影响到婴儿智力的发育。有调查表明，虽然大部分家长知道什么是佝偻病，但仅有11％的家长知道奶和奶制品是钙的主要来源。不能正确使用钙剂的达70％，同时加入维生素 D 的仅为18％，有12％的婴儿服用维生素 D 制剂而不加钙。家长的营养知识来源于自己长辈的占28％，来源于广告和各种媒体的占34％，来源于书本或医生的占38％。调查表明，孕妇最希望通过医护人员和营养师获得营养信息。

通过妇幼保健机构、医院产科的医生、护士对孕妇和家长进行营养教育，改善妇女儿童营养状况的效果比其他途径好。实践证明，利用对孕妇诊断、治疗，对新生儿访视、定期的健康检查等机会直接进行营养指导，并教会他们如何进行营养的自我管理，对妇幼双方营养状况的改善均可起到良好的作用。

对于不能定期参加儿童保健的流动人口，可以利用他们带孩子参加计划免疫时进行营养教育。在农村，可以通过举办"父母课堂"和"孕妇课堂"、发放营养教育材料、举办各类座谈会等多种形式向婴幼儿父母及看护人和孕妇宣传科学的育儿知识。

（4）社区：社区包含了一般的健康人群、特殊生理和职业环境下的人群和病人。在社区的各个成员中，有着不同的饮食行为和饮食习惯。对不良的饮食行为和饮食习惯，需要通过营养教育进行干预。

在社区进行营养教育对于高血脂、高血压、肥胖、糖尿病、胆石症、癌症等慢性非传染性疾病的预防至关重要。营养教育不仅能预防营养性疾病的发生、控制发病率，还可以控制疾病的发展、促进病人的康复、减少药物的用量，通过对患者进行饮食指导可巩固疗效，预防疾病的复发。

妇女是儿童的主要看护人及食物的购买者，也是家庭膳食的主要安排者。因此，在社区开展营养教育，主要的对象应为妇女。

在社区开展营养教育采用的方式有发放宣传材料、在社区内组织营养与健康知识讲座、观看营养与健康教育录像、对患者进行个体化膳食干预等。社区老年学校是开展营养教育的好场所。广州市的82条街道都成立了"健康教育协会"，并加大了经费的投入，购置了一批先进的设备。

营养教育工作也应纳入到社区初级卫生保健服务当中，提高初级卫生保健人员的营养知识水平，并通过他们指导居民形成合理的膳食模式和健康的生活方式，纠正不良的饮食习惯，以全面改善人们的营养状况。

（5）医院等医疗机构：营养教育作为传播营养知识、改变不良的饮食习惯、建立正确的饮食行为、提高病人及家属的自我保健能力、增强体质和抵抗力、促进疾病的康复、提高生命质量的有力手段，已成为医疗服务的有机组成部分。对病人的营养教育应从入院时就开始，或在门诊进行。

国内的一项调查结果表明，医护人员的营养知识水平还不够理想，营养行为也普遍较差，但大多数医护人员愿意或有意向参加营养讲座。医护人员作为一个特殊群体，是病人营养知识的重要来源之一，其营养知识、态度和行为不仅对其自身的营养状况有重要的影响，而且在病人的营养教育和营养辅助治疗方面也有重要的作用。儿童医院和综合医院的儿科医生直接面对儿童和家长，受到社会的信任，儿科医生的营养知识结构决定了营养教育的成败。因此，首先在医护人员中开展营养教育，指导他们如何进行合理的营养是十分必要的。

护士是对病人实施营养教育的最佳人选。护士与患者接触的时间长，机会多，其言行对病人及家属有特殊的感染力，由其实施营养教育，易于为患者及家属所接受。

平衡膳食能确保人体不会因为进食而造成营养缺乏性疾病或营养过剩性疾病，可增进病人的食欲，在病人的康复中可起到药物所起不到的作用。因此，在营养教育的过程中，应将平衡膳食的观点作为核心内容。同时，应根据病人的年龄、性别、文化程度、宗教信仰、民俗习惯、经济收入和疾病的特点、病情，有针对性地让病人和家属了解营养治疗学的知识，包括营养因素与疾病发生的关系、营养治疗及营养支持的目的和原则、饮食注意事项等，让病人接受并配合营养治疗，以提高医疗和护理的效果。

可因地制宜地采用不同的方法和途径开展营养教育，如布置专栏橱窗，与病人单独交谈，将同病种病人集中授课或放幻灯片，编写饮食营养教育的科普材料赠与病人等。

（6）媒体：国内的调查结果表明，人们日常了解营养知识的途径是多渠道的，而媒体是重要的途径，从电视、广播获得营养知识的比例达60%～80%，从报刊、杂志获得有关知识的比例也达到45%～75%。可见，报纸、杂志、电视、电台、营养科普读物均是进行营养教育的重要工具，在经费投入少而又要达到较广的覆盖面时，应选择广播、电视及报纸杂志等人们选择较多的途径，以达到少投入、高效益的效果。但要注意内容的质量，特别是食品生产、销售单位发布的广告式的内容有时会起误导作用。在英国，为了防止虚假错误的宣传，对这类言行有一定的管理规范。

四、营养教育的相关理论

营养教育是一项社会工作，需要及时有效地把营养知识告诉公众。营养教育是一个双向交流的过程，传播是营养教育的基本手段。

传播（communication）是指人际间通过特定的渠道进行信息交流。传播是"知-信-行"转变的一个环节，传播的效果如何决定着营养和健康教育的成败。

（一）健康传播

随着传播学引入公共卫生与健康教育领域，健康传播（health communication）于20世纪70年代中期诞生。我国学者在上世纪90年代初确立了健康传播的概念，将健康传播学研究纳入健康教育的学科体系。进入21世纪，健康教育与健康促进已被确立为卫生事业发展的战略措施，在医疗预防保健中的作用日益显现。健康传播是健康教育与健康促进的基本策略和重要手段，它帮助和指导人们提高卫生知识水平和自我保健的能力，预防疾病，促进健康。

1. 传播的要素

开展营养和健康教育，要掌握传播学的理论和传播技巧，并控制好传播的各项基本要素。一个基本传播过程的构成要素包括：

（1）传播者：又称传者。在传播过程中，传播者是信息的发出者，可以是个人、群体或组织，电视台、广播电台、报社、出版社、杂志社、影剧院、宣传部门、教育机构等都属于传者的范畴。传者具有以下职能：①收集对受传者有价值的信息；②加工制作信息，把医学科学知识转化为易被受传者理解、接受和实践的健康信息；③将加工制作好的信息通过传播媒介传递出去；④收集和处理反馈信息。

传播者的声誉在传播过程中构成特殊的心理定势，这是由经验形成的。如由一位医学教授和一位医学生作同样内容的保健知识讲座，听众听前的积极性、听时的注意力和听后的记忆程度会有很大的差距，这就是心理定势作用。营养知识的传播也要重视传播者的威望与专业水平，选择学术声誉高的个人，通过专业水平高、信息准确可靠的传播机构开展营养教育，就会收到很好的传播效果。

（2）信息：信息是由一组相关联的、有完整意义的信息符号所构成的一则具体的信息。健康信息是指与人的健康有关的信息，泛指一切与人的身体、心理、社会适应能力有关的知识、技术、观念和行为模式。营养和健康教育要传播大量的信息。

（3）传播途径：又称传播媒介，包括信息传递的方式和渠道，是信息的载体，也是将传播过程中各种要素相互联系起来的纽带。可以采用的传播途径有：①语言传播：如演讲、报告、座谈、咨询等；②文字传播：如报刊、杂志、书籍、传单、宣传册、折页等；③形象化传播：如图画、标本、实物、模型、照片等；④电子媒体传播：如电影、电视、广播、录音、录像、幻灯、投影等；⑤综合传播：如展览、文艺演出、卫生宣传日等。

（4）受传者：受传者即信息的接收者和反应者。受传者可以是一个人，也可以是一个群体或一个组织。大量的受传者称为受众。不同职业、文化、民族、性别的受传者按照各自的爱好选择健康教育的信息，对信息的接受、理解和记忆均不相同。受传者还会根据自己的经验和知识对接收到的信息进行解释和反应，并且往往具有求真、求新、求近、求短、求奇、求乐的心理特点，因此，传播者应对传播的信息内容和传播媒介进行恰当的选择。

（5）反馈：反馈指传播者获知受传者接受信息后的心理和行为反应，是体现社会传播双向性和互动性的重要机制。

2. 传播的分类

（1）自我传播：又称人的内向传播、人内传播，是指个人接受外界信息后，在头脑内进行信息加工处理的心理过程。自我传播是一切社会传播活动的前提和生物学基础。任何传播活动、任何信息都必须经过个人的认知过程，才能引起心理-行为变化的反应。选择性认知是普遍存在的一种心理现象。主要表现为选择性注意、选择性理解和选择性记忆。选择性心理是人们倾向于注意、理解、记忆和自己的观念、经验、个性、需求等因素相一致的信息。其正面意义在于，促进了对"重要信息"的认知；但如果信息处理不当，选择性心理就会成为一种影响信息交流的干扰因素。

（2）人际传播：又称亲身传播，是指人与人之间面对面直接的信息交流，这是个体之间相互沟通、共享信息最基本的传播形式和建立人际关系的基础。其主要形式是面对面的传播，也可借助书信、电话、电子邮件等一些有形的物质媒介。

人际传播的主要社会功能是：①获得与个人有关的信息；②建立与他人的社会协作关系；③达到认知他人和自我认知的目的。

因此，人际传播是进行说服教育、劝导他人改变态度的重要策略。健康教育与健康促进中常用的人际传播形式包括咨询、交谈或个别访谈、劝服、指导等。

（3）组织传播：现代社会是高度组织化的社会，也是组织传播高度发达的社会。组织传播的常用方法包括公共关系活动、公益广告等。健康教育与健康促进、"社会动员"和"社区参与"目标的实现都与组织传播息息相关。

（4）群体传播：是指组织以外的非组织群体的传播活动。具有以下特点：①信息传播在群体成员之间进行，这是一种双向式的直接传播。传播者可以得到受传者的反馈信息，及时调整传播信息，满足受传者的要求，使教育更有针对性。但是，由于是局限于个别和少数人之间的交流，效力范围较小。②群体传播在群体意识的形成中起重要作用。③在群体交流中形成的群体倾向能够改变群体中个别人的不同意见，产生从众行为。④群体中的"舆论领袖"对人们的认知和行为改变具有引导作用。

目前国内常用的群体传播方法有专题小组讨论、自我学习、同伴教育等。以专题小组形式收集或传递健康相关信息，利用群体力量来帮助人们学习自我保健技能，改变健康相关态度和行为。利用家人、同伴、朋友的强化因素，为促进个人改变不良行为习惯、采纳和保持新行为提供良好的社会心理环境。

（5）大众传播：大众传播是指职业性信息传播机构通过广播、电视、电影、报刊、书籍等大众媒介和特定传播技术手段，向社会人群传递信息的过程。

大众传播是单向式传播（传播者→信息→传播渠道→受传者），传播的两极无直接联系，传播者一般不知道效果，也不了解受传者的需求或反应并据以改进信息质量或增减信息量，但它具有受传者众多、传播迅速、信息量大、受益面广、由专门机构进行、质量好、信任度高等特点，仍是大规模卫生舆论宣传和常规保健信息传播的主要途径。

随着科技的发展，大众传播高度发达、发展神速，对大众传播媒介的占有与利用已成为社会文化发展的重要标志。但人们最常用和最灵活的传播手段仍然是人际传播和群体传播。在以促进全民健康为目标的健康教育与健康促进活动中，多种传播手段并用已被证明是最有效的干预策略之一。

3. 健康传播的意义

健康传播是指以"人人健康"为出发点，运用各种传播媒介和方法，以维护和促进人类健康为目的而获取、制作、传递、交流、分享健康信息的过程。健康传播是传播行为在卫生保健领域的具体化和深化，既有一切传播行为共有的特性，同时又有其自身的特点和规律。它要求从业者不仅具备新闻与传播方面的素质，而且要掌握公共卫生、社会学、心理学、教育学、市场营销和公共政策等方面的知识。

1971年，美国推行以社区为基础的健康促进运动——"斯坦福心脏病预防计划"，旨在通过减轻体重、减少吸烟、降低血压和血脂水平，从而降低心脏病的发病风险。这一历时5

年的健康促进运动被大多数学者公认为美国现代健康传播的开端。20 世纪 80 年代，全球艾滋病的流行对以疾病预防为目标的健康传播研究产生了巨大的推动力。

国际上以信息传播为主要干预手段的健康教育及作为采用综合策略的健康促进项目的一部分而开展的传播活动，被称为健康传播活动或项目。健康传播活动是应用传播策略来告知、影响、激励公众以及社区、组织机构的人士、专业人员和领导，促使相关个人及组织掌握健康的知识与信息，转变态度，做出决定并采纳有利于健康的行为活动。

由于不良行为和生活方式与疾病之间有密切的关系，健康教育与健康促进成为 21 世纪公共卫生的战略性策略。健康传播活动作为医学研究成果与大众健康知识、态度和行为之间的重要联结，在内容上实现了从"提供生物医学知识"到"促进行为和生活方式改变"的重要改变。倡导合理营养和良好的饮食习惯等对慢性非传染性疾病的预防控制具有积极的作用，健康传播在其中扮演着重要的角色。

4. 传播理论在营养教育项目中的应用

一个信息的传递过程比较复杂，它需要传播者将精心制作的核心信息通过一定的传播媒介最终送达受传者，中间还会有某些反映反馈到传播者，并构成一个信息传递的环。首先要在目标人群中找到当前最主要的健康问题，在此基础上制定健康教育和健康促进的规划；再通过合适的传播者和有效的传播媒介，将营养和健康的核心信息向受传者传递，使其知识、态度、信念和行为发生有利于健康的转变，最终达到增进健康水平、提高生活质量的目的。

多项研究证实，传播理论在提高大众的营养知识水平、端正对营养科学的态度，以及改变不良的饮食行为等方面具有极为重要的作用。并已成为公共营养改的重要方法。

（1）营养信息传播的概念：营养信息传播是健康传播的一个组成部分，是通过各种传播渠道，运用各种传播媒介和方法，为维护、改善个人和群体的营养状况和促进健康行为的形成而制作、传递、分散和分享营养信息的过程。营养信息传播是一般传播行为在营养与食品卫生领域的具体化和深化，是营养教育与公共营养改善规划的重要手段和策略之一。

（2）传播理论在营养教育中的应用：人际传播和大众传播是营养教育采用的主要传播方式。人际传播主要以讲座、咨询、培训班、家长学校、父母课堂的形式为主。人际传播的最大优势是通过传播者和受试者的互动使营养信息较为准确地传播到目标人群，并能得到及时的信息反馈。缺点是信息传播的覆盖面较大众传播小。大众传播主要以宣传册、宣传画、黑板报、广播为主要形式，还可以采用网络和录像、VCD 等现代化的新形式，其优势是传播面广、传播速度快，但是信息反馈少、针对性不强。因此，人际传播和大众传播各有所长，只有把二者有机结合起来，才能获得较好的社会效益。

由于营养教育的目的和目标不同，宣传教育的侧重点自然也不相同，要根据目标人群的特点采用不同的传播方式和教育途径。面向大众人群的营养教育，采取张贴宣传画、在报刊上开辟营养知识专栏和举办营养知识讲座等形式；对老年人则以咨询和知识讲座的方式来共同探讨生活中存在的营养与健康问题；针对儿童家长的营养教育可通过播放录像的方式，使家长掌握儿童喂养和辅食制作的有关知识，再针对儿童营养不良和营养缺乏病等问题组织家长座谈，使其获得相关的营养与健康信息；针对教育、计划、妇联、卫生、农业等政府部门的行政领导和相关工作人员可开展食物与营养规划方面的培训。

在营养教育的过程中，既要注意传播的广度，又要注意传播的深度，并将两者有机地结合起来，以点带面，点面结合。如"营养和食品安全教育项目"通过国家级、省级和县乡级培训班逐级开展培训，再由乡村卫生人员通过入户的机会向居民宣传有关的营养知识，既有宣传的广度又有一定的深度。

营养信息传播理论对营养教育的实施和取得良好的效果具有重要的指导作用，也是广泛开展健康教育和营养教育的理论基础。进一步加强营养信息传播理论的研究，并通过普及和教育实践使其得到充实和发展。

5. 传播的影响因素

营养和健康信息的传播及其效果受许多因素的影响。因此，在实施营养教育项目前，应对这些因素进行认真分析，以取得理想的效果。

（1）环境因素：包括自然环境和社会环境。受传者所属的群体常常干扰受传者对传播的信息做出正确的反应。传播的场所、室内外环境、音响效果、交通是否便利等都会影响受传者接受传播的自觉性和自愿性。

（2）传者因素：传播者是传播过程的组织者，决定传播信息的内容和传播媒介，其专业知识、传播技能、组织能力、沟通能力、加工和利用各种信息的能力、职业道德和敬业精神等影响传播的效果。在人际传播活动中，听、说、看、问、答、表情、动作等都是人际交流的基本方式，而每一种方式的运用都有一定的技巧。技巧运用的好坏直接影响传播效果。讲话速度适中、语言简单明了、通俗易懂、用动作和表情配合、注意观察受传者的表情、举例说明、回答问题明确等都有助于提高传播效果。

（3）信息因素：信息是传播的核心要素，应具有科学性、真实性、适用性、针对性，并容易理解。不正确、不科学的信息不仅不会促进健康，甚至还会草菅人命。用受传者不懂或难懂的语言、文字来传播营养和健康信息，就不会收到好的效果。能够满足受传者最迫切的需要，能解决他们最关注的问题的信息则会收到很好的传播效果。

（4）传播途径因素：不同的传播媒介具有不同的特点和适用性，对传播效果有直接的影响。语言、动作、眼神、状态等直接交流方式具有针对性强、易沟通、可调整、感染力强的特点，但传播的范围有限。文字、多媒体、电子邮件等传播媒介具有信息量大、传播范围广、影响持久的特点，但针对性差，且常常不能及时收到反馈信息。

（5）受传者因素：受传者的年龄、性别、职业、文化程度、经济状况、社会地位、道德修养、兴趣爱好、健康状况、体质、心理状况等都影响其对健康信息的选择、需求和接受的程度，因而也对传播效果产生影响。

（二）行为改变理论

健康教育的目的是帮助人们形成有益于健康的行为和生活方式，进而通过行为生活方式的改善来预防疾病、增进健康、提高生活质量。为此，需要研究人们的行为生活方式形成、发展与改变的规律，发现影响健康相关行为的因素，为采取有针对性的健康教育干预措施提供科学依据。自上世纪50年代以来，健康教育相关行为理论不断被创立和发展，并在吸烟、运动、婴儿喂养方式、体重控制、低脂食物的选择、口腔保健等人群预防保健行为研究中得到广泛应用，为改善健康相关行为提供了重要的依据，使行为改善取得了良好的效果。目前运用较多也比较成熟的行为理论包括知信行理论、健康信念模式等。

1. 知信行理论

"知、信、行"在文献中常被简化为 K-A-P。"知"是知识（knowledge）和信息，指受传者学习和接受保健知识和信息的过程。"信"是信念和态度（attitude），"行"指的是行为（practice）。知信行理论是健康教育的基本理论。

知信行模式在营养教育中的作用不可忽视。该理论将人们行为的改变分为获取知识、产生信念、形成行为三个连续的过程。营养教育可以影响这个过程的三个环节，但最主要的是影响获取营养知识这个环节。

知信行理论认为，知是基础，信是动力，行是目标。知识是行为的基础，通过学习，获取达到新目标的知识和技能，改变原有的目标，消除过去旧观念的影响。信念或态度是行为改变的动力，通过对知识进行有根据的独立思考，逐步形成信念与态度。由知识转变为信念和态度就能支配人的行动。所谓行动就是将已经掌握并且相信的知识付诸行动，促成有利于健康行为的形成。

该理论模式认为，行为的转变是由知识到态度再到行为的转变。首先要具备一定的健康保健知识，再有良好的态度（或依从性），才有可能实现这种转变。行为的改变有两个关键的步骤：确立信念和改变态度。只有掌握一定程度的知识，才能使态度转变及采取合理的行为成为可能。

大学生、妇女、学生家长等各类人群都具有接受营养教育的良好态度，均表示希望获得营养相关知识。对人群用知-信-行模型进行干预取得了明显的效果。通过开展营养教育项目，传播营养与健康的信息，目标人群在营养知识、态度和行为等方面均有较大的改变。通过营养教育，父母的营养知识和态度得分明显增加，母乳喂养率提高，添加辅食的品种、数量增多，知识、态度、行为这三方面的得分均优于对照组。

知信行理论模式直观明了，应用广泛，但在实践中发现，要使获得的知识和信息最终转化为行为的改变，仍然是一个漫长而复杂的过程，因为知识（信息）是行为改变的必要条件，但不一定能直接导致行为的改变。影响知识到行为顺利转化的因素很多，任何一个因素都有可能导致行为的顺利转化，也有可能导致行为转化的失败。社会文化、风俗、习惯、社会舆论、道德观念、法律法规等都对人的行为有直接的影响。

态度是行为的前奏，要改变行为必先转变态度。但影响态度转变的因素同样很多，如①知识的权威性：信息的权威性、可靠性越强，号召力越大，说服力越强，态度转变的可能性越大；②传播的效能：传播的感染力越强，越能激发和唤起受传者的感情，态度转变的可能性越大；③"恐惧"因素：如利用疾病的严重后果和人们对死亡的恐惧感进行艾滋病健康教育。但如使用不当，会使受传者产生逆反心理；④行为效果和效益：行为改变者所获得的效益常会促使信心不足者转变态度。

知、信、行三者之间存在着因果关系，但不存在必然的关系。知、信、行三者之间的联系并不一定导致必然的行为反应。例如人们接收到信息，了解了知识，但感到这些知识与自身的健康需求无关，或者对信息来源不信任，都不能促使行为发生相应的改变，这也是知信行理论在预测和解释健康相关行为时的不足之处。因此，在健康教育的实践中，只有全面掌握知、信、行转变的复杂过程，才能及时、有效地消除或减弱不利因素的影响，促进有利环境的形成，进而达到改变行为的目的。健康教育必须动员社会、部门、学校、家庭等多方面的力量，实行健康促进，才可能完成一种行为的改变。

知识、态度、个人行为和群体行为四者相比，转变所需的时间和难度是不同的。知识的转变比较容易达成。态度的转变，因受感情的影响，比知识转变困难些，历时也长些。个人行为的转变则比前二者更困难，更费时。群体行为的改变最难达成，且费时最久。

2. 健康信念模式

在 20 世纪 50 年代产生的健康信念模式（health belief mode）被用于解释包括健康行为和危险行为在内的健康相关行为。该模式强调信念在行为决策中的重要性，认为健康信念是人们接受劝导、改变不良行为、采纳健康行为的关键，是运用社会心理学方法解释健康相关行为的理论模式。

信念是一个人深信一个事物或现象是真实的、可信和符合真理的。例如，在上海"甲肝"流行期间，不相信毛蚶是传染源而患甲型肝炎的人是不食毛蚶者的数倍。可见知识只有在转变成信念之后，才能支配人们的行为。

信念有不同的层次：①边缘信念：是容易改变的信念，是信念的初级形式，这种信念往往在接受了新的信息后，就被新的信念所取代；②权威信念：是由权威信息影响而形成的信念，这种信念对大多数人来说具有较强的稳固性。在大多数情况下，这种信念会随着时间的推移而淡化，一旦在实践中遇到矛盾容易动摇；③中心信念：是最牢固的根本性信念，是人们判别信息和决定行动的基本准则。

健康教育需要提供权威的信息，促进边缘信念向中心信念转变，分析并利用各种影响因素建立稳定的健康信念。

在健康信念模式运用和发展的过程中，又加入了自我效能这一因素。自我效能被定义为成功执行某一行为并导致所期望结果的信念，属于自信的范畴。基于上述的基本观点，该模式认为，信念是人们采纳有利于健康的行为的基础和动因，强调个体的主观心理过程，即期望、思维、推理、信念等的主导作用。该模式认为，如果人们具有与疾病、健康相关的信念，他们就会有意愿采纳健康的行为，改变危险的行为。对采纳行为并能取得成功有信心则是行为实现的保障。

建立健康的信念要特别注意以下五个因素：①危害性：例如同是病毒感染，人们对"甲肝"和"感冒"的预防观念大不相同，事实上"感冒"的危害并不亚于"甲肝"；②时间性：通常人们重视近期的危险，忽视远期的危险。"吸烟危害健康"因没有即时的效应而被嗜烟的欲望战胜；③信任的程度：形象和权威是取得信任的先决条件。同样内容的卫生知识，由专家或由一般的人员做宣传，效果会大相径庭；④关心的程度：人们在有病或无病的状况下，对防治疾病的积极性和迫切性是不一样的；⑤效益程度：一般见效快、收效好的知识容易被接受，也容易建立信念。

在健康信念模式中，是否采纳有利于健康的行为与下列因素有关：

（1）感知疾病的威胁：对疾病威胁的感知包括对疾病易感性的感知和对疾病严重性的感知。对疾病易感性和严重性的感知程度高，即对疾病危险的感知程度高，是促使人们产生行为动机的直接原因。

①感知疾病的易感性：指个体对自身患某种疾病或出现某种健康问题的可能性的判断。人们越是感到自己患某一疾病的可能性大，越有可能采取行动避免疾病的发生。人们往往对遥远的、可能性不大的、发生的概率很小的危害不太关注，如年轻人知道吸烟与肺癌的关系，但仍然吸烟。因为他们认为，那是几十年后才有可能发生的事。

②感知疾病的严重性：疾病的严重性既包括疾病对躯体健康的不良影响，如疾病会导致疼痛、伤残和死亡，也包括疾病引起的心理、社会后果，如疾病会影响工作、家庭生活、人际关系等。人们往往更有可能采纳健康的行为以防止严重健康问题的发生。

（2）感知健康行为的益处和障碍

①感知健康行为的益处：指人体对采纳行为后能带来的益处的主观判断，包括对保护和改善健康状况的益处和其他边际收益。只有当人们认识到改变自己的行为有明显的好处时，比如可减缓病痛、减少疾病产生的社会影响等，才会去改变已经定型的不良行为。

②感知健康行为的障碍：指个体对采纳健康行为面临的困难和障碍的主观判断，包括因行为复杂而不易做到或不能坚持、花费的时间较多以及经济负担较重等。如果感觉到困难和障碍多，就会使他们产生畏难情绪，阻碍他们采纳健康的行为。

因此，个体对健康行为益处的感知越强，采纳健康行为的障碍越小，其可能性就越大。

（3）自我效能：也称为效能期待，是指对自己实施和放弃某行为的能力的自信，或者说是个体对能力的评价和判断，即是否相信自己有能力控制自己和外在的因素而成功地采纳健康的行为，并取得期望的结果。自我效能的重要作用在于当认识到采取某种行动会面临障碍时，有克服障碍的信心和意志才能采取这种行动。自我效能高的人，更有可能采纳别人推荐的有益于健康的行为。

（4）社会人口学因素：社会人口学因素包括人口特征（年龄、性别、种族）和社会心理因素（收入、社会地位、教育背景、人格等）。这些因素对不同的个体采纳健康行为的影响不同，即具有不同社会人口学特征的人采纳健康行为的可能性差异较大。

（5）提示因素：提示因素是指促进和诱发健康行为产生的因素，如传媒的影响、他人的忠告、医护人员的提醒、亲友的疾病经验、某种标志物等。提示因素越多，个体采纳健康行为的可能性越大。

健康信念模式已经得到大量实验结果的验证，对于解释和预测健康相关行为、帮助设计健康教育的规划、问题分析、指导健康教育的实施等都有很高的价值。但因涉及的因素较多，检验模式的效度和信度较困难。

五、营养教育的方法和步骤

营养教育主要包括以下主要的步骤。

1. 制定营养教育计划

营养教育是一项复杂的系统工程,为确保某项营养教育活动有依据、有针对性、有目标地进行,首先必须制定一个好的营养教育计划。在制定营养教育计划时,首要的不是我们主观上要解决什么问题,而是要了解目标人群需要我们解决什么问题。哪些问题通过营养教育可以解决,目前应优先解决的问题是什么。可通过专题小组讨论的方式,了解目标人群的需要和接受能力,有针对性地设计营养教育计划。采用小组工作法(nominal group process)选择那些对该地区营养问题较了解的人进行调查。由主持人提出问题,准确记录他们的答案,通过表决、讨论,确定最重要的问题。把计划的目标和目标人群所关心的问题紧密结合起来,才有可能得到群众的支持和参与,并收到预期的效果。

制订营养教育计划的主要步骤是:

(1)发现和分析营养问题:应当了解目标人群中存在哪些与营养有关的问题,其发病率、患病率、死亡率,以及对生活质量的影响如何等。

(2)分析问题的深层次原因:分析与营养知识、态度、行为有关的营养和健康问题,如是否与知识、态度、行为有明确的因果关系,该问题是否经常发生等。

(3)资源分析:包括人力资源、财力资源、物力资源、政策资源、信息资源和时间资源等。

(4)确定优先项目:根据与知、信、行相关的程度、行为的可改变性、外部条件、死亡率、伤残率、危害性,以及受累人群的规模确定优先项目。

(5)确定解决问题的目标:规划必须有明确的目标,并且是可以测量的,否则就无从评价。规划的目标包括总体目标与具体目标。总体目标通常指在执行某项规划后达到的较为笼统的远期效果。规划的具体目标是指为实现总体目标所要达到的明确的、具体的、可量化的指标,一般考虑 4 个 W 和 2 个 H:

Who——针对谁?

What——要实现什么变化(知识、信念、行为、发病率等)?

When——在多长时间内完成这种变化?

Where——在什么范围内完成这种变化?

How much——变化的程度有多大?

How to measure——如何测量这种变化?

(6)制订传播、教育、干预策略和实施计划:包括分析与确定目标人群、制定干预策略、组织实施人员和实施机构及设计活动的日程等。

(7)制订评价计划:包括评价方法、评价指标、实施评价的机构和人员、实施评价的时间等。

(8)经费预算:经费的预算应考虑实际需要,并与客观条件相符。

2. 选择营养教育的内容和途径

应在调查研究的基础上,根据营养教育的目标和目标人群的特点,选择适宜的教育内容和途径。

在选择营养教育的内容和途径时需要考虑以下几个方面的问题:①营养教育的内容应有

针对性，应选择哪些是人们普遍缺乏和迫切想要了解的内容。②是否有现成的、可供选用的营养教育资料？如果收集不到，可以自行设计制作。③营养教育的途径直接影响目标人群参加营养教育的兴趣和营养教育的效果。应根据目标人群的特点选择最佳的营养教育途径。有调查表明，报刊、杂志、小册子等最受欢迎，电影、录像、营养知识讲座也深受喜爱。中小学生获得营养知识的途径很多，主要是电视、报纸、书籍和杂志。将营养学科普知识印制在扑克牌上也取得了较好的效果。利用一些新技术如计算机、网络等可进行个性化的营养教育。在超市、商场等食物购买场所及酒店、饭店及其他餐饮业等食物消费场所提供营养教育资料，可直接干预人们的食物购买和消费行为，取得良好的效果。④根据营养教育的内容和教育对象的特点选择最适合的形式。对文化程度低的人群，应通过较直观、浅显的形式，如小册子、宣传传单、挂图、连环画、猜谜语、讲故事、做游戏、幻灯、录像带、VCD 等。营养标签对消费者来说是选择食物的标准之一，而且营养标签有助于消费者具体地理解营养相关知识。

3. 准备营养教育材料和预试验

根据要求编写相关的营养教育材料，要求内容科学、通俗易懂、图文并茂、形式多样，可配以音乐，使用幽默的手法，进行情绪化的处理。可考虑利用现有的材料，如中国居民膳食指南就可作为营养教育的材料。

材料的形式和内容均应服从项目的需要，可选一些权威性的言论、生活中的典型事件等，以增加信息的可信度。掌握目标人群的基本情况，如所处的环境、文化背景、生活习俗、宗教信仰、对营养和健康知识的需求、是否具备相应的传播媒介等，可使准备的材料更有针对性。

为了使材料的内容准确、合适，在准备工作完成后，需要将准备好的材料进行预试验，收集目标人群的反馈意见，进行修改完善。这时需要进行下列的工作：①了解目标人群对资料的反映，有什么意见和要求？对内容、形式、评价等有何修改意见？②了解目标人群能否接受这些信息？能否记住宣传的要点？是否认可这种宣传方式？一般可采用专题讨论或问卷调查了解有关情况。③根据目标人群的反映，需要对材料做哪些修改？例如宣教材料中宣传少吃动物性食物，画面是猪肉等食物，引起了某些忌食猪肉的宗教人士的不满，就需要及时进行修改。④信息如何推广，材料如何分发？如何追踪执行？

以往很多传播活动不做预试验，认为把传播材料往下一发就算传播完了，这是一个很大的误区。其实，预试验非常重要，它可为进一步修改和完善计划提供依据。

4. 建立项目实施的组织，进行人员培训

在实施一项具体的营养教育计划前，要建立领导机构和执行机构，并确定协作单位。并对各级工作人员进行营养教育的有关理论和方法的培训。虽然培训是必要的，但工作人员原有的知识、技能和经验也是十分重要的。

5. 实施营养教育计划

实施营养教育计划，要制定活动时间表，让每个工作者都明白自己的任务，并通过所确定的传播途径把计划中要宣传的营养内容传播给目标人群。活动时间表是整个计划实施的核心，也是实现目标管理和对项目过程进行评估的依据。

控制实施质量是保证计划顺利实施和取得预期效果的重要环节。因此，在项目开始前就要建立有效的监测与质量控制体系。质量控制的内容一般包括：工作进程监测、活动内容监测、对目标人群的监测及对活动经费的监测等。

在教育传播的过程中，要观察目标人群对宣传材料有何反映？他们愿意接受还是反对这些新知识？如果反对，原因是什么？要注意随时收集与研究反馈信息，不断提高营养教育的效果。要分步骤地查找原因，以便及时进行纠正。

6. 评价营养教育效果

通过对营养教育的全过程进行质量检查和评价，并对最终效果进行评价，可全面地分析和评估整个规划的成败和优劣，为继续开展规划和进一步执行规划提供科学的依据。

评价的基本原理是比较，就是将客观实际与预期目标进行比较，只有通过比较，才能找出差异，分析原因，总结规律，完善管理，提高效率。①自身比较：对同一目标人群接受营养教育前后的情况进行比较。它不需要对照组，工作量较小。但由于有些指标如儿童的身高、体重本身会随着时间的推移而变化，使结果的可信度降低，因而只适用于近期效果评价。②对照比较：通过与对照组比较，分析判断营养教育是否有效。它的优点在于排除了时间因素的影响，使结果更具说服力。但应注意营养教育组和对照组对结果可能产生影响的指标在接受营养教育前应无统计学差异，具有可比性。

可通过近期、中期和远期的效果评价说明营养教育的效果。①近期效果评价主要针对目标人群知识、观念、态度的变化进行评价。评价指标有营养知识掌握的程度、健康行为模式的知晓率、健康观念的形成率等。②中期效果评价主要观察行为和危险因素的变化。评价指标有健康行为模式的形成率、不健康行为的改变率等。③远期效果评价主要调查营养和健康状况以及生活质量的变化。营养状况的指标有身高、体重，影响生活质量变化的指标有劳动生产力、智力、寿命、精神面貌以及卫生保健、医疗费用的变化等。

根据上述几个方面，以目标人群营养知识、态度和行为的变化为重点，写出营养教育的评价报告。通过上述评价，总结项目成功与否，并将取得的经验总结归纳，以便进一步推广。

营养教育是一项复杂的社会系统工程，必须把宏观的营养干预与具体的营养指导结合起来，加强领导，建立相应的组织与专业队伍，有关部门要通力协作，并有一定的经费保障。

六、营养教育的管理机构和专业队伍

营养教育是一项复杂的系统工程，需要全社会的支持和参与，只有加强领导，建立相应的管理机构和专业队伍，有关部门分工协作，才能取得理想的教育效果。

1. 营养教育的管理机构

营养教育的管理机构应由各有关部门的决策人员和营养专家组成，这些部门应包括卫生、轻工、商业、宣传、财政等部门。营养教育的管理机构对营养教育的项目进行规划、监督，协调各部门的工作，确定项目所需的经费与来源，动员全社会的力量支持此项工作。

2. 营养教育的专业队伍

开展营养教育需要有一支相应的专业队伍。即要有高层的专业人员，又要有基层的专业人员。上到国家部委，下到乡村、街道，层层建立。营养教育专业人员需要具备以下的知识和技能：

（1）掌握多学科的知识：营养教育工作者除了应掌握营养学、食品卫生学和食品科学的专业知识外，还要掌握相关学科的知识，主要涉及生物科学、社会科学、行为科学三类中的行为医学、社会心理学、卫生经济学、教育学、传播学、健康教育学、流行病学、统计学等。

营养教育的主要目的是改变人们不良的饮食行为。营养教育专业人员不仅要了解产生不良饮食行为的原因，而且要掌握指导人们改变不良饮食行为的方法；不仅要了解人们获得营养知识、改变营养信念和态度以及行为的过程，而且要了解影响这些变化的各种因素，包括经济、政策、社会、文化、教育、风俗习惯等方面的影响。同时，要了解改变个体、群体和社会饮食行为的途径。

营养教育专业人员要掌握健康教育的理论和方法，具有项目设计、实施及评价的能力；掌握传播营养知识的技能，运用传播学的理论、方法和技巧，根据教育对象的不同，采用不同的教育方法，因时、因地、因人地制订和实施营养教育方案。

营养教育专业人员要能够科学地收集、整理、分析所获取的资料，对结果进行合理的解释，对教育的效果进行实事求是的评价。因而，流行病学和统计学的知识和技能也是必备的。

（2）有较强的现场工作能力：营养教育专业人员还要有一定的现场协调和组织能力，因为营养教育活动的开展需要与各部门通力合作，需要动员全社会积极参与，需要与各级领导对话，争取他们的支持。同时，在开展营养教育的整个过程中，要善于与他人密切合作，虚心听取他人的意见，掌握与他人共事的艺术。

（3）有吃苦耐劳和乐于奉献的精神：营养教育主要在社区开展，工作条件差，尤其是在贫困地区和山区工作时；工作量大，任务艰巨；有时要面对别人的误解，开展工作的难度较大。因此，营养教育专业人员要具有吃苦耐劳和乐于奉献的精神。

当前，我国营养专业的人才奇缺，给普及营养知识带来极大障碍。因此，国家已采取许多有效的措施，加快不同层次的营养教育专业人才的培养。如以各地高等医学院校为基地，采取举办短期培训班、专题讲座等措施，对现有从事健康教育的专业人员进行营养知识的集中强化培训，使他们较快地适应营养教育的需要。同时，有些地区充分发挥妇幼保健医生、临床医师（特别是儿科医生）、社区医生、公共卫生医师和护士等医护人员以及幼儿园的保育人员、幼儿教师、中小学教师和保健医师的作用，使他们成为营养教育的主要实施者。

3. 营养师制度

日本在第二次世界大战后的 1947 年就制订了《营养师法》，之后对该法进行了 10 次修改。在《营养师法》中，明确规定了取得营养师、管理营养师资格的条件以及营养师及管理营养师各自可以从事的工作。

日本于 1948 年颁布了《营养师法实施规则》，于 1952 年又制定了《营养改善法》。日本对营养师的教育、培养、考核、使用范围都有严格的规定，学校、医院、单位的职工食堂及餐馆、饭店等都必须配备营养师。100人以上供餐的食堂必须至少设置1名营养师，当每日餐份达到750人次或一次餐份超过300人次时，还要增设主管营养师。学校供餐法规定，所有实行义务教育的学校的供餐都要由营养师管理。学校的营养师负责监测学生的营养状况，制定食谱并监督制作。在日本的1亿多人口中，营养师总数达到40万人，相当于各科临床医生总数的2.4倍还多。据2003年统计，日本全国具有二年制大专以上资历的营养师总数将近77.9万，管理营养师达10.6万。日本专门培养营养人才的学校有200多所，许多大学设有营养学系和食品工业系，为数不少的中级营养学校也大量培养营养人才，设置高级营养管理专业的大学达31所，全国还设置了营养师培训机构。日本的营养师与全国人口的比例达到1∶300，营养师广泛分布在医院、学校、幼儿园、食堂、宾馆、食品加工企业和政府管理部门等，为全国民众及时提供营养指导。这些措施对增强日本国民体质、提高劳动效率与促进经济发展等方面发挥了决定性的作用。

美国采取营养师注册制度，需要经过4年的高等教育和2年的见习才有资格成为营养师。在美国的2亿多人口中，注册营养师达6万人，其中不少具有博士和硕士学位，每4 200人中就有一名注册营养师。营养学会会员达5万余人。美国的营养师遍及医院、诊疗所、疗养院、保健机构、学校、社区、饮食业，食品研制、生产及营销部门，公共餐饮机构和商业部门，电视、广播、新闻、刊物等视听传媒部门，研究机构以及政府部门等。营养师在上述部门和机构中分别从事营养的计划、管理、指导、教育、顾问及咨询服务等工作。大型餐馆大多配有营养师，他们将每道菜所含的主要营养素含量向消费者说明，消费者可以根据所需有选择地购买，切实做到科学合理地饮食。美国对学校营养配餐的要求非常严格，要不折不扣地执行营养师的要求。美国的各学区和学校会定期聘请营养师对学生的食物结构和营养摄入进行评估、调整。与此同时，部分营养师还自己开业，直接面向在饮食生活方面需要提供特殊帮助和服务的人群，如模特和运动员需要营养师负责他们的饮食。

美国的营养师学会负责营养师资格的考核评审，指导营养师的学历和职前教育。州县配备营养官员，负责营养教育、咨询和管理工作。美国的许多大学设置食品与营养学系科，开设系统的营养师培养教育课程，专业各有侧重。毕业的学生可以选择成为注册营养师（RD）或注册营养技师（DTR）。

美国将营养师分为临床营养师、社区营养师和食品工业营养师。临床营养师负责病人的营养评估，针对病人的病情进行营养治疗和营养配餐，研究疾病的预防与营养的关系，既需要营养知识，也需要医学知识和一定的临床经验。

社区营养师推行科学的营养理念和健康的生活方式，接受营养咨询。随着人们对健康饮食、体育锻炼和体重控制等兴趣的不断增强，为了满足人们追求最佳的健康状况和健美的需要，一些专业营养师在功能性食品产业和健美行业开始发挥作用，工作重心转移到减肥和健康促进方面，为糖尿病和肥胖病人提供营养咨询，开展社区营养和健康教育。

食品工业营养师负责解答和分析产品的营养问题，对员工进行营养培训，给产品详细的说明书，介绍产品中所含的营养成分和食用方法。在美国的食品超市里，可以看到各式各样免费的指导正确饮食的小册子，这些小册子大多是营养师们写的。1980年以来，在美国大的食品企业，营养师参与食品的研究、开发、市场营销、广告策划、客户服务、配方和食品标签的制定、毒理学评价等，指导食品企业的管理和生产，论证新产品的需求和可行性，对企业的对外宣传、市场营销和专利申请提供营养学方面的建议。由于人们在外就餐或购买成品在家食用越来越普遍，48％的美国餐饮业受访者认为，由于营养师的参与，使他们的外卖或外送业务增长，有39％的被调查餐饮连锁业受访者预测，他们的食品销售将会增长。

近年来，在发达国家，食品工业设置营养师的岗位已成为通行的惯例，营养师在新产品研究开发方面起了非常重要的作用。

七、国内外的营养教育现况介绍

发达国家及一些发展中国家都极为重视营养教育。欧美、日本等发达国家在半个多世纪以前就意识到"科学的营养搭配、均衡的膳食可以改变一个人、一个家庭乃至一个民族的前途"。

美国是当前最发达的工业化国家，也是较早重视儿童营养教育的国家之一。美国重视儿童营养教育可以追溯到20世纪60年代。当时，美国政府的一些有识之士已开始认识到饮食方式在预防疾病、促进健康方面的重要作用，认为儿童时期形成的饮食方式和饮食习惯对一个人的终身将产生重大的影响，抓住关键时期进行营养教育是一件利国利民的大事。

美国的营养教育从幼儿园就已启动。这种早期营养教育根据不同年龄儿童的特点，以菜单为学习活动的中心，以食物（真的和道具）为主要教具，在进行语言、美术、数学、音乐、体育（如操作、进行运动感觉协调训练）等领域教育的同时，采用多种教学方法及步骤，将营养概念贯穿其中，达到营养教育的目的。儿童离开幼托机构时，可了解食物的基本分类、营养特点、食物的合理搭配等基本概念，对食物可做出合乎营养的选择。

美国在1967年就设立了营养教育学会，营养教育的内容包含在学校的健康课程中，从小学一年级到中学都有，对每一年级的营养教育都确定了明确的教学目标。1969年，美国政府在白宫举行了专门会议，讨论在学校开展营养教育和介绍有关食品、营养与健康知识的问题，并组成了营养教育专家小组，统一协调全国的学校营养教育工作。会议制定了针对包括在校学生、教师和学校膳食服务人员在内的大规模营养教育培训计划方案（nutrition education and training，NET）。经过近10年的酝酿和准备，1977年11月，美国第95次国会通过了关于国立学校午餐法案及儿童营养修正案的公共法，并确定由美国农业部直接负责学校营养教育培训计划。在1978、1979两个财政年度中，美国国会共拨款5 200万美元作为NET计划的运行资金。最初5年的统计表明，NET计划使2 500多万学生（包括从幼儿园的儿童到中学的高中生）、30多万教师及学校膳食服务人员接受了有关营养知识的教育及训练。随着各州营养教育培训计划的开展，各州也制订出相应的法规条例，使之正规化、法制化。

NET计划的一个特点是十分重视教师与学校膳食服务人员的营养知识教育或培训，有3/4的州要求教师必须取得相应的资格证书。NET计划不仅仅是使受教育的学生受益于一时，而是希望他们掌握食品及营养的基本原则，培养自己在这食物品种丰富多变的世界里选择合适食物的能力而受益终生。

在教材的编写上，充分注意知识性与趣味性相结合，生动而不呆板，严谨而又风趣，一个专题一个分册，像"食物——你的选择"、"炖菜汤"、"熟悉你的身体"、"营养产生活力"、"体重观察计划"、"营养在变化的世界中"等，都是各具特色的教材。

美国的学校营养教育之所以能持续不断地深入开展，与社会各阶层人士和社会团体的关心、重视不无关系。美国学校保健基金会、美国学校保健学会、美国公共卫生学会以及美国保健、体育、娱乐学会等都是支持者，并提供了技术支持和经费保证。因此，尽管1980年以后NET的经费被大幅度地削减，尽管有人批评这种学校午餐和营养计划造成很大的浪费（有专家估计至少有40%的午餐被学生丢弃），尽管美国快餐业的迅猛发展影响着儿童及青少年的饮食习惯，但因有众多社会团体的支持，以及社会各界要求重视学校营养教育的呼吁，使联邦政府保证了每年有一定数量的NET经费（每年为500万美元，1991年起增加到750万美元）。各州县政府也根据各地的情况拨专款支持这一计划的落实。

通过学生的参与，影响和改变了他们和家长的饮食行为和习惯。美国的学校营养教育培训计划对美国国民的营养观念、饮食行为产生了不可低估的影响。据统计，从1968年到1998年，美国一些食物的年人均消费量的变化是，动物脂肪由5磅下降到2磅，植物油由13磅上升到26磅，全脂牛奶从26加仑下降到10加仑，低脂牛奶由5加仑上升到15加仑。而1978年以来，美国心脏病的死亡率下降了29%。美国学校营养教育的经验表明，营养教育是一项预防营养性疾病或相关的慢性疾病、增进全民健康、投资少而收益大的干预措施。

美国的许多大学都开设营养教育课程，开办营养专业，它们不仅有正规的学校营养教育，还有面向社会的营养教育。随着公众对营养学知识和信息的兴趣和渴求的不断增强，营养专业人员通过电视、广播、报纸、杂志、公众健康活动、互联网、书籍、手册和传单等传播媒介，向广大的受众传播清楚、准确、有效的营养信息。

荷兰的学校营养教育开始于1951年。经过50多年的努力与不断完善，形成了具有荷兰特色的营养教育体系。作为学校健康教育的组成部分，荷兰的学校营养教育分属于不同的必修课目，分小学、中学两个阶段进行。荷兰营养教育部是国家级营养教育研究机构，为中小学的营养教育编制了系统而丰富的教材和与之相配套的教具和教学指南，但是否采用该部教材和如何进行营养教育，各校有自己的选择权。

荷兰的小学学制为8年，学生的年龄是4～12岁，没有独立的幼儿园和小学。小学的教学大纲中并没有将营养作为独立的一门课程，但在必须开设的两门课"促进健康行为"和"生物"中有食物和营养的内容。在国家制订的编有营养内容的几个课目中，要求小学生：①能够懂得人对食物的原始需要（自然教育课）；②能够认识和判别关于食品的广告用语（社会技能课）；③懂得食物、运动和休息不仅是促进和维持自身健康所必需的，还有社会、情感和精神方面的作用，了解健康的危险因素（健康促进课）；④能够懂得以健康的方式适应环境。

除以上正规的营养教育内容外，有的小学也使用一些小册子。有教师手册、学生练习本、儿童画册、挂图和图片，还有食物模型、家长咨询资料，并配有教学指南与教学法。教学法提倡家长参与，如协助孩子练习教材上某些食谱的烹制等。为配合教学，营养教育部研制了 17 个"食品店"。每个食品店都如同一个微型超级市场，安装时占用一个教室大小的空间，内容有收款台、假钞票、若干个食品陈列架以及真包装、真商标的各种食物模型和冷藏设备。食品店教学的目的是通过购物游戏，使学生以消费者的身份感受和认识生活中的食品及其包装和商标、所含的营养素和营养价值，学会从健康的角度出发选择自己的日常食物，培养良好的饮食习惯。这些造价昂贵（每个造价 10 000～15 000 荷兰盾）的食品店分散存放在各地区的卫生保健站，配有使用说明和教学建议。校方可根据学校的教学计划，向卫生保健站租借。教学由小学教师担任，有时也请一些专家到学校给予一定的指导与帮助。教师们在师范学校读书时学习过生物学，可能还选修过健康教育，具有较好的营养知识基础。

荷兰的中学教学大纲（1993 年）规定，在中学第一阶段（12～15 岁）必修的 15 门课程中，保健课共 100 学时，其中 10 学时是营养。中学的营养教育通过两门课（生物和保健）进行，在教学目的中要求中学生：①能够按食物成分、营养素含量、食品商标以及食品质量和价值对食物进行评价；②能够辨认腐败食物、懂得预防食物中毒的措施。中学讲授营养的教师需要特别资格，由具有正规学位的家政教师和受过培训获有保健学位的生物学教师担任。

第二次世界大战后，日本开始开展营养教育。当时的日本刚经过战争，国民的生活条件很差，健康状况也普遍较差，有许多人患上了肺结核等疾病，并因此而死亡。这些疾病都与营养状况差有关。当时日本开展营养教育的目的在于提高国民的营养改善意识，改善国民的营养状况，进而改善国民的健康及体质状况。

1951 年以后，日本的主要死因由结核病转变为脑卒中、癌症、心脏病等慢性病。1957 年，日本制定了《成人病对策》，以期早期发现、早期治疗。当时营养教育的主要目的是教育人们如何从饮食方面预防这类疾病的发生。

随着日本经济的发展，一方面，生活条件得到改善，人们可以摄取更多的营养，甚至导致营养过剩；另一方面，社会生活中竞争的压力加剧，人们没有更多的时间锻炼，并用吸烟、喝酒来缓解压力。到 1980 年，死于癌症、脑卒中、心脏病的人数占日本死亡总人数的 60%。20 世纪 90 年代，人们发现这些疾病都与不良的生活习惯，如不良的饮食习惯、运动不足、吸烟、饮酒等高度相关。有鉴于此，日本厚生省于 2000 年制定了名为《健康日本 21》的健康政策，具体提出了 21 世纪要实现的目标，即减少因疾病、残疾而增加的社会医疗负担、延长国民的寿命，构筑一个有活力的可持续发展的社会。虽然人的死亡是不可避免的，但疾病预防的重点应放在过早死亡的预防上。因此，日本营养教育的目的为普及健康和营养知识，促进健康营养相关人才的培养，让国民了解健康生活习惯的重要性，使国民自觉地养成健康的生活习惯，以防止这些生活方式病的发生。

日本在营养教育方面采取各种方式，如对中小学生从小就开始进行营养相关知识的教育、对孕产妇进行孕期与哺乳期营养教育、对老年人进行饮食指导等，并通过营养师来带动全社会营养知识的普及。学生从小学到高中都要学习营养知识，由文部省主管。学生不仅学习营养知识，还学习饭菜的烹调、饮食设计和计划等内容。许多学校灵活运用资源，聘请营养师为临时或正式的营养教育教员。

另外，在日本的教育体制中，家政学教育对营养知识的普及起了很大的作用。在日本，家政学的开设始于 1873 年，开始在师范开设，1947 年文部省认可各大学设立家政学系，1960 年设立家政学硕士学位，1975 年家政学系设立生活科学研究博士课程。根据《健康促进法》及之前的《营养改善法》，日本的都道府县、特区及下辖的市町村必须设立保健所，对辖区内居民进行健康及营养指导。特别是当辖区内有孕产妇时，营养师更是会定期进行访问，提供营养指导。营养师除了在基层保健所提供免费的营养指导外，还有部分管理营养师开设营养咨询机构，为公众提供付费的健康咨询。普通大众还可以通过日本放送局（NHK）的健康节目、报纸或从医生那里获得营养和健康信息。

第五节 不良饮食行为的干预

行为是人类为了维持个体的生存和种族的延续，在适应不断变化的复杂环境中做出的反应。人的行为既受外部自然环境和社会环境的影响，也受自身个性心理特征的影响。有的行为有利于人的健康，而有的行为却对健康产生危害，甚至引起疾病。饮食行为是人类最重要、最经常的行为。

饮食行为是指受有关食物和健康观念支配的人的摄食活动，包括食物的选择和购买，食用食物的种类和频度，食用的时间、地点，如何食用、和谁一起食用等。饮食行为是生物为维持生命所必需的最基本的本能行为，包括摄食和饮水两个方面。生物的生长发育必须从外界环境摄取营养物质和水分用以合成细胞代谢和细胞分裂所需的成分，而生命活动所需的能量，也必须由所摄取营养物质中的化学潜能供应。

一个人的饮食行为是在儿童少年时期形成和发展起来的，饮食行为一旦形成往往会持续一生。不良的饮食行为不但会对人体的健康产生即时的影响，而且还会产生远期的影响，尤其是儿童。饮食行为干预作为人群慢性病干预的重要内容一直受到世界各国学者的重视。

一、影响饮食行为的因素

虽然饮食行为是人类的本能行为，但受生物、心理和社会各个方面因素的影响和制约。受到食物特征、个人因素及家庭与社会环境因素等影响。研究和分析这些影响饮食行为的因素，可以为饮食行为的干预提供科学依据。

1. 营养与健康的观念和知识

有关食物、营养和健康的知识和观念影响人们对食物的选择和摄取。不管这些观念和知识正确与否，它们既是决定人们选择和摄取食物的重要依据，也影响着人们的营养和健康状况。

在我国传统的文化中，饮食和养生是联系在一起的。国人对饮食和健康非常重视，但是对于怎么吃才算有营养存在着认识上的误区。

2. 对食物的喜好

在食物供应充足和购买力允许的情况下，对食物的喜好在很大程度上决定着人们对食物的选择。人们对食物的喜好受许多因素的影响，而食物感官的影响（sensory influences）是不容忽视的。

味道（taste）主要包括甜（sweet）、酸（sour）、苦（bitter）、咸（salty）。人们对食物的喜好，特别是对口味的偏好，是从婴幼儿期就开始的。这种对食物的喜好可以延续到儿童期、青春期，甚至到成年期，影响人的一生。人类对甜食的需求完全出于本能，通过研究人类对味觉的感受证实了这一点。在刚刚出生、还没有感受任何味觉刺激（甚至连母亲甘甜的乳汁也未曾尝过）的新生儿口中分别滴入苦味和甜味的液体发现，当苦味液体流入口中时，这些婴儿的眉眼立刻挤到了一起，面部表情充满了反感。相反，在滴入甜水时，他们的表情立刻变得愉快舒展。蜂蜜受到原始部落、土著居民和其他生活在自然中的人类的青睐。调查发现，50％以上的大学生将口味作为选择食物的首要因素。

尽管如此，人的味觉敏感度（taste sensitivity）还是有差异的。在社会化的过程中，这种差异会逐步加大。个体对各种食物的体验不同，使人们对食物的喜好进一步形成，除了对甜味的偏好（preference for sweets）、对苦味的规避（avoidance of bitter）外，还产生了对脂肪的偏好（fat tooth）等。

从食物本身方面的因素看，影响人们选择和摄取食物的因素还有食物的气味（smell）、质地（texture）、颜色（colour）、外表（appearance）和温度等。色、香、味、形俱全的食物更易被人们接受。

影响城市儿童少年食物厌恶的主要因素有食物的味道、气味、家中食用的频率、外观和营养。家庭中经常出现的食物、家长经常食用的食物、家长提供的食物环境均会影响儿童对食物的喜好和选择。在三代同堂的家庭中，有不少的儿童有着和祖辈相同的口味和食物选择。幼儿对食物的喜好通过家长的购物、烹调和言语等环节得以强化。父母对食物和健康的认识、父母的提示、父母本身对某些食物的好恶、将食物作为奖励和惩罚的手段、来自同伴和传播媒介的影响等均对儿童食物好恶的形成有不同程度的作用。

受猎奇心理的影响，有人将燕窝、鱼翅、海参等所谓的山珍海味作为消费和追求的目标。

3. 食欲

食欲（appetite）泛指想要摄食的欲望。分为两种：一种是指空腹时想吃食物的欲望，另一种则是指想吃某种特定食物的欲望。食欲受内外环境的双重影响。

食欲与遗传有关。人类在婴儿时期就已明显具备根据能量的需要调节进食量的能力，但家长的控制可以削弱儿童对进食量的自我调节能力。忽视儿童自身的饥饿感和饱足感，过分地鼓励他们进食，将极大地减弱儿童用饥饿和饱足的内部信号调节能量摄入的能力。而这种能力的减弱或丧失，将对儿童的饮食行为产生长久的不良影响，导致肥胖的发生和发展。

人们往往受某种食品的美味所吸引而产生想吃该食品的欲望。外环境通过感官而发生作用，内环境则通过体内的内感受器而发挥作用。外环境所引起的与食欲有关的感觉，以味觉与嗅觉的作用最强。其他尚有许多感觉与食欲有关。

4. 年龄

资料显示：目前我国有44.6％的中小学生存在不良的饮食行为。在街边小贩处购买早餐和喝含糖碳酸饮料的中学生比小学生多。学龄前儿童最大的饮食行为问题是偏食和挑食。

很多青年人，特别是较富裕的青年人，由于工作忙或不愿意干家务，在外就餐者越来越多，有些根本不在家吃饭。2002 年中国居民营养与健康状况调查结果表明，青年人在外就餐的比例最高，中年人次之，老年人最低。15～17.9 岁、18～44.9 岁、45～59.9 岁和 60 岁及以上各年龄组每日在外就餐的比例分别为 30.8%、19.5%、11.1% 和 4.2%。

5. 性别

不同性别的人饮食行为有一定的差异。调查表明，在街边购买午餐和晚餐、喝含糖碳酸饮料的男生比女生多，而吃甜食的比例女生比男生多。

男性居民比女性较少关注生活细节，比较漠视自己的不良饮食行为。调查发现，男性居民摄入动物类脂肪和摄入高盐食品的人所占的百分率高于女性居民，摄入牛奶的人所占的百分率却低于女性居民。2002 年中国居民营养与健康状况调查结果表明，每日在外就餐的比例男性（18.6%）高于女性（11.0%）。

6. 家庭成员和环境的影响

人的饮食行为是在少年儿童时期发展和形成的，在这个过程中，父母的言传身教起着重要的作用。对于小年龄儿童而言，家长不仅指父母，在为数不少的家庭中祖辈起着重要的家长作用。祖辈有相对充裕的时间与儿童相处，其饮食习惯和营养观点对儿童饮食行为的影响比父母更为重要。

婴儿味觉形成的关键期在 4～6 个月，对食物质地的接受一般也有一个敏感期（6～7 个月）。8 个月以后才开始添加辅食使他们会错过学习咀嚼、吞咽的最佳时期，此时也是培养儿童良好饮食行为的好时机。父母的放纵会使儿童养成边走边吃、边玩边吃、挑食、偏食、拒食和畏食等不良的饮食行为。

对较大一些的儿童来说，父母对孩子饮食行为的影响首先是通过口头上的教育或提示。随着生活节奏的加快，父母与孩子接触交流的机会减少，"餐桌教育"的现象日益增多。大多数的家长常常在吃饭的时候对孩子的饮食给予提示、指导，如提示孩子吃某种食物、告诉孩子一些营养知识。调查发现，88% 的父母在吃饭时会对孩子的饮食进行提示或教育，母亲给的提示或教育比父亲多。父母的提示或教育可以影响孩子的饮食行为，增加孩子吃提示的食物的可能性。如果不提示，孩子吃的可能性只有 42%；提示后，吃的可能性提高到 71%。但是，对孩子饮食的过分干涉会降低孩子对某些食物的喜好，如对蔬菜的喜好。特别值得注意的是，对青春发育期孩子的饮食进行干涉时，孩子的饮食质量会下降。

由于大部分家长的营养知识比较缺乏，在提示儿童吃什么食物时存在观念上的偏差，例如，看重高蛋白食物，轻视新鲜的蔬菜、水果；看重孩子的口味，轻视营养均衡。调查发现，父母营养知识水平越高，子女不良饮食行为的发生率越低。父母的营养态度对子女饮食行为的形成产生重要的影响。若家长重视营养，则子女不吃早餐、吃零食、进食速度过快或过慢等不良饮食行为的发生率较低。

父母亲对孩子饮食行为的影响还表现在身教上。儿童少年的饮食习惯与父母的饮食习惯相近。孩子对食物的接受往往模仿父母或家中的其他成年人，孩子更愿意接受他们所看到的成年人吃的食物，当父母亲在吃某种食物时，孩子往往也把这种食物放入口中。父母一周内吃早餐的次数越多，孩子一周内吃早餐的次数也越多。如果父母有挑食、偏食的习惯，易使孩子养成同样的不良习惯。

父母经常把食物当作奖励、惩罚或安慰的工具，如在孩子考试取得好的成绩时，带孩子吃他们喜欢的西式快餐作为奖励，而在孩子表现不好时则不给孩子吃他们想要的食物以示惩罚，这样做也会影响子女的饮食行为。

家长还通过食物的购买、制作影响孩子的饮食行为和营养的摄入。如果购买、制作食物时没有考虑营养搭配、烹调方法不科学合理，就不可能制作出营养均衡的饭菜，孩子也就不可能从中得到生长发育所需要的营养物质。

不同体重的儿童及青少年在家庭得到的食物量也是不同的，母亲分给体重超重和肥胖儿童的食物要比给正常体重孩子的食物要多。

父母的文化程度高，容易接受新的生活方式者，孩子吃西式快餐的频率也相对较高。父母（尤其是母亲）的文化程度高，儿童每天吃早餐的频率增加，早餐的质量也较高。母亲的营养知识对儿童的饮食行为也有明显的影响。

对三代同堂家庭的调查发现，祖辈有相对充裕的时间购买食物，是安排家庭日常饮食的主要人物，他们通常按照自己的饮食习惯和口味选择烹调方式。北方的老人做面食较多，南方的老人则喜欢米饭和炒菜，口味偏咸的老人做菜时盐放得较多，喜欢清淡饮食的老人则家中油脂的消耗量较少。

在祖辈中存在促使幼儿过度进食的现象。祖辈经常将食物作为奖励或惩罚幼儿的工具，当幼儿表现好时，祖辈比父母更喜欢用食物奖励，对幼儿不好的行为则常常以不给予某种食品作为惩罚的手段。大多数祖辈对爱的理解和表达经常通过食物来体现。老人不仅尽可能满足幼儿的食物要求，而且经常提醒和刺激幼儿的摄食欲望，并根据自己的营养观念塑造幼儿的饮食行为。祖辈促使幼儿过度进食的动机体现在养育责任的驱使和自身对贫困和饥饿的体验。

家长营造的家庭饮食环境明显地影响着幼儿饮食行为的形成。

让孩子单独进餐有两个明显的弊端：一方面，孩子长期单独进餐会使其产生强烈的孤独感和被遗弃感，他们会认为父母对自己的生活漠不关心，这种感受会逐渐从餐桌延伸到生活中。另一方面，单独进餐时，孩子多会根据自己的喜好进食，好吃的多吃点，不爱吃的就少吃一点或干脆不吃；或者吃一点，玩一阵；有的干脆把饭菜倒掉却谎称自己吃了。其他诸如饭前洗手之类的卫生训诫，孩子更会当作耳边风而少有遵循。长此以往，孩子会逐渐养成不良的饮食习惯和生活习惯。

老年人在家单独进餐常会导致饮食无规律、时饥时饱、偏食。

7. 大众媒体和广告的影响

大众媒体主要包括电视、广播、报刊、杂志、网络等。大众传播媒介，特别是电视对儿童及青少年的营养知识、信念、态度和行为有着重要的影响，对儿童的食物喜好、选择的影响比来自家庭的影响还要大。电视广告对少年儿童饮食行为的影响更大，许多孩子看过广告后就要求父母购买广告中的食物，他们想要得到的食品是和广告中播出这些食品的频率是一致的。如果是由电影明星、歌星或球星做的广告，这种效果会更明显。

有调查发现，在电视广告中，食品广告占了71%，其中80%的食品营养价值低、营养不均衡。另外，这些广告中几乎没有关于合理营养和健康饮食行为的内容。可以说，电视广告对少年儿童的饮食行为根本没有起正确的引导和指导作用，有的广告实际上是在鼓励不健康的饮食行为，还有的是在直接起误导作用。

看电视时间的长短也会影响少年儿童对食物的选择和消费，每天看电视超过3小时的孩子食物消费的品种不同于其他孩子，他们选择的食物远不如不看或看电视时间少的孩子选择的食物有益于健康。经常看广告的孩子选择甜食的比例要比没看任何广告的孩子高，经常看有营养内容的公益性广告的孩子选择甜食的平均数量明显少于看普通广告的孩子。

8. 人际关系和同伴的影响

人类的饮食行为受同伴的影响很大。年龄越小，饮食行为受同伴的影响越大。食物是人际和社会关系的象征。在人们的社会交往中，食物或作为一种载体，或成为一种工具，用于加强人与人之间的联系，如食物可作为馈赠品，在婚宴、宴席、宴会上，食物更是社会交往的载体和工具。

9. 文化程度和职业

文化程度高的人群接受能力较强，可通过各种渠道获取正确的营养知识，从而指导他们的饮食行为。调查发现，随着文化程度的逐渐增高，居民摄入动物类脂肪和摄入高盐食品的人所占的百分率下降，摄入牛奶的人所占的百分率逐渐增高。

10. 经济状况

经济状况是影响食物消费的最重要因素。在过去的50多年里，我国的膳食和营养状况发生了很大的变化，特别是改革开放以来，由于经济的发展和生活水平的提高，我国居民的生活方式和饮食行为发生了巨大的变化。我国的膳食变迁大约经历了三个时期：第一个时期是在1985年前，由吃不饱向能吃饱转变，特征是各种食物（包括谷类、蔬菜、动物性食品）的摄入量都在增加，总能量也在增加；第二个时期是在1985～1990年，膳食开始向多样化转变，总能量和谷类不再增加，转而开始下降，动物性食品继续增加，其中禽、蛋、奶的比重均在增加；第三个时期是在1990年后，我国的膳食结构和饮食行为发生了深刻的变化，饮食习惯正日益西化。

经济对饮食行为影响的另一个表现是在外就餐次数的增加。在外就餐容易摄入过多的食物，特别是公款吃喝。

商业的全球化带动了西式快餐的全球化。随着家庭经济状况的好转，中小学生的饮食结构有趋于高蛋白、高脂肪、低碳水化合物的倾向。在一些城市的调查中发现，尽管父母亲的文化程度较高、营养知识较丰富、自身的饮食习惯良好，但儿童单纯性肥胖的检出率并不低，仍达到12.0%。主要原因是家庭经济收入提高，给孩子的零用钱多，易使儿童养成不良的饮食行为，如过多消费零食、快餐、饮料等导致肥胖的儿童增多。而在边远地区的调查发现，当家庭用于购买儿童营养食品的费用较低时，孩子营养食品的摄入量也较少。

11. 生活方式

在西方发达国家，动物性食品多、高脂肪（尤其是动物脂肪）、高糖、低纤维的膳食和优越的生活条件使人的体力活动减少的弊端越来越显现出来。1997年，Deheeger对10岁儿童进行的研究表明，与较活泼的儿童比较，尽管缺乏体力活动的儿童能量摄入量较低，但他们的体内仍然有较多的脂肪。有人对1930～1995年英国、瑞士、德国、美国、澳大利亚等国进行的研究进行了综合分析，结果表明，1～18岁儿童及少年的肥胖发生率在不断增加，其中重度肥胖的增加比中度肥胖更为显著，但能量的摄入量却呈不断下降的趋势，尤其是女孩，据推测是体力活动减少所致。而体力活动的减少主要是由于看电视和玩电子游戏机时间的增加引起。由于体力活动的减少，能量的摄入量虽然未超过供给量，却超过了实际消耗量，过量的脂肪和蔗糖更容易在脂肪组织中储存。这种生活方式在我国儿童及少年中正在成为时尚。调查发现，缺乏体育活动的学龄儿童挑食、不喜吃蔬菜、不喜吃水果、不喜喝牛奶、不喜吃杂粮的较多。

12. 文化信仰

各地各民族对食物的认识、发现、培植和利用的方式很不相同。

每一个国家都有一套独特的饮食习惯，包括食物系统、烹饪方式、进食程序和仪式等。

文化传统影响人们对食物的选择。在德国，最受欢迎的是味道浓郁的五香野猪肉丁，在韩国最受欢迎的则是煎狗肉。土耳其人嗜食羊腿，印尼人爱好猴脑。在委内瑞拉，毒蛛是人们最喜爱的食物；到了喀麦隆，便是蛇肉大杂烩。阿根廷人喜吃大牛排，法国人则喜吃小蜗牛。在澳大利亚，袋鼠成了盘中佳肴。中国人喜欢聚餐，西方人喜欢分餐。中国人注重食品的色香味形，讲究烹调技艺，以熟食为主，形成了独特的饮食文化；西方人则更看中食品本身的自然营养价值，生食的食物较多。

在汉语中，单独提到"肉"这个词时，一般专指猪肉，而不是牛肉、羊肉、鸡肉、鱼肉之类，在汉民族的主流饮食文化中。其菜系的格局主要是以猪肉为核心建立起来的，这说明汉民族肉食是以猪肉为主的。猪肉的"香"具有较明显的熟食性特征，需要较复杂的烹制技术才能使"香"充分挥发出来。常见的熟食性烹调技术有：炒、煮、炖、烩、烧、烤、酱、煎、炸、焖、煨、熘等。过分熟食化的烹调过程会使大量的营养素损失。

在我国，小孩满月的红鸡蛋、婚礼上的红枣花生桂圆莲子（寓意早生贵子）、寿礼上用的长寿面等都有文化含义。

先秦礼仪中主张重味少吃。饱食是庸人所好，贪食更是一种恶行。"少吃多滋味"才是正理。

礼产生于饮食，因而饮食也就成了礼所约束最严的活动之一。随着社会的发展，礼仪的范围更加广泛，但是，人们仍主要通过饮食活动来履行礼仪，区别上下。

在我国古代，食物是阶级、阶层、等级、层次、身份等的一种符号。通过主食的种类、佐食和副食的多寡、有无，可区别长幼尊卑、上下先后、主人、主宾、主陪、副陪……通过食者的坐席可以判断食者尊卑长幼次序。由于座席位次的不同，获得的食物种类和数量也不相同。考古工作者测定古代墓葬中出土的人体骨骼发现，不同阶级的人由于饮食的不同，骨骼中的成分也就不同，从而证明了贵族菜肴是以肉类为主，平民菜肴则是以蔬菜为主。饮宴时，家庭里的妇女是不能入座的，其任务是把盏斟酒和献食。这些传统至今仍有遗风。

"坐月子"是中国及亚洲部分国家和地区特有的风俗习惯。据史料记载，"月子"里的诸多行为在古代的中国已经存在。我国的调查发现，有95％的产妇饮食行为受地方饮食习俗的影响，存在偏食、忌口的现象。我国妇女中存在将大量食物集中于产后头一个月吃，而不注意第二个月及以后营养的现象，其主要原因并不是经济条件不允许，而是受传统观念的影响。很多妇女认为，"坐月子"期间不能吃水果或蔬菜等凉性食物，有关食物禁忌的观念主要来自父母和公婆。

我国北方食用的饺子是春节团圆和送亲人外出时常吃的一种具有特别寓意和符号象征的食品。

13. 宗教信仰

由于宗教信仰（religious beliefs）的不同，在不同的民族，"可食用的"食物是不相同的。这种对食物的划分常常产生许多食物禁忌，会把有营养价值的食物排除在外。例如，动物血中富含人体吸收、利用率高的血红素铁，经常食用是防治缺铁性贫血的一项有效措施，但在有些民族中，动物血是"不可食用的"。食物禁忌会影响到人们的膳食营养素的摄入，甚至引起营养缺乏性疾病。但由于食物禁忌有很深的文化、宗教和信仰背景，因此很难改变。

14. 地域

在我国，南方人的主食是大米，而北方人的主食是面粉。广东人的食物范围要远比其他地区的人广泛。

粤菜的饮食风格是与广东沿海地区的海洋饮食习惯密切相关的。粤菜与川菜、鲁菜相比，前者有较多生食性的海洋饮食特征。所谓的"生猛海鲜"的说法就来自粤菜。但老火汤是他们喜爱的食物，虽然他们知道长时间的煲制使很多营养素遭受损失。

15. 生理状况

老年人由于牙齿的松动和脱落，咀嚼受到影响；由于味蕾和舌乳头的减少，味觉和嗅觉神经末梢的减少，味觉和嗅觉阈值（taste and smell thresholds）发生变化，品尝能力的降低，使食欲下降，进食量减少。个人的健康状况（health status）也对饮食行为产生影响。由于老年人的视力降低，味觉、嗅觉和听觉的灵敏性下降，会影响食欲和对食物口味的偏好，老年人的饮食易偏咸、偏甜。有些人因疾病而限制饮食（physical restrictions due to disease）。

16. 心理和情绪

从幼儿期到学龄期，因为有了心理因素的介入，儿童的空腹感与食欲的关系不再单纯。他们可能在空腹时不想吃，或是在吃得很饱以后仍会不停地吃自己所喜欢的食物。吃零食是儿童的一种感觉和心理上的享受行为。

学习压力大、睡眠不足及缺乏体育活动等都可通过影响儿童的心理、神经内分泌活动而影响其饮食行为，甚至出现不良的饮食行为。调查显示，学习压力大的学龄儿童挑食、吃零食、不爱喝牛奶、不喜吃鱼虾和常吃保健品的较多；睡眠不足的学龄儿童挑食、吃零食、不爱吃蔬菜、不爱吃水果、不爱喝牛奶、不爱吃杂粮的较多。

肥胖儿童多有饮食过度和自卑心理。是自卑引起饮食过度，还是饮食过度引起自卑难以定论，可能互为因果。

心情和压力影响人们对食物的选择和消费，且存在着个体差异，有人开心时吃得多，有人不开心时吃得多，还有些人不开心时吃得少。在临考前的复习和预考期间，由于学习比较紧张，大脑常处于紧张状态，可能会出现食欲不振，甚至出现厌食。同样，愉快的心情也会影响食物的选择和饮食行为，孩子受到表扬和奖励时食欲会大增。在餐前和就餐时大声呵斥、责骂孩子，对老人的进食行为横加指责，对他们的情绪影响很大，会导致精神紧张，特别是会增加老人的心理负担，使他们的唾液、胃液分泌减少，食欲下降。

二、饮食行为与健康的关系

目前，严重威胁人类健康的慢性非传染性疾病如恶性肿瘤、心脑血管病、高血压、肥胖症、糖尿病等大多由营养过剩和营养失衡引起，被称为营养相关性疾病。它们的发生、发展和预后与饮食行为和生活方式有密切的关系，又被称为生活方式疾病。

1. 喜吃高盐、盐渍食物

调查发现，81.4%的杭州居民常摄入腌制食品，其中8.93%的居民平均每天有一餐以上摄入腌制食品；43.4%的居民每天盐的摄入量大于7g。

WHO的一项流行病学调查结果显示，世界上摄入盐多的国家如中国、日本、朝鲜，其脑卒中发病率最高，占死亡原因的第一位或第二位。

国内的调查显示，三个喜吃高盐地区——山东胶东半岛、浙江沿海地区和甘肃河西走廊地区的脑卒中发病率在国内最高；而摄盐较少的地区，如广东、南方一些地区，脑卒中的发病率相对较低。

喜吃高盐可引起血压升高。调查显示，有58%的高血压患者有饮食过咸的习惯。研究证实，限盐能不同程度地降低人群的血压或减慢血压随年龄增长的趋势，增强降压药的药效，从而减少服用降压药的剂量或次数。

盐的摄入量过多不仅与高血压有关，而且大量进食腌制食品可能是胃癌的发病因素之一，也是食管癌发生的危险因素。

2. 喜吃干、硬、烫、烟熏、烧烤的食物

由于干硬的食物刺激消化道黏膜，可引起胃部不适。流行病学资料提示，喜食烫食是食管癌发生的危险因素；喜食烟熏和烧烤的食物，多环芳烃的摄入量增加，患胃癌和乳腺癌的危险性增加。淀粉含量较高的食品，如土豆、饼干、面包和麦片等，在经过煎、炸、烤等高温加工处理后，容易产生丙烯酰胺，且随着加工温度的升高，其含量也增高；油炸薯片和油炸薯条中丙烯酰胺的含量均较高。丙烯酰胺具有致突变作用，可引起哺乳动物体细胞和生殖细胞的基因突变和染色体异常。国际癌症研究机构（IARC）将丙烯酰胺列为2类致癌物（2A），即人类可能致癌物。

3. 进食过快

进食速度过快，进食者未能细细品尝和欣赏食物的味道，使进食只起到填饱肚子的作用，而起不到激发和培养饮食乐趣的作用，不利于营养物质的消化和吸收。吃得过快，食物未得到充分的咀嚼，不利于食物在口中被唾液淀粉酶进行初步的消化，会加重肠胃的负担，从而延长了食物在胃肠道消化的时间，降低了营养素的消化吸收率。从开始进食至饱腹感（饱食中枢兴奋）产生至少需要15分钟。如果进食过快，在大脑发出停止进食的信号前，往往已经吃进过多的食物，但仍无饱腹感产生。因而，进食过快容易导致饮食过量，从而造成肥胖。进食过快，还会引起胃痛。调查发现，进食快还与食管癌的发生呈显著的正相关。

4. 吃零食

零食一般指非正餐所吃的食物和饮料，但饮料中不包括水。从吃零食的时间上划分，零食可以分为上午零食、下午零食和晚上零食。

吃零食这种行为可以在不同的时间、不同的地点和不同的情况下发生。我国城市儿童吃零食的很多，学龄前儿童平时晚上吃零食的比例最高，周末高于平时。调查发现，广州、上海、济南和哈尔滨 3～16 岁的儿童及少年吃零食的比例在 90％以上。南京有 25.4％的小学生和 18.9％的中学生每天吃零食。武汉有 34.7％的女大学生经常吃零食。

我国学龄前儿童在周末当作零食的前 5 位食物依次为：水果、面包或饼干、糖果、甜点和冰激凌，中小学生略有不同，分别依次为：水果、冰激凌、面包或饼干、糖果、膨化食品和水果、冰激凌、糖果、甜点及膨化食品。女大学生经常吃的零食依次为冷饮、饼干糕点、花生瓜子、糖果、巧克力。

对零食的营养作用有不同的看法。一种观点认为，儿童及少年所吃零食中含的能量高但营养素很少，吃零食是不健康的行为，不应提倡；另一种观点则认为，零食不仅仅只提供能量，还可以提供一定的营养素，在一天的能量和营养素的摄入量中占有一定的地位，儿童及少年应适当选用。由于零食所提供的能量和营养素不如正餐均衡、全面，所以不能用零食代替正餐。

巧克力、冰淇淋、糖果等零食大多是高脂、高糖、高盐、高味精食品。很多零食的生产都经过油炸过程。食品经过油炸，水溶性维生素会被大量地破坏，维生素 B_2 和烟酸的损失可达 50％，而维生素 B_1 则几乎损失殆尽。油脂经过高温加热，不饱和脂肪酸聚合会产生各种聚合物，如二聚体可使动物生长停滞、肝脏肿大、生殖功能和肝功能发生障碍，甚至被怀疑有致癌作用。油脂发生热聚还会产生有致癌作用的多环芳烃。有些生产者甚至使用酸败的油脂或掺入酸败的油脂，油炸后用重味，如麻、辣、咸等加以掩盖。有些零食甚至含有过多的添加剂。有的零食中还带有五颜六色的塑料小玩具，如果这些塑料制品不是安全的塑料，可能对食品造成污染。

过多进食零食容易导致肥胖、龋齿，也会破坏正常的饮食规律，影响正餐的食欲，长久下去，会影响营养素的摄入，导致某些营养素的缺乏。国内一项对 9～36 月龄婴幼儿零食消费与生长发育关系的调查发现，零食消费过量不利于婴幼儿的体格发育，随着零食次数的增多，他们的生长发育速度受到了明显的影响，在 18 月龄以下儿童表现得特别明显。

5. 吃方便食品

方便食品包括速煮米、速煮面、汤粉、速溶茶、速溶咖啡、果汁粉、膨化食品和半干半潮食品（能在室温下较长时间贮藏和立即食用），如国外的特制肉块、肉饼，我国的豆腐干、牛肉干等。近年来，国内外食品工业在发展启封简易和使用方便的食品方面已取得显著的进展。这一类方便食品可使集体食堂（工厂、学校、医院、餐馆、航运、军队等）和许许多多的家庭准备膳食的时间大为缩短，为家务劳动的社会化创造了条件。方便食品多数稍加作料或直接摆上餐桌即可食用，大量超市的出现为购买这类食品提供了方便。据报道，日本的单身汉消费这种方便食品已超过了 50％。但是，如果选配不当，就会导致营养失衡，如微量营养素，特别是水溶性维生素摄入不足，还会摄入较多的脂肪，特别是饱和脂肪，对健康产生不利的影响。在西方国家，食用方便食品过多被认为是引起冠心病、骨质疏松症的主要原因。

6. 在外就餐

在外就餐指在家庭以外的地点用餐，主要是指在餐饮业的饮食消费。《上海市餐饮场所、设施、设备分类卫生要求》将餐饮业划分为特大型饭店、大型饭店、中型饭店、小型饭店、快餐或小吃店、火锅或烧烤店六大类。快餐指预先加工好能迅速供食用的食品。街头食品是指食品生产经营者在城乡街头或集贸市场及其他类似的公共场所产生经营的直接入口食品。在外就餐主要指在餐馆饭店就餐、食用快餐等街头食品。

2002 年中国居民营养与健康状况调查结果表明，我国居民在外吃早餐的比例为 6.2%，城市居民（11.5%）明显高于农村居民（3.5%），中小城市（13.6%）明显高于大城市（9.6%）。在外吃午餐的比例为 2.7%，在外吃晚餐的比例为 1.0%。

研究发现，在外就餐是超重和肥胖的一个重要危险因素。在餐馆、饭店就餐，尤其是在宴席上，进食的时间较长，稍不小心便会饮食过量，且往往是以高脂肪、高蛋白、高能量的动物食品为主，摄入的主食和蔬菜较少，喝酒和含糖饮料较多，膳食的能量摄入和能量密度均显著高于在家就餐，经常或长期在外就餐者体脂的含量增加，成为心脑血管疾病、糖尿病、高血压和高血脂等慢性非传染性疾病的危险因素之一。在外就餐还增加了疾病传播的机会。在我国，食物尤其是优质食物在节假日、聚会时集中消费造成浪费的现象相当严重。

7. 挑食或偏食

有资料表明，70.0%的儿童有特别的食物喜好，65.0%的儿童有不喜欢吃的食物。南京小学生和中学生偏食所占的比例分别为 33.7%和 41.3%。大学生中存在较严重的挑食、偏食等现象，其中挑食者占 40.5%，偏食者占 34.7%，有嗜好者且依嗜好来进食者占45.8%。

调查发现，大部分孕妇在孕期有一定的偏食现象，大量增加牛奶、肉鱼蛋类的摄入，却忽略了粗粮类、豆及豆制品、硬果类、动物内脏及动物血等食物的摄入。

8. 饮料代替白开水

国内的有关调查发现，各种饮料取代白开水成为城市儿童饮水的主流。

大部分饮料呈酸性，含有蔗糖和其他糖类。长期饮用会增加患龋齿的危险性，且糖摄入过多会引起肥胖。有的饮料含有咖啡因、合成香料、色素或防腐剂，会影响胃肠功能，加重肾脏的负担。儿童饮料的消费对生长发育和健康的影响已引起人们的关注。美国的一项研究发现，在每天果汁饮用量超过 360ml 的 2 岁和 5 岁儿童中，身材矮小的儿童占 42%，肥胖的儿童占 32%。研究者认为，前者是因为果汁的饮用量过多妨碍了正常食物的摄入，后者是因为从含糖果汁中摄入的能量过多。

含酒精饮料会影响儿童及少年的生长发育。因为酒精是在肝脏中分解代谢的，儿童及少年的肝脏发育尚不健全，饮酒对肝脏有损害。另外，酒精对大脑等神经系统也有害，可抑制大脑的兴奋性，使记忆力、注意力和理解能力下降。儿童及少年不宜喝含酒精饮料。

9. 盲目节食减肥

青春期女性对美有独特的追求，希望有苗条的身材和良好的体形，想方设法控制饮食或使用减肥药。往往为了苗条而盲目节食减肥，不吃早餐、只吃青菜不吃肉、一餐只吃小半碗饭者大有人在。结果引起体内新陈代谢紊乱，抵抗力下降，出现低血糖、低血钾，有的甚至因节食导致"神经性厌食症"。

10. 妇女产褥期饮食行为

产褥期是妇女一生中非常特殊的阶段，合理的营养和膳食对于产妇及婴儿的健康是至关重要的。一些报道指出，妇女在产褥期出现的健康问题较多，这些问题的出现可能与我国传统的"坐月子"方式有关。

在湖北的调查发现，妇女有在"坐月子"期间吃鸡蛋、鲫鱼、鸡汤、红糖等的习惯，肉禽鱼蛋类食品摄取较丰富，蔬菜水果类、奶类的摄取量则较少。在产褥期从不吃蔬菜的占18.0%，从不吃水果的占78.8%，从不喝牛奶的占75.7%。另一项研究揭示，"坐月子"的妇女不吃水果的占65%，不吃肉的占37%。

在产褥期肉禽鱼蛋类食品摄入量过多，而摄入蔬菜水果较少或完全不吃可能增加便秘、痔疮等疾病的发病率，造成某些微量营养素的缺乏。哺乳的母亲对钙的需要量大，不饮用奶类可能造成缺钙，影响母婴双方的健康。在"坐月子"期间进食大量的高能量食物，会使体重大大增加。偏食、忌口会引起不同程度的机体功能障碍，如营养不良、贫血、电解质紊乱、伤口愈合不良。

尽管产褥期保健对于母婴双方都非常重要，但对此却研究得很少，并且缺乏明确的目的和严格的标准。世界卫生组织、美国国立卫生研究院等机构希望加强产褥期的研究。

11. 不重视早餐

每天吃早餐是 WHO 倡导的一种促进健康的行为。不重视早餐表现在两个方面。一是不重视早餐的质量，随便在食品摊上买个馒头、包子或油条，边走边吃就算吃早餐。全国营养调查结果显示：一顿早餐中肉类、蛋类、奶类、谷类蔬果这四类食物搭配摄入的比例仅为0.9%。二是不吃早餐，一日三餐中经常被省去的就是早餐。2002 年中国居民营养与健康状况调查结果表明，我国居民不吃早餐的比例为 3.2%，城市高于农村，大城市高于中小城市。城市男性不吃早餐的比例为 4.6%，女性为 3.3%；农村男性为 3.1%，女性为 2.7%。

不吃早餐的原因主要有：没有足够的时间、不饿或不想吃、节食减肥、感觉不好或吃早餐恶心、无人准备或得不到早餐、不喜欢早餐中的食物等。

不吃早餐者的午餐和晚餐不能满足全天的能量和营养素需求，难以弥补不吃早餐带来的能量和营养素摄入不足，容易发生维生素 A、B 族维生素、铁、钙、镁、铜和锌等营养素的缺乏。长期不吃早餐，或早餐吃得很少的学生，体质较差，可因长久站立而晕倒。

过分的饥饿和饱食是引起消化系统疾病的主要原因之一。早餐不吃，中晚餐多吃，还是造成肥胖的重要因素。研究发现，如果每天能量的摄取集中在晚餐，虽然全天的能量摄入量并未超标，但也易使人发胖。晚餐能量摄入过多，还会增加胰腺的负担，易患糖尿病。由于高蛋白、高脂肪、高能量的摄入，使血液的黏稠度增加，加上夜间睡眠，血流变慢，血压降低，脂质易沉积在血管壁上，易促使动脉粥样硬化及微小血栓的形成。有人测定发现，睡眠时是泌尿系统排钙的高峰时间，大量的尿液蓄积在膀胱、尿道内，钙沉积下来，易患尿路结石。

早餐以谷物为主，肉类、奶类、豆类和蔬菜比例较低，食物品种较单一时，全天蛋白质、钙、铁和核黄素的摄入量很难满足需要。

国内外的许多研究表明，能够从早餐中获得足够能量和蛋白质的中小学生，形态和功能的发育都比较好，身体健壮，上午精力充沛，学习效率也高；反之，不吃早餐、早餐数量不足或质量不好的中小学生，迟到、缺课、学习成绩差的多，上课容易出现注意力不集中和疲劳，第二节课时便产生饥饿感，整个上午学习效率低下。

研究发现，蛋白质、脂肪、碳水化合物配比合理的早餐才能使血液中糖的含量持续保持在较高而且稳定的水平，高碳水化合物的早餐虽然能提供足够的能量，但在早餐1小时血糖达高峰后，便很快降低，因为大量的碳水化合物快速消化吸收，使血糖迅速升高，刺激胰岛素分泌增加，进而使肝糖原和肌糖原合成加强，血糖降低得更为迅速。当血液中糖的含量降低到700mg/L左右时，就会感到饥饿。在被调查的332名中学生中，由于早餐质量较差、数量不足，90.58%的学生普遍反映第3～4节课饥饿明显，注意力不集中。

评价早餐营养质量的方法有两种，一种是根据早餐所提供的能量和营养素的量来评价，一种是根据早餐食物种类的多少来评价。

根据早餐所提供的能量和营养素的量来评价：早餐提供的能量应占全天总能量的30%，早餐的食物量宜相当于全天食物量的1/3。早餐提供的能量、蛋白质、维生素和矿物质等营养素应达到推荐的每天膳食中营养素供给量的25%，来自脂肪酸的能量不应超过该早餐所提供能量的30%，来自饱和脂肪的能量应低于该早餐所提供能量的10%，碳水化合物提供的能量应超过该早餐所提供能量的55%。早餐中的胆固醇不应超过75mg，钠盐不应超过600mg等。

根据早餐食物种类的多少来评价：把食物分为谷类、肉类或豆制品、奶及奶制品、蔬菜和水果等四类。如果一份早餐中包括了四类食物，早餐的营养"充足"；如果包括了其中三类食物，早餐的营养质量"较好"；如果只包括了其中两类或两类以下的食物，早餐的营养质量"较差"。这种方法的局限性是不能计算出能量和营养素的摄入量。

12. 饮食无规律，餐次安排不合理

饮食无规律主要表现为有时暴饮暴食，有时忍饥挨饿。一项调查发现，有15.26%的女大学生每日的餐次不定，饮食无规律。第四次全国营养调查结果揭示，在我国居民中，一日两餐的占8.0%，不吃早餐、午餐和晚餐的比例分别为3.2%、1.7%和0.6%。

无规律的饮食将损害健康，与营养不良的发生有关。暴饮暴食会导致高脂血症，容易在动脉血管内产生血栓、诱发心肌梗死。时而吃得很多，时而吃得很少，或干脆不吃，日积月累，胃肠道的机能就会衰退，或引起胃肠功能紊乱，易发生胃肠溃疡等胃肠道疾患。经常无规律地进食，有可能导致胃黏膜的损伤，会增加胃癌发生的危险。

13. 边吃饭边看电视

调查发现，中小学生经常一边吃饭一边看电视的比例为42.3%，有时和偶尔这样的比例分别为30.9%和26.8%。

边吃饭边看书、看电视、上网、打电子游戏机，一方面可能因为注意力不在吃饭上，不知不觉地吃下了过多的食物，另一方面可能因为一直处在紧张的状态中，没有食欲，随便吃一些了事。特别是儿童在晚餐的时候看动画片，常常把心思放在电视上，边进餐边看电视会影响他们的进餐。为了应付父母的规劝，他们草草吃一点了事，以致营养摄入不够。

14. 不卫生的共食现象

共食易传播疾病。共用餐具与共食相同，是发生传染性肝炎和肠道传染病的一大隐患。

三、不良饮食行为的干预方法

不良饮食行为的干预方法包括培养健康饮食行为和纠正不良饮食行为。

1. 培养健康饮食行为

成人的生活习惯、行为方式是在他们成长的过程中逐渐形成的，与其被迫试图改变早已建立的生活习惯、行为方式不如早期预防那些有害于健康的行为形成。儿童及青少年正处于生命的发展阶段，其行为方式对他们一生的身心健康产生深远的影响。加之临床上对不良饮食行为产生的慢性病治疗手段有限，随着我国独生子女的增多，儿童及青少年的饮食行为问题备受关注。

儿童及青少年具有可塑性，易形成"动力定型"，其行为的改变和形成比成年人更容易，因此健康饮食行为的培养应从小开始。

（1）从小就鼓励儿童尝试各种食物，避免他们形成食物偏好。人类倾向于拒绝没有食用过的食物，但通过反复地接触可以降低这种内在的抗拒。儿童正处在人生的最初阶段，许多食物对他们来说都是新鲜的，因此，父母在为他们准备食物时，应尽量考虑到食物的多样和均衡，鼓励他们尝试各种食物。

（2）让儿童参与食物的选择、购买、制作、分配过程，使他们对这些过程有感性认识，培养他们对食物的情感。

（3）利用选择、购买、制作食物和进餐的机会向儿童介绍食物和营养的基本知识，使他们形成健康的饮食观念。

（4）家长应给予子女正面的引导，培养他们定时、定量用餐的习惯。此外，父母自身应建立健康的饮食行为，以身作则，带头改掉不良的饮食习惯，做到不挑食、不偏食，注意控制孩子零食的摄入时间和数量，以免影响正餐的食欲。

2. 纠正不良饮食行为

（1）使人们对危害健康的饮食行为有清醒的认识，能够意识到不良饮食行为对健康有危害。

（2）使人们了解不良饮食行为的危害性，了解不良饮食行为对健康产生危害的性质和程度。

（3）鼓励人们来改变不良的饮食行为，使他们有改变不良饮食行为的愿望，并下决心改变。

（4）使人们学会改变不良饮食行为的方法。

（5）强化和督促，巩固取得的成果。

3. 饮食行为干预的具体措施

（1）生活技能培训：生活技能（life skills）是指人们所具有的适应的、积极的行为，这种技能可使人们有效地处理日常生活中的需求和挑战。生活技能主要有以下十方面的技能：做决定的技能、解决问题的技能、创造性思维能力、批评性思考能力、有效的交流技能、人际关系技能、自我意识、移情作用、处理情绪的能力和缓解压力的技能。

20 世纪 80 年代初，美国的 Gilbert J．Botvin 博士用"生活技能培训"的方法预防青少年吸烟，取得了很好的效果，并被 WHO 推崇。近年来，在我国一些学校预防艾滋病教育规划中也应用了生活技能培训。

生活技能培训主要包括培训解决问题的能力、作出正确判断的能力、与人交流的能力。可以将生活技能培训的方法用于饮食行为的干预。有了这些能力，人们就能够自信地对待自己、他人和社会，提高自我保健能力，对自己在日常生活中产生的不良饮食行为采取积极的应对措施，做出正确的决定并解决问题，对来自同伴和外界的不良诱惑说"不"。

（2）同伴教育：同伴教育是饮食行为干预行之有效的方法之一。所谓同伴教育，就是从各种各样的人中间找出一小批比较有领导能力的人，经过短期的培训，让他们再回到自己的社区，去影响跟他们年龄差不多的其他人。

（3）将宏观的营养干预与具体的营养指导结合起来：我国居民来自脂肪的能量大幅度上升不仅仅是因为人们对脂肪的偏爱，更主要的是食用油价格的降低、产量的提高和进口油的增加。根据美国农业部的估计，我国 1991～1996 年油菜子的产量增加了 50%，进口菜油增加了 300%，进口豆油增加了 1 500%。我国正处于居民膳食结构变迁的关键时期，要制定合理的营养政策，通过调整农业结构，发展豆类、奶类、禽类及水产类生产，通过价格调整、实施学生奶计划、规范并发展学生营养餐等一些措施进行宏观的营养干预，建立科学合理的食物和膳食结构，并与营养教育结合起来，引导人们的食物消费。

（4）倡导平衡膳食，改善进食环境：人类对食物的选择范围非常宽泛，只要不会导致体内营养失衡，就不要对偏食过分地担心。如果拒食的食物不是太多，通常不会因拒食这类食物而导致严重的营养不良，营养可从其他食物中获得补充，不会影响健康。如不吃鱼、肉、鸡、鸭等富含蛋白质的食物，可以从鸡蛋、海产品、奶制品等食物中获得蛋白质；不吃某种蔬菜，可从其他类的蔬菜中弥补。

对于饮食过量和偏食动物性食物引起的肥胖，要减少进食量，使摄入的总能量与消耗的总能量相平衡。主副食搭配要适当，减少高油脂食物，如油煎食物、炸薯条、奶油蛋糕、冰激凌、巧克力等；减少高淀粉类食物，如土豆、烤薯片、藕粉等；减少高糖类的食物，如水果糖、白糖、含糖饮料、果汁等，让这些食物远离肥胖者的视线。多提供较少转化为脂肪的、含蛋白质较高的食物，如瘦肉、禽肉类、鱼、豆制品。为满足食欲和增加饱腹感，可提供含能量少、膳食纤维素较高的食物，如菌类、海藻类、蔬菜、水果类食物等。避免过快进食，限制零食的摄入，防止偏食，控制甜食，限制西式快餐等。

父母应以积极的态度和行动参与到孩子的饮食行为中去，鼓励和支持孩子，并注意以下几点：①不要把食物作为对孩子的奖赏或惩罚手段；②选择多样化的食物并烹调方法恰当，使孩子养成食用多种食物和清淡口味的习惯；③注意餐前、餐时的情绪，培养和增加儿童食欲；④家长应少备高能量密度的零食。

（5）饮食和健康行为促进：通过控制能量的摄入，减少脂肪、胆固醇的消费，特别是减少饱和脂肪酸、食盐的摄入，增强体育锻炼，维持正常的体重，降低脑卒中、冠心病、高血压、肥胖和超重发生的危险。通过限制脂肪、酒精、食盐及熏制食物的摄入量，进食更多的水果、蔬菜、谷类及高纤维素食品以预防或降低癌症的发生。通过摄入足够的钙质，进行有规律的负重锻炼以降低中老年发生骨质疏松的危险。

"行为分阶段转变理论"认为，人的行为转变过程往往有五个不同的阶段：前意向阶段、意向阶段、准备阶段、行动阶段和维持阶段。对人群饮食行为不能用同一种干预方法对待行为转变处于不同阶段、不同类型的居民。应该有针对性地采取不同的措施：①对处在前意向阶段和意向阶段的居民，可加强营养教育，宣传平衡膳食、养成良好饮食行为的意义，帮助他们提高认识，促进其行为态度的转变；②对处于准备阶段的居民，可为他们提供逐步改变饮食行为的方案，增加他们改变行为的信念；③对处于行动阶段和维持阶段的居民，应不断增强他们采纳平衡膳食、养成良好饮食行为的信心，增加毅力，同时可争取社会力量的支持，对已有的行为转变成果加以巩固。

由于儿童、青少年中普遍存在与饮食相关的慢性病的危险因素，一些与饮食相关的慢性病的生理过程开始于儿童期，在儿童和青少年时期实施饮食和健康行为促进的干预措施，不仅能预防这些疾病和减少死亡，而且能降低直接医疗费用，提高生活质量。各类学校卫生规划都要考虑到，使儿童和青少年掌握有关营养与健康的知识和技能，提供社会支持，营造能形成健康饮食行为的外部环境。

WHO 提出，通过改变高盐饮食的行为进行预防是有效控制脑卒中的战略措施。有人用 Meta 分析的方法对 17 项有关饮食行为干预的试验研究进行分析，结果表明，饮食中脂肪占能量的百分比平均下降 2.5%，血清胆固醇平均下降 0.22 mmol/L。

（6）社区综合干预：社区综合干预常是各种可能的方法和措施的广泛组合，如向社区居民提供科学合理的饮食、休息、运动等生活方式方面的建议；开展营养与健康教育；进行行为改变的人群干预；改变与生活方式和饮食行为选择有关的环境，如改变食物的供给、城市设计和交通。这种方法需要政府和社会其他主要部门的参与，并需长期观察。社区综合干预能够潜在地改善人群的营养和健康状况，它比昂贵的临床医药要便宜得多。

对儿童及少年来说，可采用"家庭-学校-社区"综合干预的模式。①以家庭为基础：对儿童及少年而言，他们的饮食在很大程度上取决于父母，父母的敦促较为有效。要给孩子一个健康的家庭饮食环境。②以学校为保障：学校是儿童及少年正确行为养成的重要场所。在学校，应加强对儿童的健康指导，定期进行健康体检，对肥胖儿童的监督管理，尤其是对患中、重度肥胖的儿童少年，应提到学校卫生工作的日程上来，形成将营养、食品、运动锻炼的教育与各学科有机结合的健康促进模式。③以社区为氛围：包括一定的政策和社会物质环境的支持，并通过一系列的健康教育和健康干预活动，使社区成员形成健康的饮食行为，创造一个有利于儿童健康成长的大环境。

（高永清）

附录

1. 常见的食物营养成分表

附表 1-1　　常见的食物营养成分表

食品名	可食部 %	水分 g	能量 kcal	蛋白质 g	脂肪 g	碳水化合物 g	膳食纤维 g	胆固醇 mg	维生素A 素A μgRE	胡萝卜素 μg	视黄醇 μg	维生素B₁ mg	维生素 B₂ mg	尼克酸 mg	维生素C mg	维生素E mg	Ca mg	K mg	Na mg	Mg mg	Fe mg	Zn mg	Se μg	Cu mg	Mn mg
小麦粉（标准粉）	100	12.7	344	11.2	1.5	73.6	2.1					0.28	0.08	2		1.8	31	190	3.1	50	3.5	1.64	5.36	0.42	1.56
小麦粉（富强粉，特一米）	100	12.7	350	10.3	1.1	75.2	0.6					0.17	0.06	2		0.73	27	128	2.7	32	2.7	0.97	6.88	0.26	0.77
小麦胚粉	100	4.3	392	36.4	10.1	44.5	5.6					3.5	0.79	3.7		23.2	85	1523	4.6	198	0.6	23.4	65.2	0.83	17.3
麸皮	100	14.5	220	15.8	4	61.4	31.3		20	120		0.3	0.3	12.5		4.47	206	862	12.2	382	9.9	5.98	7.12	2.03	10.85
挂面（均值）	100	12.3	346	10.3	0.6	75.6	0.7					0.19	0.04	2.5		1.04	17	129	184.5	49	3	0.94	11.77	0.39	0.92
挂面（富强粉）	100	12.7	347	9.6	0.6	76	0.3					0.2	0.04	2.4		0.88	21	122	110.6	48	3.2	0.74	11.13	0.4	0.68
挂面（精制龙须面）	100	11.9	347	11.2	0.5	74.7	0.2					0.18	0.03	2.5			26	109	292.8	48	2.3	0.87	14.28	0.33	0.81
面条（均值）	100	28.5	284	8.3	0.7	61.9	0.8					0.22	0.07	1.4		0.59	11	135	28	39	3.6	1.43	11.74	0.17	0.86
面条（富强粉，切面）	100	29.2	285	9.3	1.1	59.9	0.4					0.18	0.04	2.2			24	102	1.5	29	2	0.83	17.3	0.14	0.56
通心面［通心粉］	100	11.8	350	11.9	0.1	75.8	0.4					0.12	0.03	1			14	209	35	58	2.6	1.55	5.8	0.16	0.67
花卷	100	45.7	211	6.4	1	45.6	1.5						0.02	1.1			19	83	95	12	0.4		6.17		0.09
馒头（均值）	100	43.9	221	7	1.1	47	1.3					0.04	0.05			0.65	38	138	165.1	30	1.8	0.71	8.45	0.1	0.78
馒头（富强粉）	100	47.3	208	6.2	1.2	44.2	1					0.02	0.02			0.09	58	146	165	20	1.7	0.4	7.2	0.05	0.29
油条	100	21.8	386	6.9	17.6	51	0.9					0.01	0.07	0.7		3.19	6	227	585.2	19	1	0.75	8.6	0.19	0.52
水面筋	100	63.5	141	23.5	0.1	12.3	0.9					0.1	0.07	1.1		0.65	76	69	15	26	4.2	1.76	1	0.19	0.86
油面筋	100	7.1	490	26.9	25.1	40.4	1.3					0.03	0.05	2.2		7.18	29	45	29.5	40	2.5	2.29	22.8	0.5	1.28
稻米（均值）	100	13.3	346	7.4	0.8	77.9	0.7					0.11	0.05	1.9		0.46	13	103	3.8	34	2.3	1.7	2.23	0.3	1.29
粳米（标一）	100	13.7	343	7.7	0.6	77.4	0.6					0.16	0.08	1.3		1.01	11	97	2.4	34	1.1	1.45	2.5	0.19	1.36
粳米（标二）	100	13.2	347	8	0.6	77.7	0.4					0.22	0.05	2.6		0.53	3	78	0.9	20	0.4	0.89	6.4	0.28	0.77

续表

食品名	可食部 %	水分 g	能量 kcal	蛋白质 g	脂肪 g	碳水化物 g	膳食纤维 g	胆固醇 mg	维生素A μgRE	胡萝卜素 μg	视黄醇 μg	维生素B₁ mg	维生素B₂ mg	尼克酸 mg	维生素C mg	维生素E mg	Ca mg	K mg	Na mg	Mg mg	Fe mg	Zn mg	Se μg	Cu mg	Mn mg
晚籼（标一）	100	13.5	345	7.9	0.7	77.3	0.5					0.17	0.05	1.7		0.22	9	112	1.5	53	1.2	1.52	2.83	0.16	1.11
黑米	100	14.3	333	9.4	2.5	72.2	3.9					0.33	0.13	7.9		0.22	12	256	7.1	147	1.6	3.8	3.2	0.15	1.72
香大米	100	12.9	346	12.7	0.9	72.4	0.6						0.08	2.6		0.7	8	49	21.5	12	5.1	0.69	4.6	0.52	1.75
糯米［江米］（均值）	100	12.6	348	7.3	1	78.3	0.8					0.11	0.04	2.3		1.29	26	137	1.5	49	1.4	1.54	2.71	0.25	1.54
紫红糯米［血糯米］	100	13.8	343	8.3	1.7	75.1	1.4					0.31	0.12	4.2		1.36	13	219	4	16	3.9	2.16	2.88	0.29	2.37
米饭（蒸）（均值）	100	70.9	116	2.6	0.3	25.9	0.3					0.02	0.03	1.9			7	30	2.5	15	1.3	0.92	0.4	0.06	0.58
粳米饭（蒸）	100	70.6	117	2.6	0.3	26.2	0.2										7	39	3.3	20	2.2	1.36	0.4	0.08	0.85
粳米粥	100	88.6	46	1.1	0.3	9.9	0.1					0.03	0.03	2			7	13	2.8	7	0.1	0.2	0.2	0.03	0.2
玉米（鲜）	46	71.3	106	4	1.2	22.8	2.9					0.16	0.11	1.8	16	0.46		238	1.1	32	1.1	0.9	1.63	0.09	0.22
玉米（黄，干）	100	13.2	335	8.7	3.8	73	6.4		17	100		0.21	0.13	2.5		3.89	14	300	3.3	96	2.4	1.7	3.52	0.25	0.48
玉米笋（罐头）	100	93	6	1.1	0.2	4.9	4.9		7	40							6	36	170.9		0.1	0.33	0.8	0.02	0.12
小米	100	11.6	358	9	3.1	75.1	1.6		17	100		0.33	0.1	1.5		3.63	41	284	4.3	107	5.1	1.87	4.74	0.54	0.89
小米粥	100	89.3	46	1.4	0.7	8.4						0.02	0.07	0.9		0.26	10	19	4.1	22	1	0.41	0.3	0.07	0.16
黄米	100	11.1	342	9.7	1.5	76.9	4.4					0.09	0.13	1.3		4.61			3.3			2.07		0.9	0.23
苦荞麦粉	100	19.3	304	9.7	2.7	66	5.8					0.32	0.21	1.5		1.73	39	320	2.3	94	4.4	2.02	5.57	0.89	1.31
荞麦	100	13	324	9.3	2.3	73	6.5		3	20		0.28	0.16	2.2		4.4	47	401	4.7	258	6.2	3.62	2.45	0.56	2.04
莜麦面	100	11	366	12.2	7.2	67.8	4.6		3	20		0.39	0.04	3.9		7.96	27	319	2.2	146	13.6	2.21	0.5	0.89	3.86
薏米［薏仁米；苡米］	100	11.2	357	12.8	3.3	71.1	2					0.22	0.15	2		2.08	42	238	3.6	88	3.6	1.68	3.07	0.29	1.37
薏米面	100	10.9	342	11.3	2.4	73.5	4.8					0.07	0.14	2.4		4.89	42	163	2.3	50	7.4	1.39	3.06	0.26	1.51
马铃薯［土豆，洋芋］	94	79.8	76	2	0.2	17.2	0.7		5	30		0.08	0.04	1.1	27	0.34	8	342	2.7	23	0.8	0.37	0.78	0.12	0.14
甘薯（白心）［红皮山芋］	86	72.6	104	1.4	0.2	25.2	1		37	220		0.07	0.04	0.6	24	0.43	24	174	58.2	17	0.8	0.22	0.63	0.16	0.21
甘薯（红心）［山芋，红薯］	90	73.4	99	1.1	0.2	24.7	1.6		125	750		0.04	0.04	0.6	26	0.28	23	130	28.5	12	0.5	0.15	0.48	0.18	0.11

续表

食品名	可食部 %	水分 g	能量 kcal	蛋白质 g	脂肪 g	碳水化物 g	膳食纤维 g	胆固醇 mg	维生素A μgRE	胡萝卜素 μg	视黄醇 μg	维生素B1 mg	维生素B2 mg	尼克酸 mg	维生素C mg	维生素E mg	Ca mg	K mg	Na mg	Mg mg	Fe mg	Zn mg	Se μg	Cu mg	Mn mg
蚕豆淀粉	100	14.1	341	0.5		85.3	0.5					0.04					36	10	18.2	8	2.3	0.05	0.54	0.04	0.07
玉米淀粉	100	13.5	345	1.2	0.1	85	0.1					0.03	0.04	1.1			18	8	6.3	6	4	0.09	0.7	0.07	0.05
团粉[芡粉]	100	12.6	346	1.5	0.8	85.8	0.8					0.01		0.2			34	16	13.3	14	3.6	0.18	0.37	0.06	0.08
藕粉	100	6.4	372	0.2	0.1	93	0.1							0.4			8	35	10.8	2	17.9	0.15	2.1	0.22	0.28
桂花藕粉	100	13.6	344	0.4	0.1	85.3							0.01	0.2			36	14	6.5	5	20.8	0.23	0.39	0.05	0.34
魔芋精粉[鬼芋粉·南星粉]	100	12.2	37	4.6	0.1	78.8	74.4					0.03	0.1	0.4			45	299	49.9	66	1.6	2.05	350.15	0.17	0.88
粉丝	100	15	335	0.8	0.2	83.7	1.1					0.02		0.4			31	18	9.3	11	6.4	0.27	3.39	0.05	0.15
豌豆粉丝	100	7.7	367	0.4	0.1	91.7	0.3										10	6	5	4	3.5	0.32		0.05	0.09
粉条	100	14.3	337	0.5	0.1	84.2	0.6					0.01		0.1			35	18	9.6	11	5.2	0.83		0.18	0.16
黄豆[大豆]	100	10.2	359	35	16	34.2	15.5		37	220		0.41	0.2	2.1		18.9	191	1503	2.2	199	8.2	3.34	2.18	1.35	2.26
黑豆[黑大豆]	100	9.9	381	36	15.9	33.6	10.2		5	30		0.2	0.33	2		17.36	224	1377	3	243	7	4.18	6.16	1.56	2.83
青豆[青大豆]	100	9.5	373	34.5	16	35.4	12.6		132	790		0.41	0.18	3		10.09	200	718	1.8	128	8.4	3.18	6.79	1.38	2.25
黄豆粉	100	6.7	418	32.7	18.3	37.6	7		63	380		0.31	0.22	2.5		33.69	207	1890	3.6	129	8.1	3.89	5.62	1.39	2
豆腐花[豆腐粉]	100	1.6	401	10	2.6	84.3			42	250		0.02	0.03	0.4		5	175	339		60	3.3	0.75	2.47	0.28	0.52
豆浆粉	100	1.5	422	19.7	9.4	66.8	2.2					0.07	0.05	0.7		17.99	101	771	26.4	122	3.7	1.77	1.7	0.69	1.24
豆粕	100	11.5	310	42.5	2.1	37.9	7.6					0.49	0.2	2.5		5.81	154	1391	76	158	14.9	0.5	3.3	1.1	2.49
豆腐(均值)	100	82.8	81	8.1	3.7	4.2	0.4					0.04	0.03	0.2		2.71	164	125	7.2	27	1.9	1.11	1.5	0.27	0.47
豆腐(内酯)	100	89.2	49	5	1.9	3.3	0.4					0.06	0.03	0.3		3.26	17	95	6.4	24	0.8	0.55	2.3	0.13	0.26
豆腐脑[老豆腐]	100	96.7	15	1.9	0.8	0						0.04	0.02	0.4		10.46	18	107	2.8	28	0.9	0.49	0.81	0.26	0.25
豆浆	100	96.4	14	1.8	0.7	1.1	1.1		15	90		0.02	0.02	0.1		0.8	10	48	3	9	0.5	0.24	0.14	0.07	0.09
豆腐丝	100	58.4	201	21.5	10.5	6.2	1.1		5	30		0.04	0.12	0.5		9.76	204	74	20.6	127	9.1	2.04	1.39	0.29	1.71

续表

食品名	可食部 %	水分量 g	能量 kcal	蛋白质 g	脂肪 g	碳水化合物 g	膳食纤维 g	胆固醇 mg	维生素A μgRE	胡萝卜素 μg	视黄醇 μg	维生素B₁ mg	维生素B₂ mg	尼克酸 mg	维生素C mg	维生素E mg	Ca mg	K mg	Na mg	Mg mg	Fe mg	Zn mg	Se μg	Cu mg	Mn mg
豆腐皮	100	16.5	409	44.6	17.4	18.8	0.2					0.31	0.11	1.5		20.63	116	536	9.4	111	13.9	3.81	2.26	1.86	3.51
油豆腐	100	58.8	244	17	17.6	4.9	0.6		5	30		0.05	0.04	0.3		24.7	147	158	32.5	72	5.2	2.03	0.63	0.3	1.38
腐竹	100	7.9	459	44.6	21.7	22.3	1					0.13	0.07	0.8		27.84	77	553	26.5	71	16.5	3.69	6.65	1.31	2.55
干张[百页]	100	52	260	24.5	16	5.5	1		5	30		0.04	0.05	0.2		23.38	313	94	20.6	80	6.4	2.52	1.75	0.46	1.96
豆腐干（均值）	100	65.2	140	16.2	3.6	11.5	0.8					0.03	0.07	0.3			308	140	76.5	64	4.9	1.76	0.02	0.77	1.31
豆腐干（臭干）	100	77.9	99	10.2	4.6	4.5	0.4					0.02	0.11	0.1			720	136	33.8	40	4.2	0.98	3.34	0.31	0.85
豆腐干（卤干）	100	32.4	336	14.5	16.7	33.4	1.6					0.03	0.14	0.2			731	134	40.9	43	3.9	3.61		0.57	0.84
豆腐干（蒲包干）	100	72.5	135	12.1	5.7	8.9						0.02	0.01			14.09	134	236	633.1	21	9.1	1.73		0.22	0.98
豆腐干（香干）	100	69.2	151	15.8	7.8	5.1	0.8		7	40		0.04	0.03	0.3		15.85	299	99	234.1	88	5.7	1.59	3.15	0.41	1.19
豆腐干（小香干）	100	61	174	17.9	9.1	5.4	0.4					0.03	0.07			7.39	1019	141	372.3	87	23.3	2.55	23.6	0.38	1.61
豆腐干（熏干）	100	67.5	153	15.8	6.2	8.8	0.3		2	10		0.03	0.01	1		7.03	173	136	232.7	109	3.9	1.8	8.9	0.22	1.05
素大肠	100	63	153	18.1	3.6	13	1					0.02	0.02	0.1			445	179	144.7	56	3.8	4.03		1.06	1.14
素火腿	100	55	211	19.1	13.2	4.8	0.9					0.01	0.03	0.1		25.99	8	24	675.9	25	7.3	1.96	3.18	0.16	1.57
素鸡	100	64.3	192	16.5	12.5	4.2	0.9		10	60		0.02	0.03	0.4		17.8	319	42	373.8	61	5.3	1.74	6.73	0.27	1.12
素什锦	100	65.3	174	14	10.2	8.3	2					0.07	0.04	0.5		9.51	174	143	475.1	45	6	1.25	2.8	0.21	1.06
烤麸	100	68.6	121	20.4	0.3	9.3	0.2		22	130		0.04	0.05	1.2		0.42	30	25	230	38	2.7	1.19		0.25	0.73
绿豆	100	12.3	316	21.6	0.8	62	6.4					0.25	0.11	2		10.95	81	787	3.2	125	6.5	2.18	4.28	1.08	1.11
赤小豆[小豆，红小豆]	100	12.6	309	20.2	0.6	63.4	7.7		13	80		0.16	0.11	2		14.36	74	860	2.2	138	7.4	2.2	3.8	0.64	1.33
豆沙	100	39.2	243	5.5	1.9	52.7	1.7					0.03	0.05	0.3		4.37	42	139	23.5	2	8	0.32	0.89	0.13	0.33
蚕豆（干）	100	13.2	335	21.6	1	61.5	1.7					0.09	0.13	1.9	2	1.6	31	1117	86	57	8.2	3.42	1.3	0.99	1.09

食品名	可食部 %	水分 g	能量 kcal	蛋白质 g	脂肪 g	碳水化合物 g	膳食纤维 g	胆固醇 mg	维生素A μgRE	胡萝卜素 μg	视黄醇 μg	维生素B1 mg	维生素B2 mg	尼克酸 mg	维生素C mg	维生素E mg	Ca mg	K mg	Na mg	Mg mg	Fe mg	Zn mg	Se μg	Cu mg	Mn mg
蚕豆（鲜）	31	70.2	104	8.8	0.4	19.5	3.1		52	310		0.37	0.1	1.5	16	0.83	16	391	4	46	3.5	1.37	2.02	0.39	0.55
扁豆（干）	100	9.9	326	25.3	0.4	61.9	6.5		5	30		0.26	0.45	2.6		1.86	137	439	2.3	92	19.2	1.9	32	1.27	1.19
扁豆（鲜）[月亮菜]	91	88.3	37	2.7	0.2	8.2	2.1		25	150		0.04	0.07	0.9	13	0.24	38	178	3.8	34	1.9	0.72	0.94	0.12	0.34
豇豆（干）	100	10.9	322	19.3	1.2	65.6	7.1		10	60		0.16	0.08	1.9		8.61	40	737	6.8	36	7.1	3.04	5.74	2.1	1.07
豇豆（紫,干）	100	11.2	315	18.9	0.4	65.8	6.9		3	20		0.22	0.09	2.4		11.42	67	500	4	41	7.9	1.61	1.52	1.42	0.98
豇豆（鲜）	97	90.3	29	2.9	0.3	5.9	2.3		42	250		0.07	0.09	1.4	19	4.39	27	112	2.2	31	0.5	0.54	0.74	0.14	0.37
豇豆（长）	98	90.8	29	2.7	0.2	5.8	1.8		20	120		0.07	0.07	0.8	18	0.65	42	145	4.6	43	1	0.94	1.4	0.11	0.39
豌豆（鲜带荚）[回回豆]	42	70.2	105	7.4	0.3	21.2	3		37	220		0.43	0.09	2.3	14	1.21	21	332	1.2	43	1.7	1.29	1.74	0.22	0.65
豌豆尖（鲜）	100	42.1	223	3.1		53.9	1.3		452	2710		0.07	0.23		11	0.22	17	160	3.2	24	5.1	0.93	1.94	0.06	0.98
豌豆（干）	100	10.4	313	20.3	1.1	65.8	10.4		42	250		0.49	0.14	2.4		8.47	97	823	9.7	118	4.9	2.35	1.69	0.47	1.15
白萝卜[莱菔]	95	93.4	21	0.9	0.1	5	1		3	20		0.02	0.03	0.3	21	0.92	36	173	61.8	16	0.5	0.3	0.61	0.04	0.09
红萝卜	97	93.8	20	1	0.1	4.6	0.8					0.05	0.02	0.1	3	1.2	11	110	62.7	16	2.8	0.69			0.06
青萝卜	95	91	31	1.3	0.2	6.8	0.8		10	60		0.04	0.06	0.6	14	0.22	40	232	69.9	12	0.8	0.34	0.59	0.02	0.12
水萝卜[脆萝卜]	93	92.9	20	0.8		5.5	1.4		42	250		0.03	0.05		45				9.7			0.49		0.01	0.05
胡萝卜（红）[金笋,丁香萝卜]	96	89.2	37	1	0.2	8.8	1.1		688	4130		0.04	0.03	0.6	13	0.41	32	190	71.4	14	1	0.23	0.63	0.08	0.24
芥菜头[大头菜,水芥]	83	89.6	33	1.9	0.2	7.4	1.4					0.06	0.02	0.6	34	0.2	65	243	65.6	19	0.8	0.39	0.95	0.09	0.15
苤蓝[玉蔓菁,球茎甘蓝]	78	90.8	30	1.3	0.2	7	1.3		3	20		0.04	0.02	0.5	41	0.13	25	190	29.8	24	0.3	0.17	0.16	0.02	0.11

续表

食品名	可食部 %	水分量 g	能量 kcal	蛋白质 g	脂肪 g	碳水化合物 g	膳食纤维 g	胆固醇 mg	维生素A μgRE	胡萝卜素 μg	视黄醇 μg	维生素B$_1$ mg	维生素B$_2$ mg	尼克酸 mg	维生素C mg	维生素E mg	Ca mg	K mg	Na mg	Mg mg	Fe mg	Zn mg	Se μg	Cu mg	Mn mg
刀豆	92	89	36	3.1	0.3	7	1.8		37	220		0.05	0.07	1	15	0.4	49	209	8.5	29	4.6	0.84	0.88	0.09	0.45
豆角	96	90	30	2.5	0.2	6.7	2.1		33	200		0.05	0.07	0.9	18	2.24	29	207	3.4	35	1.5	0.54	2.16	0.15	0.41
豆角（白）	97	89.7	30	2.2	0.2	7.4	2.6		97	580		0.06	0.04	0.9	39	2.38	26	192	9.5	28	0.8	0.6	1.6	0.1	0.78
荷兰豆	88	91.9	27	2.5	0.3	4.9	1.4		80	480		0.09	0.04	0.7	16	0.3	51	116	8.8	16	0.9	0.5	0.42	0.06	0.48
毛豆[青豆，菜用大豆]	53	69.6	123	13.1	5	10.5	4		22	130		0.15	0.07	1.4	27	2.44	135	478	3.9	70	3.5	1.73	2.48	0.54	1.2
四季豆[菜豆]	96	91.3	28	2	0.4	5.7	1.5		35	210		0.04	0.07	0.4	6	1.24	42	123	8.6	27	1.5	0.23	0.43	0.11	0.18
油豆角[多花菜豆]	99	92.2	22	2.4	0.3	3.9	1.6		27	160		0.07	0.08	1.4	11	2.39	69	240	3.3	35	1.9	0.38	1.1	0.61	0.12
发芽豆	83	66.1	128	12.4	0.7	19.4	1.3					0.3	0.17	2.3	4	2.8	41	179	3.9	1	5	0.72	0.73	0.32	0.37
黄豆芽	100	88.8	44	4.5	1.6	4.5	1.5		5	30		0.04	0.07	0.6	8	0.8	21	160	7.2	21	0.9	0.54	0.96	0.14	0.34
绿豆芽	100	94.6	18	2.1	0.1	2.9	0.8		3	20		0.05	0.06	0.5	6	0.19	9	68	4.4	18	0.6	0.35	0.5	0.1	0.1
豌豆苗	86	89.6	34	4	0.8	4.6	1.9		445	2667		0.05	0.11	1.1	67	2.46	40	222	18.5	21	4.2	0.77	1.09	0.2	0.76
茄子（均值）	93	93.4	21	1.1	0.2	4.9	1.3		8	50		0.02	0.04	0.6	5	1.13	24	142	5.4	13	0.5	0.23	0.48	0.1	0.13
茄子（紫皮，长）	96	93.1	19	1	0.1	5.4	1.9		30	180		0.03	0.03	0.6	7	0.2	55	136	6.4	15	0.4	0.16	0.57	0.07	0.14
番茄[西红柿]	97	94.4	19	0.9	0.2	4	0.5		92	550		0.03	0.03	0.6	19	0.57	10	163	5	9	0.4	0.13	0.15	0.06	0.08
辣椒（红，尖，干）	88	14.6	212	15	12	52.7	41.7					0.53	0.16	1.2		8.76	12	1085	4	131	6	8.21		0.61	11.7
辣椒（红，尖，小）	80	88.8	32	1.3	0.4	8.9	3.2		232	1390		0.03	0.06	0.8	144	0.44	37	222	2.6	16	1.4	0.3	1.9	0.11	0.18
辣椒（青，尖）	84	91.9	23	1.4	0.3	5.8	2.1		57	340		0.03	0.04	0.5	62	0.88	15	209	2.2	15	0.7	0.22	0.62	0.11	0.14
甜椒[灯笼椒、柿子椒]	82	93	22	1	0.2	5.4	1.4		57	340		0.03	0.03	0.9	72	0.59	14	142	3.3	12	0.8	0.19	0.38	0.09	0.12

续表

食品名	可食部 %	水分 g	能量 kcal	蛋白质 g	脂肪 g	碳水化合物 g	膳食纤维 g	胆固醇 mg	维生素A μgRE	胡萝卜素 μg	视黄醇 μg	维生素B₁ mg	维生素B₂ mg	尼克酸 mg	维生素C mg	维生素E mg	Ca mg	K mg	Na mg	Mg mg	Fe mg	Zn mg	Se μg	Cu mg	Mn mg
菜瓜[生瓜、白瓜]	88	95	18	0.6	0.2	3.9	0.4		3	20		0.02	0.01	0.2	12	0.03	20	136	1.6	15	0.5	0.1	0.63	0.03	0.03
冬瓜	80	96.6	11	0.4	0.2	2.6	0.7		13	80		0.01	0.01	0.3	18	0.08	19	78	1.8	8	0.2	0.07	0.22	0.07	0.03
佛手瓜[棒瓜、菜肴梨]	100	94.3	16	1.2	0.1	3.8	1.2		3	20		0.01	0.1	0.1	8		17	76	1	10	0.1	0.08	1.45	0.02	0.03
葫芦[长瓜、蒲瓜、瓠瓜]	87	95.3	15	0.7	0.1	3.5	0.8		7	40		0.02	0.01	0.4	11		16	87	0.6	7	0.4	0.14	0.49	0.04	0.08
黄瓜[胡瓜]	92	95.8	15	0.8	0.2	2.9	0.5		15	90		0.02	0.03	0.2	9	0.49	24	102	4.9	15	0.5	0.18	0.38	0.05	0.06
节瓜[毛瓜]	92	95.6	12	0.6	0.1	3.4	1.2					0.02	0.05	0.4	39	0.27	4	40	0.2	7	0.1	0.08	0.26	0.02	0.1
金瓜	82	95.6	14	0.5	0.1	3.4	0.7		10	60		0.02	0.02	0.6	2	0.43	17	152	0.9	8	0.9	0.17	0.28	0.04	
苦瓜[凉瓜、癞瓜]	81	93.4	19	1	0.1	4.9	1.4		17	100		0.03	0.03	0.4	56	0.85	14	256	2.5	18	0.7	0.36	0.36	0.06	0.16
南瓜[倭瓜、番瓜]	85	93.5	22	0.7	0.1	5.3	0.8		148	890		0.03	0.04	0.4	8	0.36	16	145	0.8	8	0.4	0.14	0.46	0.03	0.08
南瓜粉	100	6.2	320	7.1	2.1	79.6	11.5		10	60		0.04	0.7	12.5	7	26.61	171	411	83.6	18	27.8	1.4	2.3	0.9	0.69
丝瓜	83	94.3	20	1	0.2	4.2	0.6		15	90		0.02	0.04	0.4	5	0.22	14	115	2.6	11	0.4	0.21	0.86	0.06	0.06
西葫芦	73	94.9	18	0.8	0.2	3.8	0.6		5	30		0.01	0.03	0.2	6	0.34	15	92	5	9	0.3	0.12	0.28	0.03	0.04
大蒜[蒜头]	85	66.6	126	4.5	0.2	27.6	1.1		5	30		0.04	0.06	0.6	7	1.07	39	302	19.6	21	1.2	0.88	3.09	0.22	0.29
大蒜(紫皮)	89	63.8	136	5.2	0.1	29.6	1.2		3	20		0.29	0.06	0.8	7	0.68	10	437	8.3	28	1.3	0.65	5.54	0.11	0.24
青蒜	84	90.4	30	2.4	0.3	6.2	1.7		98	590		0.06	0.04	0.6	16	0.8	24	168	9.3	17	0.8	0.23	1.27	0.05	0.15
蒜苗	82	88.9	37	2.1	0.4	8	1.8		47	280		0.11	0.08	0.5	35	0.81	29	226	5.1	18	1.4	0.46	1.24	0.05	0.17
大葱	82	91	30	1.7	0.3	6.5	1.3		10	60		0.03	0.05	0.5	17	0.3	29	144	4.8	19	0.7	0.4	0.67	0.08	0.28
细香葱[香葱、四季葱]		90	37	2.5	0.3	7.2	1.1		77	460		0.04		0.5	14		54				2.2				

续表

食品名	可食部 %	水分量 g	能量 kcal	蛋白质 g	脂肪 g	碳水化物 g	膳食纤维 g	胆固醇 mg	维生素A μgRE	胡萝卜素 μg	视黄醇 μg	维生素B₁ mg	维生素B₂ mg	尼克酸 mg	维生素C mg	维生素E mg	Ca mg	K mg	Na mg	Mg mg	Fe mg	Zn mg	Se μg	Cu mg	Mn mg
小葱	73	92.7	24	1.6	0.4	4.9	1.4		140	840		0.05	0.06	0.4	21	0.49	72	143	10.4	18	1.3	0.35	1.06	0.06	0.16
洋葱［葱头］	90	89.2	39	1.1	0.2	9	0.9		3	20		0.03	0.03	0.3	8	0.14	24	147	4.4	15	0.6	0.23	0.92	0.05	0.14
韭黄［韭芽］	88	93.2	22	2.3	0.2	3.9	1.2		43	260		0.03	0.05	0.7	15	0.34	25	192	6.9	12	1.7	0.33	0.76	0.1	0.17
韭苔	85	89.4	33	2.2	0.1	7.8	1.9		80	480		0.04	0.07	0.2	1	0.96	11	121	1	22	4.2	1.34	2.28	0.05	0.18
大白菜（均值）	87	94.6	17	1.5	0.1	3.2	0.8		20	120		0.04	0.05	0.6	31	0.76	50		57.5	11	0.7	0.38	0.49	0.05	0.15
大白菜（白梗）［黄芽白］	92	93.6	21	1.7	0.2	3.7	0.6		42	250		0.06	0.07	0.8	47	0.92	69	130	89.3	12	0.5	0.21	0.33	0.03	0.21
大白菜（青白口）	83	95.1	15	1.4	0.1	3	0.9		13	80		0.03	0.04	0.4	28	0.36	35	90	48.4	9	0.6	0.61	0.39	0.04	0.16
大白菜（小白口）	85	95.2	14	1.3	0.1	2.8	0.9		5	30		0.02	0.03	0.5	19	0.21	45	137	34.8	11	0.9	0.31	0.75	0.07	0.17
酸白菜［酸菜］	100	95.2	14	1.1	0.2	2.4	0.5		5	30		0.02	0.02	0.6	2	0.86	48	104	43.1	21	1.6	0.36	1.27	0.04	0.07
小白菜	81	94.5	15	1.5	0.3	2.7	1.1		280	1680		0.02	0.09	0.7	28	0.7	90	178	73.5	18	1.9	0.51	1.17	0.08	0.27
乌塌菜［乌榻菜，塌棵菜］	89	91.8	25	2.6	0.4	4.2	1.4		168	1010		0.06	0.11	1.1	45	1.16	186	154	115.5	24	3	0.7	0.5	0.13	0.36
油菜	87	92.9	23	1.8	0.5	3.8	1.1		103	620		0.04	0.11	0.7	36	0.88	108	210	55.8	22	1.2	0.33	0.79	0.06	0.23
甘蓝［圆白菜，卷心菜］	86	93.2	22	1.5	0.2	4.6	1		12	70		0.03	0.03	0.4	40	0.5	49	124	27.2	12	0.6	0.25	0.96	0.04	0.18
菜花［花椰菜］	82	92.4	24	2.1	0.2	4.6	1.2		5	30		0.03	0.08	0.6	61	0.43	23	200	31.6	18	1.1	0.38	0.73	0.05	0.17
西兰花［绿菜花］	83	90.3	33	4.1	0.6	4.3	1.6		1202	7210		0.09	0.13	0.9	51	0.91	67	17	18.8	17	1	0.78	0.7	0.03	0.24
芥菜［雪里红，雪菜］	94	91.5	24	2	0.4	4.7	1.6		52	310		0.03	0.11	0.5	31	0.74	230	281	30.5	24	3.2	0.7	0.7	0.08	0.42

续表

食品名	可食部 %	水分 g	能量 kcal	蛋白质 g	脂肪 g	碳水化合物 g	膳食纤维 g	胆固醇 mg	维生素A μgRE	胡萝卜素 μg	视黄醇 μg	维生素B$_1$ mg	维生素B$_2$ mg	尼克酸 mg	维生素C mg	维生素E mg	Ca mg	K mg	Na mg	Mg mg	Fe mg	Zn mg	Se μg	Cu mg	Mn mg
芥蓝 [甘蓝菜、盖蓝菜]	78	93.2	19	2.8	0.4	2.6	1.6		575	3450		0.02	0.09	1	76	0.96	128	104	50.5	18	2	1.3	0.88	0.11	0.53
菠菜 [赤根菜]	89	91.2	24	2.6	0.3	4.5	1.7		487	2920		0.04	0.11	0.6	32	1.74	66	311	85.2	58	2.9	0.85	0.97	0.1	0.66
萝卜缨（白）	100	90.7	14	2.6	0.3	1.7	1.4					0.02			77										
萝卜缨（青）	100	87.2	32	3.1	0.1	7.6	2.9		33	200		0.07	0.08	0.2	41	0.48	110	424	91.4	27	1.4	0.3	0.46	0.03	0.86
萝卜缨（小萝卜）	93	92.8	20	1.6	0.3	4.1	1.4		118	710		0.03	0.13	0.4	51	0.87	238	101	43.1	13	0.2	0.29	0.82	0.04	0.45
落葵 [木耳菜、软浆菜]	76	92.8	20	1.6	0.3	4.3	1.5		337	2020		0.06	0.06	0.6	34	1.66	166	140	47.2	62	3.2	0.32	2.6	0.07	0.43
芹菜（白茎）[旱芹、药芹]	66	94.2	14	0.8	0.1	3.9	1.4		10	60		0.01	0.08	0.4	12	2.21	48	154	73.8	10	1.2	0.46	0.47	0.09	0.17
芹菜茎	67	93.1	20	1.2	0.2	4.5	1.2		57	340		0.02	0.06	0.4	8	1.32	80	206	159	18	0.6	0.24	0.57	0.09	0.16
芹菜叶	100	89.4	31	2.6	0.6	5.9	2.2		488	2930		0.08	0.15	0.9	22	2.5	40	137	83	58	1.2	1.14	2	0.99	0.54
生菜 [牛俐] [油麦菜]	81	95.7	15	1.4	0.4	2.1	0.6		60	360			0.1	0.2	20		70	100	80	29	1.2	0.43	1.55	0.08	0.15
生菜 [叶用莴苣]	94	95.8	13	1.3	0.3	2	0.7		298	1790		0.03	0.06	0.4	13	1.02	34	170	32.8	18	2.9	0.27	1.15	0.03	0.13
香菜 [芫荽]	81	90.5	31	1.8	0.4	6.2	1.2		193	1160		0.04	0.14	2.2	48	0.8	101	272	48.5	33		0.45	0.53	0.21	0.28
苋菜（绿）	74	90.2	25	2.8	0.3	5	2.2		352	2110		0.03	0.12	0.8	47	0.36	187	207	32.4	119	5.4	0.8	0.52	0.13	0.78
苋菜（紫）[红苋]	73	88.8	31	2.8	0.4	5.9	1.8		248	1490		0.03	0.1	0.6	30	1.54	178	340	42.3	38	2.9	0.7	0.09	0.07	0.35
茼蒿 [蓬蒿菜、艾菜]	82	93	21	1.9	0.3	3.9	1.2		252	1510		0.04	0.09	0.6	18	0.92	73	220	161.3	20	2.5	0.35	0.6	0.06	0.28
茴香 [小茴香]	86	91.2	24	2.5	0.4	4.2	1.6		402	2410		0.06	0.09	0.8	26	0.94	154	149	186.3	46	1.2	0.73	0.77	0.04	0.31
荠菜 [蓟菜、菱角菜]	88	90.6	27	2.9	0.4	4.7	1.7		432	2590		0.04	0.15	0.6	43	1.01	294	280	31.6	37	5.4	0.68	0.51	0.29	0.65
莴笋 [莴苣]	62	95.5	14	1	0.1	2.8	0.6		25	150		0.02	0.02	0.5	4	0.19	23	212	36.5	19	0.9	0.33	0.54	0.07	0.19
莴笋叶 [莴苣叶]	89	94.2	18	1.4	0.2	3.6	1		147	880		0.06	0.1	0.4	13	0.58	34	148	39.1	19	1.5	0.51	0.78	0.09	0.26
雍菜 [空心菜、藤藤菜]	76	92.9	20	2.2	0.3	3.6	1.4		253	1520		0.03	0.08	0.8	25	1.09	99	243	94.3	29	2.3	0.39	1.2	0.1	0.67

续表

食品名	可食部 %	水分量 g	能量 kcal	蛋白质 g	脂肪 g	碳水化合物 g	膳食纤维 g	胆固醇 mg	维生素A μgRE	胡萝卜素 μg	视黄醇 μg	维生素B1 mg	维生素B2 mg	尼克酸 mg	维生素C mg	维生素E mg	Ca mg	K mg	Na mg	Mg mg	Fe mg	Zn mg	Se μg	Cu mg	Mn mg
竹笋	63	92.8	19	2.6	0.2	3.6	1.8					0.08	0.08	0.6	5	0.05	9	389	0.4	1	0.5	0.33	0.04	0.09	1.14
白笋（干）	64	10	196	26	4	57.1	43.2		2	10			0.32	0.2			31	1754	0.7	22	4.2	3.3	2.34	1.94	2.2
鞭笋［马鞭笋］	45	90.1	11	2.6	0.2	6.7	6.6					0.05	0.09	0.5	7		17	379	4.6	13	2.5	0.64	0.44	0.08	0.69
春笋	66	91.4	20	2.4	0.1	5.1	2.8		5	30		0.05	0.04	0.4	5		8	300	6	8	2.4	0.43	0.66	0.15	0.78
冬笋	39	88.1	40	4.1	0.1	6.5	0.8		13	80		0.08	0.08	0.6	1		22				0.1				
毛笋［毛竹笋］	67	93.1	21	2.2	0.2	3.8	1.3					0.04	0.05	0.3	9	0.15	16	318	5.2	8	0.9	0.47	0.38	0.07	0.35
玉兰片	100	78	43	2.6	0.4	18.6	11.3					0.04	0.07	0.1	1		42	66	1.9	5	3.6	0.23		0.04	0.54
百合片	82	56.7	162	3.2	0.1	38.8	1.7					0.02	0.04	0.7	18	2.24	11	510	6.7	43	1	0.5	0.2	0.24	0.35
百合（干）	100	10.3	343	6.7	0.5	79.5	1.7					0.05	0.09	0.9			32	344	37.3	42	5.9	1.31	2.29	1.09	0.59
金针菜［黄花菜］	98	40.3	199	19.4	1.4	34.9	7.7		307	1840		0.05	0.21	3.1	10	4.92	301	610	59.2	85	8.1	3.99	4.22	0.37	1.21
菊苣	100	93.8	17	1.3	0.2	3.4	0.9		205			0.08	0.08	0.4	7		52	314	22	15	0.8	0.79		0.1	0.42
芦笋［石刁柏，龙须菜］	90	93	19	1.4	0.1	4.9	1.9		17	100		0.04	0.05	0.7	45		10	213	3.1	10	1.4	0.41	0.21	0.07	0.17
慈姑［乌芋，白地果］	89	73.6	94	4.6	0.2	19.9	1.4					0.14	0.07	1.6	4	2.16	14	707	39.1	24	2.2	0.99	0.92	0.22	0.39
豆瓣菜［西洋菜，水田芥］	73	94.5	17	2.9	0.5	1.5	1.2	0	1592	9550		0.01	0.11	0.3	52	0.59	30	179	61.2	9	1	0.69	0.7	0.06	0.25
菱角［龙角］	57	73	98	4.5	0.1	21.4	1.7		2	10		0.19	0.06	1.5	13		7	437	5.8	49	0.6	0.62	0.62	0.18	0.38
藕［莲藕］	88	80.5	70	1.9	0.2	16.4	1.2		3	20		0.09	0.03	0.3	44	0.73	39	243	44.2	19	1.4	0.23	0.39	0.11	1.3
水芹菜	60	96.2	11	1.4	0.2	1.8	0.9		63	380		0.01	0.19	1	5		38	212	40.9	16	6.9	0.38	0.81	0.1	0.79
茭白［茭笋，茭粑］	74	92.2	23	1.2	0.2	5.9	1.9		5	30		0.02	0.03	0.5	5	0.32	4	209	5.8	8	0.4	0.33	0.45	0.06	0.49
荸荠［马蹄，地栗］	78	83.6	59	1.2	0.2	14.2	1.1		3	20		0.02	0.02	0.7	7	0.65	4	306	15.7	12	0.6	0.34	0.7	0.07	0.11
莼菜（瓶装）［花案菜］	100	94.5	20	1.4	0.1	3.8	0.5		55	330			0.01	0.1	24	0.9	42	2	7.9	3	2.4	0.67	0.67	0.04	0.26
葛［葛薯，粉葛］	90	60.1	145	2.2	0.2	36.1	2.4										16				1.3	0.2	1.22		0.2
山药［薯蓣，大薯］	83	84.8	56	1.9	0.2	12.4	0.8		3	20		0.09	0.05	0.3	5	0.24	16	213	18.6	20	0.3	0.27	0.55	0.24	0.12
芋头［芋艿，毛芋］	84	78.6	79	2.2	0.2	18.1	1		27	160		0.06	0.05	0.7	6	0.45	36	378	33.1	23	1	0.49	1.45	0.37	0.3

续表

食品名	可食部%	水分g	能量kcal	蛋白质g	脂肪g	碳水化合物g	膳食纤维g	胆固醇mg	维生素A μgRE	胡萝卜素μg	视黄醇μg	维生素B₁ mg	维生素B₂ mg	尼克酸mg	维生素C mg	维生素E mg	Ca mg	K mg	Na mg	Mg mg	Fe mg	Zn mg	Se μg	Cu mg	Mn mg
姜（干）	95	14.9	273	9.1	5.7	64	17.7						0.1				62	41	9.9		85	2.3	3.1	0.96	10.65
马兰头[马兰、鸡儿肠、路边菊]	100	91.4	25	2.4	0.4	4.6	1.6		340	2040		0.06	0.13	0.8	26	0.72	67	285	15.2	14	2.4	0.87	0.75	0.13	0.44
鱼腥草[蕺菜、臭菜]		86.4				0.3	0.3		575	3450					70	0	123	718	2.6	71	9.8	0.99		0.55	1.71
珍珠花菜		84.9				0	0		0	0						0	155	495	0.7	63	5.5	0.74		0.21	0.85
紫花桔梗		81.4				2.9	2.9		0	0					19		46	24	16.7	27	3.6	0.4		0.1	0.21
苜蓿[草头、金花菜]	100	81.8	60	3.9	1	10.9	2.1		440	2640		0.1	0.73	2.2	118		713	497	5.8	61	9.7	2.01	8.53		0.79
蕨菜[龙头菜、如意菜]	100	88.6	39	1.6	0.4	9	1.8		183	1100		0.08	0.32	1.3	23	0.78	17	292		30	4.2	0.6		0.16	0.32
枸杞菜[枸杞、地骨]	49	87.8	44	5.6	1.1	4.5	1.6		592	3550		0.08	0.34		58	2.99	36	170	29.8	74	2.4	0.21	0.35	0.21	0.37
草菇[大黑头大细花草]	100	92.3	23	2.7	0.2	4.3	1.6					0.26	6.9	8		0.4	17	179	73	21	1.3	0.6	0.02	0.4	0.09
大红菇（干）[草质红菇]	100	15.5	200	24.4	2.8	50.9	31.6		13	80		0.02		19.5	2		1	228	1.7	30	7.5	3.5	10.64	2.3	0.91
地衣（水浸）	100	96.4	6	1.5		1.8	1.8		37	220		0.17	0.28	0.5		2.24	14	102	10.7	275	21.1	5	9.54	1.13	7.74
冬菇（干）[毛柄金线菌]	86	13.4	212	17.8	1.3	64.6	32.3		5	30		0.010	1.4	24.4	5	3.47	55	1155	20.4	104	10.5	4.2	7.45	0.45	5.02
猴头菇（罐装）	100	92.3	13	2	0.2	4.9	4.2					0.15	0.04	0.2	4	0.46	19	8	175.2	5	2.8	0.4	1.28	0.06	0.03
黄蘑（干）	89	39.3	166	16.4	1.5	40.1	18.3		12	70		0.04	1	5.8		1.26	11	1953	6.1	91	22.5	5.26	1.09	0.46	3.09
黄蘑（水发）	89	90.1	21	4.3	0.4	4.8	4.8					0.15	0.26	1.5		0.33	3	512	1.6	24	5.9	1.38	0.29	0.21	0.81
金针菇[智力菇]	100	90.2	26	2.4	0.4	6	2.7		5	30		0.01	0.19	4.1	2	1.14		195	4.3	17	1.4	0.39	0.28	0.14	0.1
金针菇（罐装）	100	91.6	21	1		6.7	2.5						0.01	0.6		0.98	14	17	238.2	7	1.1	0.34	0.48	0.01	
口蘑（白蘑）	100	9.2	242	38.7	3.3	31.6	17.2					0.07	0.08	44.3		8.57	169	3106	5.2	167	19.4	9.04		5.88	5.96
蘑菇（鲜蘑）	99	92.4	20	2.7	0.1	4.1	2.1		2	10		0.08	0.35	4	2	0.56	6	312	8.3	11	1.2	0.92	0.55	0.49	0.11
蘑菇（干）	100	13.7	252	21	4.6	52.7	21		273	1640		0.1	1.1	30.7	5	6.18	127	1225	23.3	94	51.3	6.29	39.18	1.05	1.53
木耳（干）[黑木耳、云耳]	100	15.5	205	12.1	1.5	65.6	29.9		17	100		0.17	0.44	2.5		11.34	247	757	48.5	152	97.4	3.18	3.72	0.32	8.86

续表

食品名	可食部 %	水分量 g	能量 kcal	蛋白质 g	脂肪 g	碳水化物 g	膳食纤维 g	胆固醇 mg	维生素A μgRE	胡萝卜素 μg	视黄醇 μg	维生素B$_1$ mg	维生素B$_2$ mg	尼克酸 mg	维生素C mg	维生素E mg	Ca mg	K mg	Na mg	Mg mg	Fe mg	Zn mg	Se μg	Cu mg	Mn mg
木耳（水发）[黑木耳，云耳]	100	91.8	21	1.5	0.2	6	2.6		3	20		0.01	0.05	0.2	1	7.51	34	52	8.5	57	5.5	0.53	0.46	0.04	0.97
平菇[糙皮侧耳，青蘑]	93	92.5	20	1.9	0.3	4.6	2.3		2	10		0.06	0.16	3.1	4	0.79	5	258	3.8	14	1	0.61	1.07	0.08	0.07
普中红蘑（干）	100	12.3	214	18.4	0.7	58.1	24.6					1.16					14	169	4.3		235.1	13.14	91.7	0.51	3.75
双孢蘑菇[洋蘑菇]	97	92.4	23	4.2	0.1	2.7	1.5						0.27	3.2		3.09	2	307	2	9	0.9	6.6	6.99	0.45	0.1
松蘑（干）[松口蘑，松茸]	100	16.1	112	20.3	3.2	48.2	47.8					0.01	1.48				14	93	4.3		86	6.22	98.44	10.3	1.63
香蕈[香覃，冬菇]	100	91.7	19	2.2	0.3	5.2	3.3						0.08	2	1		2	20	1.4	11	0.3	0.66	2.58	0.12	0.25
香菇（干）[香蕈，冬菇]	100	12.3	211	20	1.2	61.7	31.6		3	20		0.19	1.26	20.5	5	0.66	83	464	11.2	147	10.5	8.57	6.42	1.03	5.47
香杏丁蘑（干，大）	100	14.1	207	22.4	0.2	53.9	24.9						3.11				17	238	43.4		113.3	27.78	15.3	5.11	2.84
香杏片口蘑（干）	100	15.1	207	33.4	1.5	37.6	22.6						1.9				15	227	21		137.5	57.83		2.61	3.26
羊肚菌[干狼肚]	100	14.3	295	26.9	7.1	43.7	12.9		178	1070		0.1	2.25	8.8	3	3.58	87	1726	33.6	117	30.7	12.11	4.82	2.34	2.49
银耳（干）[白木耳]	96	14.6	200	10	1.4	67.3	30.4		8	50		0.05	0.25	5.3		1.26	36	1588	82.1	54	4.1	3.03	2.95	0.08	0.17
珍珠白菇（干）	100	12.1	212	18.3	0.7	56.3	23.3						0.02			1.85	24	284	4.4		189.8	3.55	78.52	1.03	4.79
榛蘑（干）[假蜜环菌]	77	51.1	157	9.5	3.7	31.9	10.4		7	40		0.01	0.69	7.5		3.34	11	2493	51.3	109	25.1	6.79	2.65	1.45	4.13
榛蘑（水发）	77	85.6	46	2.8	1.1	9.4	3.1						0.2	2.2		0.98	3	732	15.1	32	7.4	1.99	0.78	0.43	1.21
发菜（干）[仙菜]	100	11.1	189	20.2	0.5	60.8	35					0.15	0.54	0.9	6	0.07	1048	217	100.7	129	85.2	21.68	5.23	0.93	3.29
海带	100	94.4	12	1.2	0.1	2.1	0.5					0.02	0.15	1.3		1.85	46	246	8.6	25	0.9	0.16	9.54		0.07
海带（干）[江白菜，昆布]	98	70.5	77	1.8	0.1	23.4	6.1		40	240		0.01	0.1	0.8		0.85	348	761	327.4	129	4.7	0.65	5.84	0.14	1.14
海带（浸）[江白菜，昆布]	100	94.1	14	1.1	0.1	3	0.9		52	310		0.02	0.1	0.9		0.08	241	222	107.6	61	3.3	0.66	4.9	0.03	1.47
海冻菜[石花菜，冻菜]	100	15.6	314	5.4	0.1	72.9						0.06	0.2	3.3		14.84	167	141	380.8	15	2	1.94	15.19	0.12	0.04
琼脂[紫菜胶洋粉]	100	21.1	311	1.1	0.2	76.3	0.1										100	11	3.3	70	7	6.25	2.1	0.3	1.4
苔菜（干）[苔条，条浒苔]	100	23.7	148	19	0.4	26.3	9.1		228	1370		0.35	0.4	4		1.82	185	410	4955	1257	283.7	73.56	5.59	1.11	
紫菜（干）	100	12.7	207	26.7	1.1	44.1	21.6		3	20		0.27	1.02	7.3	2		264	1796	710.5	105	54.9	2.47	7.22	1.68	4.32
苹果（均值）	76	85.9	52	0.2	0.2	13.5	1.2		3	20		0.06	0.02	0.2	4	2.12	4	119	1.6	4	0.6	0.19	0.12	0.06	0.03

续表

食品名	可食部 %	水分 g	能量 kcal	蛋白质 g	脂肪 g	碳水化合物 g	膳食纤维 g	胆固醇 mg	维生素A μgRE	胡萝卜素 μg	视黄醇 μg	维生素B₁ mg	维生素B₂ mg	尼克酸 mg	维生素C mg	维生素E mg	Ca mg	K mg	Na mg	Mg mg	Fe mg	Zn mg	Se μg	Cu mg	Mn mg
国光苹果	78	85.9	54	0.3	0.3	13.3	0.8		10	60		0.02	0.03	0.2	4	0.11	8	83	1.3	7	0.3	0.14	0.1	0.07	0.03
红富士苹果	85	86.9	45	0.7	0.4	11.7	2.1		10	60		0.01			2	1.46	3	115	0.7	5	0.7		0.98	0.06	0.05
黄香蕉苹果	88	85.6	49	0.3	0.2	13.7	2.2		3	20			0.03	0.3	4	0.79	10	84	0.8	5	0.3	0.02		0.16	0.03
黄元帅苹果	80	84.6	55	0.2	0.3	14.7	1.8		15	90		0.02	0.02	0.1	4	0.21	5	184	0.6	3	0.3	0.03	0.01	0.13	0.02
青香蕉苹果	80	86.3	49	0.3	0.1	13.1	1.3		3	20		0.02	0.02	0.2	3	0.37	9	83	1.3	4	0.2	0.04	0.07	0.07	0.03
印度苹果	90	84	44	0.6	0.2	14.8	4.9		3	20		0.04	0.02	0.1											
祝光苹果	86	86.7	47	0.4	0.1	12.5	1.5		2	10		0.05	0.01		2	0.07	3	140	1.7	1	0.3	0.2		0.07	0.02
苹果（罐头）	100	89.2	39	0.2	0.2	10.3	1.3										26	50	6.2	7	0.7		4.64	0.03	0.05
梨（均值）	82	85.8	44	0.4	0.2	13.3	3.1		6	33		0.03	0.06	0.3	6	1.34	9	92	2.1	8	0.5	0.46	1.14	0.62	0.07
京白梨	79	85.3	55	0.2	0.5	13.7	1.4					0.02	0.02	0.2	3	0.08	7	105	0.7	9	0.3	0.47	0.63	0.06	0.02
库尔勒梨	91	85.9	28	0.1	0.1	13.4	6.7										22	79	3.7	8	1.2	2.61	2.34	2.54	0.06
莱阳梨	80	84.8	49	0.3	0.2	14.1	2.6		5	30		0.03	0.02	0.3	3	0.61	10	82	1.8	8	0.4	0.02	0.04	0.08	0.04
苹果梨	94	85.4	48	0.2	0.1	13.9	2.3					0.01	0.01	0.5	4		4	180	2.4	9	0.4	0.04	3.26	0.12	0.04
酥梨	72	88	43	0.3	0.1	11.4	1.2					0.03	0.02		11	1.82	2	76	2.3	8	0.4			0.1	0.06
香梨	89	85.8	46	0.3	0.1	13.6	2.7		12	70				0.1			6	90	0.8	7	0.4	0.19	0.22	0.09	0.06
雪花梨	86	88.8	41	0.2	0.2	10.6	0.8		17	100		0.01	0.01	0.3	4	0.19	5	85	0.6	10	0.3	0.06	0.18	0.08	0.03
鸭梨	82	88.3	43	0.2	0.2	11.1	1.1		2	10		0.03	0.03	0.2	4	0.31	4	77	1.5	5	0.9	0.1	0.28	0.19	0.06
梨（糖水罐头）	100	90.4	33	0.5	0.2	8.8	1.4		17	100		0.02	0.04	0.2	4	0.02	2	15	2.1	3	0.3	0.19		0.4	0.06
红果[山里红，大山楂]	76	73	95	0.5	0.6	25.1	3.1		17	100		0.02	0.02	0.4	53	7.32	52	299	5.4	19	0.9	0.28	1.22	0.11	0.24
红果（干）	100	11.1	152	4.3	2.2	78.4	49.7		10	60		0.02	0.18	0.7	2	0.47	144	440	9.9		0.4	0.61	2.7	0.41	0.57
海棠果[楸子]	86	79.9	73	0.3	0.2	19.2	1.8		118	710		0.05	0.03		20	0.25	15	263	0.6	13	0.4	0.04		0.11	0.11

续表

食品名	可食部 %	水分量 g	能量 kcal	蛋白质 g	脂肪 g	碳水化合物 g	膳食纤维 g	胆固醇 mg	维生素A μgRE	胡萝卜素 μg	视黄醇 μg	维生素B₁ mg	维生素B₂ mg	尼克酸 mg	维生素C mg	维生素E mg	Ca mg	K mg	Na mg	Mg mg	Fe mg	Zn mg	Se μg	Cu mg	Mn mg
海棠（罐头）	100	85.4	53	0.5	0.2	13.6	1.3										43	56	8.8	21	2.3	0.75	6.06	0.06	0.38
沙果	95	81.3	66	0.4	0.1	17.8	2					0.03			3	0.09	5	123	2.1	9	1	0.2	0.48	0.08	0.08
桃（均值）	86	86.4	48	0.9	0.1	12.2	1.3		3	20		0.01	0.03	0.7	7	1.54	6	166	5.7	7	0.8	0.34	0.24	0.05	0.07
白粉桃	93	92.7	25	1.3	0.1	5.5	0.9					0.01	0.04	0.2	9										
高山白桃	69	88.5	40	0.7	0.2	10.1	1.3		3	20		0.04	0.01		10	1.05	7	169	0.7	4	0.8	0.13		0.05	0.04
早久保桃	89	87.3	47	0.9	0.1	11.3	0.8		2	10		0.03	0.02	0.8	10	0.53	12	144	1.8	10	0.2	0.13	0.1	0.06	0.1
黄桃	93	85.2	54	0.5	0.1	14	1.2		15	90			0.01	0.3	9	0.92							0.83		
蜜桃	88	88.7	41	0.9	0.2	9.8	0.8		2	10		0.02	0.03	1	4	1	10	169	2.9	9	0.5	0.06	0.23	0.08	0.11
蒲桃（黄）	69	88.7	33	0.5	0.2	10.2	2.8						0.02	0.1	25	0.7	4	109	1	13	0.3	0.17	4.32	0.08	0.07
晚桃（黄）	75	89	39	0.7	0.2	9.6	1		3	20		0.05	0.01		11	0.21	6	168	0.5	4	0.3	0.17	0.07	0.07	0.02
五月鲜桃	93	89.4	39	0.4	0.1	10	0.9						0.03			0.67	7			10	0.3	0.14		0.05	0.37
早桃（黄）	73	89	39	0.4	0.1	10.1	1.1		10	60		0.05	0.02		12	0.71	4	155	1.3	3	0.4	0.1		0.08	0.03
桃（糖水罐头）	100	84.9	58	0.3		14.7	0.4						0.04	0.2		0.75	16	16	28	3	0.4	0.53		1.65	0.01
李子	91	90	36	0.7	0.2	8.7	0.9		25	150		0.03	0.02	0.4	5	0.74	8	144	3.8	10	0.6	0.14	0.23	0.04	0.16
李子杏	92	89.9	35	0.7	0.1	8.6	1.1		13	80		0.03	0.01	0.5	16		3	103	1.5		0.2	0.23	0.09		
梅[青梅]	93	91.1	33	0.9	0.9	6.2	1										11				1.8				
杏	91	89.4	36	0.9	0.1	9.1	1.3		75	450		0.02	0.03	0.6	4	0.95	14	226	2.3	11	0.6	0.2	0.2	0.11	0.06
杏（罐头）	100	89.2	37	0.6	0.2	9.7	1.4		72	430						1.32	6	26	22.3	4	2.1	0.35	4.13	0.04	0.03
杏干	25	8.8	330	2.7	0.4	83.2	4.4		102	610		0.01		1.2			147	783	40.4	55	0.3	3.8	3.33	7.67	0.24
枣（鲜）	87	67.4	122	1.1	0.3	30.5	1.9		40	240		0.06	0.09	0.9	243	0.78	22	375	1.2	25	1.2	1.52	0.8	0.06	0.32
枣（干）	80	26.9	264	3.2	0.5	67.8	6.2		2	10		0.04	0.16	0.9	14	3.04	64	524	6.2	36	2.3	0.65	1.02	0.27	0.39

续表

食品名	可食部 %	水分量 g	能量 kcal	蛋白质 g	脂肪 g	碳水化合物 g	膳食纤维 g	胆固醇 mg	维生素A μgRE	胡萝卜素 μg	视黄醇 μg	维生素B1 mg	维生素B2 mg	尼克酸 mg	维生素C mg	维生素E mg	Ca mg	K mg	Na mg	Mg mg	Fe mg	Zn mg	Se μg	Cu mg	Mn mg
金丝小枣	81	19.3	294	1.2	1.1	76.7	7					0.04	0.5	0.4		1.31	23	65	7.4	24	1.5	0.23	1	0.36	0.34
乐陵枣	76	36.5	215	3.3	0.6	57.9	8.8					0.06	0.13	1.1	54	4.77	34	420		41	2.9	1.01	1.46	0.39	0.28
密云小枣	92	38.7	214	3.9	0.8	55.2	7.3					0.06	0.04	0.9			80	612	9.3	41	2.7	0.65	1.1	0.2	0.39
黑枣（无核）[乌枣]	98	39	228	1.7	0.3	57.3	2.6		7	40				2.1		1.88	108	478	6.3	32	1.2	0.44	0.53	0.21	0.59
黑枣（有核）	59	32.6	228	3.7	0.5	61.4	9.2					0.07	0.09	1.1	6	1.24	42	498	1.2	46	3.7	1.71	0.23	0.97	0.37
酒枣	91	61.7	145	1.6	0.2	35.7	1.4					0.05	0.04	0.4			75	444	0.8	20	1.4	0.43	1.15	0.1	0.2
蜜枣	100	13.4	321	1.3	0.2	84.4	5.8		5	30		0.01	0.1	0.4	55	0.3	59	284	25.1	19	3.5	0.25	1	0.07	0.2
蜜枣（无核）	100	16.6	321	1	0.1	81.9	3					0.14		0.4	104		24	104	15.8	7	2.4	0.33	2.24	0.1	0.13
酸枣	52	18.3	278	3.5	1.5	73.3	10.6		35	210		0.01	0.02	0.9	900	2.22	435	84	3.8	96	6.6	0.68	0.21	0.34	0.86
樱桃	80	88	46	1.1	0.2	10.2	0.3					0.02	0.02	0.6	10		11	232	8	12	0.4	0.23	0.05	0.1	0.07
樱桃（野，白刺）	23	18.8	288	11.4	3.9	59.8	7.9		35	210		0.12	0.22	3.5			59	100	98.5	60	11.4	0.31	0.2	0.06	0.77
葡萄（均值）	86	88.7	43	0.5	0.2	10.3	0.4		8	50		0.04	0.02	0.2	25	0.7	5	104	1.3	8	0.4	0.18		0.09	0.06
红玫瑰葡萄	96	88.5	37	0.4	0.2	10.7	2.2					0.03	0.02		5	1.66	17	119	1.5	8	0.3	0.17			0.08
巨峰葡萄	84	87	50	0.4	0.2	12	0.4		5	30		0.03	0.01	0.1			7	128	2	6	0.6	0.14	0.5	0.17	
马奶子葡萄	84	89.6	40	0.5	0.4	9.1	0.4		8	50			0.03	0.8	4	0.34								0.1	0.04
玫瑰香葡萄	86	86.9	50	0.4	0.4	12.1	1		3	20		0.02	0.02	0.2	4	0.86	8	126	2.4	4	0.1	0.03	0.11	0.18	0.04
紫葡萄	88	88.4	43	0.7	0.3	10.3	1		10	60		0.03	0.01	0.3	3		10	151	1.8	9	0.5	0.33	0.07	0.27	0.12
葡萄干	100	11.6	341	2.5	0.4	83.4	1.6					0.09			5		52	995	19.1	45	9.1	0.18	2.74	0.48	0.39
石榴（均值）	57	79.1	63	1.4	0.2	18.7	4.8					0.05	0.03		9	4.91	9	231	0.9	16	0.3	0.19		0.14	0.17
红粉皮石榴	57	78.7	64	1.3	0.1	19.4	4.9					0.05	0.03		13	3.72	16	218	0.8	16	0.2	0.19		0.17	0.18
玛瑙石榴	60	79.2	63	1.6	0.2	18.4	4.7					0.05	0.03		5	2.28	6	231	0.7	17	0.4	0.2		0.15	0.17

续表

食品名	可食部 %	水分量 g	能量 kcal	蛋白质 g	脂肪 g	碳水化合物 g	膳食纤维 g	胆固醇 mg	维生素A μgRE	胡萝卜素 μg	视黄醇 μg	维生素B₁ mg	维生素B₂ mg	尼克酸 mg	维生素C mg	维生素E mg	Ca mg	K mg	Na mg	Mg mg	Fe mg	Zn mg	Se μg	Cu mg	Mn mg
青皮石榴	55	79.5	61	1.2	0.2	18.5	4.9					0.05	0.03		8	4.53	6	243	1.3	15	0.2	0.18		0.1	0.15
柿	87	80.6	71	0.4	0.1	18.5	1.4		20	120		0.02	0.02	0.3	30	1.12	9	151	0.8	19	0.2	0.08	0.24	0.06	0.5
柿饼	97	33.8	250	1.8	0.2	62.8	2.6		48	290		0.01		0.5		0.63	54	339	6.4	21	2.7	0.23	0.83	0.14	0.31
桑葚（均值）	100	82.8	49	1.7	0.4	13.8	4.1		5	30		0.02	0.06			9.87	37	32	2		0.4	0.26	5.65	0.07	0.28
桑葚（白）	100	81.8	50	1.8	0.3	14.9	4.9		5	30		0.02	0.06				43	33	2		0.4	0.27	4.8	0.08	0.26
桑葚（红）	100	83.7	48	1.6	0.4	12.9	3.3		3	20			0.05			6.95	30	32	1.9		0.3	0.25	6.5	0.06	0.29
桑葚（干）	100	10.7	239	21.1	6.1	54.2	29.3					0.35	0.61	4.8	7	12.78	622	159	28.1	332	42.5	6.15	34	1.57	3.81
黑醋栗[黑加仑]		82	63	1.4	0.4	15.4	2.4					0.05	0.05	0.3	181	32.68	55	322	2	24	1.5	0.27		0.09	0.26
沙棘	87	71	119	0.9	1.8	25.5	0.8		640	3840		0.05	0.21	0.4	204	0.01	104	359	28	33	8.8	1.16	2.8	0.56	0.66
无花果	100	81.3	59	1.5	0.1	16	3		5	30		0.03	0.02	0.1	2	1.82	67	212	5.5	17	0.1	1.42	0.67	0.01	0.17
中华猕猴桃[毛叶猕猴桃]	83	83.4	56	0.8	0.6	14.5	2.6		22	130		0.05	0.02	0.3	62	2.43	27	144	10	12	1.2	0.57	0.28	1.87	0.73
草莓[洋莓，凤阳草莓]	97	91.3	30	1	0.2	7.1	1.1		5	30		0.02	0.03	0.3	47	0.71	18	131	4.2	12	1.8	0.14	0.7	0.04	0.49
橙	74	87.4	47	0.8	0.2	11.1	0.6		27	160		0.05	0.04	0.3	33	0.56	20	159	1.2	14	0.4	0.14	0.31	0.03	0.05
柑橘（均值）	77	86.9	51	0.7	0.2	11.9	0.4		148	890		0.08	0.04	0.4	28	0.92	35	154	1.4	11	0.2	0.08	0.3	0.04	0.14
福橘	67	88.1	45	1	0.1	10.3	0.4		100	600		0.05	0.02	0.3	11		27	127	0.5	14	0.8	0.22	0.12	0.13	0.06
橘柑子[宽皮桂]	78	88.6	43	0.8	0.1	10.2	0.5		82	490		0.04	0.03	0.2	35	1.22	24	128	0.8	14	0.2	0.13	0.7	0.11	0.03
金枣[金枣]	89	84.7	55	1	0.2	13.7	1.4		62	370		0.04	0.03	0.3	35	1.58	56	144	3	20	1	0.21	0.62	0.07	0.25
芦柑	77	88.5	43	0.6	0.2	10.3	0.6		87	520		0.02	0.03	0.2	19		45	54		45	1.3	0.1	0.07	0.1	0.03

续表

食品名	可食部 %	水分量 g	能量 kcal	蛋白质 g	脂肪 g	碳水化合物 g	膳食纤维 g	胆固醇 mg	维生素A μgRE	胡萝卜素 μg	视黄醇 μg	维生素B₁ mg	维生素B₂ mg	尼克酸 mg	维生素C mg	维生素E mg	Ca mg	K mg	Na mg	Mg mg	Fe mg	Zn mg	Se μg	Cu mg	Mn mg
蜜橘	76	88.2	42	0.8	0.4	10.3	1.4		277	1660		0.05	0.04	0.2	19	0.45	19	177	1.3	16	0.2	0.1	0.45	0.07	0.05
橘饼	100	5.4	364	0.6	0.4	92.9	3.5		43	260		0.03	0.19	0.6	19		125	4	485.9	17	0.8	0.21	1.47	0.06	
柚[文旦]	69	89	41	0.8	0.2	9.5	0.4		2	10			0.03	0.3	23		4	119	3	4	0.3	0.4	0.7	0.18	0.08
柠檬	66	91	35	1.1	1.2	6.2	1.3					0.05	0.02	0.6	22	1.14	101	209	1.1	37	0.8	0.65	0.5	0.14	0.05
菠萝[凤梨、地菠萝]	68	88.4	41	0.5	0.1	10.8	1.3		3	20		0.04	0.02	0.2	18		12	113	0.8	8	0.6	0.14	0.24	0.07	1.04
菠萝蜜	43	73.2	103	0.2	0.3	25.7	0.8		3	18		0.06	0.05	0.7	9	0.52	9	330	11.4	24	0.5	0.12	4.17	0.12	0.18
刺梨[木梨子]	100	81	55	0.7	0.1	16.9	4.1		483	2900	2385	0.05	0.03	0	2585		68				2.9				
番石榴[鸡矢果、番桃]	97	83.9	41	1.1	0.4	14.2	5.9		3	20		0.02	0.05	0.3	68		13	235	3.3	10	0.2	0.21	1.62	0.08	0.11
桂圆	50	81.4	71	1.2	0.1	16.6	0.4					0.01	0.14	1.3	43		6	248	3.9	10	0.2	0.4	0.83	0.1	0.07
桂圆（干）	37	26.9	273	5	0.2	64.8	2						0.39	1.3	12		38	1348	3.3	81	0.7	0.55	12.4	1.28	0.3
桂圆肉	100	17.7	313	4.6	1	73.5	2					0.04	1.03	8.9	27		39	129	7.3	55	3.9	0.65	3.28	0.65	0.43
荔枝	73	81.9	70	0.9	0.2	16.6	0.5		2	10		0.1	0.04	1.1	41		2	151	1.7	12	0.4	0.17	0.14	0.16	0.09
芒果[抹猛果、望果]	60	90.6	32	0.6	0.2	8.3	1.3		150	897		0.01	0.04	0.3	23	1.21		138	2.8	14	0.2	0.09	1.44	0.06	0.2
木瓜[番木瓜]	86	92.2	27	0.4	0.1	7	0.8		145	870		0.01	0.02	0.3	43	0.3	17	18	28	9	0.2	0.25	1.8	0.03	0.05
人参果	88	77.1	80	0.6	0.2	21.2	3.5		8	50		0.25		0.3	12		13	100	7.1	11	0.2	0.09	1.86	0.04	0.13
香蕉[甘蔗]	59	75.8	91	1.4	0.2	22	1.2		10	60		0.02	0.04	0.7	8	0.24	7	256	0.8	43	0.4	0.18	0.87	0.14	0.65
杨梅[树梅、山杨梅]	82	92	28	0.8	0.2	6.7	1		7	40		0.01	0.05	0.3	9	0.81	14	149	0.7	10	1	0.14	0.31	0.02	0.72
杨桃	88	91.4	29	0.6	0.2	7.4	1.2		3	20		0.02	0.03	0.7	7		4	128	1.4	10	0.4	0.39	0.83	0.04	0.36
椰子	33	51.8	231	4	12.1	31.3	4.7					0.01	0.01	0.5	6		2	475	55.6	65	1.8	0.92		0.19	0.06
枇杷	62	89.3	39	0.8	0.2	9.3	0.8		22	130		0.01	0.03	0.3	8	0.24	17	122	4	10	1.1	0.21	0.72	0.06	0.34
橄榄（白榄）	80	83.1	49	0.8	0.2	15.1	4		22	130		0.01	0.01	0.7	3		49	23		10	0.2	0.25	0.35	0.06	0.48
白兰瓜	55	93.2	21	0.6	0.1	5.3	0.8		7	40		0.02	0.03	0.6	14		24			10	0.9				

续表

食品名	可食部 %	水分量 g	能量 kcal	蛋白质 g	脂肪 g	碳水化合物 g	膳食纤维 g	胆固醇 mg	维生素A μgRE	胡萝卜素 μg	视黄醇 μg	维生素B₁ mg	维生素B₂ mg	尼克酸 mg	维生素C mg	维生素E mg	Ca mg	K mg	Na mg	Mg mg	Fe mg	Zn mg	Se μg	Cu mg	Mn mg
哈蜜瓜	71	91	34	0.5	0.1	7.9	0.2		153	920			0.01		12		4	190	26.7	19		0.13	1.1	0.01	0.01
甜瓜 [香瓜]	78	92.9	26	0.4	0.1	6.2	0.4		5	30		0.02	0.03	0.3	15	0.47	14	139	8.8	11	0.7	0.09	0.4	0.04	0.04
西瓜（均值）	56	93.3	25	0.6	0.1	5.8	0.3		75	450		0.02	0.03	0.2	6	0.1	8	87	3.2	8	0.3	0.1	0.17	0.05	0.05
白果（干）［银杏］	67	9.9	355	13.2	1.3	72.6										24.7	54	17	17.5			0.69	14.5	0.45	2.03
波萝蜜子	97	57	160	4.9	0.3	36.7	2.3					0.31	0.16	0.9	16	0.12	18	400	11.5	27	1.6	0.54	10.47	0.27	0.3
核桃（鲜）	43	49.8	328	12.8	29.9	6.1	4.3					0.07	0.14	1.4	10	41.17									
核桃（干）［胡桃］	43	5.2	627	14.9	58.8	19.1	9.5		5	30		0.15	0.14	0.9	1	43.21	56	385	6.4	131	2.7	2.17	4.62	1.17	3.44
山核桃（干）	24	2.2	601	18	50.4	26.2	7.4		5	30		0.16	0.09	0.5		65.55	57	237	250.7	306	6.8	6.42	0.87	2.14	8.16
山核桃（熟）［小核桃］	30	2.2	596	7.9	50.8	34.6	7.8					0.02	0.09	1		14.08	133	241	430.3	5	5.4	12.59	0.45	0.15
栗子（鲜）［板栗］	80	52	185	4.2	0.7	42.2	1.7		32	190		0.14	0.17	0.8	24	4.56	17	442	13.9	50	1.1	0.57	1.13	0.4	1.53
栗子（干）	73	13.4	345	5.3	1.7	78.4	1.2		5	30		0.08	0.15	0.8	25	11.45			8.5	56	1.2	1.32		1.34	1.14
栗子（熟）［板栗］	78	46.6	212	4.8	1.5	46	1.2		40	240		0.19	0.13	1.2	36		15				1.7				
松子（生）	32	3	640	12.6	62.6	19	12.4		7	40		0.41	0.09	3.8		34.48	3	184		567	5.9	9.02	0.63	2.68	10.35
松子（炒）	31	3.6	619	14.1	58.5	21.4	12.4		5	30			0.11	3.8		25.2	161	612	3	186	5.2	5.49	0.62	1.21	7.4
松子仁	100	0.8	698	13.4	70.6	12.2	10		2	10		0.19	0.25	4		32.79	78	502	10.1	116	4.3	4.61	0.74	0.95	6.01
杏仁	100	5.6	562	22.5	45.4	23.9	8					0.08	0.56		26	18.53	97	106	8.3	178	2.2	4.3	15.65	0.8	0.77
杏仁（炒）	91	2.1	600	25.7	51	18.7	9.1		17	100		0.15	0.71	2.5			141				3.9				
杏仁（原味全部）	100	5.3	578	21.3	50.6	19.7	11.8					0.24	0.81	3.9			248	728	1	275	4.3	3.36	4.4	1.11	2.54
杏仁（漂白后）	100	4.5	581	21.9	50.6	19.9	10.4					0.2	0.56	3.7			216	687	28	275	3.7	3.12	4.4	1.17	2.24
杏仁（过油炸干）	100	2.8	607	21.2	55.2	17.7	10.5					0.09	0.78	3.7			291	699	1	274	3.7	3.07	4.4	0.96	2.46

续表

食品名	可食部 %	水分量 g	能量 kcal	蛋白质 g	脂肪 g	碳水化物 g	膳食纤维 g	胆固醇 mg	维生素A μgRE	胡萝卜素 μg	视黄醇 μg	维生素B$_1$ mg	维生素B$_2$ mg	尼克酸 mg	维生素C mg	维生素E mg	Ca mg	K mg	Na mg	Mg mg	Fe mg	Zn mg	Se μg	Cu mg	Mn mg
杏仁（烤干，不加盐）	100	2.6	597	22.1	52.8	19.3	11.8					0.07	0.86	3.9			266	746	1	286	4.5	3.54	4.4	1.17	2.62
杏仁（烤干，加盐）	100	2.6	597	22.1	52.8	19.3	11.8					0.07	0.86	3.9			266	746	339	286	4.5	3.54	4.4	1.17	2.62
腰果	100	2.4	552	17.3	36.7	41.6	3.6		8	49		0.27	0.13	1.3		3.17	26	503	251.3	153	4.8	4.3	34	1.43	1.8
榛子（干）	27	7.4	542	20	44.8	24.3	9.6		8	50		0.62	0.14	2.5		36.43	104	1244	4.7	420	6.4	5.83	0.78	3.03	14.94
榛子（炒）	21	2.3	594	30.5	50.3	13.1	8.2		12	70		0.21	0.22	9.8		25.2	815	686	153	502	5.1	3.75	2.4	2	18.47
花生（鲜）[落花生，长生果]	53	48.3	298	12	25.4	13	7.7		2	10			0.04	14.1	14		8	390	3.7	110	3.4	1.79	4.5	0.68	0.65
花生（炒）	71	4.1	589	21.7	48	23.8	6.3		10	60		0.13	0.12	18.9		12.94	47	563	34.8	171	1.5	2.03	3.9	0.68	1.44
花生仁（生）	100	6.9	563	24.8	44.3	21.7	5.5		5	30		0.72	0.13	17.9	2	18.09	39	587	3.6	178	2.1	2.5	3.94	0.95	1.25
花生仁（炒）	100	1.8	581	23.9	44.4	25.7	4.3					0.12	0.1	18.9		14.97	284	674	445.1	176	6.9	2.82	7.1	0.89	1.9
葵花子（生）	50	2.4	597	23.9	49.9	19.1	6.1		5	30		0.36	0.2	4.8		34.53	72	562	5.5	264	5.7	6.03	1.21	2.51	1.95
葵花子仁（炒）	52	2	616	22.6	52.8	17.3	4.8		5	30		0.43	0.26	4.8		26.46	72	491	1322	267	6.1	5.91	2	1.95	1.98
葵花子仁	100	7.8	606	19.1	53.4	16.7	4.5					1.89	0.16	4.5		79.09	115	547	5	287	2.9	0.5	5.78	0.56	1.07
莲子（干）	100	9.5	344	17.2	2	67.2	3					0.16	0.08	4.2	5	2.71	97	846	5.1	242	3.6	2.78	3.36	1.33	8.23
莲子（糖水罐头）	100	49.2	201	2.8	0.5	46.9	0.7					0.04	0.09	1.5			24	27	8.7	9			2.43	0.03	
南瓜子[白瓜子]	68	4.1	574	36	46.1	7.9	4.1					0.08	0.16	3.3		27.28	37	672	15.8	376	6.5	7.12	27.03	1.44	3.85
南瓜子仁	100	9.2	566	33.2	48.1	4.9	4.9					0.23	0.09	1.8		13.25	16	102	20.6	2	1.5	2.57	2.78	1.11	0.64
西瓜子（炒）	43	4.3	573	32.7	44.8	14.2	4.5					0.04	0.08	3.4		1.23	28	612	187.7	448	8.2	6.76	23.44	1.82	1.82
西瓜子仁	100	9.2	556	32.4	45.9	8.6	5.4					0.2	0.08	1.4		27.37	1	186	9.4	1	4.7	0.39	11	0.04	1.21
芝麻（白）	100	5.3	517	18.4	39.6	31.5	9.8					0.36	0.26	3.8		38.28	620	266	32.2	202	14.1	4.21	4.06	1.41	1.17
芝麻（黑）	100	5.7	531	19.1	46.1	24	14					0.66	0.25	5.9		50.4	780	358	8.3	290	22.7	6.13	4.7	1.77	17.85
芡实米[鸡头米]（鲜）	47	63.4	144	4.4	0.2	31.5	0.4					0.4	0.08	2.5	6		9				0.4				

续表

食品名	可食部 %	水分量 g	能量 kcal	蛋白质 g	脂肪 g	碳水化合物 g	膳食纤维 g	胆固醇 mg	维生素A μgRE	胡萝卜素 μg	视黄醇 μg	维生素B₁ mg	维生素B₂ mg	尼克酸 mg	维生素C mg	维生素E mg	Ca mg	K mg	Na mg	Mg mg	Fe mg	Zn mg	Se μg	Cu mg	Mn mg
芡实米 [鸡头米]	100	11.4	351	8.3	0.3	79.6	0.9					0.3	0.09	0.4			37	60	28.4	16	0.5	1.24	6.03	0.63	1.51
猪肉（肥瘦）（均值）	100	46.8	395	13.2	37	2.4		80	18		18	0.22	0.16	3.5		0.35	6	204	59.4	16	1.6	2.06	11.97	0.06	0.03
猪肉（肥）	100	8.8	807	2.4	88.6	0		109	29		29	0.08	0.05	0.9		0.24	3	23	19.5	2	1	0.69	7.78	0.05	0.03
猪肉（后臀尖）	97	54	336	14.6	30.8	0		87	16		16	0.26	0.11	2.8		0.95	5	178	57.5	12	1	0.84	2.94	0.13	
猪肉（后肘）	73	57.6	320	17	28	0		79	8		8	0.37	0.18	2.6		0.48	6	188	76.8	12	1	1.77	6.87	0.19	0.01
猪肉（肋条肉）	96	31.1	568	9.3	59	0		109	10		10	0.09	0.04	2.4		0.05	6	214	80	17	1.5	1.61	3.7	0.05	0.02
猪肉（里脊）	100	70.3	155	20.2	7.9	0.7		55	5		5	0.47	0.12	5.2		0.59	6	317	43.2	28	0.8	2.3	5.25	0.16	0.03
猪脯（奶脯）[软五花、猪夹心]	85	56.8	349	7.7	35.3	0		98	39		39	0.14	0.06	2		0.49	5	53	36.7	5	0.8	0.73	2.22	0.13	
猪肉（奶面）[硬五花]	79	53	339	13.6	30.6	2.2		77	10		10	0.36	0.15	3.1		0.2	6	168	52	15	1.3	2.2	6.05	0.12	0.01
猪肉（前肘）	77	56.2	287	17.3	22.9	2.9		79	16		16	0.28	0.13	3.4		0.58	5	137	122.3	16	3.5	2.07	32.48	0.22	
猪肉（瘦）	100	71	143	20.3	6.2	1.5		81	44		44	0.54	0.1	5.3		0.34	6	305	57.5	25	3	2.99	9.5	0.11	0.03
猪肉（腿）	100	67.6	190	17.9	12.8	0.8		79	3		3	0.53	0.24	4.9		0.3	6	295	63	25	0.9	2.18	13.4	0.14	0.04
猪大肠	100	73.6	196	6.9	18.7	0		137	7		7	0.06	0.11	1.9		0.5	10	44	116.3	8	1	0.98	16.95	0.06	0.07
猪大排	68	58.8	264	18.3	20.4	1.7		165	12		12	0.8	0.15	5.3		0.11	8	274	44.5	17	0.8	1.72	10.3	0.12	0.05
猪蹄	60	58.2	260	22.6	18.8	0		192	3		3	0.05	0.1	1.5		0.01	33	54	101	5	1.1	1.14	5.85	0.09	0.01
猪蹄筋	100	62.4	156	35.3	1.4	0.5		79					0.09	2.9		0.1	15	46	178	4	2.2	2.3	10.27	0.04	0.02
猪小排	72	58.1	278	16.7	23.1	0.7		146	5		5	0.3	0.16	4.5		0.11	14	230	62.6	14	1.4	3.36	11.05	0.17	0.02
猪肚	96	58.2	110	15.2	5.1	0.7		165	3		3	0.07	0.16	3.7		0.32	11	171	75.1	12	2.4	1.92	12.76	0.1	0.12
猪肺	97	83.1	84	12.2	3.9	0.1		290	10		10	0.04	0.18	1.8		0.45	6	210	81.4	10	5.3	1.21	10.77	0.08	0.04
猪肝	99	70.7	129	19.3	3.5	5		288	4972		4972	0.21	2.08	15	20	0.86	6	235	68.6	24	22.6	5.78	19.21	0.65	0.26
猪脑	100	78	131	10.8	9.8	0		2571				0.11	0.19	2.8		0.96	30	259	130.7	10	1.9	0.99	12.65	0.32	0.03

续表

食品名	可食部 %	水分 g	能量 kcal	蛋白质 g	脂肪 g	碳水化合物 g	膳食纤维 g	胆固醇 mg	维生素A μgRE	胡萝卜素 μg	视黄醇 μg	维生素B₁ mg	维生素B₂ mg	尼克酸 mg	维生素C mg	维生素E mg	Ca mg	K mg	Na mg	Mg mg	Fe mg	Zn mg	Se μg	Cu mg	Mn mg
猪脾	100	79.4	94	13.2	3.2	3.1		461				0.09	0.26	0.6		0.33	1	234	26.1	14	11.3	1.44	16.5	0.06	0.02
猪舌[口条]	94	63.7	233	15.7	18.1	1.7		158	15		15	0.13	0.3	4.6		0.73	13	216	79.4	14	2.8	2.12	11.74	0.18	0.04
猪肾[猪腰子]	93	78.8	96	15.4	3.2	1.4		354	41		41	0.31	1.14	8	13	0.34	12	217	134.2	22	6.1	2.56	111.77	0.58	0.16
猪小肠	100	85.4	65	10	2	1.7		183	6		6	0.12	0.11	3.1		0.13	7	142	204.8	16	2	2.77	7.22	0.12	0.13
猪心	97	76	119	16.6	5.3	1.1		151	13		13	0.19	0.48	6.8	4	0.74	12	260	71.2	17	4.3	1.9	14.94	0.37	0.05
猪血	100	85.8	55	12.2	0.3	0.9		51				0.03	0.04	0.3		0.2	4	56	56	5	8.7	0.28	7.94	0.1	0.03
叉烧肉	100	49.2	279	23.8	16.9	7.9		68	16		16	0.66	0.23	7		0.68	8	430	818.8	28	2.6	2.42	8.41	0.1	0.2
腊肉（培根）	100	63.1	181	22.3	9	2.6		46				0.9	0.11	4.5		0.11	2	294	51.2	3	2.4	2.26	5.5	0.03	0.05
腊肉（生）	100	31.1	498	11.8	48.8	2.9		123	96		96	0.24	0.05	11.1		6.23	22	416	763.9	35	7.5	3.49	23.52	0.08	0.05
午餐肉	100	59.9	229	9.4	15.9	12		56	20		20					0.1	57	146	981.9	18	0.8	1.39	4.3	0.08	0.06
咸肉	100	40.4	390	16.5	36	0		72	44		44	0.77	0.21	3.5		10.02	10	387	195.6	30	2.6	2.04	13	0.11	0.08
猪肉松（均值）	100	9.4	396	23.4	11.5	49.7		111				0.04	0.13	3.3			41	313	469	55	6.4	4.28	8.77	0.13	0.6
福建式肉松	100	3.6	493	25.1	26	39.7		111				0.03	0.19	2.7		0.78	3	264	1419.9	3	7.7	2.89	13.37	0.64	0.33
太仓肉松	100	24.4	316	38.6	8.3	21.6		111	158		158	0.05	0.16	2.9		0.41	53	300	1880	42	8.2	7.35	15.78	0.41	0.43
儿童肉肠	100	49.8	290	13.1	19.6	15.3		61				0.26	0.09	3		1.11	12	218		18	3.2	2.41	16.66	0.02	0.05
广东香肠	100	33.5	433	18	37.3	6.4		94	5		5	0.42	0.07	5.7		0.71	5	356	1477.9	24	2.8	2.62	7.02	0.07	0.04
火腿肠	100	57.4	212	14	10.4	15.6		57				0.26	0.43	2.3		0.17	9	217	771.2	22	4.5	3.22	9.2	0.36	0.14
小红肠	100	56.2	280	11.8	23.2	6		72				0.27	0.14	2.6		0.15	10	183	682.2	14	2.2	2.11	4.94	0.12	0.1
方腿	100	73.9	117	16.2	5	1.9		45				0.5	0.2	17.4			1	222	424.5	2	3	2.63	7.2	0.05	0.01
火腿	100	47.9	330	16	27.4	4.9		120	46		46	0.28	0.09	8.6		0.8	3	220	1086.7	20	2.2	2.16	2.95	0.08	0.04
金华火腿	100	48.7	318	16.4	28	0.1		98	20		20	0.51	0.18	4.8		0.18	9	389	233.4	23	2.1	2.26	13	0.1	0.05

续表

食品名	可食部 %	水分 g	能量 kcal	蛋白质 g	脂肪 g	碳水化合物 g	膳食纤维 g	胆固醇 mg	维生素A μgRE	胡萝卜素 μg	视黄醇 μg	维生素B₁ mg	维生素B₂ mg	尼克酸 mg	维生素C mg	维生素E mg	Ca mg	K mg	Na mg	Mg mg	Fe mg	Zn mg	Se μg	Cu mg	Mn mg
圆腿	100	70.9	139	18.4	6.5	1.6		54	1		1	0.61	0.13	20.4		0.19	3	247	373.4	2	1.4	2.01	8.4	0.16	0.07
牛肉(肥瘦)(均值)	99	72.8	125	19.9	4.2	2		84	7		7	0.04	0.14	5.6		0.65	23	216	84.2	20	3.3	4.73	6.45	0.18	0.04
牛肉(腑肋)	100	75.1	123	18.6	5.4	0		71	7		7	0.06	0.13	3.1		0.37	19	217	66.6	14	2.7	4.05	2.35	0.07	0.06
牛肉(后腿)	100	74.9	106	20.9	2	1.1		74	3		3	0.04	0.14	6.1		0.97	5	197	45.4	21	3.3	4.07	4.96	0.11	0.02
牛肉(后腱)	94	75.6	98	20.1	1	2.2		54	3		3	0.03	0.15	4.8		0.78	5	182	85.3	20	4.2	3.93	3.82	0.1	0.04
牛肉(里脊)	100	73.2	107	22.2	0.9	2.4		63	4		4	0.05	0.15	7.2		0.8	3	140	75.1	29	4.4	6.92	2.76	0.11	
牛肉(前腿)	100	74.9	105	19.2	1.8	2.9		71	3		3	0.04	0.16	4.9		0.67	5	176	69.9	20	2.8	4.5	3.51	0.11	0.05
牛肉(前腱)	95	72.2	113	20.3	1.3	5.1		80	2		2	0.04	0.18	5		0.38	5	182	83.1	22	3.2	7.61	4.97	0.16	
牛肉(瘦)	100	75.2	106	20.2	2.3	1.2		58	6		6	0.07	0.13	6.3		0.35	9	284	53.6	21	2.8	3.71	10.55	0.16	0.04
牛蹄筋	100	62	151	34.1	0.5	2.6						0.07	0.13	0.7			5	23	153.6	10	3.2	0.81	1.7		
牛蹄筋(泡发)	100	93.6	25	6		0.2		10	5		5			0			6	1	81	3	2.3	0.73	5.1	0.19	
牛鞭(泡发)	100	71.8	117	27.2	0.9	0											10	4	32	9	3	1.05	2.03	0.01	0.02
牛大肠	100	85.9	66	11	2.3	0.4		124	2		2	0.03	0.08	1.2		0.51	12	55	28	17	2	1.05	10.94	0.07	0.03
牛肚	100	83.4	72	14.5	1.6	0		104	2		2	0.03	0.13	2.5		0.34	40	162	60.6	14	1.8	2.31	9.07	0.07	0.21
牛肺	100	78.6	95	16.5	2.5	1.5		306	12		12	0.04	0.21	3.4	13	0.13	8	197	154.8	14	11.7	2.67	13.61	0.22	0.16
牛肝	100	68.7	139	19.8	3.9	6.2		297	20220		20220	0.16	1.3	11.9	9		4	185	45	22	6.6	5.01	11.99	1.34	0.37
牛脑	100	75.1	149	12.5	11	0.1		2447	8		8	0.15	0.25	4		0.55	6	300	185.6	20	4.7	4.69	20.34	0.28	0.08
牛舌	100	66.7	196	17	13.3	2		92	8		8	0.1	0.16	3.6		0.19	6	236	58.4	18	3.1	3.39	13.84	0.09	0.03
牛肾	89	78.3	94	15.6	2.4	2.6		295	88		88	0.24	0.85	7.7		0.19	8	190	180.8	13	9.4	2.17	70.25	0.16	0.06
牛心	100	77.2	106	15.4	3.5	3.1		115	17		17	0.26	0.39	6.8	5	0.19	4	282	47.9	25	5.9	2.41	14.8	0.37	0.06
酱牛肉	100	50.7	246	31.4	11.9	1.9		76	11		11	0.05	0.22	4.4		1.25	20	148	869.2	27	4	7.12	4.35	0.14	0.25
牛肉干	100	9.3	550	45.6	40	1.9		120				0.06	0.26	15.2			43	510	412.4	107	15.6	7.26	9.8	0.29	0.19
咖喱牛肉干	100	13.3	326	45.9	2.7	29.5		116	86		86	0.01	0.27	6.1		15.33	65	576	2075	26	18.3	7.6	5.2	0.25	0.54
牛肉松	100	2.7	445	8.2	15.7	67.7		169	90		90	0.04	0.11	0.9		18.24	76	128	1945.7	52	4.6	0.55	2.66	0.05	0.83

续表

食品名	可食部 %	水分 g	能量 kcal	蛋白质 g	脂肪 g	碳水化合物 g	膳食纤维 g	胆固醇 mg	维生素A μgRE	胡萝卜素 μg	视黄醇 μg	维生素 B_1 mg	维生素 B_2 mg	尼克酸 mg	维生素C mg	维生素E mg	Ca mg	K mg	Na mg	Mg mg	Fe mg	Zn mg	Se μg	Cu mg	Mn mg
牛蹄筋（熟）	100	64	147	35.2	0.6	0.1		51									13	48	99.3	8	1.7	0.99	4.35	0.04	0.04
羊肉（肥瘦）（均值）	90	65.7	203	19	14.1	0		92	22		22	0.05	0.14	4.5		0.26	6	232	80.6	20	2.3	3.22	32.2	0.75	0.02
羊肉（冻）	100	58.4	285	12.6	24.4	3.8		77				0.02	0.12	4.4			17	587	122.2	37	5.2	7.67	3.15	0.17	0.12
羊肉（后腿）	77	75.8	110	19.5	3.4	0.3		83	8		8	0.05	0.19	6		0.34	6	143	60	20	2.7	2.18	4.49	0.16	0.08
羊肉（里脊）	100	75.4	103	20.5	1.6	1.6		107	5		5	0.06	0.2	5.8		0.52	8	161	74.4	22	2.8	1.98	5.53	0.15	0.05
羊肉（前腿）	71	75.7	110	18.6	3.2	1.6		86	10		10	0.07	0.21	5		0.5	7	108	74.4	18	2.4	2.2	15.38	0.15	0.06
羊肉（瘦）	90	74.2	118	20.5	3.9	0.2		60	11		11	0.15	0.16	5.2		0.31	9	403	69.4	22	3.9	6.06	7.18	0.12	0.03
羊肉（胸脯）	81	73.6	133	19.4	6.2	0		89	11		11	0.04	0.18	4.4		0.45	7	170	86.6	17	3	2.2	6.74	0.14	0.09
山羊肉（冻）	100	56.4	293	8.7	24.5	9.4		81	8		8	0.06	0.12	4.7			135	744	160.6	50	13.7	10.42	8.2	0.21	0.06
羊蹄筋（生）	100	62.8	159	34.3	2.4	0		58					0.1	1.2			16	74	149.7	5	3.1	1.64	3.56	0.1	0.12
羊蹄筋（泡发）	100	89.5	41	8.4		1.9		28	4		4	0.04	0.04	0		0.44	14	1	48.8	6	2.5	0.69	0.99	0.04	0.08
羊大肠	100	83.4	75	13.4	2.4	0		150					0.14	1.8			25	117	79	17	1.9	2.5	14.11	1.46	0.09
羊肚	100	81.7	87	12.2	3.4	1.8		124	23		23	0.03	0.17	1.8		0.33	38	101	66	16	1.4	2.61	9.68	0.1	0.6
羊肺	100	77.7	96	16.2	2.4	2.5		319				0.05	0.14	1.1		1.43	12	139	146.2	8	7.8	1.81	9.33	0.19	0.05
羊肝	100	69.7	134	17.9	3.6	7.4		349	20972		20972	0.21	1.75	22.1		29.93	8	241	123	14	7.5	3.45	17.68	4.51	0.26
羊脑	100	76.3	142	11.3	10.7	0.1		2004				0.17	0.27	3.5			61	146	151.8	15		1.24	38.12		
羊舌	100	60.9	225	19.4	14.2	4.8		148					0.23	3											
羊肾	95	78.2	96	16.6	2.8	1		289	126		126	0.35	2.01	8.4		0.13	8	115	193.3	18	5.8	2.74	58.9	0.32	0.1
羊心	100	77.7	113	13.8	5.5	2		104	16		16	0.28	0.4	5.6		1.75	10	200	100.8	17	4	2.09	16.7	0.26	0.04
羊血	100	85	57	6.8	0.2	6.9		92				0.04	0.09	0.2			22	6	443.4	2	18.3	0.67	15.68	0.02	0.01
腊羊肉	100	47.8	246	26.1	10.6	11.5		100				0.03	0.5	3.4		7.26	14	310	899.6	29	6.6	9.95	44.62	0.14	0.11

续表

食品名	可食部 %	水分量 g	能量 kcal	蛋白质 g	脂肪 g	碳水化合物 g	膳食纤维 g	胆固醇 mg	维生素A μgRE	胡萝卜素 μg	视黄醇 μg	维生素B₁ mg	维生素B₂ mg	尼克酸 mg	维生素C mg	维生素E mg	Ca mg	K mg	Na mg	Mg mg	Fe mg	Zn mg	Se μg	Cu mg	Mn mg
羊肉（熟）	100	61.7	217	23.2	13.8	0		88	18		18	0.01	0.2	3.7		0.33	13	239	408	18	1.9	2.14	8.12	0.09	0.05
羊肉串（烤）	100	58.7	206	26	10.3	2.4		110	52		52	0.04	0.15	6.3		1.44	4	205	484.8	45	8.5	2.28	3.37	0.13	0.34
羊肉串（炸）	100	57.4	217	18.3	11.5	10		109	40		40	0.04	0.41	4.7		6.56	38	297	580.8	29	4.2	3.84	6.53	0.12	0.2
羊肉干	100	9.1	588	28.2	46.7	13.7		166				0.14	0.26	10.6			77	520	184	101	10.1	16.19	10.4	0.23	0.29
驴肉	100	73.8	116	21.5	3.2	0.4		74	72		72	0.03	0.16	2.5		2.76	2	325	46.9	7	4.3	4.26	6.1	0.23	
马肉（瘦）	100	74.1	122	20.1	4.6	0.1		84	28		28	0.06	0.25	2.2		1.42	5	526	115.8	41	5.1	12.26	3.73	0.15	0.03
马心	100	76.3	104	18.9	2.7	1		119	32		32	0.22	0.29	2.9		1.99	25	176	66.2	27	11.9	4.93	15.03	4.74	0.03
狗肉	80	76	116	16.8	4.6	1.8		62	12		12	0.34	0.2	3.5		1.4	52	140	47.4	14	2.9	3.18	14.75	0.14	0.13
骆驼蹄	100	72.2	116	25.6	1.4	0.2		55	9		9	0.01					36				4	4.81	20.16	1.08	0.09
骆驼掌	100	21.9	310	72.8	2	0.3		360	26		26	0.03					152	48	210.3	59	0.3	2.81		2.61	0.59
兔肉	100	76.2	102	19.7	2.2	0.9		59	26		26	0.11	0.1	5.8		0.42	12	284	45.1	15	2	1.3	10.93	0.12	0.04
兔肉（野）	100	80.6	84	16.6	2	0		48				0.21					23	371	88.3	46	7.4	7.81	10.35	0.18	0.04
鸡（肉值）	66	69	167	19.3	9.4	1.3		106	48		48	0.05	0.09	5.6		0.67	9	251	63.3	19	1.4	1.09	11.75	0.07	0.03
鸡（土鸡，家养）	58	73.5	124	20.8	4.5	0		106	64		64	0.09	0.08	15.7		2.02	9	276	74.1	40	2.1	1.06	12.75	0.1	0.05
母鸡（一年内）	66	56	256	20.3	16.8	5.8		166	139		139	0.05	0.04	8.8		1.34	2	275	62.2	16	1.2	1.46		0.09	0.04
肉鸡（肥）	74	46.1	389	16.7	35.4	0.9		106	226		226	0.05	0.07	13.1			37	123	47.8	7	1.7	1.1	5.4	0.08	0.01
华青鸡	70	70.7	158	19.6	8.8	0		74	109		109	0.06	0.05	6.4		0.74	1	184	62.8	22	1.8	2.46	13.43	0.09	
乌骨鸡	48	73.9	111	22.3	2.3	0.3		106				0.02	0.2	7.1		1.77	17	323	64	51	2.3	1.6	7.73	0.26	0.05
鸡胸脯肉	100	72	133	19.4	5	2.5		82	16		16	0.07	0.13	10.8		0.22	3	338	34.4	28	0.6	0.51	10.5	0.06	0.01
鸡翅	69	65.4	194	17.4	11.8	4.6		113	68		68	0.01	0.11	5.3		0.25	8	205	50.8	17	1.3	1.12	10.98	0.05	0.03
鸡腿	69	70.2	181	16	13	0		162	44		44	0.02	0.14	6		0.03	6	242	64.4	34	1.5	1.12	12.4	0.09	0.03

食品名	可食部 %	水分 g	能量 kcal	蛋白质 g	脂肪 g	碳水化物 g	膳食纤维 g	胆固醇 mg	维生素A μgRE	胡萝卜素 μg	视黄醇 μg	维生素B$_1$ mg	维生素B$_2$ mg	尼克酸 mg	维生素C mg	维生素E mg	Ca mg	K mg	Na mg	Mg mg	Fe mg	Zn mg	Se μg	Cu mg	Mn mg
鸡爪	60	56.4	254	23.9	16.4	2.7		103	37		37	0.01	0.13	2.4		0.32	36	108	169	7	1.4	0.9	9.95	0.05	0.03
鸡肝	100	74.4	121	16.6	4.8	2.8		356	10414		10414	0.33	1.1	11.9		1.88	7	222	92	16	12	2.4	38.55	0.32	0.24
鸡肝（肉鸡）	100	74	121	16.7	4.5	3.5		476	2867		2867	0.32	0.58			0.75	4	321	98.2	17	9.6	3.46		0.35	0.07
鸡心	100	70.8	172	15.9	11.8	0.6		194	910		910	0.46	0.26	11.5			54	220	108.4	11	4.7	1.94	4.1	0.27	0.04
鸡血	100	87	49	7.8	0.2	4.1		170	56		56	0.05	0.04	0.1		0.21	10	136	208	4	25	0.45	12.13	0.03	0.03
鸡胗[鸡肫]	100	73.1	118	19.2	2.8	4		174	36		36	0.04	0.09	3.4		0.87	7	272	74.8	15	4.4	2.76	10.54	2.11	0.06
扒鸡	66	56	217	29.6	11	0		211	32		32	0.02	0.17	9.2			31	149	1000.7	24	2.9	3.23	8.1	0.05	0.01
烤鸡	73	59	240	22.4	16.7	0.1		99	37		37	0.05	0.19	3.5		0.22	25	142	472.3	14	1.7	1.38	3.84	0.1	0.11
肯德基[炸鸡]	70	49.4	279	20.3	17.3	10.5		198	23		23	0.03	0.17	16.7		6.44	109	232	755	28	2.2	1.66	11.2	0.11	0.12
鸡肉松	100	4.9	440	7.2	16.4	65.8		81	90		90	0.03	0.11	1		14.58	76	109	1687.8	29	7.1	0.58	3.07	0.07	0.68
鸭（均值）	68	63.9	240	15.5	19.7	0.2		94	52		52	0.08	0.22	4.2		0.27	6	191	69	14	2.2	1.33	12.25	0.21	0.06
公麻鸭	63	47.9	360	14.3	30.9	6.1		143	238		238	0.05	0.11			0.13	4	109	61.6	16	3	1.9		0.29	0.09
母麻鸭	75	40.2	461	13	44.8	1.4		132	476		476	0.06	0.09			0.6	9	155	48.8	20	2.9	1.38		0.21	0.09
鸭胸脯肉	100	78.6	90	15	1.5	4		121				0.01	0.07	4.2		1.98	6	126	60.2	24	4.1	1.17	12.62	0.27	0.01
鸭皮	100	28.1	538	6.5	50.2	15.1		46	21		21	0.01	0.04	1			6	38	26.2	18	3.1	0.64	4.7		
鸭翅	67	70.6	146	16.5	6.1	6.3		49	14		14	0.02	0.16	2.4			20	100	53.6	5	2.1	0.74	10		
鸭掌	59	64.7	150	26.9	1.9	6.2		36	11		11		0.17	1.1			24	28	61.1	3	1.3	0.54	5.42		
鸭肠	53	77	129	14.2	7.8	0.4		187	16		16	0.02	0.22	3.1			31	136	32	13	2.3	1.19	24.9	0.18	
鸭肝	100	76.3	128	14.5	7.5	0.5		341	1040		1040	0.26	1.05	6.9	18	1.41	18	230	87.2	18	23.1	3.08	57.27	1.31	0.28
鸭肝（公麻鸭）	100	69.8	136	14.7	4.1	10.1		313	2850		2850	0.15	0.34			0.25	1	236	99.3	12	35.1	3.92		3.51	0.25
鸭肝（母麻鸭）	100	73.5	113	16.8	2.5	5.9		255	4675		4675	0.35	0.65			1.11	1	289	107.5	13	50.1	6.91		6.27	0.28

食品名	可食部 %	水分量 g	能量 kcal	蛋白质 g	脂肪 g	碳水化合物 g	膳食纤维 g	胆固醇 mg	维生素A μgRE	胡萝卜素 μg	视黄醇 μg	维生素B₁ mg	维生素B₂ mg	尼克酸 mg	维生素C mg	维生素E mg	Ca mg	K mg	Na mg	Mg mg	Fe mg	Zn mg	Se μg	Cu mg	Mn mg
鸭舌[鸭条]	61	62.6	245	16.6	19.7	0.4		118	35		35	0.01	0.21	1.6		0.23	13	44	81.5	6	2.2	0.65	12.5		
鸭心（母麻鸭）	100	74.5	143	12.8	8.9	2.9		120	24		24	0.14	0.87	8		0.81	20	233	86.2	18	5	1.38	15.3	0.37	
鸭血（母麻鸭）	100	85.6	55	13.1	0.3	0		95	110		110	0.05	0.07			0.1	2	185	175.2	9	39.6	0.94		0.08	0.09
鸭胰	97	72.6	117	21.7	2.9	1		230	6		6	0.02	0.78	3.2	9		20	84	55.7	41	1.9	4.16	26.2	0.08	0.05
鸭肝	93	77.8	92	17.9	1.3	2.1		153	6		6	0.04	0.15	4.4		0.21	12	284	69.2	18	4.3	2.77	15.95	0.18	0.08
鸭肫（公麻鸭）	100	72.6	112	19.8	1.2	5.4		295	48		48	0.05	0.08			0.12	2	351	70.1	19	3.9	3.73		0.14	0.12
鸭肫（母麻鸭）	100	72.9	126	20.4	4.2	1.6		291	102		102	0.04	0.09			0.12	1	349	69	1	4	4.03		0.14	0.19
北京烤鸭	80	38.2	436	16.6	38.4	6			36		36	0.04	0.32	4.5		0.97	35	247	83	13	2.4	1.25	10.32	0.12	
北京填鸭	75	45	425	9.3	41.3	3.9		96	30		30			4.2		0.53	15	139	45.5	6	1.6	1.31	5.8		
红烧鸭（罐头）	100	51.4	338	15.3	30.5	0.6			26		26	0.13	0.18	3.8		0.1	29	115	628.3	17	2.5	1.55	11.5	0.12	
酱鸭	80	53.6	266	18.9	18.4	6.3		107	11		11	0.06	0.22	3.7			14	236	981.3	13	4.1	2.69	15.74	0.26	0.02
酱鸭（加海菜，罐头）	93.6	61.9	248	11.8	21.7	2.5	1.2	35	26		26	0.11	0.13	6.1		0.1	29	130	474.5	24	2.8	3.03	10.4	0.14	0.14
盐水鸭（熟）	81	51.7	313	16.6	26.1	2.8		81	35		35	0.07	0.21	2.5		0.42	10	218	1557.5	14	0.7	2.04	15.37	0.32	0.05
鹅	63	61.4	251	17.9	19.9	0		74	42		42	0.07	0.23	4.9		0.22	4	232	58.8	18	3.8	1.36	17.68	0.43	0.04
鹅肝	100	70.7	129	15.2	3.4	9.3		285	6100		6100	0.27	0.25			0.29	2	336	70.2	11	7.8	3.56		7.78	0.32
鹅肫	100	76.3	100	19.6	1.9	1.1		153	51		51	0.05	0.06				2	410	58.2	9	4.7	4.04		0.14	0.05
烧鹅	73	52.8	289	19.7	21.5	4.2		116	9		9	0.09	0.11	3.6		0.07	91	22	240	7	3.8	2	7.68	0.26	0.06
火鸡腿	100	77.8	91	20	1.2	0		58				0.07	0.06	8.3		0.07	12	708	168.4	49	5.2	9.26	15.5	0.45	0.04
火鸡胸脯肉	100	73.6	103	22.4	0.2	2.8		49				0.04	0.03	16.2		0.35	39	227	93.7	31	1.1	0.52	9.9		0.03
火鸡肝	100	69.9	143	20	5.6	3.1		294				0.06	1.21	43		1.13	3	244	128.6	18	20.7	1.74	36	0.02	0.13
火鸡肫	100	76.5	91	18.9	0.3	3.2		342				0.02	0.08	7.8		0.33	44	352	57	24	3.7	2.62	16.3	0.03	

续表

食品名	可食部 %	水分量 g	能量 kcal	蛋白质 g	脂肪 g	碳水化合物 g	膳食纤维 g	胆固醇 mg	维生素A μgRE	胡萝卜素 μg	视黄醇 μg	维生素B1 mg	维生素B2 mg	尼克酸 mg	维生素C mg	维生素E mg	Ca mg	K mg	Na mg	Mg mg	Fe mg	Zn mg	Se μg	Cu mg	Mn mg
鸽	42	66.6	201	16.5	14.2	1.7		99	53		53	0.06	0.2	6.9		0.99	30	334	63.6	27	3.8	0.82	11.08	0.24	0.05
鹌鹑	58	75.1	110	20.2	3.1	0.2		157	40		40	0.04	0.32	6.3		0.44	48	204	48.4	20	2.3	1.19	11.67	0.1	0.08
牛乳（均值）	100	89.8	54	3	3.2	3.4		15	24		24	0.03	0.14	0.1	1	0.21	104	109	37.2	11	0.3	0.42	1.94	0.02	0.03
鲜羊乳	100	88.9	59	1.5	3.5	5.4		31	84		84	0.04	0.12	2.1		0.19	82	135	20.6		0.5	0.29	1.75	0.04	
人乳	100	87.6	65	1.3	3.4	7.4		11	11		11	0.01	0.05	0.2	5		30			32	0.1	0.28		0.03	
全脂牛奶粉	100	2.3	478	20.1	21.2	51.7		110	141		141	0.11	0.73	0.9	4	0.48	676	449	260.1	79	1.2	3.14	11.8	0.09	0.09
全脂速溶奶粉	100	2.3	466	19.9	18.9	54		71	272		272	0.08	0.8	0.5	7	1.29	659	541	247.6	73	2.9	2.16	7.98	0.12	0.05
全脂羊乳粉	100	1.4	498	18.8	25.2	49		75				0.06	1.6	0.9	1	0.2									
酸奶（均值）	100	84.7	72	2.5	2.7	9.3		15	26		26	0.03	0.15	0.2	1	0.12	118	150	39.8	12	0.4	0.53	1.71	0.03	0.02
酸奶（脱脂）	100	85.5	57	3.3	0.4	10		18				0.02	0.1	0.1	1		146	156	27.7	10	0.1	0.51	1.46	0.01	0.02
酸奶（中脂）	100	85.8	64	2.7	1.9	9		12	32		32	0.02	0.13	0.1	1	0.13	81	130	13	10		0.68	0.74	0.01	0.01
酸奶（果料）	100	84.4	67	3.1	1.4	10.4		15	19		19	0.03	0.19	0.1	2	0.69	140	111	32.5	11	0.4	0.56	0.98	0.04	0.03
奶酪［干酪］	100	43.5	328	25.7	23.5	3.5		11	152		152	0.06	0.91	0.6		0.6	799	75	584.6	57	2.4	6.97	1.5	0.13	0.16
奶油	100	0.7	879	0.7	97	0.9		209	297		297		0.01	0		1.99	14	226	268	2	1	0.09	0.7	0.42	
黄油	100	0.5	888	1.4	98	0		296					0.02				35	39	40.3	7	0.8	0.11	1.6	0.01	0.05
白脱（食品工业）［牛油，黄油］	100	17.7	744		82.7	0		152	534		534	0.01	0.06	0.1		3.71	1	43	18	2	1	0.8	0.56	0.02	
酥油	100	2.5	860	1.5	94.4	0		227	426		426		0.01			2.45	128	188	73	2	0.4	0.12	0.7	0.18	
炼乳（甜，罐头）	100	26.2	332	8	8.7	55.4		36	41		41	0.03	0.16	0.3	2	0.28	242	309	211.9	24	0.4	1.53	3.26	0.04	0.04
奶片	100	3.7	472	13.3	20.2	59.3		65	75		75	0.05	0.2	1.6	5	0.05	269	356	179.7	32	1.6	3	12.1	0.06	
鸡蛋（均值）	88	74.1	144	13.3	8.8	2.8		585	234		234	0.11	0.27	0.2		1.84	56	154	131.5	10	2	1.1	14.34	0.15	0.04
鸡蛋（白皮）	87	75.8	138	12.7	9	1.5		585	310		310	0.09	0.31	0.2		1.23	48	98	94.7	14	2	1	16.55	0.06	0.03

续表

食品名	可食部 %	水分 g	能量 kcal	蛋白质 g	脂肪 g	碳水化合物 g	膳食纤维 g	胆固醇 mg	维生素A μgRE	胡萝卜素 μg	视黄醇 μg	维生素B₁ mg	维生素B₂ mg	尼克酸 mg	维生素C mg	维生素E mg	Ca mg	K mg	Na mg	Mg mg	Fe mg	Zn mg	Se μg	Cu mg	Mn mg
鸡蛋（红皮）	88	73.8	156	12.8	11.1	1.3		585	194		194	0.13	0.32	0.2		2.29	44	121	125.7	11	2.3	1.01	14.98	0.07	0.04
鸡蛋（土鸡）	88	72.6	138	14.4	6.4	5.6		1338	199		199	0.12	0.19	0.2		1.36	76	244	174	5	1.7	1.28	11.5	0.32	0.06
鸡蛋白	100	84.4	60	11.6	0.1	3.1						0.04	0.31	0.2		0.01	9	132	79.4	15	1.6	0.02	6.97	0.05	0.02
鸡蛋白（乌骨鸡）	100	88.4	44	9.8	0.1	1							0.31	0.1			9	109	165.1	10		0.01	2.99	0.01	0.01
鸡蛋黄	100	51.5	328	15.2	28.2	3.4		1510	438		438	0.33	0.29	0.1		5.06	112	95	54.9	41	6.5	3.79	27.01	0.28	0.06
鸡蛋黄（乌骨鸡）	100	57.8	263	15.2	19.9	5.7		2057	179		179	0.07	0.36	0.1		7.64	107	105	57.2	16	0.5	3.1	22.62	0.7	0.04
鸡蛋粉［全蛋粉］	100	2.5	545	43.4	36.2	11.3		2251	525		525	0.05	0.4			11.56	954	357	393.2	46	10.5	5.95	39.1	0.28	0.22
鸡蛋黄粉	100	4.6	644	31.6	55.1	5.3		2850	776		776		0.25			14.43	266	103	89.8	22	10.6	6.66	27.7	0.1	0.05
松花蛋（鸡蛋）	83	66.4	178	14.8	10.6	5.8		595	310		310	0.02	0.13	0.2		1.06	26	148	8	8	3.9	2.73	44.32	0.12	0.06
鸭蛋	87	70.3	180	12.6	13	3.1		565	261		261	0.17	0.35	0.2		4.98	62	135	106	13	2.9	1.67	15.68	0.11	0.04
鸭蛋白	100	87.7	47	9.9		1.8						0.01	0.07	0.1		0.16	18	84	71.2	21	0.1		4	0.08	
鸭蛋黄	100	44.9	378	14.5	33.8	4		1576	1980		1980	0.28	0.62			12.72	123	86	30.1	22	4.9	3.09	25	0.16	0.1
松花蛋（鸭蛋）［皮蛋］	90	68.4	171	14.2	10.7	4.5		608	215		215	0.06	0.18	0.1		3.05	63	152	542.7	13	3.3	1.48	25.24	0.12	0.06
咸鸭蛋	88	61.3	190	12.7	12.7	6.3		647	134		134	0.16	0.33	0.1		6.25	118	184	2706.1	30	3.6	1.74	24.04	0.14	0.1
鹅蛋	87	69.3	196	11.1	15.6	2.8		704	192		192	0.08	0.3	0.4		4.5	34	74	90.6	12	4.1	1.43	27.24	0.09	0.04
鹅蛋白	100	87.2	48	8.9		3.2			7		7	0.03	0.04	0.3		0.34	4	36	77.3	9	2.8	0.1	8	0.05	
鹅蛋黄	100	50.1	324	15.5	26.4	6.2		1696	1977		1977	0.06	0.59	0.6		95.7	13		24.4	10	2.8	1.59	26	0.25	
鹌鹑蛋	86	73	160	12.8	11.1	2.1		515	337		337	0.11	0.49	0.1		3.08	47	138	106.6	11	3.2	1.61	25.48	0.09	0.04
鹌鹑蛋（五香罐头）	89	74.4	152	11.6	11.7	0		480	98		98	0.01	0.06	0.3		5.34	157	41	711.5	8	2.6	1.43	11.6	0.13	0.03
白条鱼（裸鱼）	59	76.8	103	16.6	3.3	1.6		129	11		11	0.07	0.07	1.9		0.86	58	331	68	13	1.7	3.22	12	0.16	0.03
草条鱼［白鲹，草包鱼］	58	77.3	113	16.6	5.2	0		86	11		11	0.04	0.11	2.8		2.03	38	312	46	31	0.8	0.87	6.66	0.05	0.05

续表

食品名	可食部 %	水分 g	能量 kcal	蛋白质 g	脂肪 g	碳水化合物 g	膳食纤维 g	胆固醇 mg	维生素A μgRE	胡萝卜素 μg	视黄醇 μg	维生素B₁ mg	维生素B₂ mg	尼克酸 mg	维生素C mg	维生素E mg	Ca mg	K mg	Na mg	Mg mg	Fe mg	Zn mg	Se μg	Cu mg	Mn mg
黄鳝 [鳝鱼]	67	78	89	18	1.4	1.2		126	50		50	0.06	0.98	3.7		1.34	42	263	70.2	18	2.5	1.97	34.56	0.05	2.22
黄鳝丝	88	83.2	69	15.4	0.8	0		77				0.04	2.08	1.8		1.1	57	278	131		2.8	1.82	36.38	0.02	8.25
鲤鱼 [鲤拐子]	54	76.7	109	17.6	4.1	0.5		84	25		25	0.03	0.09	2.7		1.27	50	334	53.7	33	1	2.08	15.38	0.06	0.05
泥鳅	60	76.6	96	17.9	2	1.7		136	14		14	0.1	0.33	6.2		0.79	299	282	74.8	28	2.9	2.76	35.3	0.09	0.47
青鱼 [青皮鱼，青鳞鱼，青混]	63	73.9	118	20.1	4.2	0		108	42		42	0.03	0.07	2.9		0.81	31	325	47.4	32	0.9	0.96	37.69	0.06	0.04
乌鳢 [黑鱼，石斑鱼，生鱼]	57	78.7	85	18.5	1.2	0		91	26		26	0.02	0.14	2.5		0.97	152	313	48.8	33	0.7	0.8	24.57	0.05	0.06
银鱼 [面条鱼]	100	76.2	105	17.2	4	0		361				0.03	0.05	0.2		1.86	46	246	8.6	25	0.9	0.16	9.54		0.07
鲢鱼 [白鲢，胖子，连子鱼]	61	77.4	104	17.8	3.6	0		99	20		20	0.03	0.07	2.5		1.23	53	277	57.5	23	1.4	1.17	15.68	0.06	0.09
鲫鱼 [喜头鱼，海附鱼]	54	75.4	108	17.1	2.7	3.8		130	17		17	0.04	0.09	2.5		0.68	79	290	41.2	41	1.3	1.94	14.31	0.08	0.06
鲮鱼 [雪鲮]	57	77.7	95	18.4	2.1	0.7		86	125		125	0.01	0.04	3		1.54	31	317	40.1	22	0.9	0.83	48.1	0.04	0.02
鳊鱼 [鲂鱼，武昌鱼]	59	73.1	135	18.3	6.3	1.2		94	28		28	0.02	0.07	1.7		0.52	89	215	41.1	17	0.7	0.89	11.59	0.07	0.05
鳗鲡 [鳗鱼，河鳗]	84	67.1	181	18.6	10.8	2.3		177				0.02	0.02	3.8		3.6	42	207	58.8	34	1.5	1.15	33.66	0.18	
鳙鱼 [摆佳鱼，花鲢鱼]	61	76.5	100	15.3	2.2	4.7		112	34		34	0.04	0.11	2.8		2.65	82	229	60.6	26	0.8	0.76	19.47	0.07	0.08
鳜鱼 [桂鱼，花鲫鱼]	61	74.5	117	19.9	4.2	0		124	12		12	0.02	0.07	5.9		0.87	63	295	68.6	32	1	1.07	26.5	0.1	0.03
鲬鱼 [虹鳟]	57	77	99	18.6	2.6	0.2		102	206		206	0.08				3.55	34	688	110	45		4.3	20.4	0.18	0.07
白姑鱼 [白米子（鱼）]	67	71.5	150	19.1	8.2	0		80				0.02	0.08	3.3		1.49	23	382	152.7	28	0.3	0.84	21	0.04	0.02
带鱼 [白带鱼，刀鱼]	76	73.3	127	17.7	4.9	3.1		76	29		29	0.02	0.06	2.8		0.82	28	280	150.1	43	1.2	0.7	36.57	0.08	0.17
黄鱼 （大黄鱼）	66	77.7	97	17.7	2.5	0.8		86	10		10	0.03	0.1	1.9		1.13	53	260	120.3	39	0.7	0.58	42.57	0.04	0.02
黄鱼 （小黄鱼）	63	77.9	99	17.9	3	0.1		74				0.04	0.04	2.3		1.19	78	228	103	28	0.9	0.94	55.2	0.04	0.05

续表

食品名	可食部 %	水分量 g	能量 kcal	蛋白质 g	脂肪 g	碳水化合物 g	膳食纤维 g	胆固醇 mg	维生素A μgRE	胡萝卜素 μg	视黄醇 μg	维生素B_1 mg	维生素B_2 mg	尼克酸 mg	维生素C mg	维生素E mg	Ca mg	K mg	Na mg	Mg mg	Fe mg	Zn mg	Se μg	Cu mg	Mn mg
鲅鱼[马鲛鱼、燕鲅鱼、巴鱼]	80	72.5	121	21.2	3.1			75	19		19	0.03	0.04	2.1		0.71	35	370	74.2	50	0.8	1.39	51.81	0.37	0.03
鲆鱼[片口鱼、比目鱼]	68	75.9	112	20.8	3.2	0		81				0.11		4.5		0.5	55	317	66.7	55	1	0.53	36.97	0.02	0.04
鲈鱼[鲈花]	58	76.5	105	18.6	3.4	0		86	19		19	0.03	0.17	3.1		0.75	138	205	144.1	37	2	2.83	33.06	0.05	0.04
鲑鱼[大马哈鱼]	72	74.1	139	17.2	7.8	0		68	45		45	0.07	0.18	4.4		0.78	13	361	63.3	36	0.3	1.11	29.47	0.03	0.02
鲑鱼子酱[大麻哈鱼子酱]	100	49.4	252	10.9	16.8	14.4			111		111	0.33	0.19	0.5		12.25	23	171	2881	73	2.8	2.69	203.09	0.6	0.05
鲚鱼(大)[大凤尾鱼]	79	77.5	106	13.2	5.5	0.8		117	15		15	0.08		1		0.84	114	161	53.1	28	1.7	1.51	37.8	0.11	0.29
鲚鱼(小)[小凤尾鱼]	90	72.7	124	15.5	5.1	4		82	14		14	0.06	0.06	0.9		0.74	78	225	38.5	23	1.6	1.3	33.3	0.1	0.17
鲨鱼[真鲨、白斑角鲨]	56	73.3	118	22.2	3.2	0		70	21		21	0.01	0.05	3.1		0.58	41	285	102.2	30	0.9	0.73	57.02	0.06	0.03
鲳鱼[平鱼、银鲳、刺鲳]	70	72.8	140	18.5	7.3	0		77	24		24	0.04	0.07	2.1		1.26	46	328	62.5	39	1.1	0.8	27.21	0.14	0.07
鲷[黑鲷、铜盆鱼、大目鱼]	65	75.2	106	17.9	2.6	2.7		65	12		12	0.02	0.1	3.5		1.08	186	261	103.9	36	2.3	1.2	31.53	0.08	0.26
鲽[比目鱼、凸眼鱼]	72	74.6	107	21.1	2.3	0.5		73	117		117	0.03	0.04	1.5		2.35	107	264	150.4	32	0.4	0.92	29.45	0.06	0.11
鳕鱼[鳕狭、明太鱼]	45	77.4	88	20.4	0.5	0.5		114	14		14	0.04	0.13	2.7			42	321	130.3	84	0.5	0.86	24.8	0.01	0.01
鮟鱇[鳘鱼]	76	77.6	89	20.2	0.9	0		62	33		33	0.01	0.05	3.0		0.88	21	357	54.8	18	1.1	0.81	51.09	0.05	0.07
鱼片干	100	20.2	303	46.1	3.4	22		307			54	0.11	0.39	5.0			106	251	2220.6	60	4.4	2.94	0.37	0.16	0.17
白米虾[水虾米]	57	77.3	81	17.3	0.4	2.0		103	54		54	0.05	0.03			3.34	403	255	90.7	26	2.1	2.03		0.99	0.25
斑节对虾[草虾]	59	73.6	103	18.6	0.8	5.4		148	82	400	15			2.4		1.64	59	363	168.8	63	2	1.78	28.39	1.48	0.22
长毛对虾[大虾、白露虾]	65	76.4	90	18.5	0.4	3.0		136	79	400	12	0.03	0.06	3.1		3.52	36	386	208.8	47	2.9	1.55	9.11	0.62	0.12
刺蛄	14	81.2	77	16	1.4	0		98				0.03	0.18	3.0				181	86.8	21	14.5	0.56		0.91	
东方对虾[中国对虾]	67	78	84	18.3	0.5	1.6		183	87	420	17	0.02	0.11	0.9		3.92	35	217	133.6	37	1	1.14	19.1	0.5	0.08
对虾	61	76.5	93	18.6	0.8	2.8		193	15		15	0.01	0.07	1.7		0.62	62	215	165.2	43	1.5	2.38	33.72	0.34	0.12
海虾	51	79.3	79	16.8	0.6	1.5		117				0.01	0.05	1.9		2.79	146	228	302.2	46	3	1.44	56.41	0.44	0.11

续表

食品名	可食部%	水分g	能量kcal	蛋白质g	脂肪g	碳水化合物g	膳食纤维g	胆固醇mg	维生素A μgRE	胡萝卜素μg	视黄醇μg	维生素B1 mg	维生素B2 mg	尼克酸mg	维生素C mg	维生素E mg	Ca mg	K mg	Na mg	Mg mg	Fe mg	Zn mg	Se μg	Cu mg	Mn mg
河虾	86	78.1	87	16.4	2.4	0		240	48		48	0.04	0.03			5.33	325	329	133.8	60	4	2.24	29.65	0.64	0.27
基围虾	60	75.2	101	18.2	1.4	3.9		181				0.02	0.07	2.9		1.69	83	250	172	45	2	1.18	39.7	0.5	0.05
江虾[沼虾]	100	77	87	10.3	0.9	9.3		116	102		102	0.04	0.12	2.2		11.3	78	683		131	8.8	2.71	17.7	3.46	1.21
龙虾	46	77.6	90	18.9	1.1	1		121					0.03	4.3		3.58	21	257	190	22	1.3	2.79	39.36	0.54	
明虾	57	79.8	85	13.4	1.8	3.8		273				0.01	0.04	4		1.55	75	238	119	31	0.6	3.59	25.48	0.09	0.02
塘水虾[草虾]	57	74	96	21.2	1.2	0		264	44		44	0.05	0.03			4.82	403	250	109	26	3.4	2.54		2.04	0.21
虾虎	32	80.6	81	11.6	1.7	4.8		177				0.04	0.04	0.9		3.18	22	132	136.6	32	1.7	3.31	46.55	2.99	0.11
虾皮	100	42.4	153	30.7	2.2	2.5		428	19		19	0.02	0.14	3.1		0.92	991	617	5057.7	265	6.7	1.93	74.43	1.08	0.82
鳘虾	31	80.1	93	14.8	3.8	0						0.02	0.18	2.7		4.31	85	550	225.2	2	6.4	1.45	7.9	1.07	3.25
虾米[海米、虾仁]	100	37.4	198	43.7	2.6	0		525	21		21	0.01	0.12	5		1.46	555	550	4891.9	236	11	3.82	75.4	2.33	0.77
虾脑酱	100	58.4	100	15.2	4.3	0		249					0.29	3.8		1.78	667	111	1790	53	8.7	3.65	21.45	1.6	0.87
海蟹	55	77.1	95	13.8	2.3	4.7		125	30		30	0.01	0.1	2.5		2.99	208	232	260	47	1.6	3.32	82.65	1.67	0.18
河蟹	42	75.8	103	17.5	2.6	2.3		267	389		389	0.06	0.28	1.7		6.09	126	181	193.5	23	2.9	3.68	56.72	2.97	0.42
锯缘青蟹[青蟹]	43	79.8	80	14.6	1.6	1.7		119	402	2400	2	0.02	0.39	2.3		2.79	228	206	192.9	42	0.9	4.34	75.9	2.84	0.17
梭子蟹	49	77.5	95	15.9	3.1	0.9		142	121		121	0.03	0.3	1.9		4.56	280	208	481.4	65	2.5	5.5	90.96	1.25	0.26
蟹肉	100	84.4	62	11.6	1.2	1.1		65				0.03	0.09	4.3		2.91	231	214	270	41	1.8	2.15	33.3	1.33	0.31
鲍肉[杂色鲍]	65	77.5	84	12.6	0.8	6.6		242	24		24	0.01	0.16	0.2		2.2	266	136	2011.7	59	22.6	1.75	21.38	0.72	0.4
鲍鱼(干)	100	18.3	322	54.1	5.6	13.7			28		28	0.02	0.13	7.2		0.85	143	366	2316.2	352	6.8	1.68	66.6	0.45	0.32
蛏子	57	88.4	40	7.3	0.3	2.1		131	59		59	0.02	0.12	1.2		0.59	134	140	175.9	35	33.6	2.01	55.14	0.38	1.93
蛏干[蛏子鲑、蛏青子]	100	12.2	340	46.5	4.9	27.4		469	20		20	0.07	0.31	5.1		0.41	107	586	1175	303	88.8	13.63	121.22	2.05	7.8
赤贝	34	84.9	61	13.9	0.6	0		144					0.1	0.2		13.22	35	153	266.1	45	4.8	11.58	59.97	0.4	0.6

续表

食品名	可食部 %	水分量 g	能量 kcal	蛋白质 g	脂肪 g	碳水化合物 g	膳食纤维 g	胆固醇 mg	维生素A μgRE	胡萝卜素 μg	视黄醇 μg	维生素B₁ mg	维生素B₂ mg	尼克酸 mg	维生素C mg	维生素E mg	Ca mg	K mg	Na mg	Mg mg	Fe mg	Zn mg	Se μg	Cu mg	Mn mg
河蚌	43	85.3	54	10.9	0.8	0.7		103	243		243	0.01	0.18	0.7		1.36	248	17	17.4	16	26.6	6.23	20.24	0.11	59.61
河蚬 [蚬子]	35	88.5	47	7	1.4	1.7		257	37		37	0.08	0.13	1.4		0.38	39	25	18.4	10	11.4	1.82	29.79	0.47	0.18
壮蛎 [海蛎子]	100	82	73	5.3	2.1	8.2		100	27		27	0.01	0.13	1.4		0.81	131	200	462.1	65	7.1	9.39	86.64	8.13	0.85
生蚝	100	87.1	57	10.9	1.5	0		94				0.04	0.13	1.5		0.13	35	375	270	10	5	71.2	41.4	11.5	0.3
泥蚶 [血蚶，珠蚶]	30	81.8	71	10	0.8	6		124	6		6	0.01	0.07	1.1		13.23	59	207	354.9	84	11.4	11.59	41.42	0.11	1.25
扇贝（鲜）	35	84.2	60	11.1	0.6	2.6		140					0.1	0.2		11.85	142	122	339	39	7.2	11.69	20.22	0.48	0.7
扇贝（干）[干贝]	100	27.4	264	55.6	2.4	5.1		348	11		11		0.21	2.5		1.53	77	969	306.4	106	5.6	5.05	76.35	0.1	0.43
鲜贝	100	80.3	77	15.7	0.5	2.5		116					0.21	2.5		1.46	28	226	120	31	0.7	2.08	57.35		0.33
银蚶 [蚶子]	27	82.7	71	12.2	1.4	2.3		89					0.06	0.9		0.55	49	76	280.1	59	7.3	1.64	86.3	0.13	0.71
贻贝（鲜）[淡菜，壳菜]	49	79.9	80	11.4	1.7	4.7		123	73		73	0.12	0.22	1.8		14.02	63	157	451.4	56	6.7	2.47	57.77	0.13	0.41
贻贝（干）[淡菜，壳菜]	100	15.6	355	47.8	9.3	20.1		493	36		36	0.04	0.32	4.3		7.35	157	264	779	169	12.5	6.71	120.47	0.73	1.27
蛤蜊（均值）	39	84.1	62	10.1	1.1	2.8		156	21		21	0.01	0.13	1.5		2.41	133	140	425.7	78	10.9	2.38	54.31	0.11	0.44
螺（均值）	41	73.6	100	15.7	1.2	6.6			26		26	0.03	0.4	1.8		7.58	722	167	153.3	143	7	4.6	37.94	1.05	0.72
红螺	55	68.7	119	20.2	0.9	7.6		177	50		50		0.46	0.2		20.7	539	179	219.6	191	5.3	3.34	74.78	0.05	0.34
黄螺 [东风螺]	43	70.7	106	19.8	1	4.5		167	2		2	0.06	1.02	2.1		0.33	55	297	129.4	32	3.3	2.21	27.52	1.05	0.42
螺蛳	37	83.3	59	7.5	0.6	6		86					0.28	2		0.43	156	75	252.6	178	1.4	10.27	16.95	1.52	1.05
石螺	27	75.2	90	12.8	0.7	8.2		198				0.02	0.2	0.7		1.57	2458	21	13	147	9	6.17	12.46	2.14	0.42
田螺	26	82	60	11	0.2	3.6		154				0.02	0.19	2.2		0.75	1030	98	26	77	19.7	2.71	16.73	0.8	1.26
香海螺	59	61.6	163	22.7	3.5	10.1		195					0.24	3.3		7.17	91	333	278.9	231	3.2	2.89	79.2	0.72	0.84
海参	100	77.1	78	16.5	0.2	2.5		51				0.03	0.04	0.1		3.14	285	43	502.9	149	13.2	0.63	63.93	0.05	0.76
海参（干）	93	18.9	262	50.2	4.8	4.5		62	39		39	0.04	0.13	1.3				356	4968	1047	9	2.24	150	0.27	0.43

食品名	可食部(%)	水分(g)	能量(kcal)	蛋白质(g)	脂肪(g)	碳水化合物(g)	膳食纤维(g)	胆固醇(mg)	维生素A(μgRE)	胡萝卜素(μg)	视黄醇(μg)	维生素B₁(mg)	维生素B₂(mg)	尼克酸(mg)	维生素C(mg)	维生素E(mg)	Ca(mg)	K(mg)	Na(mg)	Mg(mg)	Fe(mg)	Zn(mg)	Se(μg)	Cu(mg)	Mn(mg)
海参（水浸）	100	93.5	25	6	0.1	0		50	11		11		0.03	0.3			240	41	80.9	31	0.6	0.27	5.79		0.04
海蜇皮	100	76.5	33	3.7	0.3	3.8		8				0.03	0.05	0.2		2.13	150	160	325	124	4.8	0.55	15.54	0.12	0.44
海蜇头	100	69	74	6	0.3	11.8		10	14		14	0.07	0.04	0.3		2.82	120	331	467.7	114	5.1	0.42	16.6	0.21	1.76
墨鱼[曼氏无针乌贼]	69	79.2	83	15.2	0.9	3.4		226				0.02	0.04	1.8		1.49	15	400	165.5	39	1	1.34	37.52	0.69	0.1
墨鱼（干）[曼氏无针乌贼]	82	24.8	287	65.3	1.9	2.1		316				0.02	0.05	3.6		6.73	82	1261	1744	359	23.9	10.02	104.4	4.2	0.2
乌贼[鱿鱼，台湾枪乌贼]	97	80.4	84	17.4	1.6	0		268	35		35	0.02	0.06	1.6		1.68	44	290	110	42	0.9	2.38	38.18	0.45	0.08
鱿鱼（干）[台湾枪乌贼]	98	21.8	313	60	4.6	7.8		871				0.02	0.13	4.9		9.72	87	1131	965.3	192	4.1	11.24	155.1	21.07	0.18
鱿鱼（水浸）	98	85.3	75	17	0.8	0		243	16		16	0.01	0.04	2		0.94	43	16	134.7	61	0.5	1.36	13.65	0.2	0.06
乌鱼蛋	73	86.4	66	14.1	0.4	1.4		114	7		7	0.07	0.13	1.4		10.54	11	201	126.8	21	0.3	1.27	37.97	0.22	0.04
章鱼[真蛸]	100	65.4	52	18.9	1.1	14		90				0.04	0.06	5.4		0.16	22	157	288.1	42	1.4	5.18	41.86	0.24	0.4
章鱼[八爪鱼][八角鱼]	78		135	10.6	0.4							0.09	0.09	1.1		1.34	21	447	65.4	50	0.6	0.68	27.3		
豆奶粉	100	2.7	423	19	8	68.7						0.01	0.01	3		4.75	149	528	15.3	184	4.3	2	7.19	0.61	1.2
春卷	100	23.5	463	6.1	33.7	34.8	1					0.01	0.01	0.4		3.89	10	89	485.8	36	1.9	0.83	6.4	0.07	0.33
豆腐脑（带卤）	100	88.1	47	2.6	1.8	5.4	0.2					0.03	0.01	0.1		0.87	301	108	235.6	35	1.7	0.45	0.5	0.06	0.18
粉皮	100	84.3	61	0.2	0.3	15	0.6							0.2			5	15	3.9	2	0.5	0.27	0.5	0.38	0.03
灌肠	100	66.1	134	0.2	0.3	32.8	0.3					0.01	0.13				11	18	12.5	5	5.8	0.16	15.14	0.04	0.17
煎饼	100	6.8	336	7.6	0.7	83.8	9.1					0.1	0.04	4.2			9	117	85.5	86	7	1.62	3.75	0.41	0.75
京八件	100	8.3	435	7.2	16.4	67.6	3		7	40		0.08	0.03	0.4		5.5	15	81	16.6	23	2.6	0.4	12.7	0.16	0.34
栗羊羹	100	24.1	301	3.7	0.6	70.9	0.8					0.06	0.12	0.2		0.93	80	16	6.1	22	0.9	0.88	0.6	0.1	0.26
凉粉	100	90.5	37	0.2	0.3	8.9	0.6					0.02	0.01				9	5	2.8	3	1.3	0.24	0.73	0.06	0.01
凉粉（带调料）	100	87.8	51	0.3	0.5	11.3	0.1										9			8	0.8	0.21	0.4		

续表

食品名	可食部%	水分 g	能量 kcal	蛋白质 g	脂肪 g	碳水化合物 g	膳食纤维 g	胆固醇 mg	维生素A μgRE	胡萝卜素 μg	视黄醇 μg	维生素B₁ mg	维生素B₂ mg	尼克酸 mg	维生素C mg	维生素E mg	Ca mg	K mg	Na mg	Mg mg	Fe mg	Zn mg	Se μg	Cu mg	Mn mg
凉面	100	59.8	167	4.8	1.7	33.3	0.2									0.53	2	10	163.7	8	4.2	1.21	8.65	0.08	0.28
龙虾片	100	11.1	338	0.6	0.1	85.5	1.8						0.01	0.3			112	25	639.5	32	15.4	1.66	4.1	0.96	0.52
美味香酥卷	100	10.7	368	7.5	3.6	76.7	0.4		18		18	0.12	0.52	1.6		4.54		152	185.8	56	2.4		18.5	0.44	0.6
蜜三刀	100	10.3	425	4.4	14.2	70.7	0.8		0		0	0.06		0.2		8.33	4	53	47.5	21	1.6	1.38	8.65	0.07	0.29
面窝	100	38.1	289	5.2	10.7	44	1.1					0.01	0.01	0.7		1.53	38	95	154.8	21	0.4	0.01	10.5	0.19	
年糕	100	60.9	154	3.3	0.6	34.7	0.8		17	100	0	0.03		1.9		1.15	31	81	56.4	43	1.6	1.36	2.3	0.14	0.38
香油炒面	100	1.9	407	12.4	4.8	80.1	1.5		86	190	54	0.25	0.09	2.9		2.81	16	154	46.4		2.9	1.38	36.8	3.2	0.43
蛋糕（均值）	100	18.6	347	8.6	5.1	67.1	0.4		48	290	0	0.09	0.09	0.8		2.8	39	77	67.8	24	2.5	1.01	14.07	1.21	1
蛋糕（黄蛋糕）	100	27	320	9.5	6	57.1	0.2		55	330		0.13	0.03	0.8		3.05	27	80	32	7	2.2	0.54	8	0.14	0.13
蛋清蛋糕	100	17.8	339	6.5	2.4	72.9						0.18	0.31			1.6	30	36	49	18	1.6	0.16	6.19	0.13	0.07
奶油蛋糕	100	21.9	378	7.2	13.9	56.5	0.6	161	175	370	113	0.13	0.11	1.4		3.31	38	67	80.7	19	2.3	1.88	8.06	0.17	1.19
月饼（豆沙）	100	11.7	405	8.2	13.6	65.6	3.1		7	40	0	0.05	0.05	1.9		8.06	64	211	22.4	43	3.1	0.64	7.1	0.21	0.47
月饼（奶油松仁）	100	12.6	438	6.4	21.4	59	4.1		62	370		0.35	0.16	3.1		2.06	26	132	17.7	22	2.5	0.91	1.8	0.32	0.72
月饼（五仁）	100	11.3	416	8	16	64	3.9		7	40			0.08	4		8.82	54	198	18.5	27	2.8	0.61	7	0.22	0.38
凤尾酥	100	3.3	511	6.6	25.3	64.2			57		57			0.6		1.54	40	84		9			21.53	0.14	
核桃薄脆	100	3.3	480	9.8	24.6	61.1	6.2		10	60		0.12	0.03	5.8		4.34	54	147	251.3	36	4.4	0.84	10.3	0.35	0.64
黑洋酥	100	2.3	417	4.2	12.4	79.7	7.5		0		0						8	92	3.1	3	6.1	1.27	2.81	0.29	0.57
夹心酥饼	100	9.8	481	5.3	24.7	59.7	0.4		0		0	0.02	0.01	0.3		2.88	14	66	18.7	22	3.2	0.8	0.04	0.11	0.43
江米条	100	4	439	5.7	11.7	78.1	0.4					0.18	0.03	2.5		14.32	33	68	46.5	31	2.5	0.84	6.26	0.19	0.71
金钱酥	100	1.4	474	11.4	23.1	62.6	7.6	107				0.07	0.07	2.4		5.63	508	272	60	390	8.8	3.9	15.36	1	1.4
开口笑	100	5.3	512	8.4	30	55.3	3.1		12	70		0.05	0.06	5.9		27.79	39	143	68.2	81	4.4	0.52	11.95	0.19	0.76

续表

食品名	可食部 %	水分 g	能量 kcal	蛋白质 g	脂肪 g	碳水化物 g	膳食纤维 g	胆固醇 mg	维生素A μgRE	胡萝卜素 μg	视黄醇 μg	维生素B₁ mg	维生素B₂ mg	尼克酸 mg	维生素C mg	维生素E mg	Ca mg	K mg	Na mg	Mg mg	Fe mg	Zn mg	Se μg	Cu mg	Mn mg
绿豆糕	100	11.5	349	12.8	1	73.4	1.2		47	280		0.23	0.02	6.1		3.68	24	416	11.6	87	7.3	1.04	4.96	0.34	0.78
麻花	100	6	524	8.3	31.5	53.4	1.5					0.05	0.01	3.2		21.6	26	213	99.2	67		3.06	7.2	0.23	1.01
米花糖	100	7.3	384	3.1	3.3	85.8	0.3					0.05	0.09	2.5		2.16	144	55	43.4	42	5.4		2.3	0.31	0.56
水晶饼	100	10.8	436	0.2	17.4	70.5	0.8	51				0.05				0.81	49	47	31.5	49	3.6	1.07	15.26	0.22	0.67
酥皮糕点	100	10.7	426	8.1	15.5	65	1.4		12	70	0	0.1	0.1	3.2		1.01	24	105	55.7	35	2.7	0.68	9.76	0.23	0.57
桃酥	100	5.4	481	7.1	21.8	65.1	1.1					0.02	0.05	2.3		14.14	48	90	33.9	59	3.1	0.69	15.74	0.27	0.84
茯苓夹饼	100	10	332	4.4	0.4	84.3	6.5					0.11	0.14	1.3		4.73	65	105	103.4	52	5.7	0.6	1.31	0.2	0.5
麦片	100	11.3	351	12.4	7.4	67.3	8.6					0.2	0.06	4.5		1.45	8	306	20.9	108	4.2	2.15	6.13	0.44	3.06
燕麦片	100	9.2	367	15	6.7	66.9	5.3					0.3	0.13	1.2		3.07	186	214	3.7	177	7	2.59	4.31	0.45	3.36
玉米片（即食粥）	100	6.3	390	7.2	3.7	82.3	0.4					0.02	0.03	2.2		0.08	11	52	1.7	22	9	0.44	1.2		0.13
方便面	100	3.6	472	9.5	21.1	61.6	0.7					0.12	0.06	0.9		2.28	25	134	1144	38	4.1	1.06	10.49	0.29	0.79
面包（均值）	100	27.4	312	8.3	5.1	58.6	0.5					0.03	0.06	1.7		1.66	49	88	230.4	31	2	0.75	3.15	0.27	0.37
黄油面包	100	27.3	329	7.9	8.7	55.6	0.9					0.03	0.02	2.3		5.45	35	92	14.5	22	1.5	0.5	3.4	0.18	0.29
麦胚面包	100	38	246	8.5	1	50.9	0.1					0.03	0.01	6.2		0.88	75	92	457	24	1.5	0.49	19.9	0.17	0.35
饼干（均值）	100	5.7	433	9	12.7	71.7	1.1	81	37	80	24	0.08	0.04	4.7	3	4.57	73	85	204.1	50	1.9	0.91	12.47	0.23	0.87

2. 中国居民膳食营养素参考摄入量

附表 2-1 能量各蛋白质的 RNIs 及脂肪供能比

年龄 Age	能量 Energy#		蛋白质 Protein		脂肪 Fat
	RNI/kcal		RNI/g		占能量百分
/岁 Year	男 M	女 F	男 M	女 F	比 energy/%
0～	95kcal/kg*		1.5～3g/（kg·d）		45～50
0.5～					35～40
1～	1100	1050	35	35	
2～	1200	1150	40	40	30～35
3～	1350	1300	45	45	
4～	1450	1400	50	50	
5～	1600	1500	55	55	
6～	1700	1600	55	55	
7～	1800	1700	60	60	25～30
8～	1900	1800	65	65	
9～	2000	1900	65	65	
10～	2100	2000	70	65	
11～	2400	2200	75	75	
14～	2900	2400	85	80	25～30
18～					20～30
体力活动 PAL▲					
轻 Light	2400	2100	75	65	
中 Moderate	2700	2300	80	70	
重 Heavy	3200	2700	90	80	
孕妇 Pregnant women		+200	+5，+15，+20		
乳母 Lactating mothers		+500	+20		
50～					20～30
体力活动 PAL▲					
轻 Light	2300	1900			
中 Moderate	2600	2000			
重 Heavy	3100	2200			
60～			75	65	20～30
体力活动 PAL▲					
轻 Light	1900	1800			
中 Moderate	2200	2000			
70～			75	65	20～30
体力活动 PAL▲					
轻 Light	1900	1700			
中 Moderate	2100	1900			
80～	1900	1700	75	65	20～30

注：# 各年龄组能量的 RNI 与其 EAR 相同。# The RNIs of energy are the same as the EARs.

* 为 AI，非母乳喂养应增加 20%。* AI value, add 20% to non-breastfeeding infants.

PAL▲，体力活动水平（Physical activity level）。

（凡表中数字缺如之处表示未制定该参考值）

附表 2-2

常量和微量元素的 RNIs 或 AIs
(RNIs or AIs of some elements)

年龄 Age 岁 Year	钙 Ca AI (mg)	磷 P AI (mg)	钾 K AI (mg)	钠 Na AI (mg)	镁 Mg AI (mg)	铁 Fe AI (mg) 男 M / 女 F	碘 I RNI (μg)	锌 Zn RNI (mg) 男 M / 女 F	硒 Se RNI (μg)	铜 Cu AI (mg)	氟 F AI (mg)	铬 Cr AI (μg)	锰 Mn AI (mg)	钼 Mo AI (mg)
0~	300	150	500	200	30	0.3	50	1.5	15(AI)	0.4	0.1	10		
0.5~	400	300	700	500	70	10	50	8.0	20(AI)	0.6	0.4	15		
1~	600	450	1000	650	100	12	50	9.0	20	0.8	0.6	20		15
4~	800	500	1500	900	150	12	90	12.0	25	1.0	0.8	30		20
7~	800	700	1500	1000	250	12	90	13.5	35	1.2	1.0	30		30
11~	1000	1000	1500	1200	350	16 / 18	120	18.0 / 15.0	45	1.8	1.2	40		50
14~	1000	1000	2000	1800	350	20 / 25	150	19.0 / 15.5	50	2.0	1.4	40		50
18~	800	700	2000	2200	350	15 / 20	150	15.0 / 11.5	50	2.0	1.5	50	3.5	60
孕妇 Pregnant women														
早期 1st trimester	800	700	2500	2200	400	15	200	11.5	50					
中期 2nd trimester	1000	700	2500	2200	400	25	200	16.5	50					
晚期 3rd trimester	1200	700	2500	2200	400	35	200	16.5	50					
乳母 Lactating mothers	1200	700	2500	2200	400	25	200	21.5	65					
50~	1000	700	2000	2200	350	15	150	11.5	50	2.0	1.5	50	3.5	60

（凡表中数字缺如之处表示未制定该参考值）

附表 2-3　脂溶性和水溶性维生素的 RNIs 或 AIs
(RNIs or AIs of some elements)

年龄 Age / 岁 Year	维生素 A V_A RNI μg RE	维生素 D V_D RNI μg	维生素 E V_E AI mg α-TE*	维生素 B$_1$ V_{B1} RNI mg	维生素 B$_2$ V_{B2} RNI mg	维生素 B$_6$ V_{B6} AI mg	维生素 B$_{12}$ V_{B12} AI μg	维生素 C V_C RNI mg	泛酸 Pantotheic acid AI mg	叶酸 Folic acid RNI μg DFE	烟酸 Niacin RNI mg NE	胆碱 Choline AI mg	生物素 Biotin AI μg
0~	400(AI)	10	3	0.2(AI)	0.4(AI)	0.1	0.4	40	1.7	65(AI)	2(AI)	100	5
0.5~	400(AI)	10	3	0.3(AI)	0.5(AI)	0.3	0.5	50	1.8	80(AI)	3(AI)	150	6
1~	500	10	4	0.6	0.6	0.5	0.9	60	2.0	150	6	200	8
4~	600	10	5	0.7	0.7	0.6	1.2	70	3.0	200	7	250	12
7~	700	10	7	0.9	1.0	0.7	1.2	80	4.0	200	9	300	16
11~	700	5	10	1.2	1.2	0.9	1.8	90	5.0	300	12	350	20
14~	男 M 800 / 女 F 700	5	14	男 M 1.5 / 女 F 1.2	男 M 1.5 / 女 F 1.2	1.1	2.4	100	5.0	400	男 M 15 / 女 F 12	450	25
18~	男 M 800 / 女 F 700	5	14	男 M 1.4 / 女 F 1.3	男 M 1.4 / 女 F 1.2	1.2	2.4	100	5.0	400	男 M 14 / 女 F 13	500	30
孕妇 Pregnant women													
早期 1st trimester	800	5	14	1.5	1.7	1.9	2.6	100	6.0	600	15	500	30
中期 2nd trimester	900	10	14	1.5	1.7	1.9	2.6	130	6.0	600	15	500	30
晚期 3rd trimester	900	10	14	1.5	1.7	1.9	2.6	130	6.0	600	15	500	30
乳母 Lactating mothers	1200	10	14	1.8	1.7	1.9	2.8	130	7.0	500	18	500	35
50~	男 M 800 / 女 F 700	10	14	1.3	1.4	1.5	2.4	100	5.0	400	13	500	30

* α-TE 为 α-生育酚当量。α-TE is tocopherolequivalent.
(凡表中数字缺如之处表示未制定该参考值)

附表 2-4　　　　　　　　**某些微量营养素的 ULs**

ULs of some micronutrients

年龄 Age 岁 Year	钙 Ca mg	磷 P mg	镁 Mg mg	铁 Fe mg	碘 I μg	锌 Zn 男 M mg	锌 Zn 女 F mg	硒 Se μg	铜 Cu mg	氟 F mg	铬 Cr μg	锰 Mn mg	钼 Mo μg	V_A μgRE	V_D μg	V_{B1} mg	V_C mg	叶酸 Folic acid μg DFE	烟酸 Niacin mg NE	胆碱 Choline mg
0~				10				55		0.4							400			600
0.5~				30		13		80		0.8							500			800
1~	2000	3000	200	30		23		120	1.5	1.2	200		80			50	600	300	10	1000
4~	2000	3000	300	30		23		180	2.0	1.6	300		110	2000	20	50	700	400	15	1500
7~	2000	3000	500	30	800	28		240	3.5	2.0	300		160	2000	20	50	800	400	20	2000
11~	2000	3500	700	50	800	37	34	300	5.0	2.4	400		280	2000	20	50	900	600	20	2500
14~	2000	3500	700	50	800	42	35	360	7.0	2.8	400		280	2000	20	50	1000	800	30	3000
18~	2000	3500	700	50	1000	45	37	400	8.0	3.0	500	10	350	3000	20	50	1000	1000	35	3500
50~	2000	3500	700	50	1000	37	37	400	8.0	3.0	500	10	350	3000	20	50	1000	1000	35	3500
孕妇	2000	3000	700	60	1000	35		400						2400	20		1000	1000		3500
乳母	2000	3500	700	50	1000	35		400							20		1000	1000		3500

（凡表中数字缺如之处表示未制定该参考值）

附表 2-5

蛋白质及某些微量营养素的 EARs
EARs of protein and some micronutrients

年龄 Age 岁 Year	蛋白质 protein (g/kg)	锌 Zn mg 男 M	锌 Zn mg 女 F	硒 Se µg	维生素 A VA µgRE	维生素 D VD µg	维生素 B1 VB1 mg 男 M	女 F	维生素 B2 VB2 mg 男 M	女 F	维生素 C VC mg	叶酸 Folic acid µg DFE
0~	2.25~1.25	1.5			375	8.8*						
0.5~	1.25~1.15	6.7			400	13.8*						
1~		7.4		17	300		0.4		0.5		13	320
4~		8.7		20			0.5		0.6		22	320
7~		9.7		26	700		0.5		0.8		39	320
11~		13.1	10.8	36	700		0.7		1.0		13	320
14~		13.9	11.2	40			1.0	0.9	1.3	1.0	13	320
18~	0.92	13.2	8.3	41			1.4	1.3	1.2	1.0	75	320
孕妇							1.3		1.45		66	520
早期			8.3	50								
中期			+5	50								
晚期			+5	50								
乳母	+0.18		+10	65			1.3		1.4		96	450
50~	0.92						1.3		1.4		75	320

注:*0~2.9 岁南方地区为 8.88µg，北方地区为 13.8µg。
RE 为视黄醇当量

3. 公共营养师实习手册

实习一 营养调查及营养状况评价

一、实习目的

1. 了解膳食调查的目的和意义。
2. 了解各种膳食调查方法的使用范围、优缺点和具体的实施步骤。
3. 掌握 24 小时回顾法和食物频率法两种膳食调查方法。
4. 掌握 24 小时膳食调查结果的计算和评价方法，并提出相应的膳食改进建议。

二、膳食调查的方法和步骤

（一）24 小时回顾法

1. 方法　通过询问被调查对象个体回顾过去 24 小时、48 小时或几天实际的膳食摄入情况，对其食物摄入量进行计算和评价的一种方法，是目前最常用的一种回顾膳食调查方法，此法适合于个体调查及特殊人群的调查，如散居的儿童、老年人和病人等。这些人在集体食堂或家庭中与其他人共同用餐时所摄入的食物量和种类与其他成员不同。因此不能用集体或全家的食物消耗来估计他们消耗的部分。对于了解家庭中的每一个成员的膳食摄入情况，24 小时食物回顾法均能得到相对而言准确的数据。

2. 基本步骤
（1）设计和熟悉 24 小时回顾法膳食调查表格，做好访问前的准备。
（2）对被访问者进行动员，说明膳食调查的目的和 24 小时回顾法简单的调查方法。
（3）面对面进行 24 小时膳食回顾调查。
（4）计算 24 小时各类食物的摄入量。
（5）计算每人每日营养素摄入量。
（6）与"中国居民膳食营养素参考摄入量"比较评价。
（7）能量、蛋白质和脂肪的食物来源评价。
（8）完成 24 小时回顾法膳食调查总结。

3. 实习方法　每 3～5 个学员为一个小组，到一个居委会对居民进行面访，询问并记录一个 24 小时的膳食摄入情况。然后计算和分析该居民一天膳食食物和营养素的摄入情况，并进行评价和建议。

【实习】
以 2002 年全国营养调查用 24 小时膳食回顾询问表为实习用表调查某居民 24 小时食物摄入状况：

24 小时膳食回顾询问表

家庭编码 □□

姓名＿＿＿＿＿＿＿＿＿　　　　　　　　　**个人编码** □□

当日人日数 □□

　　　　　　　　　　　　　　　　　　　　　　　　　　　　　　　　　　　第□日

食品名称	原料名称	原料编码	原料重量（两）	进餐时间	进餐地点

注：

进餐时间：①早餐②上午小吃③午餐④下午小吃⑤晚餐⑥晚上小吃

进餐地点：①在家②单位/学校③饭馆/摊点④亲戚/朋友家⑤幼儿园⑥节日/庆典⑦其他

4. 注意

（1）应记录所有食物的名称和消费量。记录被访问者 24 小时内消费的所有食物的量，注意在外就餐和两餐间吃的零食都应该包括在内。

（2）食物消费量一般以两或克为单位，在估计食物的消费量时应明确是生重还是熟重，是市售重量还是整理之后的可食部分的重量。

（3）多种原料组成的食物，如果在《食物成分表》中没有这种食物，应该分别记录原料的名称并估计每种原料的量。

（4）调味品和食用油的用量少，因在回顾法中很难估计其消耗量，故常常以称重法作为补充，不直接询问调味品和食用油的消费量。

5. 24 小时膳食回顾法的优缺点

（1）该方法的优点：简便易行，15～40 分钟就可以完成调查问卷。

（2）局限性：①膳食回顾法可能不全面，尤其在食物摄入多样，在外就餐率高的人群中发生回顾不全的可能性更大。②摄入量的估计很难标准化。③调查时间短，食物选择的偏差使回顾法膳食调查结果不准确。

（二）食物频率法

1. 方法　食物频率法是估计被调查者在指定的一段时期内吃某些食物的频率的一种方法。这种方法以问卷形式进行膳食调查，以调查个体经常性的食物摄入种类，根据每日、每周、每月甚至每年所食各种食物的次数或食物的种类来评价膳食营养状况。在实际使用中，可分为定性、定量和半定量的食物频率法。近年来被应用于了解一定时间内的日常摄入量，以研究既往膳食习惯和某些慢性疾病的关系。

2. 基本步骤

（1）熟悉定性和定量的食物频率法膳食调查的调查表格。

（2）对被访问者进行动员，说明食物频率法调查目的并介绍调查方法。

（3）面对面进行食物频率法调查。

3. 实习方法 每3～5个学员为一个小组，到一个居委会对居民进行访问，用食物频率调查表询问调查去年一年的食物摄入频度。

4. 注意

（1）根据食物名单询问食物消费频率和消费量。

（2）熟悉食品份额大小的估计。

【实习案例】

以2002年全国营养调查的食物频率表为实习用表调查居民的食物摄入频率：

食物频率调查表（15岁以上调查对象回答）

家庭编码　　　　　　　　　　　　　　　　□□

姓名_____　　　　　个人编码　　　　　□□

1. 你一般每天吃几餐？　　　　　　　　　　　□

2. 你一般每周在家吃几天饭？　　　　　　　　□

3. 你一般早餐的就餐地点是？
　①　　　　②　　　　③　　　　④　　　　　　□

4. 你一般午餐的就餐地点是？
　①　　　　②　　　　③　　　　④　　　　⑤　　□

5. 你一般晚餐的就餐地点是？
　①　　　　②　　　　③　　　　④　　　　⑤　　□

6. 你家通常在一起就餐的人数？　　　　　　　□□

7. 请回忆在过去一年里，你是否吃过以下食物，并估计这些食物的平均食用量和次数

食物名称	平均每次食用量	进食次数				
		每天	每周	每月	每年	不吃
		请选择适当周期填写次数				填0
①大米	两					
②小麦面粉	两					
③杂粮（小米/高粱/玉米等）	两					
④薯类（红薯/山药/芋头/土豆等）	两					
⑤油炸面食（油条/油饼等）	两					
⑥猪肉	两					
⑦牛、羊肉	两					

续表

食 物 名 称	平均每次食用量	进食次数				
		每天	每周	每月	每年	不吃
		请选择适当周期填写次数				填 0
⑧禽肉	两					
⑨内脏类	两					
⑩水产品	两					
⑪鲜奶	两					
⑫奶粉	勺					
⑬奶酪	两					
⑭酸奶	两					
⑮蛋类	个					
⑯豆腐	两					
⑰豆腐丝/千张/豆腐干	两					
⑱豆浆	两					
⑲19 干豆类	两					
⑳新鲜蔬菜	两					
㉑干菜	两					
㉒咸菜	两					
㉓泡菜	两					
㉔糕点	两					
㉕新鲜水果	两					
㉖坚果	两					

食 物 名 称	平均每次食用量	进食次数				
		每天	每周	每月	每年	不吃
		请选择适当周期填写次数				填 0
㉗低度白酒（<38°）	两					
㉘高度白酒（>38°）	两					
㉙29 啤酒	杯（250ml）					
㉚果酒	两					
㉛果汁饮料	杯					
㉜其他饮料	杯					
营养补充剂		天/周				
㉝钙制品						
㉞铁剂						
㉟维生素						
㊱其他保健食品						

以下以家庭为单位按月询问：

食 用 油	全家食用量（斤/月）
㊲花生油	
㊳豆油	
㊴菜籽油	
㊵色拉油	
㊶芝麻油	
㊷42 动物油	
㊸其他食用油	
调 味 品	
㊹44 盐	
㊺酱油	
㊻醋	
㊼酱类（黄酱/豆瓣酱/甜面酱等）	
㊽芝麻酱	
㊾味精	

调查日期：_____年_____月_____日

调查员签字：

审核员签字：

三、膳食调查结果的评价

（一）评价过程流程图

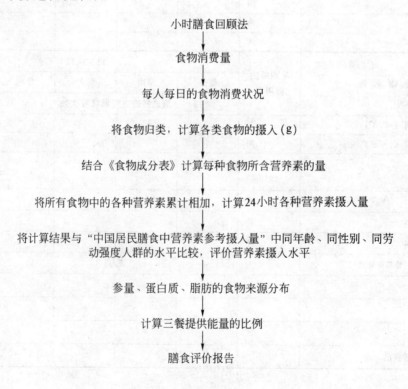

小时膳食回顾法

食物消费量

每人每日的食物消费状况

将食物归类，计算各类食物的摄入（g）

结合《食物成分表》计算每种食物所含营养素的量

将所有食物中的各种营养素累计相加，计算24小时各种营养素摄入量

将计算结果与"中国居民膳食中营养素参考摄入量"中同年龄、同性别、同劳动强度人群的水平比较，评价营养素摄入水平

参量、蛋白质、脂肪的食物来源分布

计算三餐提供能量的比例

膳食评价报告

（二）每人每日各类食物摄入量和营养素摄入量

1. 计算餐次比　常规餐次比为 0.2、0.4、0.4 或 0.3、0.3、0.4，或者 0.3、0.4、0.3，或按实际询问的记录（一般餐次比以主食计算）

2. 小时食物回顾法计算人日数　根据餐次比计算人日数（代表被调查者用餐的天数），一个人 24 小时为一个人日（在外就餐也要询问，计算在餐次总数内）

个人人日数＝早餐餐次总数×早餐餐次比＋中餐餐次总数×中餐餐次比＋晚餐餐次总数×晚餐餐次比

3. 计算平均每人每日各种食物摄入量

24 小时食物回顾法：平均每人每日各种食物摄入量＝食物量（g）/全家进餐总人日数

4. 计算各类食物的进食量

常用的分类方法是按《2002 年中国食物成分表》食物编码分类。

（三）平均每人每日营养素摄入量

平均每人每日营养摄入量是根据食物成分表中各种食物的能量及营养素的含量来计算的。

1. 计算　食物中某营养素含量＝食物量［（g）/100］×可食部分比例×每百克食物中营养素含量

将每个人所摄入的所有食物营养素的量累加得到每人每日的营养素摄入量。

2. 评价参照 DRIs 评价个体或群体膳食摄入状况

（1）个体评价：根据中国居民膳食营养素参考摄入量（DRIs）中的推荐摄入量（RNI）或平均摄入量（EAR）进行个体营养素摄入量是否充足的评价，相差在 10% 上下，可以认为合乎要求。

①如果某个体某种营养素摄入量低于 EAR 时，我们认为个体该种营养素处于缺乏状态，应该补充。

②如果某个体某种营养素摄入量达到或超过 RNI 时，我们认为个体该种营养素摄入量是充足的。

③如果个体某种营养素摄入量在 EAR 和 RNI 之间时，为安全起见，建议进行补充。

（2）群体评价：主要是评估人群中摄入不足或摄入过多的流行情况以及亚人群间摄入量差别。

方法：比较日常营养素摄入量与需要量来评估摄入不足，对有 EAR 的营养素，摄入量低于 EAR 者在人群中占的百分比即为摄入不足的比例数。对有 AI 的营养素只能比较群体平均摄入量或中位摄入量和 AI 的关系。当平均摄入量低于 AI 时，不能判断摄入不足的比例。

（四）能量来源与蛋白质、脂肪的食物评价

1. 能量的食物来源

计算：①将食物分为谷类、豆类、薯类、动物性食物、纯热能食物和其他六大类。②按

照六类食物分别计算各类食物提供的能量摄入量及能量总和。③各类食物提供的能量占总能量的百分比。

2. 能量的营养素来源 根据蛋白质、脂肪、碳水化合物的能量折算系数，分别计算出蛋白质、脂肪、碳水化合物三种营养素提供的能量及占总能量的比例。

(1) 计算：根据蛋白质、脂肪、碳水化合物的能量折算系数，分别计算出蛋白质、脂肪、碳水化合物三种营养素提供的能量及占总能量的比例。

蛋白质供能比：蛋白质摄入量×4÷能量摄入量×100

碳水化合物供能比：碳水化合物摄入量×4÷能量摄入量×100

脂肪供能比：脂肪摄入量×9÷能量摄入量×100

(2) 评价依据：人体的能量来源于蛋白质、脂肪和碳水化合物，三大营养素占总能量的比例应当适宜，一般来讲，蛋白质占 10%～15%，脂肪占 20%～30%，碳水化合物占 55%～65%。

3. 蛋白质的食物来源

(1) 计算：①将食物分为谷类、豆类、动物性食物和其他四大类。②按照四类食物分别计算各类食物提供的蛋白质摄入量及蛋白质总和。③各类食物提供的蛋白质占总蛋白质的百分比，尤其是动物性及豆类蛋白质占总蛋白质的比例。

(2) 评价依据：优质蛋白质包括动物性蛋白质和豆类蛋白质所含的必需氨基酸种类齐全、比例适当，人体利用率高。因此，应在膳食中保证一定量的动物性蛋白质和豆类蛋白质，一般优质蛋白质占总蛋白质 1/3 以上。

4. 脂肪的食物来源

(1) 计算：①将食物分为动物性食物和植物性食物。②分别计算动物性食物和植物性食物提供的脂肪摄入量和脂肪总量。③计算各类食物提供的脂肪占总脂肪的百分比。④从热能、蛋白质的食物来源分布可以看出调查对象的基本食物结构。

(2) 评价依据：一般认为，脂肪提供的能量占总能量 30% 的范围内，饱和脂肪酸提供的能量占总能量的 7%，单不饱和脂肪酸所提供的能量占总能量的 10% 以内，剩余的能量由多不饱和脂肪酸提供为宜。

（五）食用油和调味品的分配

1. 计算 食用油和调味品的摄入量在个人膳食回顾调查中没有记录，需要通过在家庭食物称重调查中食用油和调味品的消费量，按照每个家庭成员日均来自除食用油和调味品以外所有食物能量摄入量的比例分配到每个人。

2. 评价依据 中国居民膳食宝塔建议每人每天油脂摄入量不能超过 25g。

（六）膳食模式分析

1. 根据《中国居民平衡膳食宝塔》对个人或群体的膳食模式进行评价。

平衡膳食宝塔共分五层：谷类食物位于底层，每人每天应吃 300～500g；蔬菜和水果占据第二层，每人每天应吃 400～500g 和 100～200g；鱼、禽、肉、蛋等动物性食物位于第三层，每人每天应吃 125～200g（鱼虾类 50g，畜禽肉 50～100g，蛋类 25～50g）；奶类和豆类合占第四层，每人每天应吃奶及其制品 100g 和豆类及豆制品 50g；第五层塔尖是油脂类，每天不超过 25g。各类食物的摄入量一般指食物的生重。

2. 宝塔建议的每人每日各类食物的适宜摄入量适用于一般健康成人，应用时要根据个人年龄、性别、身高、体重、劳动强度、季节等适当调整。下表列出了三个能量水平各类食物的参考摄入量（附表 3-1）。

附表 3-1　　　平衡膳食宝塔建议不同能量膳食的各类食物参考摄入量（g/d）

食物	低能量 约 7 531kJ （1 800kcal）	中等能量 约 10 042kJ （2 400kcal）	高能量 约 11 715kJ （2 800kcal）
谷类	300	400	500
蔬菜	400	450	500
水果	100	150	200
肉、禽	50	75	100
蛋类	25	40	50
鱼虾	50	50	50
豆类及豆制品	50	50	50 \
奶类及奶制品	100	100	100
油脂	25	25	25

3. **评价依据**　根据被调查居民的体力活动状态和对以上各类食物的摄入量与膳食宝塔提供的三种不同能量膳食下的各种食物参考摄入量进行比较。从居民摄取食物的种类和数量上来看膳食模式是否合理。

4. **注意事项**

（1）豆类及其制品摄入量按照每百克各种豆类中蛋白质的含量与每百克黄豆中的蛋白质含量（35.1g）的比作为系数，折算成黄豆的量。干豆和豆制品按蛋白质含量折算成大豆的量。公式：摄入量×蛋白质含量÷35.1

（2）奶类食物摄入量按照每百克各种奶类中蛋白质的含量与每百克鲜奶中的蛋白质含量（3.0g）的比作为系数，折算成鲜奶的量。公式：摄入量×蛋白质含量÷3.0

（七）三餐供能计算和评价

1. **计算**　分别把早、中、晚三餐摄入的食物所提供的能量除以一天总摄入的能量乘以 100%，就得到三餐提供能量的比例。

2. **评价依据**　一般能量的适宜分配比例为：早餐占 20%，午餐占 40%，晚餐占 40%。也可以按早餐占 30%，午餐占 40%，晚餐占 30% 分配。

（八）24 小时膳食调查报告的内容

1. 每人每日各种食物的平均摄入量与膳食结构评价。

2. 平均每人每日营养素摄入量与评价。

3. 能量来源与蛋白质、脂肪的食物评价。

4. 蛋白质和脂肪的食物来源。

5. 三餐提供能量的比例。

报告应包括以下附表，表 3-7 反馈给被调查居民

附表 3-2 **24 小时食物消费状况**

类　别	食 物 名 称	摄入量（g）	宝塔建议量
谷类			
合计			
薯类			
合计			
禽畜类			
合计			
鱼类			
合计			
豆类及其制品			
合计			
奶类			
合计			
蛋类			
合计			
蔬菜			
合计			
水果			
合计			
纯热能食物			
合计			

营养素摄入量计算

附表 3-3

类别	原料名称	重量 g	能量 kJ	蛋白质 g	脂肪 g	碳水化物 g	维生素 A μgRE	胡萝卜素 μg	硫胺素 mg	核黄素 mg	尼克酸 mg	维生素 C mg	钙 mg	铁 mg	碘 mg	锌 mg	硒 μg
谷类																	
合计																	
薯类																	
合计																	
禽畜肉																	
合计																	
鱼类																	
合计																	
豆类及其制品																	
合计																	

续表

类别	原料名称	重量 g	能量 kJ	蛋白质 g	脂肪 g	碳水化物 g	维生素A μgRE	胡萝卜素 μg	硫胺素 mg	核黄素 mg	尼克酸 mg	维生素C mg	钙 mg	铁 mg	碘 mg	锌 mg	硒 μg
奶类																	
合计																	
蛋类																	
合计																	
蔬菜																	
合计																	
水果																	
合计																	
纯热能食物																	
合计																	

附表 3-4 营养素摄入量评价

营养素	摄入量	平均需要量	推荐摄入量
能量（kJ）			
蛋白质（g）			
脂肪（g）			
维生素 A（μgRE）			
胡萝卜素（μg）			
硫胺素（mg）			
核黄素（mg）			
尼克酸（mg）			
维生素 C（mg）			
钙（mg）			
铁（mg）			
碘（mg）			
锌（mg）			
硒（μg）			

附表 3-5 能量、蛋白质和脂肪的食物来源

	食物种类	摄入量（kcal）	占总摄入能量（%）
能量的食物来源	谷类		
	豆类		
	薯类		
	其他植物性食物		
	动物性食物		
	纯热能食物		
能量的营养素来源	蛋白质		
	脂肪		
蛋白质的食物来源	谷类		
	豆类		
	动物性食物		
	其他食物		
脂肪的食物来源	动物性食物		
	植物性食物		

附表 3-6 三餐提供能量的比例

餐 次	摄入量（kcal）	占总摄入能量（%）
早		
中		
晚		

附表 3-7　　　　　个人 24 小时营养调查结果、评价与建议

被调查者姓名：　　　　　　性别：　　　　　　年龄：

膳食调查结果：

一天 24 小时摄入的营养素含量如下：

能量 _____ kJ，　　　蛋白质 _____ g，　　　脂肪 _____ g

维生素 A _____ ugRE，　　　钙 _____ mg，　　　铁 _____ mg，　　　锌 _____ mg

评价意见：

建议：

由于计算的是一天膳食结果，不具有代表性，以上建议仅供参考

　　　　　　　　　　　　　　　　　　　日期：　　　　　　调查人员

四、实习要求

1. 每个学员根据小组现场营养调查的结果（24 小时回顾），完成一份居民膳食调查分析报告。并将调查结果与建议反馈给每位被调查的居民。

2. 每组选派一名学员在大班进行膳食分析报告。

实习二　营养教育

一、目的

1. 了解营养教育的目的、意义。
2. 理解营养教育的主要工作内容及相关理论；掌握开展营养教育的方法和步骤。

二、方法

　　根据所学的营养教育方法和步骤，在实习组的基础上，结合自己工作的实际情况，选择一个感兴趣的营养教育主题，设计一份营养教育计划，在小组内讨论修改。每个小组设计并模拟一次营养教育活动，并在大班演示。

三、实习内容

（一）营养教育计划

1. 营养教育的主要步骤
（1）营养教育计划的设计
（2）选择教育途径和资料
（3）准备营养教育资料和预试验
（4）实施营养教育的计划
（5）营养教育的评价

2. 营养教育计划的设计
（1）发现和分析营养健康问题：应当了解；服务对象中存在哪些与营养健康有关的问题？其发病率、患病率、死亡率及对生活质量的影响如何等？
（2）分析产生营养问题的原因：分析与知识、态度、行为有关的营养健康问题，如是否与知识、态度、行为有明确的因果关系？该行为是否经常发生等？
（3）资源分析：包括人力资源、财力资源、物力资源、政策资源、信息资源和时间资源。
（4）确定优先项目：根据与知信行关系的密切程度、行为可改变性、外部条件、死亡率、伤残率、危害性及受累人群数量确定优先项目。
（5）确定营养干预目标：包括总体目标与具体目标。
（6）制定传播、教育、干预策略和实施计划：包括确定与分析目标人群、制定干预策略、组织实施人员和实施机构以及设计活动日程等。
（7）制定评价计划：包括评价方法、评价指标、实施评价的机构和人员、实施评价的时间以及实施结果的使用等。
（8）经费预算：预算应与实际条件相符，并考虑实际需要与客观条件。

3. 营养教育计划撰写的基本内容

（1）标题

（2）背景

（3）目的与目标

（4）目标人群

（5）教育内容和途径

（6）评价方法

（7）组织机构

（8）时间安排

（9）预算

（二）模拟角色扮演

角色扮演是营养教育活动的一种形式。以 10～15 个人为一个小组，讨论一个营养教育的主题，按照制定的教育目的、教育对象和教育途径进行角色扮演，有针对性和形象化地宣传营养知识。

四、实习要求

1. 设计一份营养教育计划 每个学员通过资料的收集，选择一个营养教育主题，撰写一份营养教育的计划。并在小组讨论修改。

2. 模拟一次营养教育活动 每个实习组在实习教师的指导下，准备并模拟一个营养教育活动。采用角色扮演的形式，利用准备好的各种营养教育材料，以实习小组为单位在大班模拟演示。

【案例】

2006 年某市某区 8 所小学学生早餐营养教育项目计划

一、背景

问题与原因分析：针对学生不吃早餐的问题，发现不吃早餐的问题在小学生中比较突出，据调查北京市中小学生不吃早餐率达 40％。早餐质量不合理搭配的人数百分比达 60％，分析原因大部分因起床迟，或父母工作忙照顾不周而经常不吃早餐或随便就餐。深层原因是学生和家长没有了解早餐对健康的重要性，缺乏科学的营养健康知识。

二、目的与目标

1. 目的 该项目的目的就是通过宣传营养健康知识，使学生及家长了解不吃早餐对健康的危害，提高他们的营养健康知识水平，提高认识，纠正不吃早餐或早餐搭配不合理的饮食行为。

2. 目标 通过 1 年的营养教育活动，使某市某区 10 所小学学生对早餐与健康的知识知晓率达 95％以上，早餐就餐率达 85％，选择合理早餐人数百分比达到 80％以上。

三、目标人群

某市某区 10 所小学学生。

四、教育内容和途径

1. 内容 要求教育对象了解营养需要量、营养与健康、合理的膳食结构和饮食行为方面的基本知识。其他包括吃零食和吃保健食品等问题的相关信息。

2. 途径 根据小学生的特点，通过预调查，选择适合的教育途径。如制作宣传材料、家长会、健康教育课、黑板报、广播、知识竞赛等。

五、评价

1. 1K-A-P 问卷调查。

2. 体格测量身高、体重。

3. 学习成绩的变化。

六、组织机构

中国 CDC→某市 CDC→某区 CDC 和某区教委→学校

七、时间安排：

（1）2006 年 1～2 月：前期准备：制订计划、制作教育材料、联系各级机构与学校预试验。

（2）2006 年 3～10 月：实施教育计划，开展营养教育活动。

（3）2006 年 11～12 月：评价与报告。

八、预算：

1. 前期准备 制订计划、制作教育材料、联系各级机构与学校预实验　5000 元

2. 开展营养教育活动　5000 元

3. 评价 包括问卷调查、体格测量等　8000 元

4. 总结及报告　2000 元

合计：　20000 元

实习三　体格测量与评价

一、目的

1. 掌握成人身高、坐高、体重、腰围、皮褶厚度以及儿童头围和身长的测量方法。
2. 掌握身高标准化方法。

二、实习要求

（一）身高测量

测量对象为 3 岁以上的儿童和成人。

1. 使用器材　为身高坐高计，它为铁质的底座；镶嵌着一根铝制的方柱和木制座板，主要为了搬运方便。方柱分为两段，有两个标尺，一个为身高尺，另一个为坐高尺。

（1）身高坐高计应选择平坦靠墙的地方放置（安全），立柱的刻度尺应面向光源（便于读数）。

（2）测试人员测试前应检查校正身高坐高计，同时注意校对零点，方法是以钢尺测量基准板平面刻度的刻度是否准确，一般为 10.0cm，误差不得大于 0.1cm。同时应检查立柱是否垂直，连接处是否紧密，有无晃动，零件有无松脱等情况并及时加以纠正。

2. 测试方法

（1）被测人员应脱掉鞋帽和影响测量结果的发辫及头饰，上肢自然下垂，足跟并拢，足尖分开约 60°，足跟、骶骨部及两肩胛间与立柱相接触，躯干自然挺直，头部正直，耳屏上缘与眼眶下缘呈水平位。

（2）测试人员站在受试者右侧，将水平压板轻轻沿立柱下滑，轻压于受试者头顶。测试人员读数时双眼应与压板平面等高进行读数，以"cm"为单位，精确到小数后一位（0.1cm）。

3. 注意事项

（1）严格掌握"三点靠立柱（脚跟、臀部、肩胛）"、"两点呈水平"的测量姿势要求，测试人员读数时两眼要与压板等高。

（2）水平压板与头部接触时，松紧要适度，头发蓬松者要压实、头顶的发辫、发结要放开，饰物要取下。

（3）读数完毕，立即将水平压板轻轻推向安全高度，以防伤人。

（二）坐高

1. 使用器材　身高坐高计。测试前校正坐高计零点，以三角尺一边平放于坐板上，尖端指向坐高标尺的零点，误差不大于 0.1cm。

2. 测试方法

（1）受试者坐于身高坐高计的坐板上，使骶骨部、两肩胛间靠立柱，躯干自然挺直，头部正直，两眼平视前方，以保持耳屏的上缘与眼眶下缘呈水平位。两脚并拢，大腿与地面平行并与小腿呈直角。上肢自然下垂，双手不得支撑坐板，双足平踏在地面上。如受试者小腿较短，适当调节踏板高度以维持正确检测姿势。

（2）测试人员站在受试者右侧，将水平压板轻轻沿立柱下滑，轻压受试者头顶。测试人员两眼与压板呈水平位进行读数，以"cm"为单位。精确到小数点后一位。将读数记入方格内。测试误差不超过 0.5cm。

（三）注意事项

1. 测量时，受试者应先弯腰使骶骨部紧靠立柱而后坐下，以保证测量姿势正确。

2. 较小儿童应选择宽度适宜的坐板和合适的足踏板高度，以免测量时受试者向前滑动，而影响测量值的准确性。

3. 其他注意事项与身高测量相同。

（四）体重使用仪器(电子秤)

1. 电子秤的技术参数（RCS　2型）

开关键：2个

"踢脚开关"——开机/清零功能

"拨动开关"——称重方式选择；置上，锁定称重；置下，连续称重

2. 使用方法

（1）装配电池和使用电池：取下电池盒盖，按规定方向装上 4 节 5$^\#$ 电池。使用专用直流稳压电源——若机内已装入电池应取出。一头插入交流 AC220V 插座，并检查接触是否良好。

（2）选择称重方式：由位于人体秤前右侧面上的拨动开关决定。置上，锁定称重：当数据稳定后显示不变，人离开秤台面关机；置下，连续称重：显示台面承重的变化而变化，人离开秤台面不关机。

（3）开机：　按"踢脚开关"（开机/清零键），人体秤通电，LCD 闪烁"8888"两次后显示 0.0，进入工作状态。

（4）测试体重：被测者踏上台面站稳，LED 显示其重量。为了真实地反映被测者的体重，请不要晃动。

（5）清零：若 LED 显示不为 0，再按"踢脚开关"实现清零功能，LED 显示 0.0。

（6）按键关机：在连续称重方式状态，拨动开关置关机。否则不关机。

（7）自动关机：在锁定称重方式状态，被测者离开秤台面自动关机。

（8）记录读数：LED 显示屏显示值即为体重值。

（9）功能指示：当电池不足时，4 位 LED 显示器的小数点全亮。

3. 注意事项

（1）为保证性能，RCS－160 数显电子人体秤一定要放在水平结实的地面上，且下盖的四个支脚与地面平稳接触。

（2）称重时避免猛烈撞击台面，比如跳上台面。

（3）长期不使用时，取出电池，以免电池失效泄液腐蚀；拔掉电源插头。

（4）存放时必须保证称重方式开关置"锁定方式"状态（置上），同时避免脚踢开关受力，否则会消耗电源。

4. 测量方法

（1）体重秤的调试。

（2）体重秤应放在平稳的地面上，在测量前必须调整零点，有条件的应对体重秤进行调试，没条件的用以下方法，达不到要求的秤，不能使用。

方法：用量筒量取 10L 水于容器中，以 10L 水为参考物，每次增加 10L 水与体重秤显示的数值进行比较，来判断体重秤是否符合标准，误差不能超过 0.1kg。

（3）被调查的人员要求：称重之前应排尽大小便，测量时应脱去鞋帽和外衣，仅穿背心和短裤，测量时待被测量者在体重秤上站稳后，读数以"kg"为单位，记录到小数点后 1 位。

（4）较小的儿童在称重时，可以采用两次称重：①如果电子秤有去皮功能：先称小孩母亲的体重待电子秤稳定后，将秤显示的数字清零，将小孩递给母亲，电子秤这时显示的数值就是小孩的体重，记录到小数点后 1 位。②如果电子秤没有去皮功能：先让母亲抱着小孩一同称量，将电子秤显示的数据记录下来，然后放下小孩，再称母亲的体重，两次称量的差值，就是小孩的体重，记录到小数点后 1 位。

（五）腰围

1. 使用仪器　无伸缩性材料制成的卷尺，刻度需读至 0.1cm。

2. 测量方法　①被测者自然站立，平视前方。②要两名测试员配合。测试员甲选肋下缘最底部和髂前上棘最高点连线中点以此中点将卷尺水平围绕腰一周，在被测者呼气末，吸气末开始时读数。测试员乙要充分协助，观察卷尺围绕腰的水平面是否与身体垂直，并记录读数。

3. 注意事项　①被试者勿用力挺胸或收腹，要保持自然呼吸状态。②测量误差不要超过 1cm。

（六）皮褶厚度

使用皮褶计。测量部位有肱三头肌部、肩胛下角部、腹部、髂嵴上部等，其中前 3 个部位最重要。

1. 肱三头肌部皮褶厚度测试方法

（1）受试者自然站立，被测部位充分裸露。

（2）测试人员找到肩峰、尺骨鹰嘴（肘部骨性突出）部位，并用油笔标记出右臂后面从肩峰到尺骨鹰嘴连线中点处。（确定左上臂背侧中点）

（3）用左手拇指和食、中指将被测部位（上臂背侧中点上 2cm）皮肤和皮下组织夹提起来。

（4）在该皮褶提起点的下方（1cm）用皮褶计测量其厚度，把右拇指松开皮褶计卡钳钳柄，使钳尖部充分夹住皮褶；在皮褶计指针快速回落后立即读数。

要连续测量 3 次，记录以"mm"为单位，精确到 0.1mm。

2. 注意事项

（1）受试者自然站立，肌肉不要紧张，体重平均落在两腿上。

（2）把皮肤与皮下组织一起夹提起来，但不能把肌肉夹提住。

（3）测量者每天工作开始前，及时从仪器箱中取走皮褶厚度测量计。

每天工作完成后，装入皮褶厚度测量计盒中，并放入仪器箱中保存。

（七）头围

对 3 岁以下儿童测量头围。头围测量以"cm"为单位，精确到 0.1cm。

1. 使用仪器　无伸缩性材料制成的卷尺，刻度需读至 0.1cm。

2. 测量方法　测量者站于被测者的前方或右方，用拇指将软尺零点固定于头部右侧齐眉弓上缘处，软尺从头部右侧经过枕骨粗隆最高处回到零点，读到 0.1cm。测量时软尺应紧贴皮肤，左右对称。

主要参考文献

1. 中国营养学会. 中国居民膳食营养素参考摄入量. 北京：中国轻工业出版社，2000

2. 蔡美琴. 医学营养学. 上海：上海科学技术文献出版社，2001

3. 吴坤. 营养与食品卫生学. 第5版. 北京：人民卫生出版社，2003

4. 闻芝梅，等主译. 现代营养学. 第7版. 北京：人民卫生出版社，1999

5. 葛可佑. 中国营养科学全书. 北京：人民卫生出版社，2004

6. 杨月欣，等. 中国食物成分表2002. 北京：北京大学医学出版社，2002

7. 陈君石，等主译. 食物、营养与癌症预防. 上海医科大学出版社，1999

8. 唐仪，等主编. 实用妇儿营养学. 北京：中国医药科技出版社，2001